U0335382

全国中医药行业高等教育"十二五"规划教材
全国高等中医药院校规划教材（第九版）

解剖生理学

（新世纪第二版）

（供中药学类、药学类、护理学、康复治疗学等专业用）

主　审　严振国（上海中医药大学）
　　　　施雪筠（北京中医药大学）
主　编　杨茂有（长春中医药大学）
　　　　于远望（陕西中医学院）
副主编　（以姓氏笔画为序）
　　　　王志宏（山东中医药大学）
　　　　申国明（安徽中医学院）
　　　　朱大诚（江西中医学院）
　　　　许　敬（南京中医药大学）
　　　　杜　联（成都中医药大学）
　　　　李伊为（广州中医药大学）
　　　　李海燕（北京中医药大学）
　　　　张作涛（贵阳中医学院）
　　　　邰浩清（南京中医药大学）
　　　　钱佳利（长春中医药大学）
　　　　游言文（河南中医学院）

中国中医药出版社
·北　京·

图书在版编目（CIP）数据

解剖生理学/杨茂有，于远望主编．－2版．—北京：中国中医药出版社，2012.7（2014.8重印）

全国中医药行业高等教育“十二五”规划教材

ISBN 978－7－5132－0965－6

Ⅰ.①解…　Ⅱ.①杨…　②于…　Ⅲ.①人体解剖学—人体生理学—中医学院—教材
Ⅳ.①R324

中国版本图书馆CIP数据核字（2012）第115883号

中国中医药出版社出版
北京市朝阳区北三环东路28号易亨大厦16层
邮政编码　100013
传真　010 64405750
北京市松源印刷有限公司印刷
各地新华书店经销
*
开本 787×1092　1/16　印张 24.75　字数 554千字
2012年7月第2版　2014年8月第2次印刷
书　号　ISBN 978－7－5132－0965－6
*
定价　42.00元
网址　www.cptcm.com

社长热线　010 64405720
购书热线　010 64065415　010 64065413
微信服务号　zgzyycbs
书店网址　csln.net/qksd/
官方微博　http://e.weibo.com/cptcm

全国中医药行业高等教育“十二五”规划教材
全国高等中医药院校规划教材（第九版）
专家指导委员会

李金田（甘肃中医学院院长　教授）
吴以岭（中国工程院院士）
吴咸中（天津中西医结合医院主任医师　中国工程院院士）
吴勉华（南京中医药大学校长　教授）
肖培根（中国医学科学院研究员　中国工程院院士）
陈可冀（中国中医科学院研究员　中国科学院院士）
陈立典（福建中医药大学校长　教授）
陈明人（江西中医药大学校长　教授）
范永升（浙江中医药大学校长　教授）
欧阳兵（山东中医药大学校长　教授）
周　然（山西中医学院院长　教授）
周永学（陕西中医学院院长　教授）
周仲瑛（南京中医药大学教授　国医大师）
郑玉玲（河南中医学院院长　教授）
胡之壁（上海中医药大学教授　中国工程院院士）
耿　直（新疆医科大学副校长　教授）
徐安龙（北京中医药大学校长　教授）
唐　农（广西中医药大学校长　教授）
梁繁荣（成都中医药大学校长　教授）
程莘农（中国中医科学院研究员　中国工程院院士）
谢建群（上海中医药大学常务副校长　教授）
路志正（中国中医科学院研究员　国医大师）
廖端芳（湖南中医药大学校长　教授）
颜德馨（上海铁路医院主任医师　国医大师）

秘　书　长　王　键（安徽中医药大学校长　教授）
洪　净（国家中医药管理局人事教育司巡视员）
王国辰（国家中医药管理局教材办公室主任
全国中医药高等教育学会教材建设研究会秘书长
中国中医药出版社社长）

办公室主任　周　杰（国家中医药管理局人事教育司综合处处长）
林超岱（国家中医药管理局教材办公室副主任
中国中医药出版社副社长）
李秀明（中国中医药出版社副社长）

办公室副主任　王淑珍（全国中医药高等教育学会教材建设研究会副秘书长
中国中医药出版社教材编辑部主任）

全国中医药行业高等教育“十二五”规划教材
全国高等中医药院校规划教材（第九版）

解剖生理学（解剖篇）编委会

主　审　严振国（上海中医药大学）
主　编　杨茂有（长春中医药大学）
副主编　李伊为（广州中医药大学）
申国明（安徽中医学院）
张作涛（贵阳中医学院）
邰浩清（南京中医药大学）
游言文（河南中医学院）
编　委（以姓氏笔画为序）
李　平（天津中医药大学）
李一帆（长春中医药大学）
李新华（湖南中医药大学）
吴世卫（陕西中医学院）
邱文兴（黑龙江中医药大学）
汪永锋（甘肃中医学院）
张　忠（北京中医药大学）
罗友华（成都中医药大学）
赵学纲（山东中医药大学）
梁栋阳（辽宁中医药大学）
韩永明（湖北中医药大学）
储开博（山西中医学院）
楼航芳（浙江中医药大学）

全国中医药行业高等教育“十二五”规划教材
全国高等中医药院校规划教材（第九版）

解剖生理学（生理篇）编委会

主　审　施雪筠（北京中医药大学）
主　编　于远望（陕西中医学院）
副主编　许　敬（南京中医药大学）
钱佳利（长春中医药大学）
李海燕（北京中医药大学）
杜　联（成都中医药大学）
王志宏（山东中医药大学）
朱大诚（江西中医学院）
编　委（以姓氏笔画为序）
王　峰（河南中医学院）
印媛君（浙江中医药大学）
刘海梅（广州中医药大学）
李美平（湖北中医药大学）
陈　嵘（云南中医学院）
金　戈（甘肃中医学院）
单德红（辽宁中医药大学）
赵小明（陕西中医学院）
赵焕新（山西中医学院）
蔡　青（天津中医药大学）
蔡圣荣（安徽中医学院）

前　言

全国中医药行业高等教育“十二五”规划教材是为贯彻落实《国家中长期教育改革和发展规划纲要（2010－2020年）》、《教育部关于“十二五”普通高等教育本科教材建设的若干意见》和《中医药事业发展“十二五”规划》，依据行业人才需求和全国各高等中医药院校教育教学改革新发展，在国家中医药管理局人事教育司的主持下，由国家中医药管理局教材办公室、全国中医药高等教育学会教材建设研究会在总结历版中医药行业教材特别是新世纪全国高等中医药院校规划教材建设经验的基础上，进行统一规划建设的。鉴于由中医药行业主管部门主持编写的全国高等中医药院校规划教材目前已出版八版，为便于了解其历史沿革，同时体现其系统性和传承性，故本套教材又可称“全国高等中医药院校规划教材（第九版）”。

本套教材坚持以育人为本，重视发挥教材在人才培养中的基础性作用，充分展现我国中医药教育、医疗、保健、科研、产业、文化等方面取得的新成就，以期成为符合教育规律和人才成长规律，并具有科学性、先进性、适用性的优秀教材。

本套教材具有以下主要特色：

1. 继续采用“政府指导，学会主办，院校联办，出版社协办”的运作机制

在规划、出版全国中医药行业高等教育“十五”、“十一五”规划教材时（原称“新世纪全国高等中医药院校规划教材”新一版、新二版，亦称第七版、第八版，均由中国中医药出版社出版），国家中医药管理局制定了“政府指导，学会主办，院校联办，出版社协办”的运作机制，经过两版教材的实践，证明该运作机制符合新时期教育部关于高等教育教材建设的精神，同时也是适应新形势下中医药人才培养需求的更高效的教材建设机制，符合中医药事业培养人才的需要。因此，本套教材仍然坚持这个运作机制并有所创新。

2. 整体规划，优化结构，强化特色

此次“十二五”教材建设工作对高等中医药教育3个层次多个专业的必修课程进行了全面规划。本套教材在“十五”、“十一五”优秀教材基础上，进一步优化教材结构，强化特色，重点建设主干基础课程、专业核心课程，加强实验实践类教材建设，推进数字化教材建设。本套教材数量上较第七版、第八版明显增加，专业门类上更加齐全，能完全满足教学需求。

3. 充分发挥高等中医药院校在教材建设中的主体作用

全国高等中医药院校既是教材使用单位，又是教材编写工作的承担单位。我们发出关于启动编写“全国中医药行业高等教育‘十二五’规划教材”的通知后，各院校积极响应，教学名师、优秀学科带头人、一线优秀教师积极参加申报，凡被选中参编的教师都以积极热情、严肃认真、高度负责的态度完成了本套教材的编写任务。

4. 公开招标，专家评议，健全主编遴选制度

本套教材坚持公开招标、公平竞争、公正遴选主编原则。国家中医药管理局教材办公室和全国中医药高等教育学会教材建设研究会制订了主编遴选评分标准，经过专家评审委员会严格评议，遴选出一批教学名师、高水平专家承担本套教材的主编，同时实行主编负责制，为教材质量提供了可靠保证。

5. 继续发挥执业医师和职称考试的标杆作用

自我国实行中医、中西医结合执业医师准入制度以及全国中医药行业职称考试制度以来，第七版、第八版中医药行业规划教材一直作为考试的蓝本教材，在各种考试中发挥了权威标杆作用。作为国家中医药管理局统一规划实施的第九版行业规划教材，将继续在行业的各种考试中发挥其标杆性作用。

6. 分批进行，注重质量

为保证教材质量，本套教材采取分批启动方式。第一批于2011年4月启动中医学、中药学、针灸推拿学、中西医临床医学、护理学、针刀医学6个本科专业112种规划教材。2012年下半年启动其他专业的教材建设工作。

7. 锤炼精品，改革创新

本套教材着力提高教材质量，努力锤炼精品，在继承与发扬、传统与现代、理论与实践的结合上体现了中医药教材的特色；学科定位准确，理论阐述系统，概念表述规范，结构设计更为合理；教材的科学性、继承性、先进性、启发性及教学适应性较前八版有不同程度提高。同时紧密结合学科专业发展和教育教学改革，更新内容，丰富形式，不断完善，将学科、行业的新知识、新技术、新成果写入教材，形成“十二五”期间反映时代特点、与时俱进的教材体系，确保优质教育资源进课堂，为提高中医药高等教育本科教学质量和人才培养质量提供有力保障。同时，注重教材内容在传授知识的同时，传授获取知识和创造知识的方法。

综上所述，本套教材由国家中医药管理局宏观指导，全国中医药高等教育学会教材建设研究会倾力主办，全国各高等中医药院校高水平专家联合编写，中国中医药出版社积极协办，整个运作机制协调有序，环环紧扣，为整套教材质量的提高提供了保障机制，必将成为“十二五”期间全国高等中医药教育的主流教材，成为提高中医药高等教育教学质量和人才培养质量最权威的教材体系。

本套教材在继承的基础上进行了改革与创新，但在探索的过程中，难免有不足之处，敬请各教学单位、教学人员以及广大学生在使用中发现问题及时提出，以便在重印或再版时予以修正，使教材质量不断提升。

国家中医药管理局教材办公室
全国中医药高等教育学会教材建设研究会
中国中医药出版社
2012年6月

编写说明

为了更好地贯彻落实《国家中长期教育改革和发展规划纲要（2010～2020）》和《教育部关于“十二五”普通高等教育本科教材建设的若干意见》的精神，在全国高等中医药教材建设研究会和国家中医药管理局教材办公室及中国中医药出版社共同指导下，我们组织全国二十余所高等中医药院校在教学科研一线的专业教师，联合编写了这本《解剖生理学》教材。该教材主要供全国高等中医药院校中药、管理、护理等专业使用。

本教材在编写思路上，明确教材定位，着力强调基本理论、基本知识和基本技能的学习与训练，充分体现思想性、科学性、先进性、启发性、适用性的基本原则，突出中医药院校的特点；在内容取舍上，力求删繁就简、突出重点、贴近教学；在文字描述上，力求表达准确、用词规范、语言精练；在编写形式上，文字、图表合理结合，力求图文并茂。

本教材由各编委按编写分工完成初稿，经审、定稿会议讨论，最后由主编统稿定稿。本教材的完成是大家共同努力的结果，在此，主编衷心感谢各编委为本教材所付出的辛勤劳动，感谢中国中医药出版社领导和编审人员对编写工作的指导和帮助，感谢李一帆编委为教材插图的修改所做的大量工作。本教材在编写中参考了严振国、施雪筠等教授编写的教材，在此向他们表示真诚的感谢。

我们衷心希望本教材能够适用中药、管理、护理等专业学生教学的实际需要。由于编者的水平有限，书中欠妥之处仍在所难免，恳请使用本教材的教师和学生不吝批评指正，为今后的修订工作提供依据和参考。

《解剖生理学》编委会

2012 年 6 月

目 录

上篇 解剖篇

第一章 绪论 …… 1
一、人体解剖学的定义和学习人体解剖学的目的 …… 1
二、人体器官的组成和系统的划分 …… 1
三、解剖学姿势、常用方位术语和切面术语 …… 1
第二章 运动系统 …… 4
第一节 骨和骨连结 …… 4
一、骨的形态、构造和理化特性 …… 5
二、骨连结 …… 7
三、躯干骨及其连结 …… 8
四、上肢骨及其连结 …… 15
五、下肢骨及其连结 …… 19
六、颅骨及其连结 …… 25
第二节 肌 …… 30
一、肌的形态、构造、起止点和辅助装置 …… 30
二、躯干肌 …… 33
三、头颈肌 …… 36
四、上肢肌 …… 38
五、下肢肌 …… 41
第三章 消化系统 …… 47
第一节 消化管 …… 48
一、消化管的一般结构和腹部分区 …… 48
二、口腔 …… 49
三、咽 …… 53
四、食管 …… 54
五、胃 …… 54
六、小肠 …… 55
七、大肠 …… 56
第二节 消化腺 …… 57
一、肝 …… 57
二、胰 …… 59

第三节 腹膜 …… 60
第四章 呼吸系统 …… 61
第一节 肺外呼吸道 …… 61
一、鼻 …… 61
二、咽 …… 63
三、喉 …… 63
四、气管和主支气管 …… 64
第二节 肺 …… 65
一、肺的位置 …… 65
二、肺的形态和结构 …… 65
第三节 胸膜和纵隔 …… 66
一、胸膜 …… 66
二、纵隔 …… 66
第五章 泌尿系统 …… 68
第一节 肾 …… 68
一、肾的形态 …… 68
二、肾的结构 …… 69
三、肾的位置和被膜 …… 69
第二节 输尿管、膀胱和尿道 …… 70
一、输尿管 …… 70
二、膀胱 …… 70
三、尿道 …… 71
第六章 生殖系统 …… 72
第一节 男性生殖器 …… 72
一、内生殖器 …… 73
二、外生殖器 …… 74
第二节 女性生殖器 …… 77
一、内生殖器 …… 77
二、外生殖器 …… 79
附：乳房 …… 79
第七章 循环系统 …… 81
第一节 心血管系统 …… 82
一、心 …… 82
二、肺循环的血管 …… 89
三、体循环的血管 …… 89
第二节 淋巴系统 …… 98
一、淋巴管道 …… 99
二、淋巴器官 …… 100

第八章　内分泌系统 …… 102
一、甲状腺 …… 103
二、甲状旁腺 …… 103
三、垂体 …… 103
四、松果体 …… 105
五、肾上腺 …… 105
第九章　感觉器 …… 106
第一节　视器 …… 106
一、眼球 …… 106
二、眼副器 …… 110
第二节　前庭蜗器 …… 112
一、外耳 …… 112
二、中耳 …… 113
三、内耳 …… 114
第十章　神经系统 …… 117
第一节　概述 …… 117
一、神经系统的分类 …… 117
二、神经系统的组成 …… 117
三、反射和反射弧 …… 120
四、常用术语 …… 120
第二节　脊髓和脊神经 …… 120
一、脊髓 …… 120
二、脊神经 …… 123
第三节　脑和脑神经 …… 127
一、脑 …… 127
二、脑神经 …… 142
第四节　传导通路 …… 149
一、感觉传导通路 …… 149
附：瞳孔对光反射通路 …… 151
二、运动传导路 …… 152
第五节　内脏神经系统 …… 153
一、内脏运动神经 …… 153
二、内脏感觉神经 …… 158
第六节　脑和脊髓的被膜、脑室和脑脊液、脑的血管 …… 158
一、脑和脊髓的被膜 …… 158
二、脑室和脑脊液 …… 161
三、脑的血管 …… 163

下篇 生理篇

第一章 绪论 …… 167
一、生命活动的基本特征 …… 167
二、生理学研究的方法 …… 168
三、生理学研究的三个水平 …… 169
四、机体的内环境与稳态 …… 170
五、人体生理功能的调节 …… 170
六、人体功能活动的自动控制原理 …… 171
第二章 细胞的基本功能 …… 174
第一节 细胞的跨膜物质转运和信号转导功能 …… 174
一、细胞的跨膜物质转运功能 …… 175
二、细胞的跨膜信号转导功能 …… 178
第二节 细胞的生物电现象 …… 181
一、神经和骨骼肌细胞的生物电现象 …… 181
二、兴奋的引起和兴奋在同一细胞上的传导 …… 185
第三节 肌肉的收缩功能 …… 188
一、神经－肌接头处的兴奋传递 …… 188
二、骨骼肌细胞的微细结构与兴奋－收缩偶联 …… 190
三、骨骼肌收缩的外部表现形式 …… 192
第三章 血液 …… 194
第一节 血液的组成和理化性质 …… 194
一、血液的基本组成和血量 …… 194
二、血液的理化特性 …… 195
第二节 血细胞生理 …… 196
一、红细胞 …… 196
二、白细胞 …… 198
三、血小板 …… 199
第三节 生理性止血 …… 200
一、生理性止血的基本过程 …… 200
二、血液凝固 …… 200
三、抗凝系统 …… 202
四、纤维蛋白溶解 …… 203
第四节 血型与输血 …… 204
一、血型 …… 204
二、红细胞血型 …… 204
三、输血 …… 205

第四章　血液循环 …… 207
第一节　心脏的泵血功能 …… 207
一、心动周期与心率 …… 207
二、心脏泵血——射血与充盈过程 …… 208
三、心脏泵血功能的评价 …… 211
四、影响心脏泵血功能的因素 …… 212
第二节　心肌的生物电现象 …… 214
一、心肌细胞的分类 …… 215
二、心肌细胞的跨膜电位及其形成机制 …… 216
第三节　心肌的生理特性 …… 220
一、心肌细胞的电生理特性 …… 220
二、心肌细胞的机械特性 …… 226
第四节　血管生理 …… 227
一、各类血管的结构和功能特点 …… 227
二、血管系统中的血流动力学 …… 228
三、动脉血压和动脉脉搏 …… 230
四、微循环 …… 232
五、组织液和淋巴液的生成与回流 …… 234
六、静脉血压和静脉回心血量 …… 237
第六节　心血管活动的调节 …… 238
一、神经调节 …… 238
二、体液调节 …… 242
三、自身调节 …… 244
第七节　心、肺和脑的血液循环 …… 245
一、冠脉循环 …… 245
二、肺循环 …… 246
三、脑循环 …… 247
第五章　呼吸 …… 249
第一节　肺通气 …… 249
一、呼吸道的结构特征和机能 …… 249
二、肺泡的结构和机能 …… 250
三、肺通气动力 …… 251
四、肺通气阻力 …… 253
五、肺容积和肺容量 …… 254
六、肺通气量 …… 255
第二节　呼吸气体的交换 …… 256
一、气体交换的原理 …… 256
二、肺泡气体交换和组织气体交换 …… 257

第三节 气体在血液中的运输 …… 259
一、氧和二氧化碳在血液中的存在形式 …… 259
二、氧的运输 …… 260
三、二氧化碳的运输 …… 262
第四节 呼吸运动的调节 …… 264
一、呼吸中枢与呼吸节律的形成 …… 264
二、呼吸运动的反射性调节 …… 266
第六章 消化和吸收 …… 269
第一节 概述 …… 269
一、消化的方式 …… 269
二、消化道平滑肌的特性 …… 269
三、消化腺的分泌功能 …… 270
四、消化道的内分泌功能 …… 271
第二节 口腔内消化 …… 271
一、唾液及其作用 …… 271
二、咀嚼和吞咽 …… 272
第三节 胃内消化 …… 272
一、胃液及其作用 …… 272
二、胃运动 …… 274
第四节 小肠内消化 …… 276
一、小肠内的消化液 …… 276
二、小肠运动 …… 278
第五节 大肠内消化 …… 279
一、大肠液及其作用 …… 279
二、大肠运动和排便反射 …… 279
三、大肠内细菌的作用 …… 280
第六节 吸收 …… 280
一、吸收的部位 …… 280
二、小肠内主要营养物质的吸收 …… 280
第七章 能量代谢与体温 …… 283
第一节 能量代谢 …… 283
一、机体能量的来源与利用 …… 283
二、能量代谢的测定 …… 283
三、影响能量代谢的主要因素 …… 284
四、基础代谢 …… 285
第二节 体温及其调节 …… 285
一、人体正常体温及其生理变动 …… 285
二、机体的产热与散热 …… 286
三、体温调节 …… 289

第八章　尿的生成与排出 …… 291
　第一节　肾脏结构与血流特点 …… 291
　　一、肾脏的结构 …… 291
　　二、肾脏的血液循环 …… 293
　第二节　肾小球的滤过功能 …… 294
　　一、肾小球有效滤过压 …… 294
　　二、滤过膜及其通透性 …… 295
　　三、影响肾小球滤过的因素 …… 296
　第三节　肾小管和集合管的重吸收功能 …… 297
　　一、肾小管和集合管重吸收的方式和特点 …… 297
　　二、各段肾小管和集合管重吸收功能 …… 298
　第四节　肾小管和集合管的分泌与排泄功能 …… 301
　　一、H^+的分泌 …… 301
　　二、NH_3的分泌 …… 302
　　三、K^+的分泌 …… 302
　　四、其他物质的排泄 …… 302
　第五节　尿液的浓缩和稀释 …… 302
　　一、肾髓质高渗梯度现象 …… 302
　　二、肾髓质高渗梯度的形成与维持 …… 302
　　三、尿液浓缩和稀释机制 …… 304
　　四、影响尿浓缩和稀释的因素 …… 305
　第六节　尿生成的调节 …… 305
　　一、肾内自身调节 …… 306
　　二、体液性调节 …… 306
　第七节　排尿活动 …… 309
　　一、膀胱与尿道的神经支配及作用 …… 309
　　二、排尿反射 …… 309
第九章　内分泌 …… 311
　第一节　概述 …… 311
　　一、激素的分类 …… 311
　　二、激素作用的机制 …… 313
　　三、激素作用的方式及一般特征 …… 315
　第二节　下丘脑与垂体 …… 316
　　一、下丘脑与垂体的功能联系 …… 316
　　二、腺垂体激素 …… 317
　　三、神经垂体激素 …… 321
　第三节　甲状腺 …… 323
　　一、甲状腺激素的合成与代谢 …… 323
　　二、甲状腺激素的生理作用 …… 325

三、甲状腺功能的调节 …………………………… 327
第四节 甲状旁腺与甲状腺 C 细胞 …………………… 328
一、甲状旁腺激素 …………………………………… 329
二、降钙素 …………………………………………… 329
三、1，25 -（OH）$_2$ - D_3 ……………………………… 330
第五节 肾上腺 ………………………………………… 331
一、肾上腺皮质 ……………………………………… 331
二、肾上腺髓质 ……………………………………… 334
第六节 胰岛 …………………………………………… 335
一、胰岛素 …………………………………………… 335
二、胰高血糖素 ……………………………………… 337
第十章 神经系统 ………………………………………… 339
第一节 神经元和突触 ………………………………… 339
一、神经元与神经纤维 ……………………………… 339
二、突触传递 ………………………………………… 341
第二节 反射中枢活动的一般规律 …………………… 348
一、中枢神经元的联系方式 ………………………… 348
二、反射中枢内兴奋传递的特征 …………………… 348
三、中枢抑制 ………………………………………… 349
第三节 神经系统的感觉功能 ………………………… 352
一、丘脑及其感觉投射系统 ………………………… 352
二、大脑皮层的感觉分析功能 ……………………… 353
三、痛觉 ……………………………………………… 354
第四节 神经系统对躯体运动的调节 ………………… 356
一、脊髓对躯体运动的调节 ………………………… 356
二、脑干对肌紧张的调节 …………………………… 357
三、小脑对躯体运动的调节 ………………………… 358
四、基底神经节对躯体运动的调节 ………………… 358
五、大脑皮层对躯体运动的调节 …………………… 359
第五节 神经系统对内脏活动的调节 ………………… 360
一、自主神经系统的功能特点 ……………………… 360
二、自主神经系统各级中枢的功能 ………………… 361
第六节 脑的高级功能 ………………………………… 363
一、大脑皮层的生物电活动 ………………………… 363
二、觉醒和睡眠 ……………………………………… 364
三、条件反射活动的基本规律 ……………………… 365
四、大脑皮层的语言中枢和一侧优势 ……………… 366

第十一章　视觉、听觉与前庭感觉 …… 367
第一节　视觉 …… 367
一、眼的基本结构 …… 367
二、视像形成与眼的调节 …… 368
三、瞳孔和瞳孔对光反射 …… 370
四、视网膜的感光功能 …… 370
五、视力与视野 …… 372
六、暗适应和明适应 …… 372
第二节　听觉 …… 372
一、外耳的功能 …… 373
二、中耳的功能 …… 373
三、内耳（耳蜗）的功能 …… 374
第三节　前庭感觉 …… 374
一、前庭器官的结构特点 …… 374
二、前庭器官的功能 …… 375

上篇　解剖篇

第一章　绪　　论

一、人体解剖学的定义和学习人体解剖学的目的

人体解剖学（human anatomy）是研究正常人体形态结构的科学，属于生物医学中形态学的范畴。学习人体解剖学的目的，在于理解和掌握人体正常的形态结构，为进一步学习和研究中西医药学其他基础和专业课程奠定必要的基础。

二、人体器官的组成和系统的划分

人体结构和功能的基本单位是细胞。细胞之间存在一些不具细胞形态的物质，称为细胞间质。许多形态和功能相似的细胞与细胞间质共同构成组织。人体组织分为上皮组织、结缔组织、肌组织和神经组织，它们是构成人体各器官和系统的基础，故称为基本组织。由几种组织互相结合，成为具有一定形态和功能的结构，称为器官，如心、肝、脾、肺、肾、胃、大肠、小肠等。在结构和功能上密切相关的一系列器官，构成一个系统，共同执行某种生理活动。人体可分为运动、消化、呼吸、泌尿、生殖、循环、内分泌、感觉及神经九个系统。各系统在神经系统的支配和调节下，既分工又合作，实现各种复杂的生命活动，使人体成为一个完整统一的有机体。

三、解剖学姿势、常用方位术语和切面术语

（一）解剖学姿势

为了便于描述人体各器官结构的位置关系，人体解剖学规定了一个统一的标准姿势，称为解剖学姿势。解剖学姿势是：身体直立，两眼向前平视，两足并拢，足尖向前，两上肢自然下垂于躯干两侧，掌心向前（图 1－1）。在观察和描述人体各部的位置及其相互关系时，无论被观察的客体处于哪种姿势，标本或模型如何摆放，都应按解剖

学姿势进行描述。

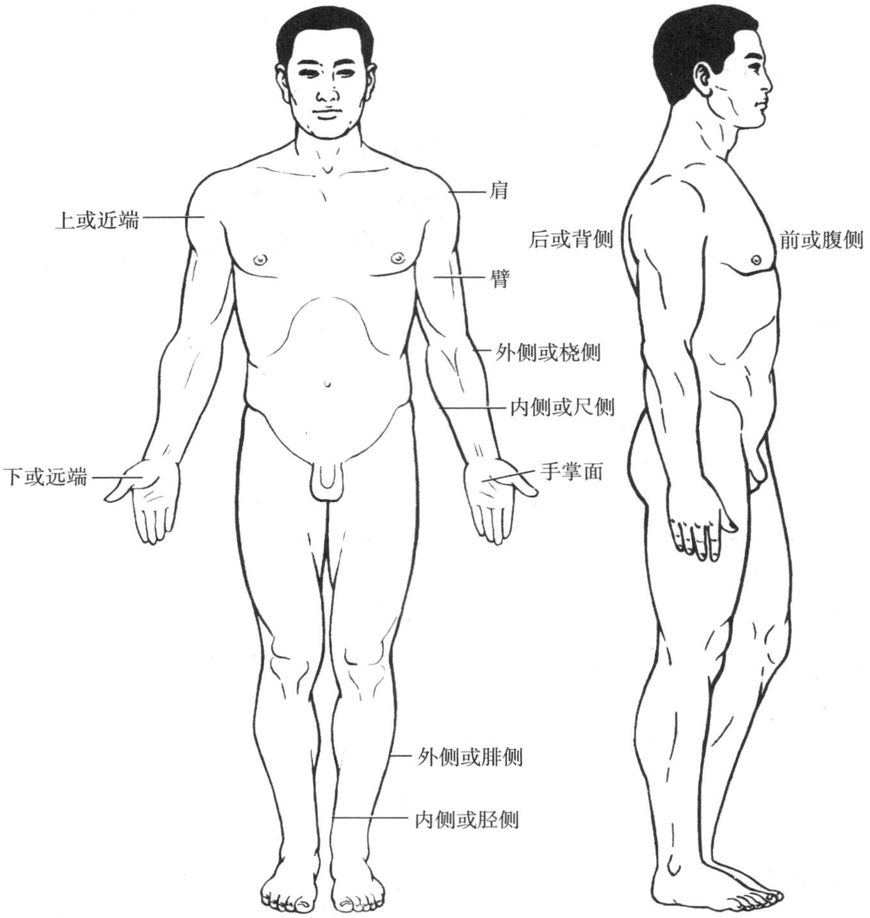

图 1－1　解剖学姿势和常用方位术语

（二）常用方位术语

按照解剖学姿势，人体解剖学规定了一些表示方位的名词术语。这些术语都是相应成对的，主要的有（图 1－1）：

1. 上（superior）、下（inferior）　是描述器官或结构距颅顶或足底的相对远近关系的术语。近头者为上；近足者为下。

2. 前（anterior）、后（posterior）　是描述器官或结构距身体前、后面相对远近关系的术语。近腹者为前，也称腹侧（ventral）；近背者为后，也称背侧（dorsal）。

3. 内侧（medial）、外侧（lateral）　是描述器官或结构距身体正中矢状面相对远近关系的术语。近正中矢状面者为内侧；远离正中矢状面者为外侧。前臂的内侧又称尺侧（ulnar），外侧又称桡侧（radial）。小腿的内侧又称胫侧（tibial），外侧又称腓侧

(fibular)。

4. 内（internal)、外（external) 是描述空腔器官相互位置关系的术语。近内腔者为内；远离内腔者为外。

5. 浅（superficial)、深（deep) 是描述与皮肤表面相对距离关系的术语。在描述身体各部层次关系时，近皮肤者为浅，远离皮肤者为深。

6. 近侧（proximal)、远侧（distal) 在描述四肢各结构的方位时，距肢体根部较近者为近侧，距肢体根部较远者称远侧。

（三）切面术语

常用的切面有以下 3 种（图 1－2）：

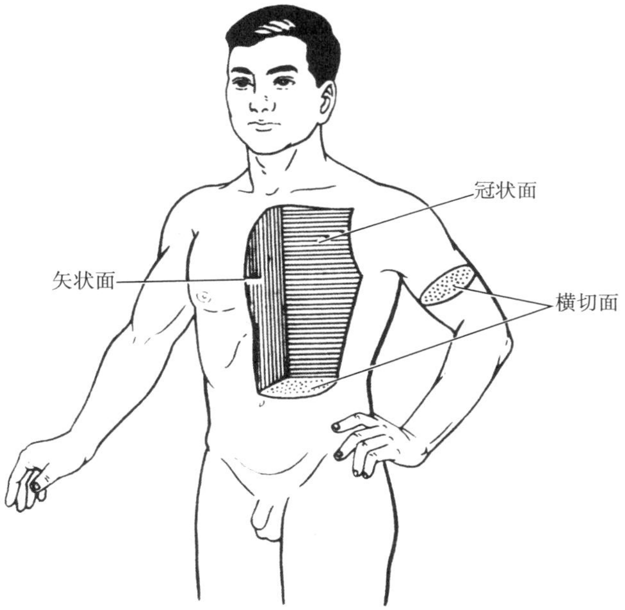

图 1－2 人体切面术语

1. 矢状面（sagittal plane) 即从前后方向，沿人体的长轴将人体纵切为左、右两部分的切面。若将人体沿正中线切为左、右完全对称的两半，该切面则称为正中矢状面(midsagittal plane)。

2. 冠状面（coronal plane) 又称额状面，即从左右方向，沿人体的长轴将人体纵切为前、后两部分的切面。

3. 水平面（horizontal plane) 又称横切面，即与人体长轴垂直，将人体横切为上、下两部分的切面。与器官长轴垂直的切面，则称为该器官的横切面。

第二章 运动系统

运动系统（locomotor system）包括骨、骨连结和骨骼肌三部分。它们共同构成人体的基本轮廓，在神经系统的支配和调节下，对身体起着运动、支持和保护作用。在运动中，骨起杠杆作用，关节是运动的枢纽，骨骼肌是动力器官。运动系统在人体解剖学中是重要的基础部分，对掌握和学好其他系统起重要作用。

第一节 骨和骨连结

成人骨为206块，可分为躯干骨、颅骨、上肢骨和下肢骨四部分（图2－1）。

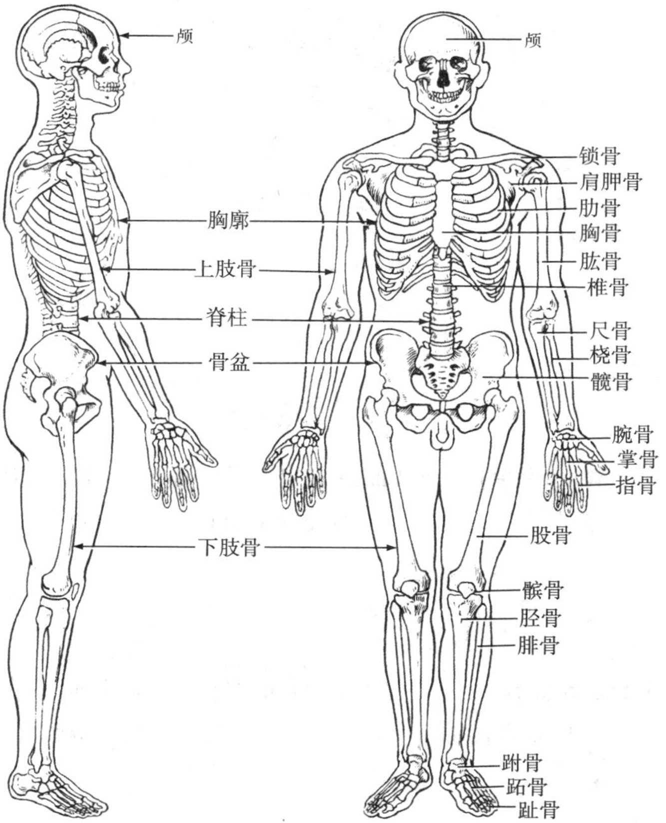

图2－1 人体骨骼

骨与骨之间的连结装置叫骨连结，可分为直接连结和间接连结两种。直接连结多位于颅骨及躯干骨，运动很小或不能运动；间接连结多见于四肢骨之间，能进行运动，以适应人体的活动（图2－2）。

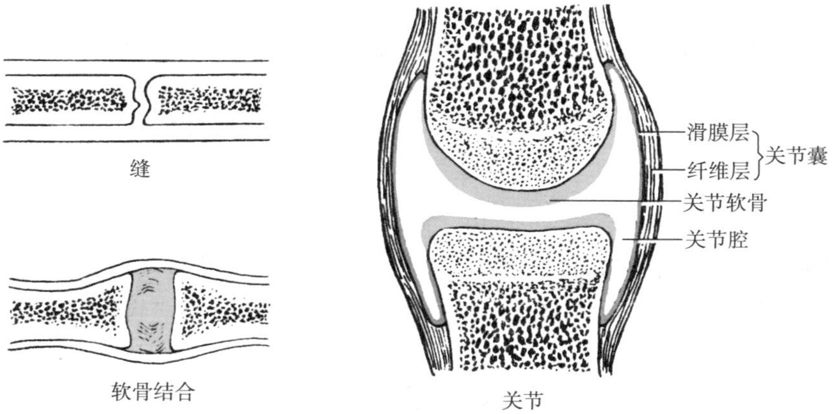

图2－2　骨连结

一、骨的形态、构造和理化特性

（一）骨的形态

骨的形态可分为四类：即长骨、短骨、扁骨和不规则骨（图2－3）。

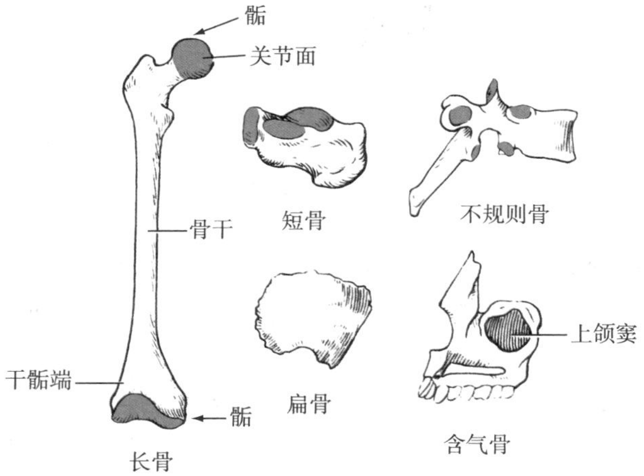

图2－3　骨的形态

1. 长骨（long bone）　分布于四肢，有一体和两端。体又称骨干，呈长管状，骨质致密，内有骨髓腔，容纳骨髓；两端的膨大称骺，具有光滑的关节面，由关节软骨覆盖。

小儿长骨的骨干与骺之间有一层软骨，称骺软骨。骺软骨能不断增生和骨化，使骨的长度增长。成年后骺软骨骨化，骺软骨处留有一线状痕迹，称骺线。

2. 短骨（short bone） 一般呈立方形，分布于既承受重量又运动复杂的部位，如腕骨和跗骨。

3. 扁骨（flat bone） 呈板状，分布于头、胸等处，构成骨性腔的壁，对腔内器官有保护作用。

4. 不规则骨（irregular bone） 形态不规则，如椎骨。有些不规则骨，内有含气的腔，称含气骨，如位于鼻腔周围的上颌骨等，发音时能起共鸣作用，并能减轻骨的重量。

（二）骨的构造

每块骨都由骨质、骨髓和骨膜等构成，并有神经和血管分布（图2－4）。

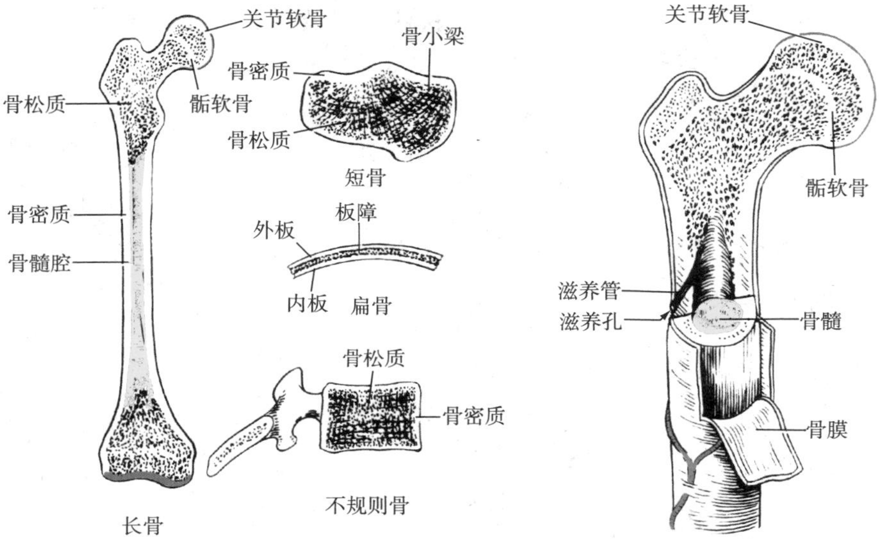

图2－4　骨的构造

1. 骨质（bone substance） 分为骨密质和骨松质。骨密质致密坚硬，抗压、抗扭曲力强，在长骨骨干处最厚。骨松质由许多片状的骨小梁交织成网，呈海绵状。骨松质分布于骨的内部，在骺内最丰富。

2. 骨膜（periosteum） 是由致密结缔组织构成的一层薄膜，包裹除关节面以外的整个骨面。骨膜内含有丰富的神经和血管，对骨有营养、保护和再生的作用。

3. 骨髓（bone marrow） 充填于骨髓腔及骨松质网眼内，分为红骨髓和黄骨髓。红骨髓呈红色，内含大量不同发育阶段的血细胞，具有造血功能；黄骨髓含大量脂肪组织，呈黄色，无造血功能。胎儿及幼儿的骨髓均为红骨髓，6岁前后，长骨骨髓腔内的红骨髓逐渐转化为黄骨髓，红骨髓仅保留于椎骨、肋骨、胸骨、髂骨及长骨两端的骨松质内，终生保持造血功能。

（三）骨的理化特性

成年人的骨，由1/3的有机质（主要是骨胶原蛋白）和2/3的无机质（主要是磷酸钙、碳酸钙和氯化钙等）组成。有机质使骨具有韧性和弹性，无机质使骨具有硬度和脆性。有机质和无机质的结合，使骨既有弹性又很坚硬。小儿的骨无机质含量较少，有机质较多，因此弹性大而硬度小，容易发生变形；老年人的骨则与此相反，含有机质较少而无机质相对较多，因此易发生骨折。

无机质中的钙和磷，参与体内钙、磷代谢而处于不断变化状态。所以，骨还是体内钙和磷的贮备仓库。

二、骨连结

骨与骨之间借致密结缔组织构成的膜和韧带或软骨连接称为直接连结。相邻两骨之间借结缔组织囊互相连接，囊内有空腔，这种骨连结称为间接连结，又称关节（joint）。

（一）关节的结构

1. 关节的主要结构 包括关节面、关节囊和关节腔。这些结构为每个关节必有的基本结构（图2-2）。

（1）关节面（articular surface） 是两骨互相接触的光滑面，为构成关节的骨面，通常一骨形成凸面，称关节头；另一骨形成凹面，称关节窝。关节面覆盖一层关节软骨，可减少运动时的摩擦和缓冲运动时的冲击。

（2）关节囊（articular capsule） 是连接在两骨之间的结缔组织囊，附着于关节面周缘及附近的骨面上，封闭关节腔，可分为内、外两层。内层薄而光滑，称为滑膜层，能产生少量滑液，起润滑作用；囊的外层较厚而坚韧，称为纤维层。

（3）关节腔（articular cavity） 为关节囊滑膜层与关节软骨之间所围成的密闭窄隙，内含少量滑液，腔内呈负压。

2. 关节的辅助结构 除上述基本结构外，某些关节为适应其特殊功能，需要一些辅助结构，包括韧带、关节盘、关节半月板和关节唇。

（1）韧带（ligament） 呈束状或膜状，由致密纤维结缔组织构成，有增加关节的稳固性和限制关节运动的作用。

（2）关节盘（articular disc）和关节半月板（articular meniscus） 关节盘是位于两骨关节面之间的纤维软骨板，其周缘附着于关节囊，多呈圆形，中间稍薄，周缘略厚，把关节腔分成两部分。膝关节内的纤维软骨板呈半月形，称关节半月板。关节盘和关节半月板使两骨关节面更为适合，能增加关节的运动范围，并有缓和与减少外力冲击和震荡的作用。

（3）关节唇（articular labrum） 为附着于关节窝周缘的纤维软骨环，有加深关节窝，并有扩大关节面的作用，使关节更加稳固，如盂唇和髋臼唇等。

（二）关节的运动

一般关节都是围绕一定的轴做运动的，其运动的形式基本上可依照关节的三种轴而分为三组拮抗性的动作。

1. 屈和伸 指关节绕冠（额）状轴进行的运动。运动时两骨互相靠拢，角度缩小的称屈；反之，角度加大的则称伸。在髋关节以上，前折为屈，反之为伸；膝关节以下，后折为屈，反之为伸。

2. 内收和外展 通常是关节绕矢状轴的运动。运动时骨向躯干或正中矢状面靠拢者，称内收（或收）；反之，离开躯干或正中矢状面者称外展（或展）。

3. 旋内和旋外 骨环绕垂直轴进行运动，称旋转。骨的前面转向内侧的称旋内；反之，旋向外侧的称旋外。在前臂，桡骨是围绕通过桡骨头和尺骨头的轴线旋转的，其“旋内”即将手掌向内侧转、手背转向前方，使桡骨、尺骨交叉的运动，又称旋前；其“旋外”即将手掌恢复到向前、手背转向后方，使桡骨、尺骨并列的运动，又称旋后。

4. 环转运动 二轴或三轴关节可做环转运动，即关节头原位转动，骨的远端可做圆周运动，运动时全骨描绘成一圆锥形的轨迹。

三、躯干骨及其连结

躯干骨包括椎骨、肋和胸骨三部分。借骨连接构成脊柱和胸廓，支撑并保护体内的重要器官。

（一）脊柱

脊柱（vertebral column）由24块分离椎骨、1块骶骨和1块尾骨，借椎间盘、韧带和关节紧密连结而成。位于躯干背面正中，形成躯干的中轴，上承颅骨，下连髋骨，中附肋，参与构成胸腔、腹腔和骨盆腔的后壁。脊柱中央有椎管，容纳脊髓及其被膜和脊神经根。

1. 椎骨 幼儿时期，椎骨（vertebrae）总数为33～34块，根据其所在部位，由上而下依次分为颈椎7块，胸椎12块，腰椎5块，骶椎5块和尾椎4～5块。至成年，5块骶椎愈合成1块骶骨，4～5块尾椎愈合成1块尾骨。因此，成人的椎骨总数一般为26块。

（1）*椎骨的一般形态* 每个椎骨都由椎体、椎弓构成（图2－5～10）。

①椎体（vertebral body） 为椎骨的前方中部，呈短圆柱状，是支持体重的主要部分。

②椎弓（vertebral arch） 是附在椎体后方的弓形骨板。椎弓与椎体连结的部分较细，称椎弓根，其上、下缘各有一切迹，分别称椎上切迹和椎下切迹。椎骨叠连时，上位椎骨的椎下切迹和下位椎骨的椎上切迹围成一孔，称椎间孔，有脊神经及血管通过。两侧椎弓根向后内扩展成较宽阔的骨板，称椎弓板。每个椎弓上有7个突起，即向两侧

伸出一对横突，向上伸出一对上关节突，向下伸出一对下关节突，向后伸出 1 个棘突。椎弓与椎体围成一孔，称椎孔。全部椎骨的椎孔叠连在一起，形成纵行管道，称椎管，椎管内容纳脊髓等。

（2）各部椎骨的主要特征

①颈椎（cervical vertebrae）（图 2－5）共有 7 个。其主要特征是横突上有一圆孔，称横突孔，椎体小，椎孔较大，呈三角形。第 3～6颈椎属一般颈椎。第 1 颈椎又称寰椎（atlas）（图 2－6），形似环形，由前弓、后弓及两个侧块构成。第 2 颈椎又称枢椎（axis）（图 2－7），其特点为椎体向上伸出一指状突起，称齿突，与寰椎前弓后面的关节面相关节。第 7 颈椎又称隆椎（vertebra prominens）（图 2－8），棘突特别长，末端变厚且不分叉，当头前屈时，皮下易于触及，第 7 颈椎棘突下凹陷处即“大椎穴”，是临床计数椎骨数目和针灸取穴的标志。

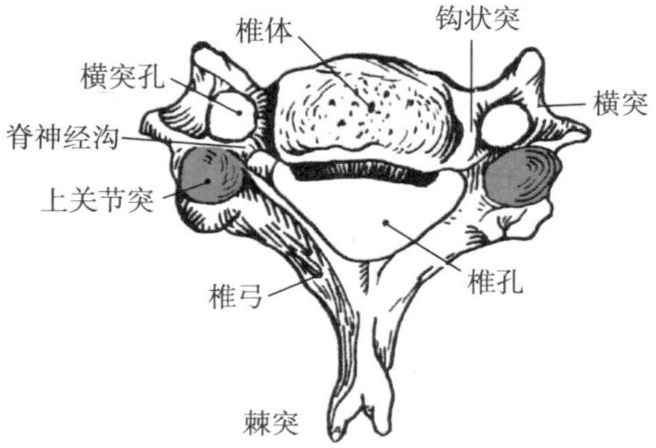

图 2－5　颈椎（上面）

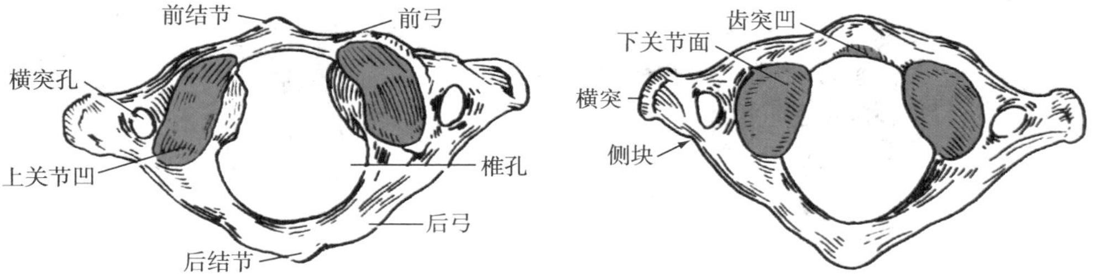

图 2－6　寰椎

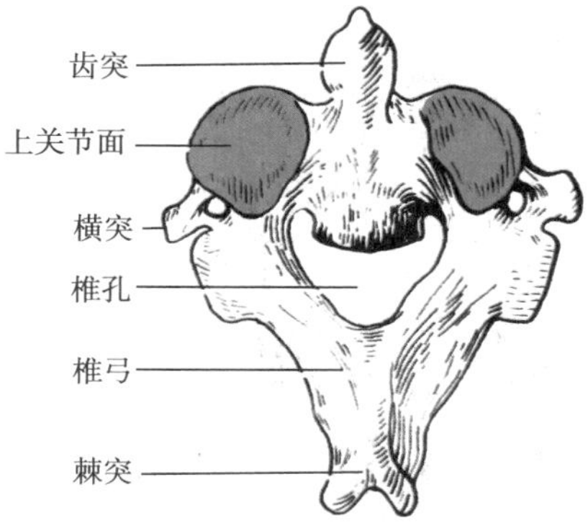

图 2－7　枢椎（上面）

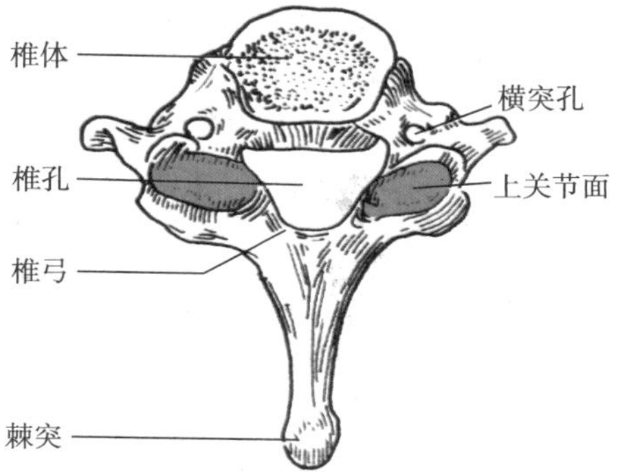

图 2－8　隆椎（上面）

②胸椎（thoracic vertebrae）（图 2－9）　共 12 个，在椎体侧面和横突尖端的前面，都有与肋骨相关节的肋凹，分别称椎体肋凹和横突肋凹。胸椎棘突较长，伸向后下方，互相掩盖，呈叠瓦状。胸椎上、下关节面基本上呈额状位。

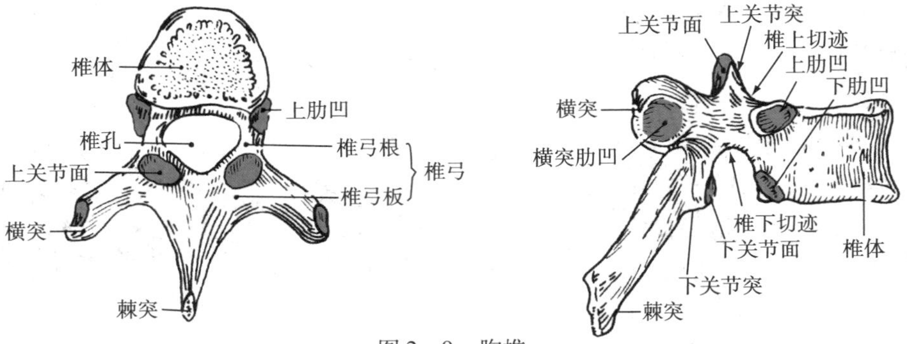

图 2-9 胸椎

③腰椎（lumbar vertebrae）（图 2-10） 共 5 个，为椎骨中最大者。由于承受体重压力较大，故椎体肥厚。棘突呈板状，直伸向后，棘突间空隙较大，临床上常在此做腰椎穿刺。腰椎上、下关节面基本上呈矢状位。

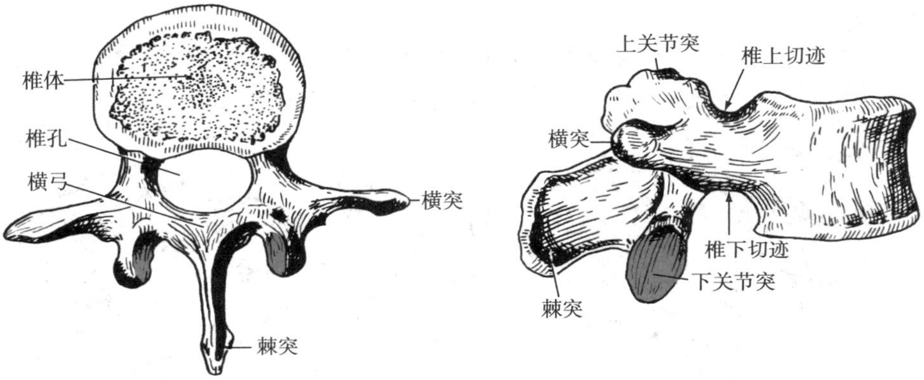

图 2-10 腰椎

④骶骨（sacrum）（图 2-11） 由 5 块骶椎融合而成。略呈三角形，分底、尖和

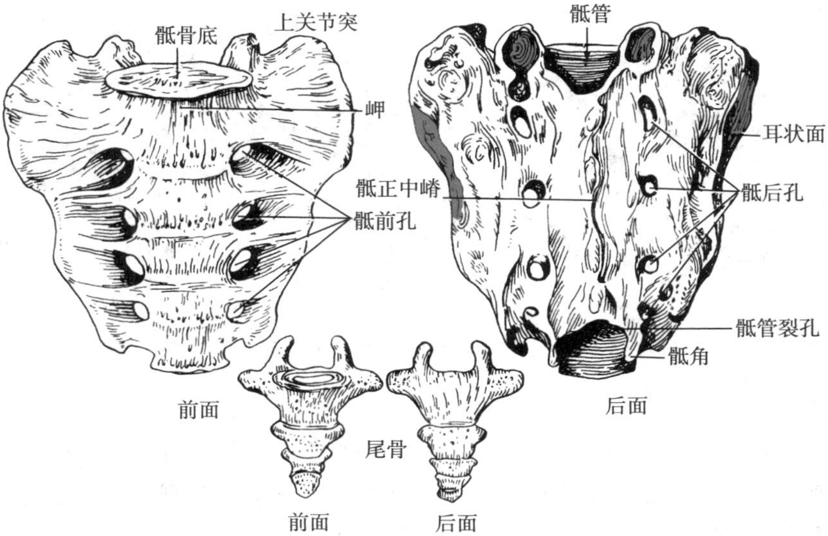

图 2-11 骶骨及尾骨

前、后两面。底向上，与第5腰椎相接，底中部向前隆凸，称岬。尖向前下，与尾骨相连接。前、后各有4对小孔，分别称为骶前孔和骶后孔，均有脊神经及血管通过。两侧有耳状面与髋骨相连结。

⑤尾骨（coccyx）（图2-11） 由4~5块退化的尾椎融合而成。略呈三角形，底朝上，借软骨和韧带与骶骨相连，尖向下，下端游离。

2. 椎骨间的连结

（1）椎间盘（intervertebral disc）（图2-12） 上、下两椎体之间借椎间盘牢固相连。椎间盘由周围的纤维环和中央胶状的髓核组成。椎间盘坚韧而有弹性，除连接椎体外，可承受压力、吸收震荡、减缓冲击以保护脑。

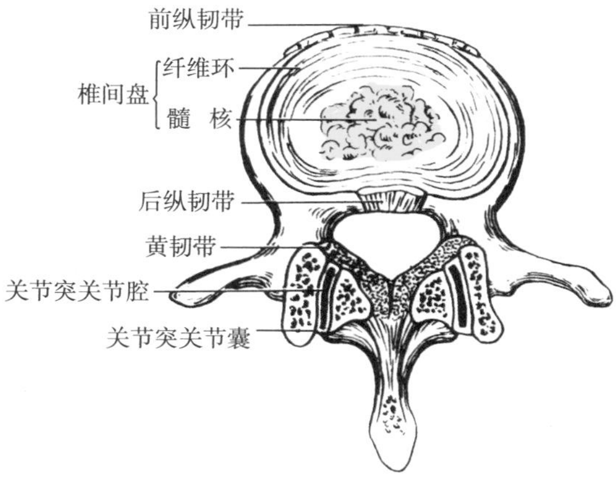

图2-12 椎间盘和关节突关节

（2）韧带（图2-13）

①前纵韧带（anterior longitudinal ligament） 为全身最长的韧带，位于椎体的前面，上起枕骨大孔前缘，下达第1或第2骶椎体，与椎体边缘及椎间盘结合较紧。前纵韧带有防止脊柱过分后伸和椎间盘向前脱出的作用。

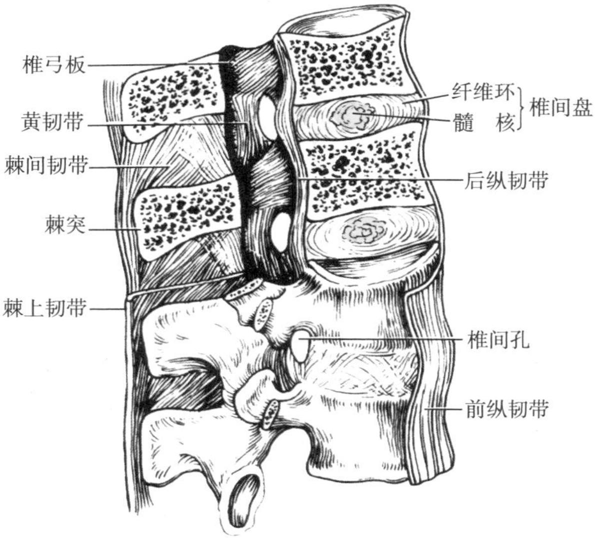

图2-13 脊柱的韧带

②后纵韧带（posterior longitudinal ligament） 位于各椎体的后面（椎管前壁），起自枢椎，终于骶管前壁。它有限制脊柱过分前屈和防止椎间盘向后脱出的作用。

③黄韧带（ligamenta flava） 又称弓间韧带，是连结相邻椎弓板的韧带，坚韧而富有弹性。黄韧带协助围成椎管，并有限制脊柱过分前屈的作用。

④棘上韧带（supraspinal ligament） 是连结胸、腰、骶椎各棘突尖的纵行韧带，有限制脊柱过分前屈的作用。

⑤棘间韧带（interspinal ligament） 连接于各棘突之间，后接棘上韧带或项韧带。

⑥项韧带（ligamentum nuchae）（图2－14） 为在项中线、呈矢状位的板状韧带，向上附着于枕外隆凸，向下附着于第7颈椎棘突，续于棘上韧带，其后缘游离，前缘附着于棘突。

⑦横突间韧带（intertransverse ligament） 位于相邻的横突之间。

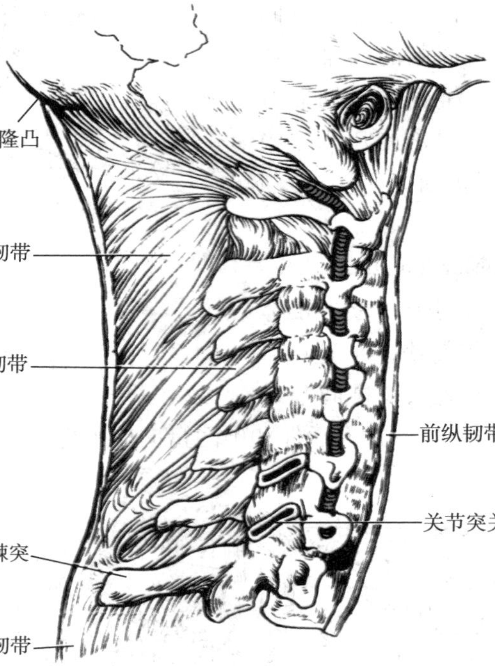

图2－14 项韧带

（3）关节突关节（zygapophysial joints） 由相邻椎骨的上、下关节突构成（图2－12）。

3. 脊柱的整体观 从前面观察脊柱，椎体从上向下逐渐加大，到骶骨上部最为宽阔，因人体直立，脊柱下部负重较上部大。耳状面以下的骶骨和尾骨，承重骤减，体积也迅速变小。

从后面观察脊柱，棘突在背部正中线形成纵嵴，其两侧有纵行的背侧沟，容纳背部的深层肌。颈部棘突短，近水平位；胸部棘突向后下方倾斜，呈叠瓦状；腰部棘突又呈水平位。

从侧面观察脊柱，有4个生理弯曲，即颈曲、胸曲、腰曲及骶曲。颈曲和腰曲向前突出，而胸曲和骶曲向后突出。脊柱的弯曲使脊柱更具有弹性，可减轻震荡并与维持人体的重心有关，且扩大了胸腔和盆腔的容积，使之能容纳众多的脏器。脊柱侧面，相邻上、下两椎弓根之间，有脊神经和血管通过的椎间孔，两侧有23对椎间孔（图2－15）。

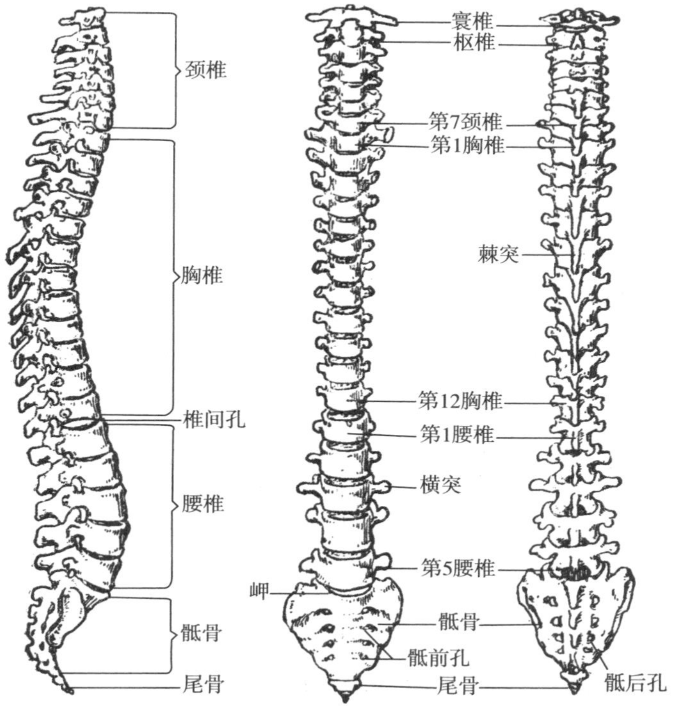

图 2-15　脊柱

（二）胸廓

1. 胸廓的组成　胸廓（thoracic cage）由 12 块胸椎、1 块胸骨和 12 对肋，借椎间盘、韧带和关节连结而成。

（1）胸骨（sternum）　是一块位于胸前部正中的扁骨，由上而下分为胸骨柄、胸骨体和剑突三部分（图 2-16）。胸骨上部较宽，称胸骨柄，其上缘正中的切迹称颈静脉切迹。胸骨中部呈长方形，称胸骨体，其侧缘连接第 2~7 肋软骨。胸骨体与胸骨柄相接处形成突向前方的横行隆起，称胸骨角，可在体表触知，平对第 2 肋软骨，为计数肋的重要标志，胸骨角还正对第 4 胸椎体下缘水平。胸骨的下端为一形状不定的薄骨片，称剑突。

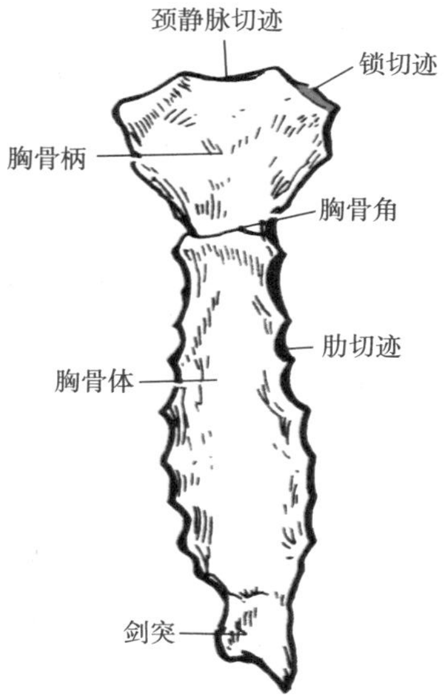

图 2-16　胸骨（前面）

（2）肋（ribs）　共 12 对，由肋骨和肋软骨构成。肋骨为细长弓状的扁骨，富有弹性。每一肋骨可分为中部的体及前、后两端。

肋骨前端接肋软骨，后端膨大，称肋头，有关节面与胸椎体的肋凹相关节。肋头的外侧稍细部为肋颈，肋颈外侧稍隆起部称肋结节，肋结节有关节面与胸椎横突的肋凹相关节（图 2-17）。

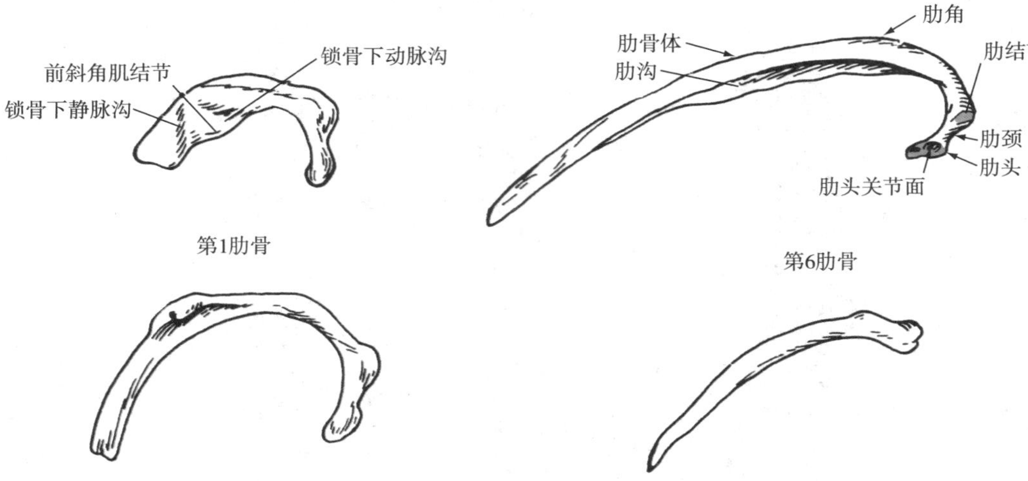

图 2-17　肋骨

2. 胸廓的形态　成人胸廓（图 2-18）近似圆锥形，其横径长，前后径短，上部狭窄，下部宽阔。胸廓有上、下两口：胸廓上口由第 1 胸椎、第 1 对肋及胸骨柄上缘所围成，是食管、气管、大血管和神经出入胸腔的通道；胸廓下口宽阔而不整齐，由第 12 胸椎，第 11、12 对肋及两肋弓和剑突共同围成，被膈封闭。相邻各肋之间的空隙，称肋间隙，均由肌肉和韧带封闭。胸廓的内腔称胸腔，容纳心及其大血管、肺、气管、食管和神经等。

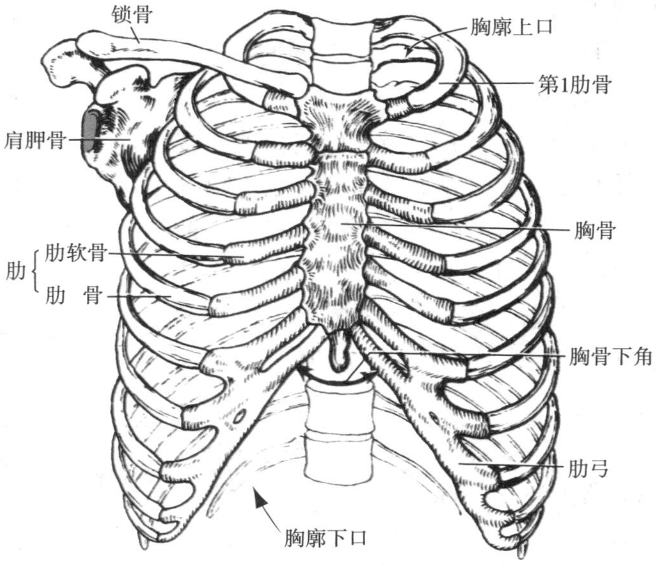

图 2-18　胸廓

3. 胸廓的骨连结

（1）肋头关节　由肋头的关节与相邻胸椎椎体边缘的肋凹构成。

（2）肋横突关节　由肋结节关节面与相应的横突肋凹构成。

（3）胸肋关节　由第2～7肋软骨与胸骨相应的肋切迹构成。第1肋与胸骨柄之间的连结是一种特殊的不动关节，第8～10肋软骨的前端不直接与胸骨相连，而依次附着于上位肋软骨形成肋弓，第11～12肋的前端游离于腹壁肌肉中。

四、上肢骨及其连结

（一）上肢骨

上肢骨包括上肢带骨和自由上肢骨，自由上肢骨借上肢带骨连于躯干骨。两侧共计64块。

1. 上肢带骨　包括锁骨和肩胛骨。

（1）锁骨（clavicle）　位于胸廓前上部两侧，呈横“S”形，内侧端与胸骨相连，外侧端与肩胛骨的肩峰相连，锁骨全长可在皮下摸到（图2－19）。

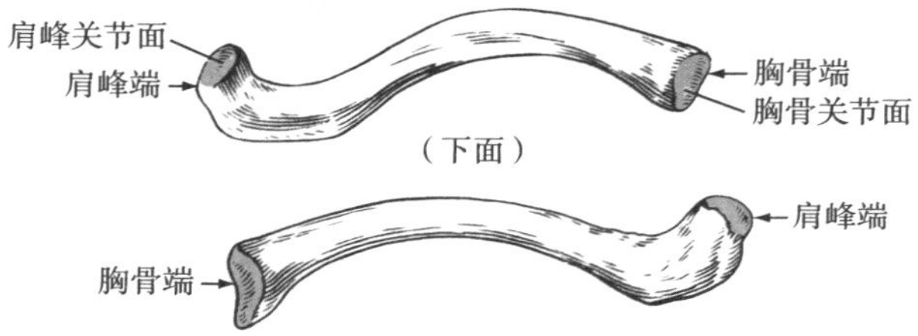

图2－19　锁骨

（2）肩胛骨（scapula）　呈三角形，位于胸廓后外上方，介于第2～7肋骨之间，有三缘、三角和两面。肩胛骨的外侧角有关节盂与肱骨头形成肩关节。肩胛骨后面有一骨性隆起，称肩胛冈。肩胛冈的外侧端，称肩峰。肩胛骨上缘的外侧部，有一弯曲的指状突起，称喙突（图2－20）。

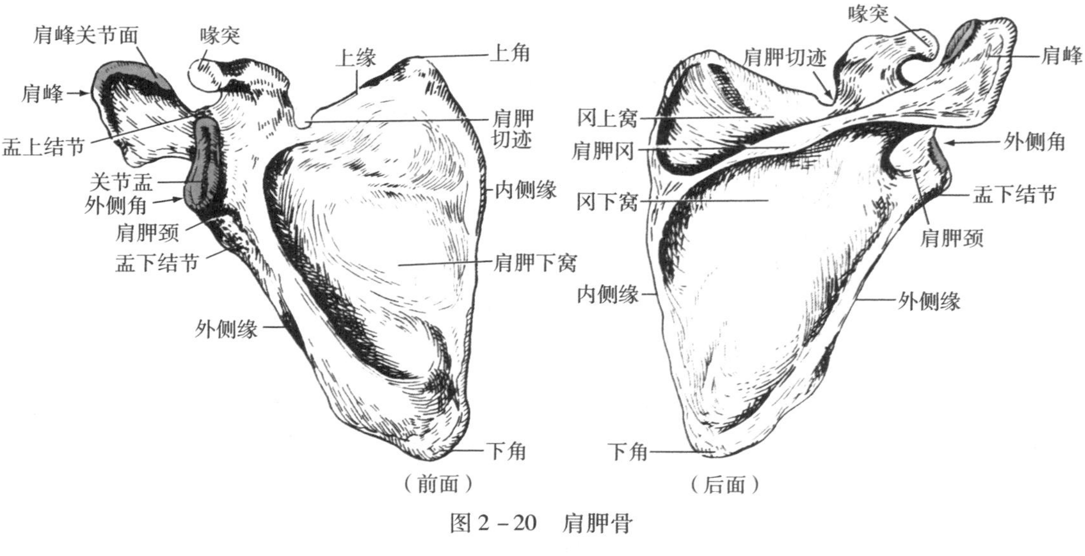

图2－20　肩胛骨

2. 自由上肢骨　包括肱骨、桡骨、尺骨和手骨。

（1）肱骨（humerus） 位于臂部，分为一体和两端。上端有半球形的肱骨头，与肩胛骨的关节盂相关节。肱骨上端前方的突起，称小结节；外侧的突起称大结节。肱骨体的中部外侧面有一粗糙呈“V”形的三角肌粗隆，是三角肌的附着处。体的后面有由内上斜向外下呈螺旋状的浅沟，称桡神经沟，有桡神经通过。肱骨下端外侧有肱骨小头，与桡骨形成关节；肱骨下端内侧有肱骨滑车，与尺骨形成关节（图 2－21）。

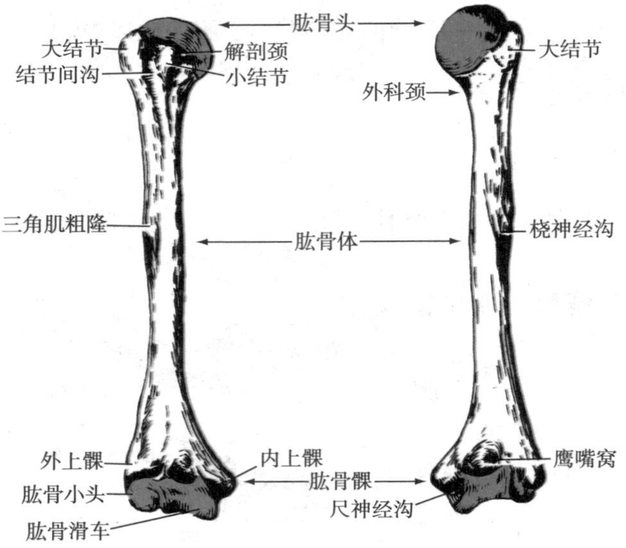

图 2－21 肱骨

（2）桡骨（radius） 位于前臂外侧部，分为一体和两端。上端细小，下端粗大。上端有桡骨头，桡骨头上方有关节凹与肱骨小头相关节。桡骨头下方内侧的隆起，称桡骨粗隆。桡骨下端的下面为腕关节面，与腕骨相关节（图 2－22）。

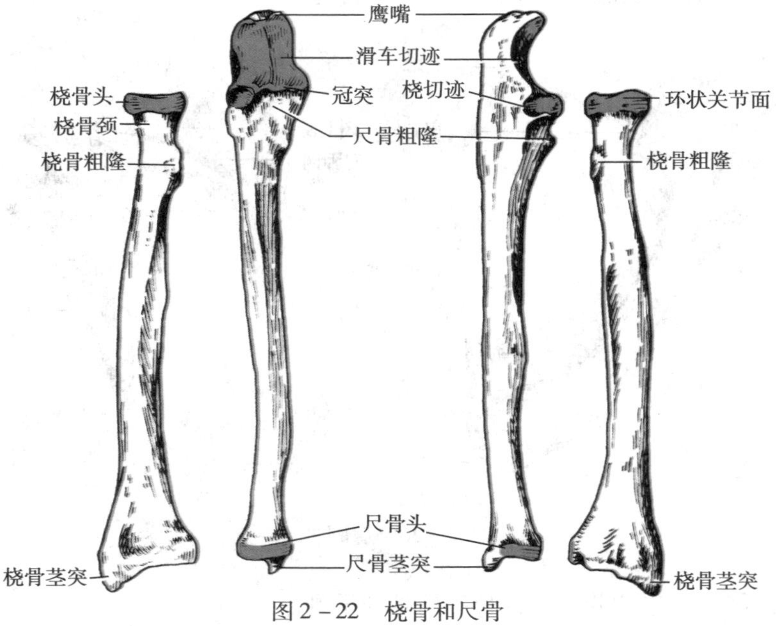

图 2－22 桡骨和尺骨

（3）尺骨（ulna） 位于前臂内侧部，分为一体两端。上端较为粗大，前面有凹形关节面称滑车切迹，与肱骨滑车相关节。在切迹的上、下方各有一突起，分别称尺骨鹰嘴和冠突，冠突外侧面的关节面是桡切迹，与桡骨头相关节（图2－22）。

（4）手骨（bones of hand） 分为腕骨、掌骨及指骨（图2－23）。

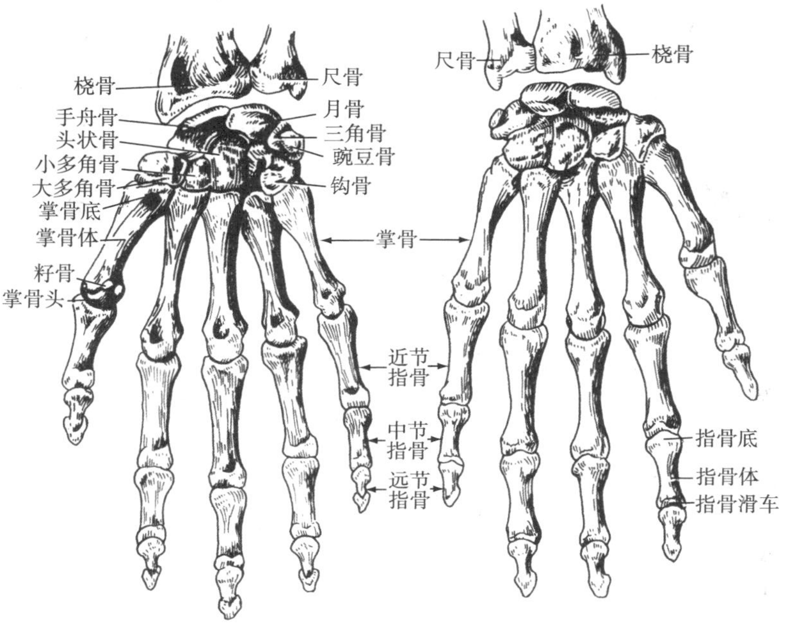

图2－23 手骨

①腕骨（carpal bones） 由8块小的短骨组成，排成两列，每列各有4块。由桡侧向尺侧，近侧列依次为手舟骨、月骨、三角骨和豌豆骨；远侧列依次为大多角骨、小多角骨、头状骨和钩骨。

②掌骨（metacarpal bones） 共5块，由桡侧向尺侧，分别称第1～5掌骨。

③指骨（phalanges of fingers） 共14节。拇指有2节指骨，其余各指都有3节。由近侧至远侧依次为近节指骨、中节指骨和远节指骨。拇指仅有近节指骨和远节指骨。

（二）上肢骨的连结

上肢骨的连结，可分为上肢带骨的连结和自由上肢骨的连结两种。

1. 上肢带连结 包括胸锁关节和肩锁关节。

（1）胸锁关节（sternoclavicular joints） 是上肢与躯干连结的唯一关节，由锁骨内侧端与胸骨柄相应的切迹及第1肋软骨的上缘共同构成（图2－24）。

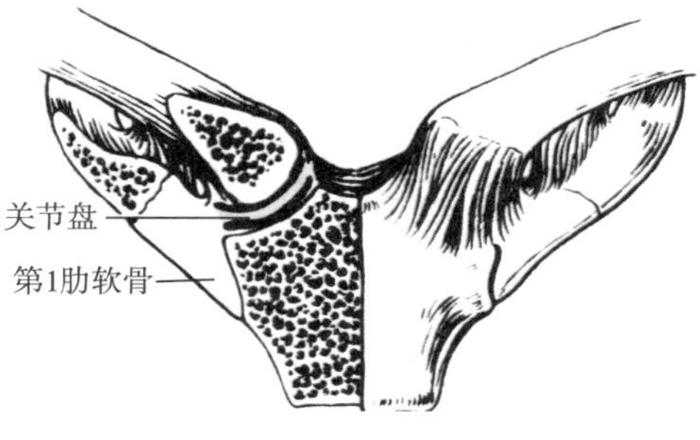

图2－24 胸锁关节

（2）肩锁关节（acromioclavicular joints） 是由肩胛骨肩峰的关节面与锁骨外侧端的

关节面构成的微动关节（图 2 –25）。

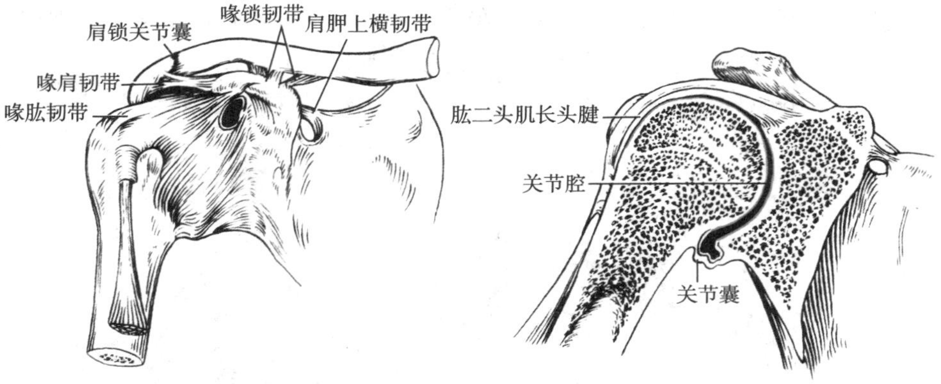

图 2 –25　肩关节

2. 自由上肢连结

（1）肩关节（shoulder joint）

组成：由肱骨头与肩胛骨的关节盂构成（图 2 –25）。

特点：肱骨头大，关节盂浅而小，周缘有纤维软骨构成的盂唇加深，关节囊薄而松弛。

运动：肩关节为全身活动范围最大的关节。它可做屈、伸、外展、内收、旋外、旋内及环转运动。若加上肩锁关节、胸锁关节的运动和肩胛骨的旋转，则上肢的运动范围将明显增加。

（2）肘关节（elbow joint）

组成：由肱骨下端和桡、尺骨上端构成（图 2 –26）。

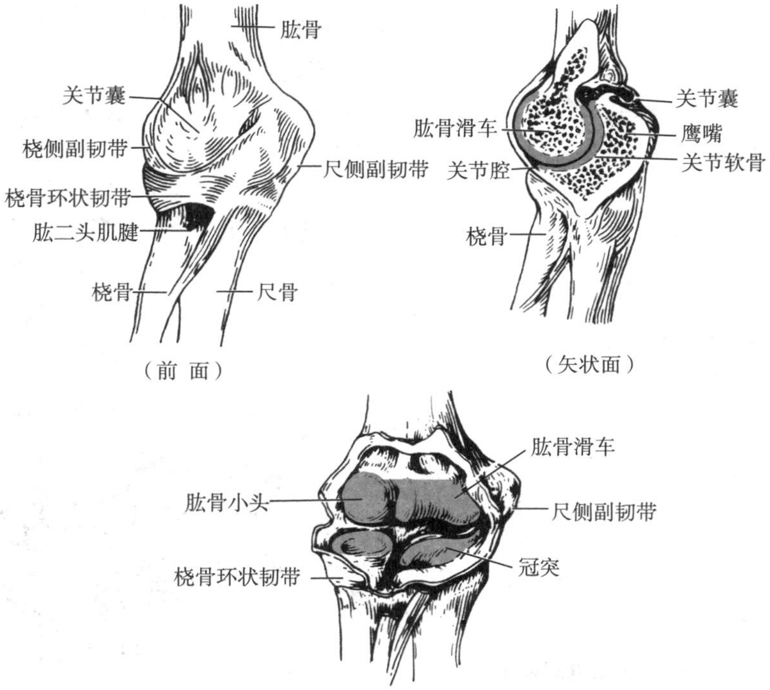

图 2 –26　肘关节

特点：关节囊的前、后壁薄弱而松弛，两侧分别有桡侧副韧带和尺侧副韧带加强。

运动：肘关节可做屈、伸运动。桡、尺骨间关节还可做前臂旋前和旋后运动。

（3）桡腕关节（radiocarpal joint）又称腕关节（wrist joint）。

组成：由桡骨下端的腕关节面和尺骨下方的关节盘形成的关节窝，与手舟骨、月骨、三角骨近侧面组成的关节头共同构成（图2－27）。

特点：关节囊松弛，关节腔宽广，囊外有韧带加强。

运动：桡腕关节可做屈、伸、收、展和环转运动。

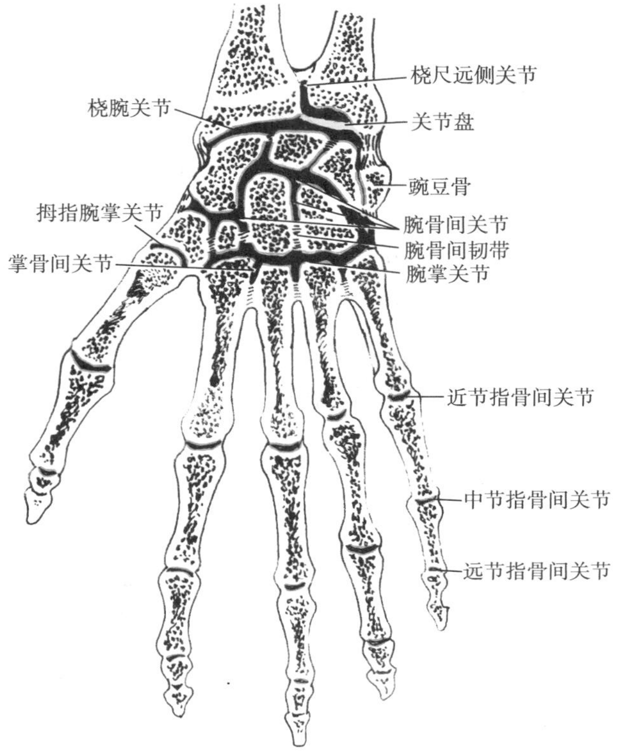

图2－27　桡腕关节和手关节（冠状切面）

五、下肢骨及其连结

（一）下肢骨

下肢骨分为下肢带骨和自由下肢骨，自由下肢骨借下肢带骨连于躯干骨。两侧共计62块。

1. 下肢带骨　每侧各有1块髋骨（hip bone）。

髋骨是形状不规则的扁骨，由上方的髂骨（ilium）、后下方的坐骨（ischium）和前下方的耻骨（pubis）组成。髋骨的外侧面有一深窝，称髋臼，其关节面与股骨头相关节。髋骨的前下部有一大孔，称闭孔。髂骨上缘的骨嵴，称髂嵴。髂嵴前端，称髂前上棘。髂前上棘下方的隆起，称髂前下棘。髂前上棘后方5～7cm处，髂嵴向外侧的突起，称髂结节。髂骨内侧面的窝，称髂窝。坐骨下端后部有肥厚粗糙的坐骨结节。坐骨后缘的三角形突起，称坐骨棘。耻骨内侧部上缘有一向前突起，称耻骨结节（图2－28、29）。

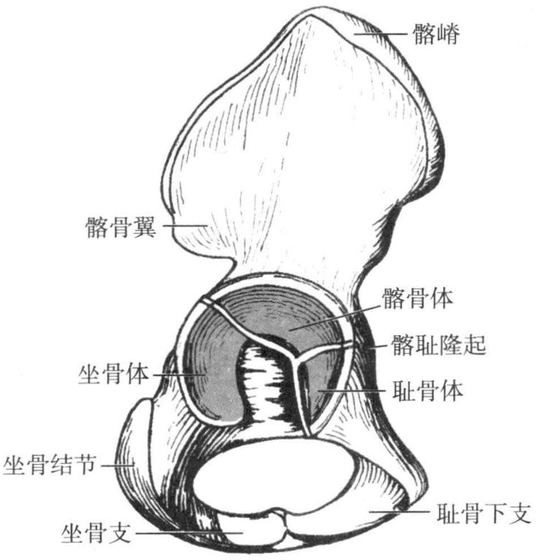

图2－28　6岁幼儿髋骨

2. 自由下肢骨　包括股骨、髌骨、胫骨、腓骨和足骨。

（1）股骨（femur）　位于大腿部，为人体最长的骨，其长度约占身高的1/4，分为一体和两端。上端有球形的股骨头，与髋臼构

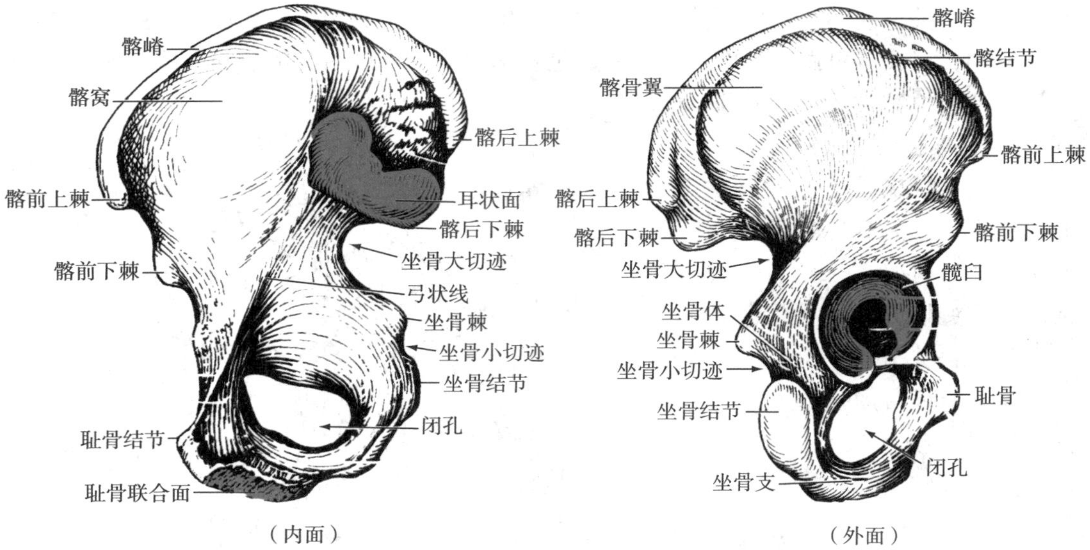

图2－29　髋骨

成髋关节。股骨头外下方狭细部分，称股骨颈，颈与体交界处有两个隆起，上外侧者为大转子，下内侧者为小转子。股骨体上部后面有一粗糙的部位，称臀肌粗隆。该粗隆向下延伸为粗线。股骨下端膨大，与髌骨和胫骨相关节（图2－30）。

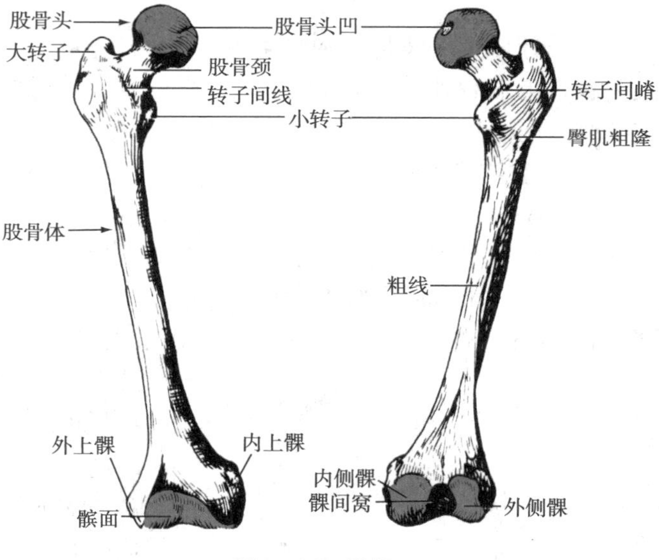

图2－30　股骨

（2）髌骨（patella）　是全身最大的籽骨，略呈三角形，位于股四头肌腱内，参与膝关节的构成（图2－31）。

（3）胫骨（tibia）　位于小腿的内侧，是小腿主要负重的骨，故较粗壮，分为一体两端。上端与股骨相关节。在胫骨上端前面，有胫骨粗隆。胫骨体呈三棱柱形，其前缘和内侧面紧贴皮下，体表均可摸到。胫骨下端内侧面凸隆，称内踝，外侧面有一切迹，与腓骨相连结。下端的下面为一略呈四方形的关节面，与距骨相关节（图2－32）。

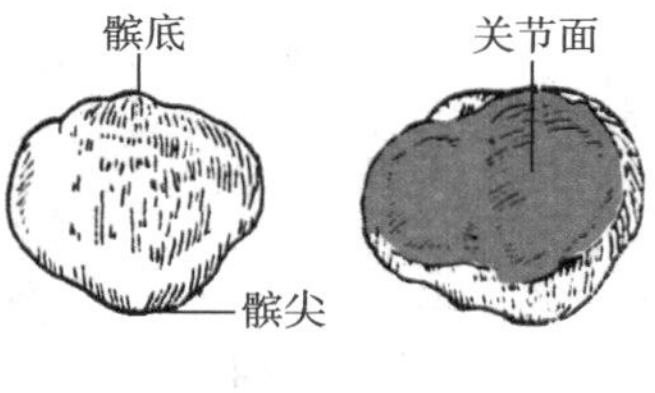

图2－31　髌骨

（4）腓骨（fibula）　位于小腿的外侧，分为一体和两端。上端略膨大，与胫骨相关节。下端膨大为外踝，其内侧的关节面，与距骨形成关节（图2－32）。

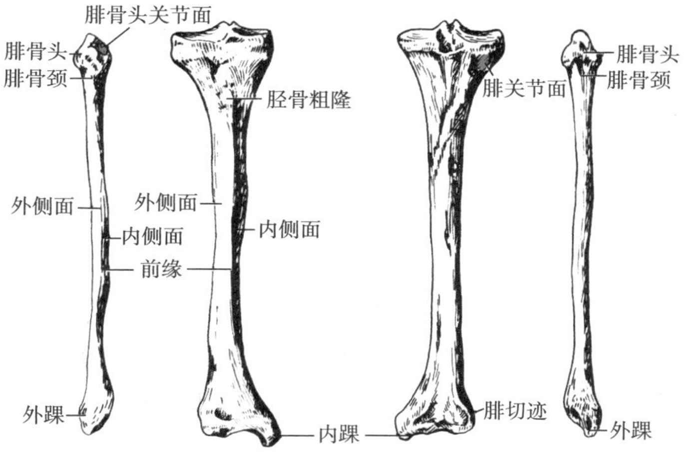

图 2－32　胫骨和腓骨

（5）足骨（bones of foot）　可分为跗骨、跖骨及趾骨（图 2－33）。

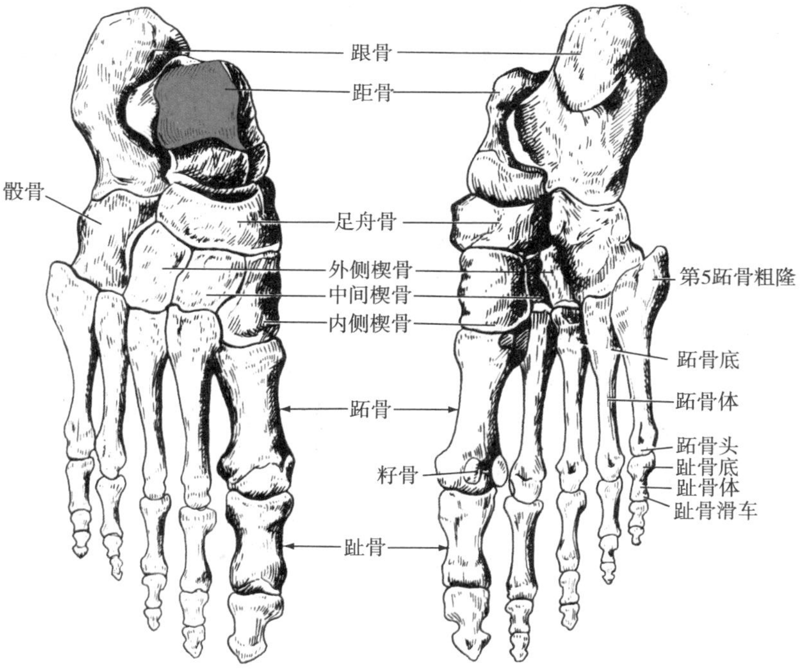

图 2－33　足骨

①跗骨（tarsal bones）　属于短骨，共 7 块，即距骨、跟骨、骰骨、足舟骨及 3 块楔骨（内侧楔骨、中间楔骨和外侧楔骨）。

②跖骨（metatarsal bones）　属于长骨，共 5 块，从内侧向外侧依次称为第 1～5 跖骨。

③趾骨（phalanges of toes）　属于长骨，共 14 块，相当于手的指骨，比手指骨短小，其数目和命名与指骨相同。踇趾为 2 节，其余各趾均为 3 节。

（二）下肢骨的连结

1. 下肢带连结

（1）骨盆的组成和形态（图2－34） 骨盆（pelvis）由骶骨、尾骨及左右髋骨借关节和韧带等连结而成。其主要功能是支持体重、保护盆腔脏器，在女性还是胎儿娩出的产道。骨盆由骶骨岬至耻骨联合上缘的两侧连线为界线，可分为上方的大骨盆和下方的小骨盆。

由于女性骨盆要适应孕育胎儿和分娩的功能，所以男、女骨盆有明显的性别差异。男性骨盆外形窄而长，骨盆上口较小，近似桃形，骨盆腔的形态似漏斗，耻骨弓的角度为70°～75°。女性骨盆外形宽而短，骨盆上口较大，近似圆形，骨盆腔的形态呈圆桶状，耻骨弓的角度为90°～100°。

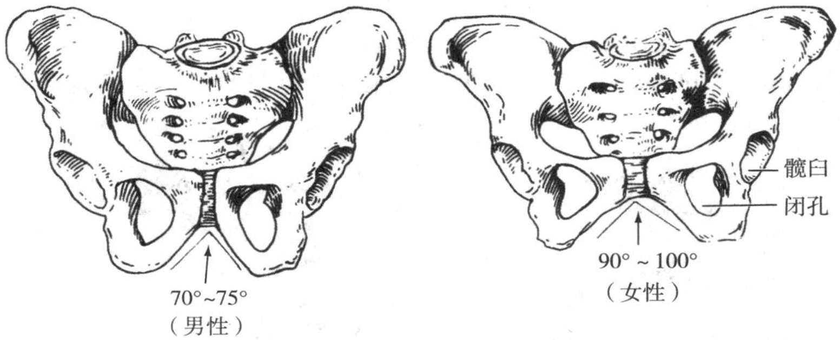

图2－34 骨盆

（2）骨盆的骨连结

①髋骨与骶骨的连结 包括骶髂关节和韧带（图2－35）。

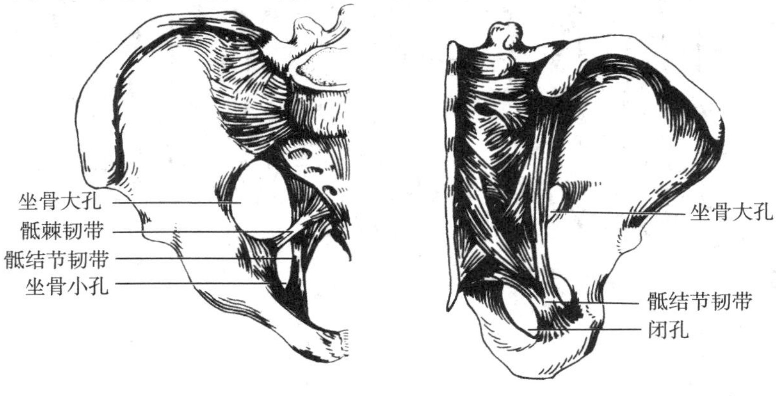

图2－35 骨盆的韧带

骶髂关节（sacroiliac joint）：由骶、髂两骨的耳状关节面构成。关节囊紧张，并有坚强的韧带进一步加强其稳固性，运动范围极小，主要是支持体重和缓冲从下肢或骨盆传来的冲击和震动。

骶结节韧带（sacrotuberous ligament）：从骶、尾骨的外侧缘连至坐骨结节，是强韧宽阔的韧带。

骶棘韧带（sacrospinous ligament）：从骶、尾骨的外侧缘开始，集中地附着于坐骨棘。

上述两个韧带与坐骨大、小切迹分别围成坐骨大孔和坐骨小孔，两孔内有神经、血管和肌通过。

②髋骨间的连结　即耻骨联合（pubic symphysis），由左、右两侧耻骨的耻骨联合面，借纤维软骨性的耻骨间盘相连而成（图2－36）。耻骨联合的上、下和前方均有韧带加强。两侧耻骨相连形成骨性弓，称耻骨弓。

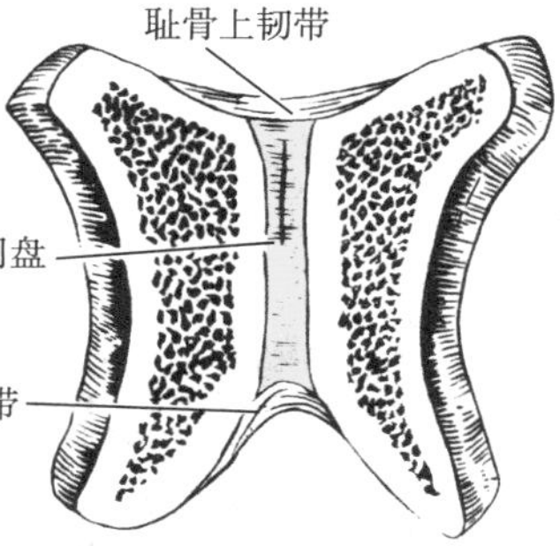

图2－36　耻骨联合（冠状切面）

2. 自由下肢连结

(1) 髋关节（hip joint）

组成：由股骨头与髋臼构成（图2－37、38）。

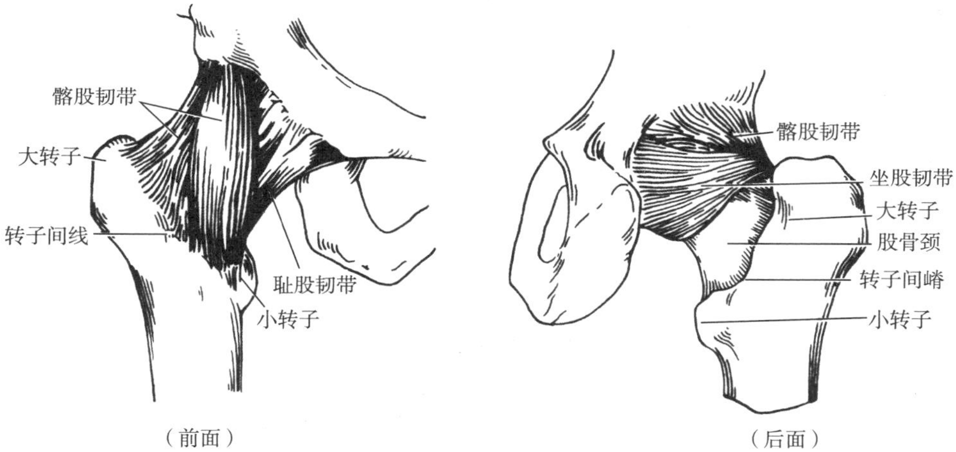

图2－37　右髋关节

特点：髋臼周缘有纤维软骨构成的髋臼唇，加深了髋臼，可容纳股骨头的大部分。关节囊紧张而坚韧。关节囊包裹股骨颈前面的全部，及股骨颈后面的内侧2/3部。关节囊内有股骨头韧带，连于髋臼与股骨头之间，韧带中含有滋养股骨头的血管。

运动：髋关节能做屈、伸、内收、外展、旋内、旋外和环转运动。因受髋臼的限制，髋关节的运动范围较肩关节小，但稳固性强，以适应其支持负重和行走的功能。

(2) 膝关节（knee joint）　膝关节是人体内最大、最复杂的关节。

组成：由股骨下端、胫骨上端与髌骨共同构成（图2－39）。

特点：关节囊广阔而松弛，各部厚薄不一。囊外有韧带加强，前方为髌韧带，两侧分别为胫侧副韧带和腓侧副韧带。囊内有连接股骨和胫骨的前交叉韧带和后交叉韧带。在股骨与胫骨之间有纤维软骨性的内侧半月板和外侧半月板，半月板加深了关节窝，从而使关节更加稳固，并可缓冲跳跃和剧烈运动时的震荡。在膝关节的周围，有许多滑膜囊，囊内充满滑液，可减少肌腱运动时与骨面的摩擦。

运动：膝关节能做屈、伸运动；在屈膝状态下，还可绕垂直轴做轻微的旋内、旋外运动。

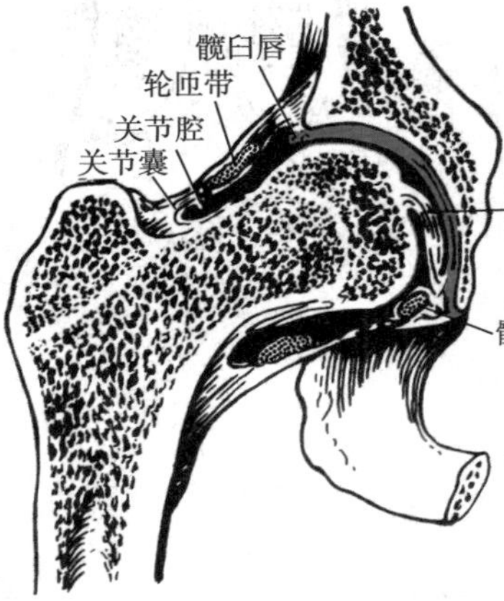

图 2－38 髋关节（冠状切面）

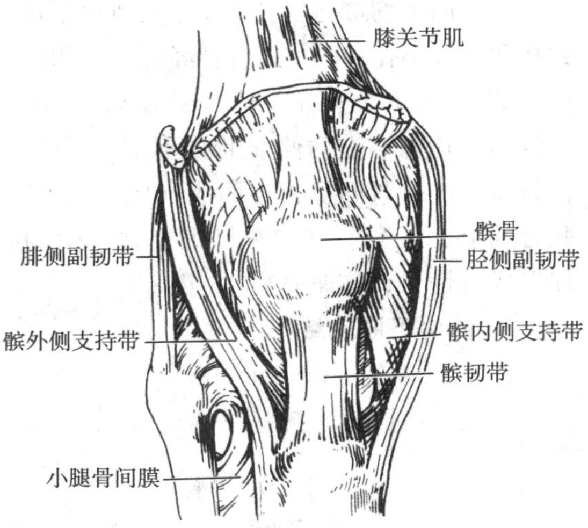

图 2－39 膝关节

（3）踝关节（ankle joint） 又称距小腿关节。

组成：由胫、腓骨下端和距骨构成（图 2－40、41、42）。

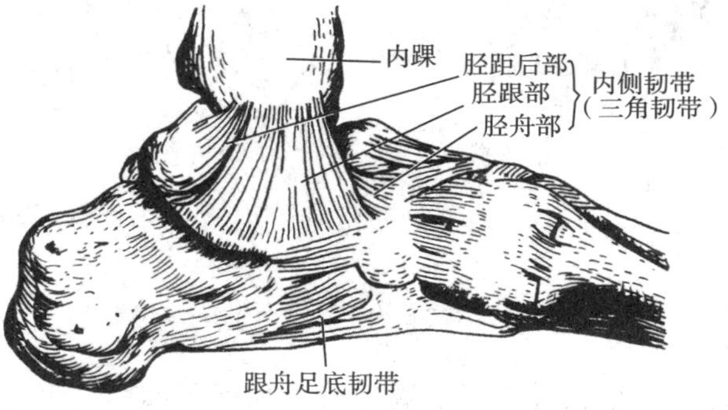

图 2－40 距小腿关节和跗骨间关节及其韧带（内侧面）

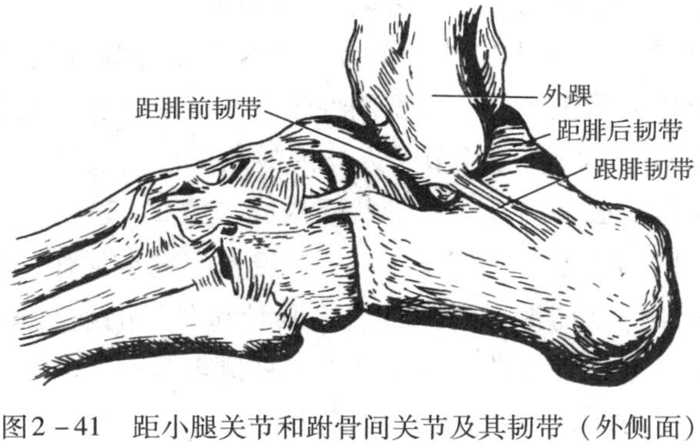

图2－41 距小腿关节和跗骨间关节及其韧带（外侧面）

特点：关节囊前、后壁薄而松弛，内侧有内侧韧带加强。外侧有 3 条独立的韧带，即前面的距腓前韧带、后面的距腓后韧带和外侧的跟腓韧带。外侧韧带相对较薄弱，常因足内翻过度，造成韧带扭伤。

运动：可做背屈（伸，足尖向上）和跖屈（屈，足尖向下）运动。当跖屈时，可做轻微的收、展运动。

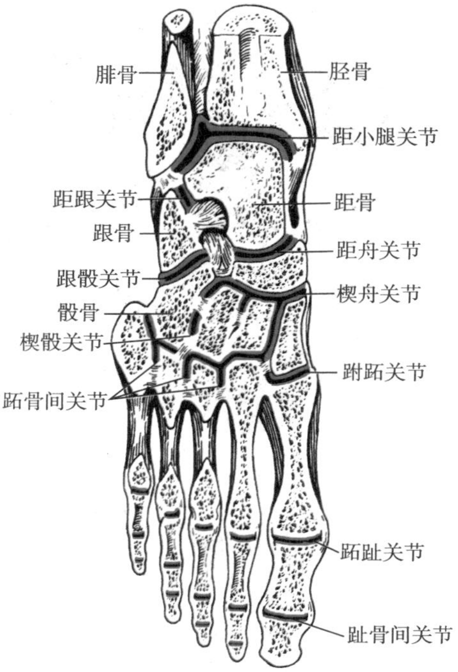

图 2－42　足关节（水平切面）

六、颅骨及其连结

（一）颅骨

颅骨（bones of skull）共 23 块，另有 6 块听小骨，除下颌骨和舌骨外，都借缝或软骨牢固地结合在一起，彼此间不能活动。颅骨分为脑颅骨和面颅骨两部分。脑颅骨位于颅的后上部，围成颅腔，容纳脑。面颅骨为颅的前下部，形成颜面的基本轮廓，并参与构成口腔、鼻腔和眶。

1. 脑颅骨（cranial bones）　共 8 块，包括额骨、枕骨、蝶骨和筛骨各 1 块，顶骨和颞骨各 2 块（图 2－43）。

（1）额骨（frontal bone）　1 块，位于颅的前上部，骨内含有空腔，称额窦。

（2）顶骨（parietal bone）　成对，位于颅盖部中线的两侧，介于额骨与枕骨之间。

（3）枕骨（occipital bone）　1 块，位于颅的后下部。

（4）蝶骨（sphenoid bone）　1 块，位于颅底中部，枕骨的前方，形似蝴蝶。其中央部称蝶骨体，体内的含气空腔，称蝶窦。

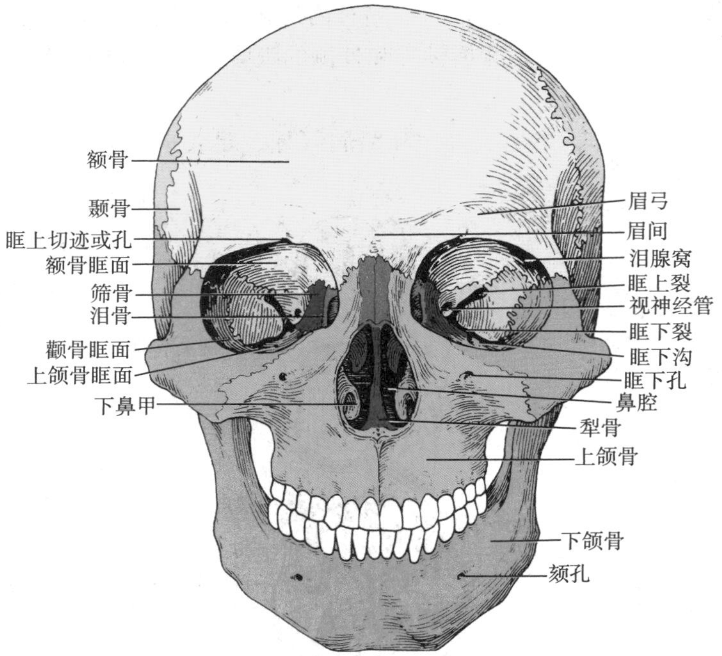

（前面观）

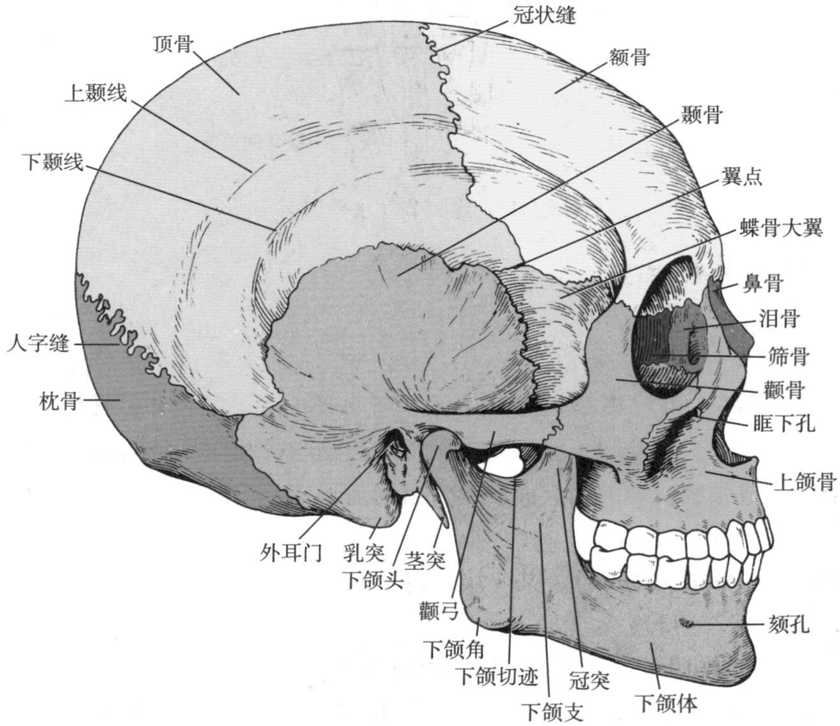

（侧面观）

图 2－43 颅骨

（5）筛骨（ethmoid bone） 1块，位于颅底，在蝶骨的前方及左右两眶之间。骨内含有若干含气的空腔，称筛窦，又称筛小房。

（6）颞骨（temporal bone） 成对，位于颅的两侧，参与颅底和颅腔侧壁的构成。参与构成颅底的部分，称颞骨岩部，其内有前庭蜗器。

2. 面颅骨（facial bone） 共15块，包括犁骨、下颌骨和舌骨各1块，上颌骨、鼻骨、泪骨、颧骨、下鼻甲及腭骨各2块（图2－43）。

（1）上颌骨（maxilla） 成对，位于面颅中央。骨内有一大的含气腔，称上颌窦。上颌骨下缘游离，有容纳上颌牙根的牙槽。

（2）鼻骨（nasal bone） 成对，在额骨的下方，构成外鼻的骨性基础。

（3）颧骨（zygomatic bone） 成对，位于上颌骨的外上方，形成面颊部的骨性隆凸，参与颧弓的组成。

（4）泪骨（lacrimal bone） 成对，位于眶内侧壁的前部，为一小而薄的骨片，参与构成泪囊窝。

（5）下鼻甲（inferior nasal concha） 成对，位于鼻腔的外侧壁，薄而卷曲，贴附于上颌骨的内侧面。

（6）腭骨（palatine bone） 成对，位于上颌骨的后方，参与构成硬腭的后部。

（7）犁骨（vomer） 1块，为垂直位呈斜方形的骨板，构成骨性鼻中隔的后下部。

（8）下颌骨（mandible） 1块，居上颌骨的下方，分为一体两支。下颌体居中央，呈马蹄铁形，其上缘有容纳下颌牙根的牙槽，体的外侧面约对第2前磨牙根处有一孔，称颏孔，为神经和血管穿出处。下颌支由下颌体后端向上伸出的长方形骨板，其上缘有两个突起，前突称冠突，后突称髁突，髁突的上端膨大称下颌头，与颞骨的下颌窝相关节。下颌支内面有一孔，称下颌孔，由此孔通入下颌管，最后开口于颏孔（图2－44）。下颌管内有分布于下颌牙的神经和血管通过。

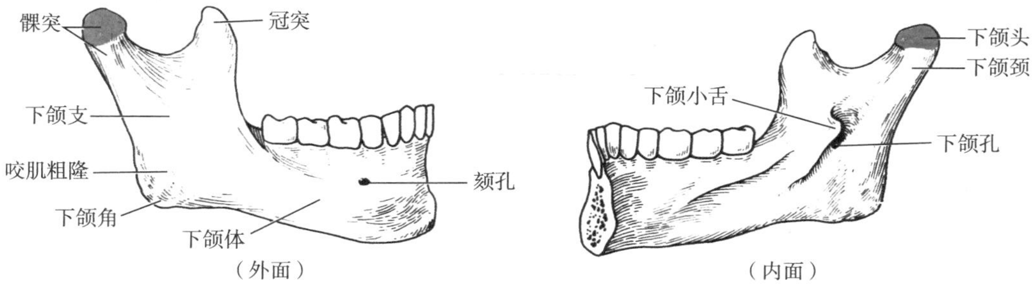

图2－44 下颌骨

（9）舌骨（hyoid bone） 1块，呈“U”字形，位于下颌骨的下后方，其与颅骨之间仅借韧带和肌肉相连（图2－45）。

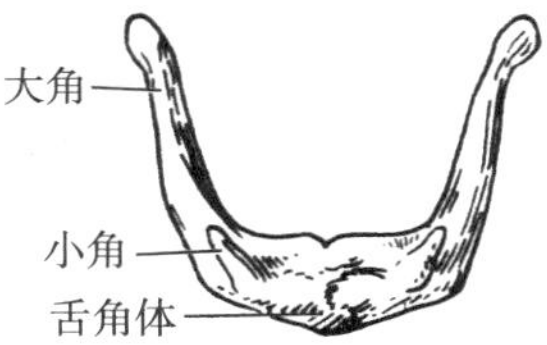

图2－45 舌骨

3. 颅的整体观

（1）颅盖（calvaria） 颅盖各骨之间借缝相连，在额骨与顶骨之间有冠状缝，左、右顶骨之间有矢状缝，顶骨与枕骨之间有人字缝。

（2）颅底（base of skull） 分为内面与外面。

①颅底内面（图2－46） 承托脑。由前向后呈阶梯状排列着3个窝，分别称颅前窝、颅中窝和颅后窝。各窝内有许多孔、裂和管，为血管、神经通过之处。

颅前窝（anterior cranial fossa）：中央有筛板，其上有筛孔，内有嗅神经通过。

颅中窝（middle cranial fossa）：中央为蝶骨体，体中央的凹陷为垂体窝。窝前方两侧有视神经管，管外侧有眶上裂，它们都通入眶。颅中窝两侧，从前向后依次有圆孔、卵圆孔和棘孔。

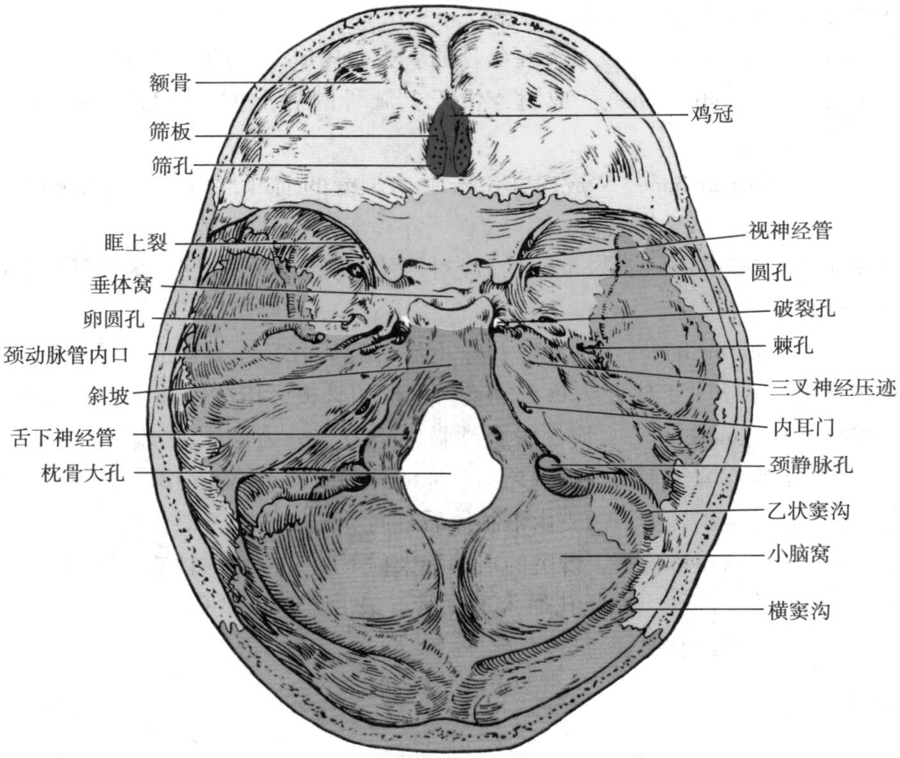

图2－46 颅底内面

颅后窝（posterior cranial fossa）：中央有枕骨大孔。该孔外侧有颈静脉孔。颞骨岩部后面有内耳门，由此通入内耳道。

②颅底外面（图2－47） 前部有上颌骨的牙槽和硬腭的骨板。颅底后部的中央有枕骨大孔，它的两侧有椭圆形隆起的关节面与寰椎形成寰枕关节。此关节的外侧，有颞骨的乳突。乳突内侧有一小孔，称茎乳孔。枕骨大孔的后上方有枕外隆凸。

（3）颅的前面（图2－43） 由大部分面颅和部分脑颅构成，共同围成眶和骨性鼻腔。

①眶（orbit） 容纳眼球及其附属结构，呈四面锥体形，尖向后内方，经视神经管通入颅腔。视神经管外侧有眶上、下裂。眶的底向前外，它的上、下缘分别称眶上缘和眶下缘。眶上缘的内侧部有眶上切迹（眶上孔）；眶下缘中点的下方有眶下孔。

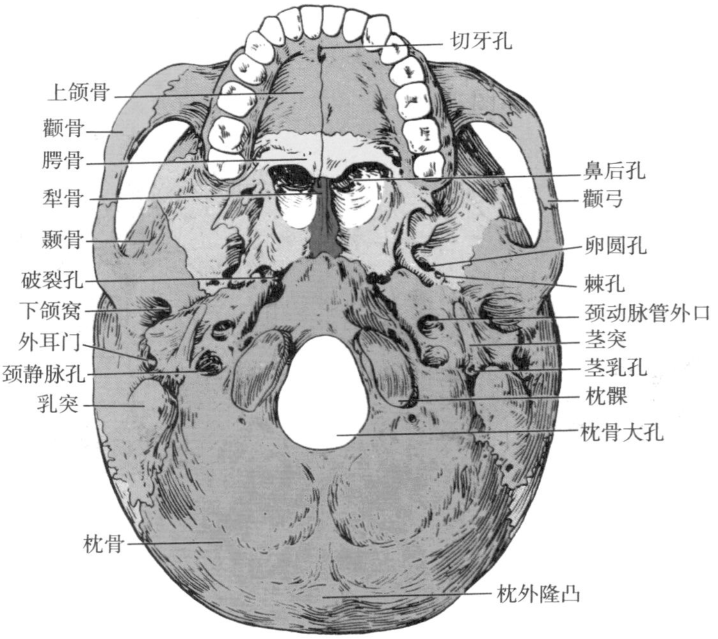

图 2－47 颅底外面

②骨性鼻腔（bony nasal cavity） 位于面颅的中央，上方以筛板与颅腔相隔，下方以硬腭骨板与口腔分界，两侧邻接筛窦、眶和上颌窦。被骨性鼻中隔分为左右两半。骨性鼻中隔由筛骨垂直板和犁骨组成。鼻腔外侧壁有 3 个卷曲的骨片，分别称上鼻甲、中鼻甲和下鼻甲（图 2－48、49）。

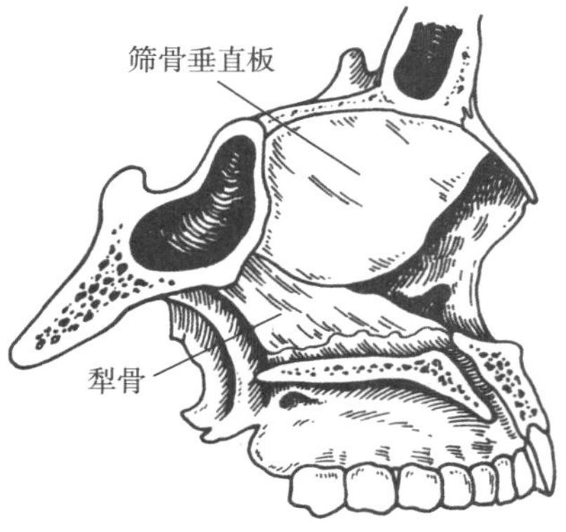

图 2－48 鼻腔内侧壁（骨性鼻中隔）

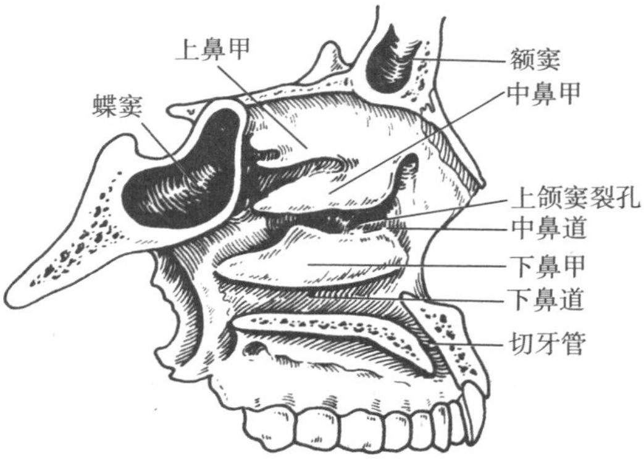

图 2－49 鼻腔外侧壁

③鼻旁窦（paranasal sinuses） 鼻腔周围的颅骨，有些含气的空腔，称鼻旁窦。共 4 对，包括额窦、上颌窦、筛窦和蝶窦，皆与鼻腔相通（图 2－48、49）。

（4）颅的侧面（图 2－43） 在乳突的前上方有外耳门，向内入外耳道。外耳门前方，有一弓状的骨梁，称颧弓，可在体表摸到。颧弓上方的凹陷，称颞窝，容纳颞肌。在颞窝区内，有额、顶、颞、蝶四骨的会合处，称翼点。

4. 新生儿颅骨 新生儿颅没有发育完全，其颅顶各骨之间留有间隙，由结缔组织膜所封闭，称颅囟。最大的囟在矢状缝与冠状缝相交处，呈菱形，称前囟（额囟），在1岁半左右前囟逐渐骨化闭合（图2－50）。

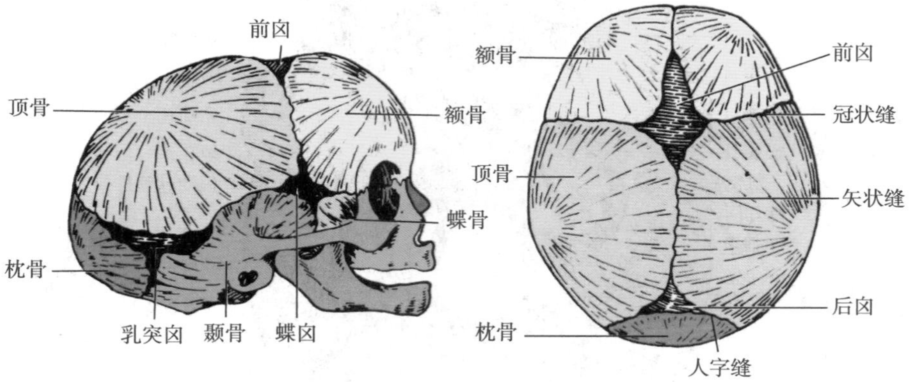

图2－50 新生儿颅

（二）颅骨的连结

各颅骨之间，大多是借缝或软骨相互连结，彼此结合牢固。舌骨借韧带和肌肉与颅底相连，只有下颌骨与颞骨之间构成颞下颌关节（temporomandibular joint）。

第二节 肌

运动系统的肌属于骨骼肌，通常附着于骨，骨骼肌具有收缩迅速、有力、容易疲劳和随人的意志而收缩等特点，又称为随意肌（图2－51）。骨骼肌在显微镜下观察呈横纹状，故也称为横纹肌。

一、肌的形态、构造、起止点和辅助装置

（一）肌的形态和构造

肌按形态分为长肌、短肌、阔肌和轮匝肌4种（图2－52）。长肌多见于四肢；短肌多分布于躯干的深层；阔肌扁而薄，多分布于胸、腹壁；轮匝肌多呈环形，位于孔、裂的周围，收缩时使孔裂关闭。

每块骨骼肌都由肌腹和肌腱两部分构成。

1. 肌腹（belly of muscle） 主要由大量的横纹肌纤维构成，色红、柔软而有收缩能力。

2. 肌腱（tendon） 主要由腱纤维构成，色白、坚韧而无收缩能力，位于肌腹的两端，能抵抗很大的牵引力。肌腹以肌腱附着于骨。

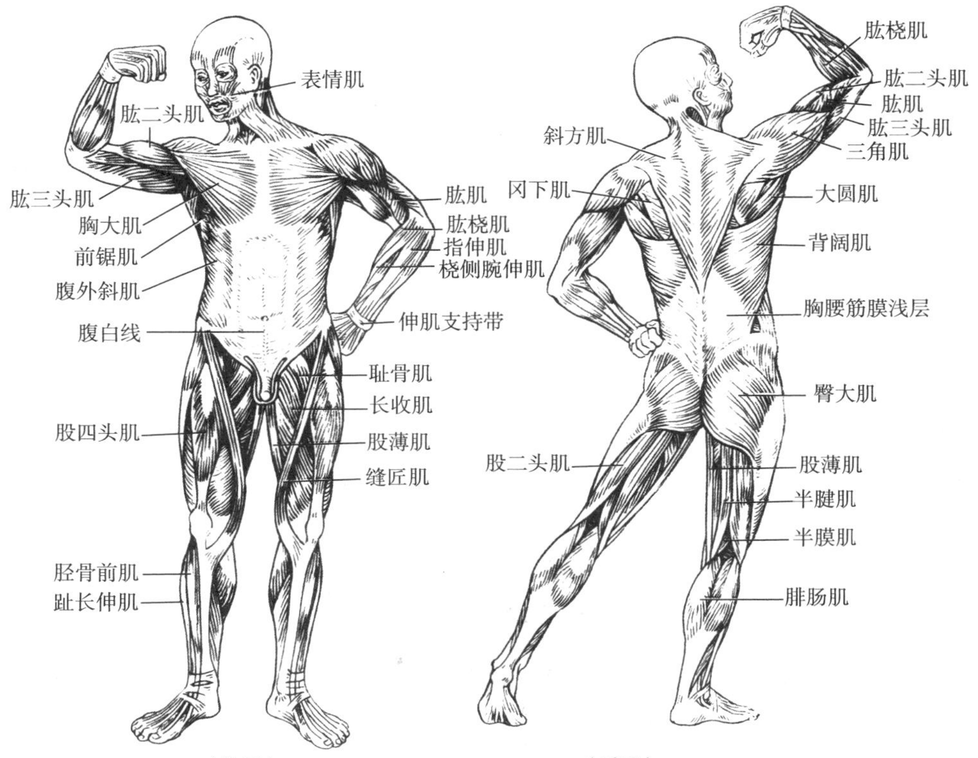

图 2－51　全身肌的配布

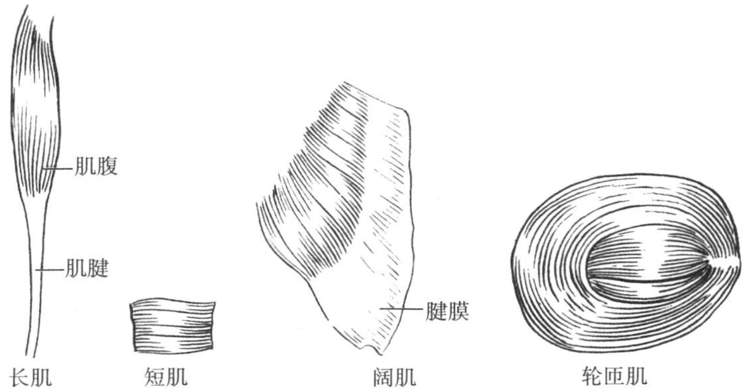

图 2－52　肌的形态

（二）肌的起点和止点

肌一般以两端附着于骨上，中间跨过一个或几个关节。当肌收缩时，牵动骨骼，产生运动。肌收缩时，通常一骨的位置相对固定，另一骨的位置相对移动。通常把肌在固定骨上的附着点称起点或定点，在移动骨上的附着点称止点或动点（图 2－53）。一般接近身体正中线或肢体近侧端的附着点是起点，反之是止点。

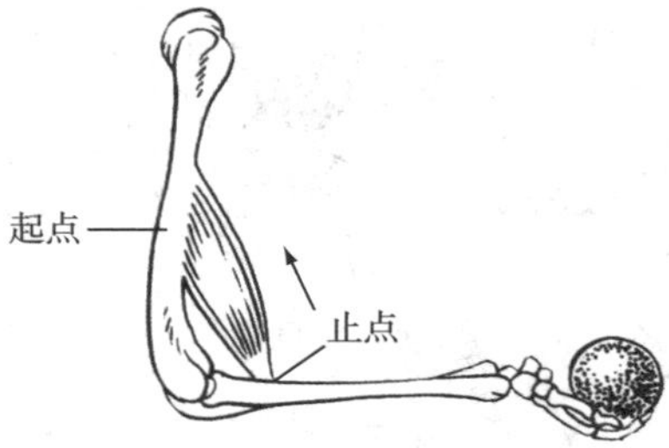

图 2－53　肌的起止点

（三）肌的辅助装置

肌的辅助装置有筋膜、滑膜囊和腱鞘等，这些结构有保护和辅助肌活动的作用。

1. 筋膜（fascia）　分为浅筋膜和深筋膜两种（图 2－54）。

（1）浅筋膜（superficial fascia）　位于皮下，又称皮下筋膜，由疏松结缔组织构成，内含脂肪、浅静脉、皮神经、浅淋巴结和淋巴管等。

（2）深筋膜（deep fascia）　位于浅筋膜深面，由致密结缔组织构成，又称固有筋膜，遍布于全身且互相连续。深筋膜包被每块肌，并深入到各肌层之间，形成各肌的筋膜鞘和筋膜间隙。

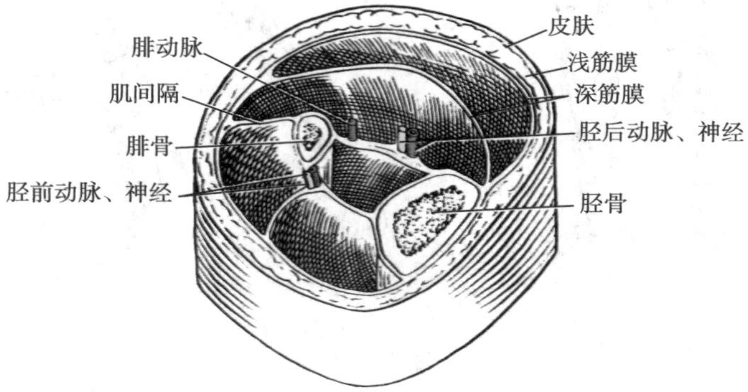

图 2－54　右侧小腿中部横切面（示筋膜）

2. 腱鞘（tendinous sheath）　为套在长腱周围的鞘管（图 2－55）。多位于手足摩擦较大部位。

3. 滑膜囊（synovial bursa）　为一密闭的结缔组织扁囊，内有少量滑液。多位于肌腱与骨面之间，可减少两者之间的摩擦，促进肌腱运动的灵活性。

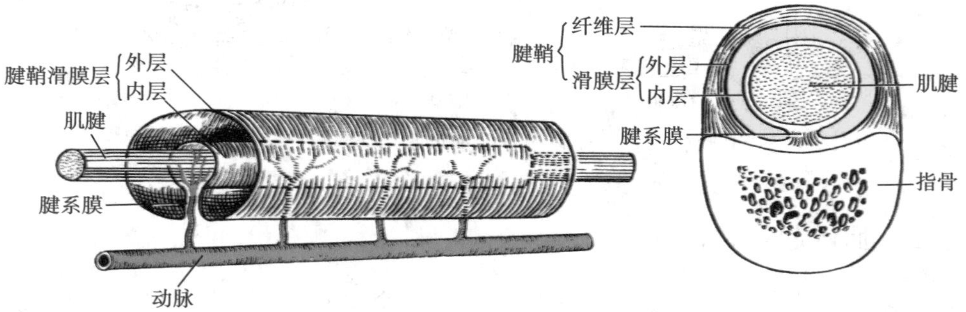

图 2－55　腱鞘示意图

二、躯干肌

躯干肌可分为背肌、胸肌、膈、腹肌等。

（一）背肌

为位于躯干后面的肌群，分为浅、深两层。浅层有斜方肌、背阔肌，深层主要有竖脊肌（图 2 –56）。

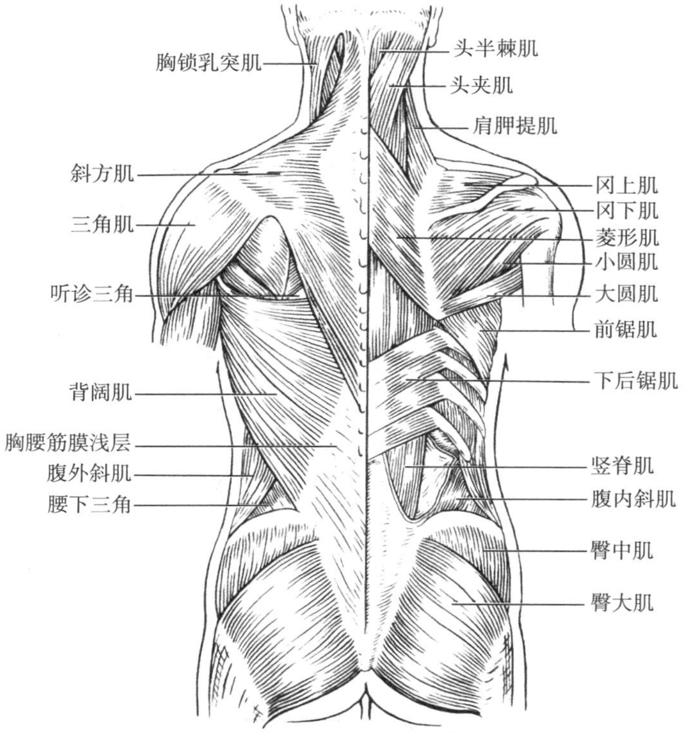

图 2 –56　背肌（右侧斜方肌、背阔肌已切除）

1. **斜方肌**（trapezius）　位于项部及背上部浅层，呈三角形，两侧会合呈斜方形。该肌起自枕外隆凸、项韧带和全部胸椎棘突，止于锁骨外 1/3、肩胛骨的肩峰和肩胛冈。

作用：上部肌束收缩可上提肩胛骨，下部肌束收缩使肩胛骨下降，全肌收缩使肩胛骨向脊柱靠拢。

2. **背阔肌**（latissimus dorsi）　位于背下部和胸侧部，呈三角形。以腱膜起自下 6 个胸椎和全部腰椎的棘突、骶正中嵴及髂嵴后部。肌束向外上方集中，止于肱骨小结节下方的骨嵴。

作用：使肩关节内收、旋内和后伸；当上肢上举被固定时，可上提躯干。

3. 竖脊肌（erector spinae） 又称骶棘肌，为背肌中最长、最大的肌，纵列于躯干的背面、脊柱两侧的沟内。起自骶骨背面及髂嵴的后部，向上分出许多肌束，沿途止于椎骨和肋骨，并到达颞骨乳突。

作用：使脊柱后伸和仰头，对保持人体直立姿势有重要作用。

（二）胸肌

主要有胸大肌、肋间外肌和肋间内肌等（图2－57、58）。

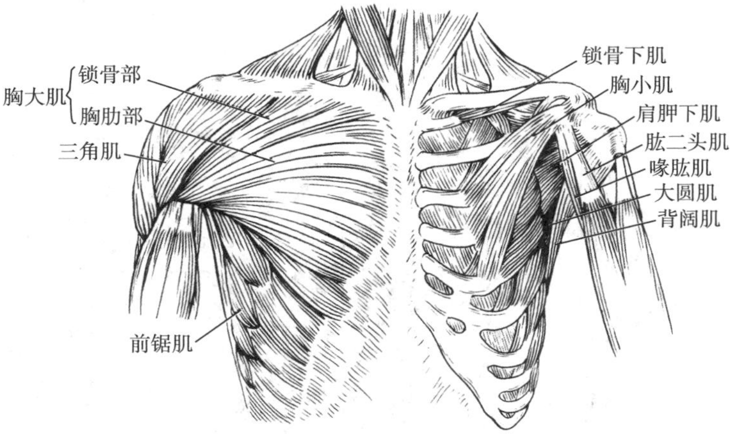

图2－57 胸肌

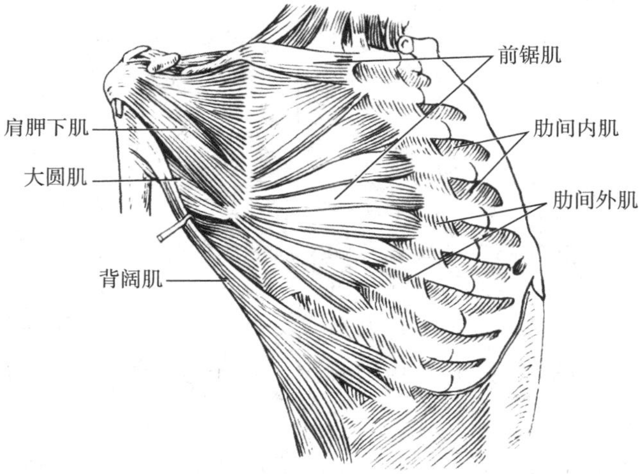

图2－58 前锯肌和肋间肌

1. 胸大肌（pectoralis major） 位于胸廓前壁的上部，呈扇形。起自锁骨的内侧半、胸骨和第1～6肋软骨等处，以扁腱止于肱骨大结节下方的骨嵴。

作用：可使肱骨内收和旋内；当上肢上举固定时，可上提躯干，并上提肋，协助吸气。

2. 肋间外肌（intercostales externi） 位于各肋间隙的浅层，起自肋骨下缘，止于下一肋骨的上缘。

3. 肋间内肌（intercostales interni） 位于肋间外肌的深面，肌束方向与肋间外肌相反。

作用：肋间外肌能提肋，助吸气；肋间内肌能降肋，助呼气。

（三）膈

膈（diaphragm）位于胸、腹腔之间，封闭胸廓下口，为向上膨隆呈穹隆状的扁薄阔肌，其周围为肌性部，起自胸廓下口内面及腰椎前面，各部肌束向中央集中移行于腱性部，称中心腱（图2－59）。

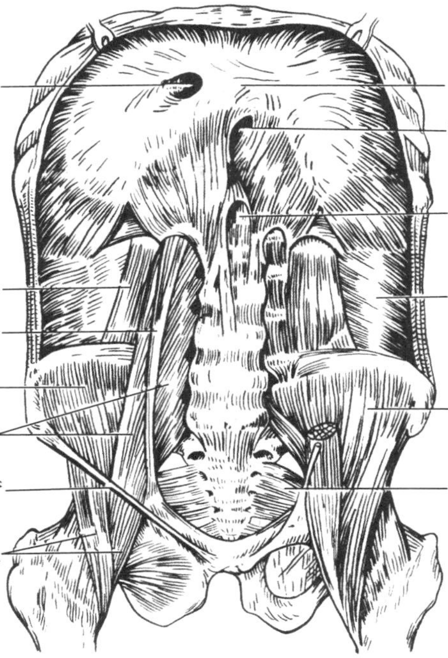

图2－59 膈和腹后壁肌

膈上有三个裂孔：①主动脉裂孔，有主动脉及胸导管通过；②食管裂孔，有食管和左、右迷走神经通过；③腔静脉孔，有下腔静脉通过。

作用：收缩时，膈的圆顶下降，胸腔容积扩大，引起吸气；舒张时，膈的圆顶上升恢复原位，胸腔容积减小，引起呼气。膈与腹肌同时收缩，则能增加腹压，可协助排便、呕吐及分娩等活动。

（四）腹肌

位于胸廓下口与骨盆上缘之间，构成腹壁。主要有腹直肌、腹外斜肌、腹内斜肌和腹横肌等（图2－59、60）。

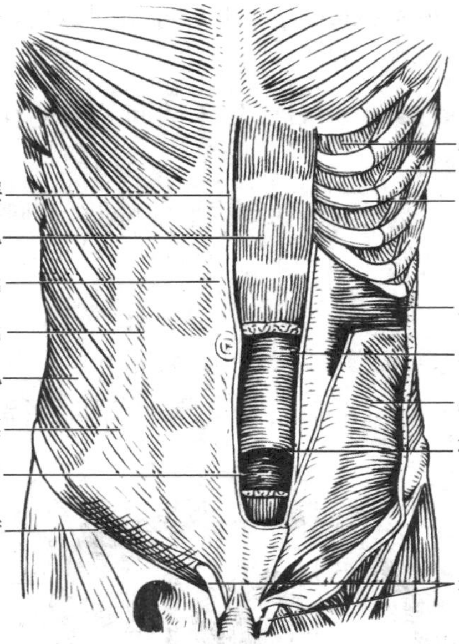

图2－60　腹前壁肌

1. **腹直肌**（rectus abdominis）　位于腹前壁正中线两旁，为上宽下窄的带形肌，起自耻骨联合与耻骨结节之间，止于胸骨剑突及第5～7肋软骨的前面。

2. **腹外斜肌**（obliquus externus abdominis）　位于腹前外侧壁浅层，起自下8肋外面，一部分止于髂嵴，而大部分在腹直肌外侧缘处移行为腹外斜肌腱膜。腱膜向内侧参与腹直肌鞘前层的构成，腱膜的下缘卷曲增厚连于髂前上棘与耻骨结节之间，形成腹股沟韧带。

3. **腹内斜肌**（obliquus internus abdominis）　位于腹外斜肌深面，起自胸腰筋膜、髂嵴和腹股沟韧带外侧半，在腹直肌外侧缘移行为腹内斜肌腱膜。该腱膜参与腹直肌鞘前、后层的构成，肌纤维下部游离呈弓状，其腱膜的下内侧部与腹横肌腱膜形成腹股沟镰（又称联合腱），止于耻骨。腹内斜肌最下部肌束参与提睾肌的构成。

4. **腹横肌**（transversus abdominis）　位于腹内斜肌深面，起自下6肋内面、胸腰筋膜、髂嵴和腹股沟韧带外侧部，在腹直肌外侧缘移行为腹横肌腱膜，参与构成腹直肌鞘后层。腹横肌的最下部肌束及其腱膜下内侧部分，分别参与提睾肌和腹股沟镰的构成。

腹肌的主要作用：保护和支持腹腔脏器，增加腹压，以协助呼气、排便、分娩等活动。

三、头颈肌

头颈肌包括头肌和颈肌。

（一）头肌

头肌分为面肌和咀嚼肌两部分（图2－61）。

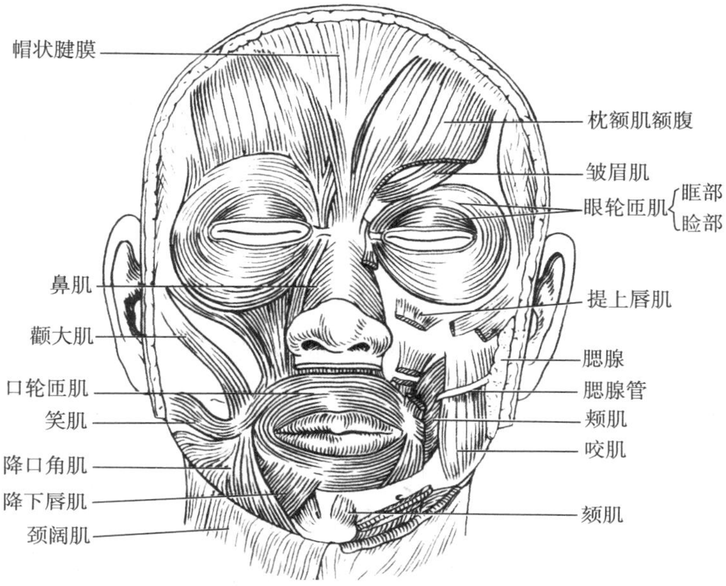

（前面）

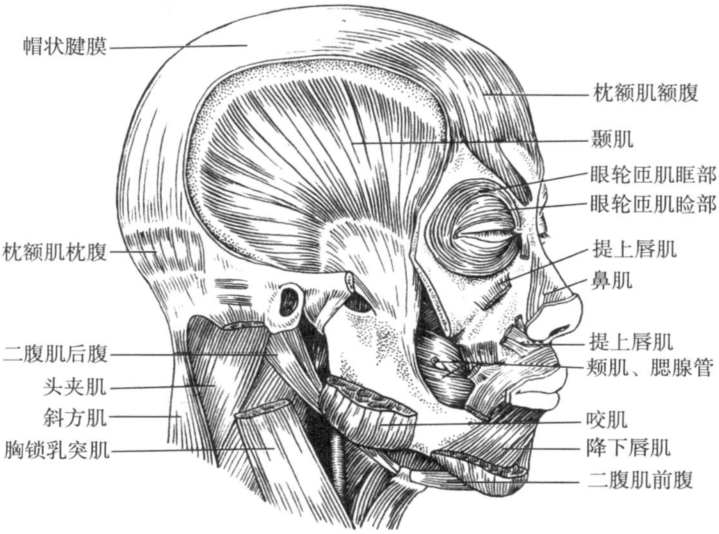

（侧面）

图2－61　头肌

1. **面肌**（facial muscles）　又称表情肌，起自颅骨，止于面部皮肤，主要分布于口裂、眼裂和鼻孔的周围，分为环形肌和辐射状肌两种。可开大或闭合上述孔裂，同时牵动面部皮肤显出喜、怒、哀、乐等各种表情。

2. 咀嚼肌（masticatory muscles） 这些肌的作用均与咀嚼动作有关，即运动颞下颌关节，故有关的肌都止于下颌骨。主要包括咬肌、颞肌等。

（二）颈肌

颈肌主要为胸锁乳突肌（图 2－62）。胸锁乳突肌（sternocleidomastoid）斜列于颈部两侧，起自胸骨柄前面和锁骨的内侧端，肌束斜向后上方，止于颞骨的乳突。

作用：两侧同时收缩，使头后仰；单侧收缩，使头屈向同侧，面部转向对侧。

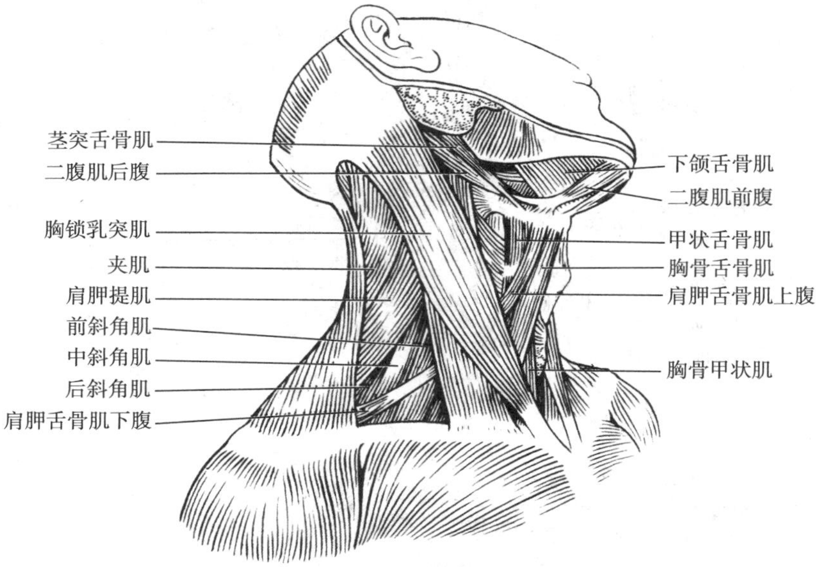

图 2－62 颈肌（侧面）

四、上肢肌

上肢肌根据其所在部位分为肩肌、臂肌、前臂肌和手肌。

（一）肩肌

肩肌配布于肩关节周围，均起自上肢带骨，跨越肩关节，止于肱骨上端，有稳定和运动肩关节的作用（图 2－63）。最重要的是三角肌。

三角肌（deltoid）位于肩部，呈三角形。起自锁骨的外侧段、肩峰和肩胛冈，止于肱骨体上的三角肌粗隆。肱骨上端由于三角肌的覆盖，使肩关节呈圆隆状。

主要作用：使肩关节外展，其前部肌纤维收缩可使肩关节前屈并略旋内；后部肌纤维收缩可使肩关节后伸并略旋外。

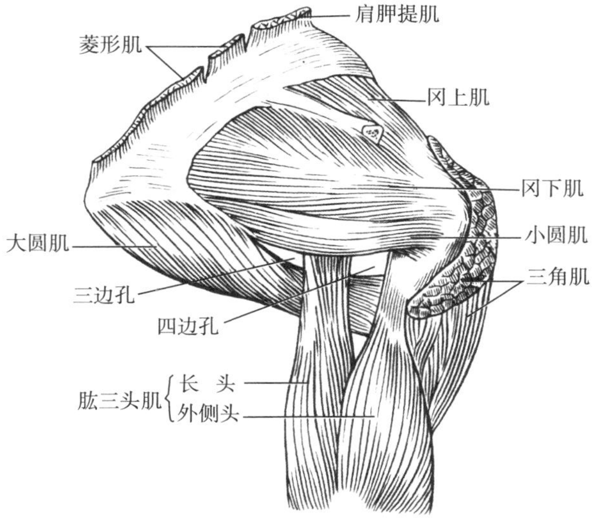

图 2－63　肩肌（后面）

（二）臂肌

位于肱骨周围。臂肌可分为前群和后群。前群为屈肌，后群为伸肌（图 2－64、65、66）。

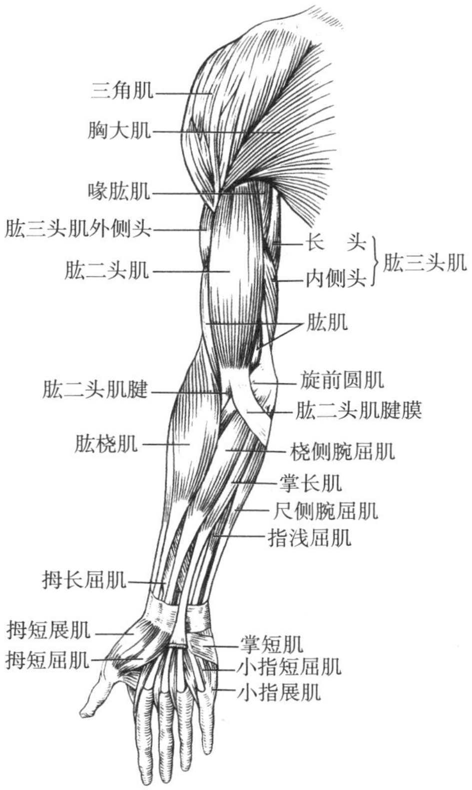

图 2－64　上肢浅屈肌（前面）

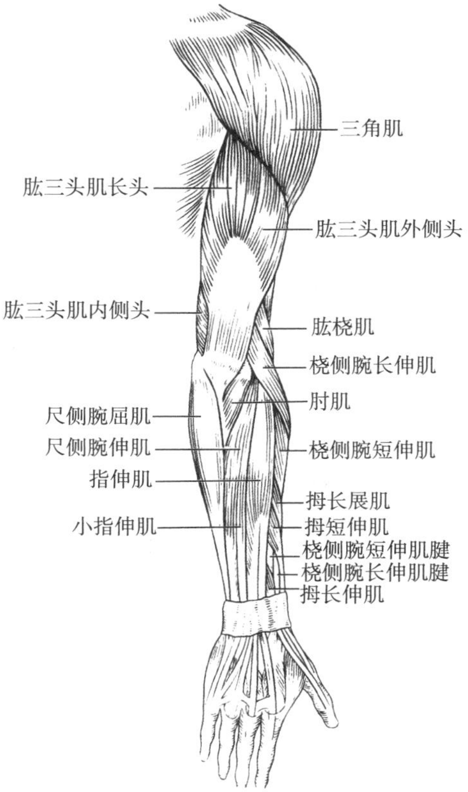

图 2－65　上肢浅伸肌（后面）

1. **前群** 位于肱骨前方，主要为肱二头肌。肱二头肌（biceps brachii）起端有长、短两头，长头以长腱起自肩胛骨关节盂的上方，短头起自肩胛骨喙突，两头在臂中部会合，经肘关节前方，止于桡骨粗隆。

主要作用：屈肘关节。

2. **后群** 位于肱骨后方，为肱三头肌。肱三头肌（triceps brachii）起端有三个头，长头起自肩胛骨关节盂下方，外侧头起自肱骨后面桡神经沟的外上方，内侧头起自桡神经沟的内下方，三头合为一个肌腹，以扁腱止于尺骨鹰嘴。

主要作用：伸肘关节。

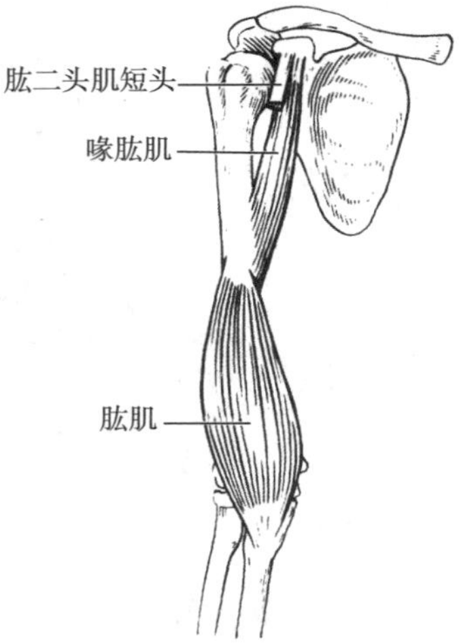

图 2－66 喙肱肌和肱肌

（三）前臂肌

前臂肌位于尺、桡骨周围，分为前、后两群。

1. **前群** 位于前臂的前面，主要作用为屈腕、屈指和旋前的肌，称屈肌群（图 2－64、67）。

2. **后群** 位于前臂的后面，主要作用为伸腕、伸指和旋后的肌，称伸肌群（图 2－65、68）。

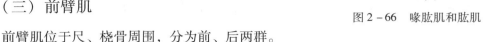

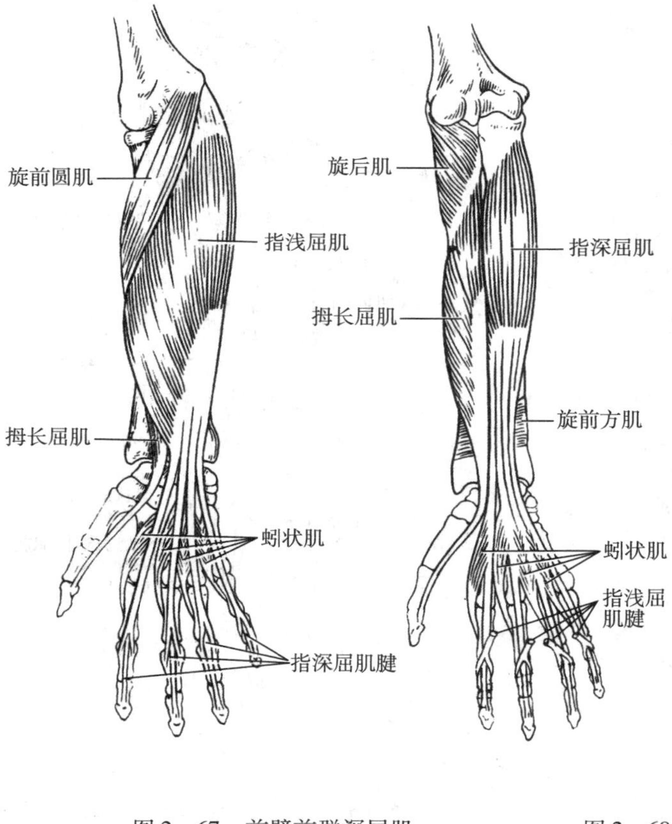

图 2－67 前臂前群深层肌

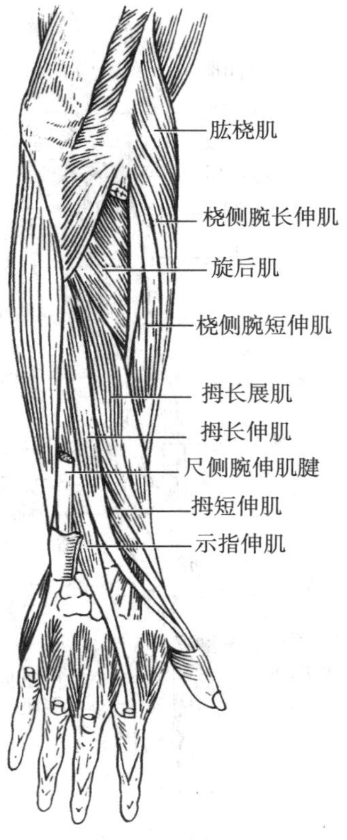

图 2－68 前臂后群深层肌

（四）手肌

主要位于手掌面，分外侧群、中间群和内侧群三群（图 2－69）。主要作用为手指运动。

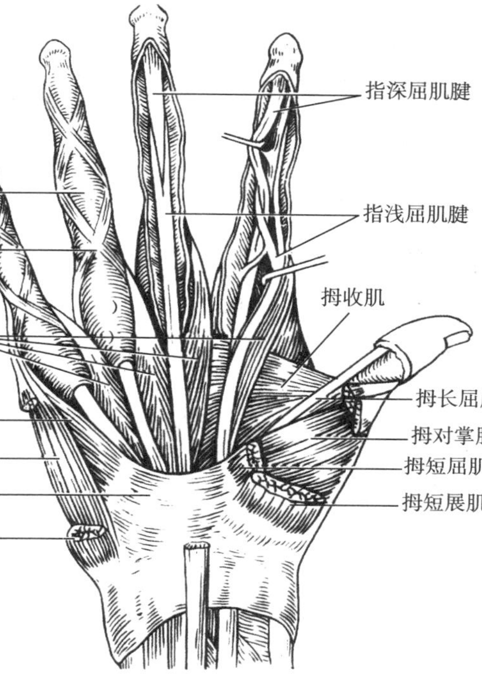

图 2－69　手肌（前面）

五、下肢肌

下肢肌根据其所在部位分为髋肌、大腿肌、小腿肌和足肌。

（一）髋肌

主要起自骨盆的内面或外面，跨过髋关节，止于股骨。按其所在部位分为前、后两群。

1. 前群　主要为髂腰肌（iliopsoas）。髂腰肌由腰大肌（psoas major）和髂肌（iliacus）组成。腰大肌起自腰椎体侧面和横突，髂肌起自髂窝，两肌向下互相结合，经腹股沟韧带深面和髋关节的前内侧，止于股骨小转子（图 2－70）。

主要作用：使髋关节前屈和旋外；下肢固定时，可使躯干和骨盆前屈。

2. 后群　主要有臀大肌、臀中肌和臀小肌（图 2－71、72）。

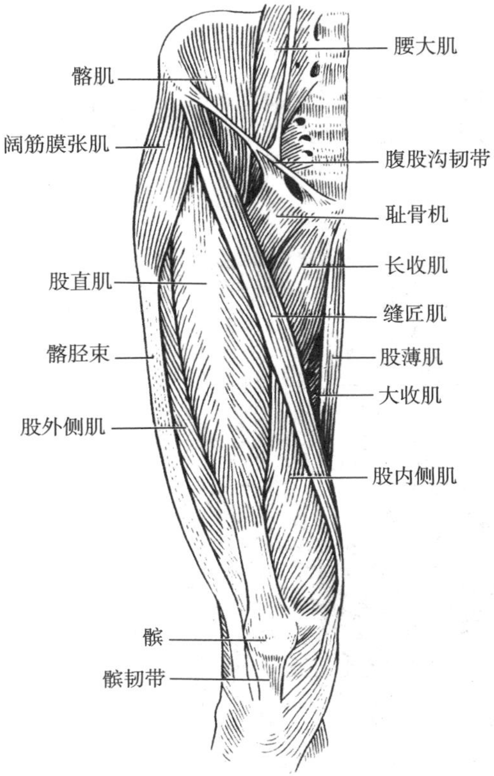

图 2－70　髋肌和大腿肌前群

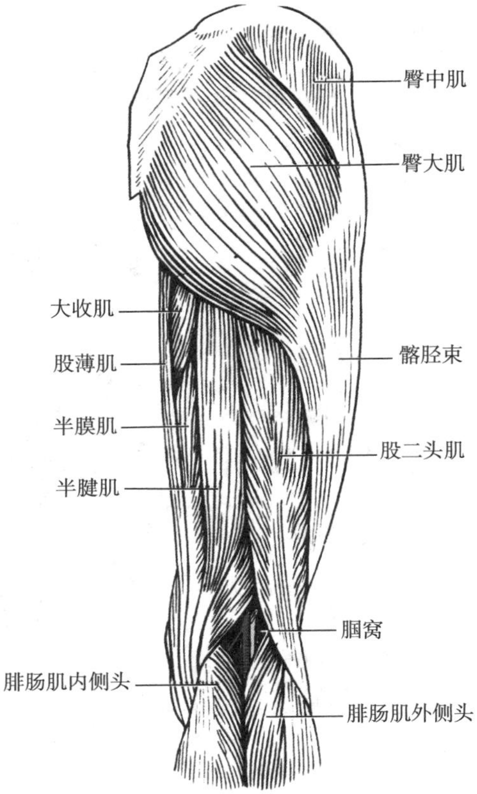

图 2－71　髋肌和大腿肌后群（浅层）

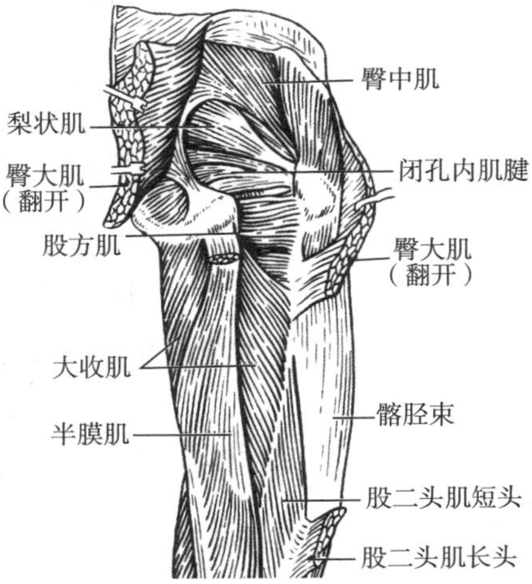

图 2－72　髋肌和大腿肌后群（深层）

（1）臀大肌（gluteus maximus）　位于臀部皮下，起自髂骨外面和骶、尾骨的后面，肌束斜向下外，止于股骨的臀肌粗隆。臀大肌肌束肥厚，其外上部深面无重要血管和神经，故为肌肉注射的常用部位。

主要作用：伸髋关节，使髋关节旋外。

（2）臀中肌（gluteus medius）和臀小肌（gluteus minimus）　两肌均起自髂骨外面，臀中肌掩盖臀小肌。两肌向下止于股骨大转子。

主要作用：可外展髋关节。

（二）大腿肌

位于股骨周围，分为前群、后群和内侧群。

1. 前群　位于大腿前面，主要有缝匠肌和股四头肌（图 2－70）。

（1）缝匠肌（sartorius）　是全身最长的肌，呈扁带状。起自髂前上棘，经大腿前面，转向内下侧，止于胫骨上端的内侧面。

主要作用：屈髋关节和膝关节，并使小腿旋内。

（2）股四头肌（quadriceps femoris）　是全身体积最大的肌。起端有 4 个头，分别称为股直肌、股内侧肌、股外侧肌和股中间肌。主要起自股骨。4 个头向下形成一总腱，包绕髌骨的前面和两侧缘，并向下延续为髌韧带，止于胫骨粗隆。

主要作用：伸膝关节，股直肌还可屈髋关节。

2. 后群　位于大腿后面，有股二头肌（biceps femoris）、半腱肌（semitendinosus）和半膜肌（semimembranosus）（图 2－71、72）。

主要作用：3 块肌均可屈膝关节、伸髋关节。股二头肌还可使小腿旋外，半腱肌和半膜肌还可使小腿旋内。

3. 内侧群　有 5 块肌，合称内收肌群。包括耻骨肌、长收肌、股薄肌、短收肌和大收肌（图 2－70、73）。上述肌均起自闭孔周围骨面和坐骨结节的前面，各肌都止于

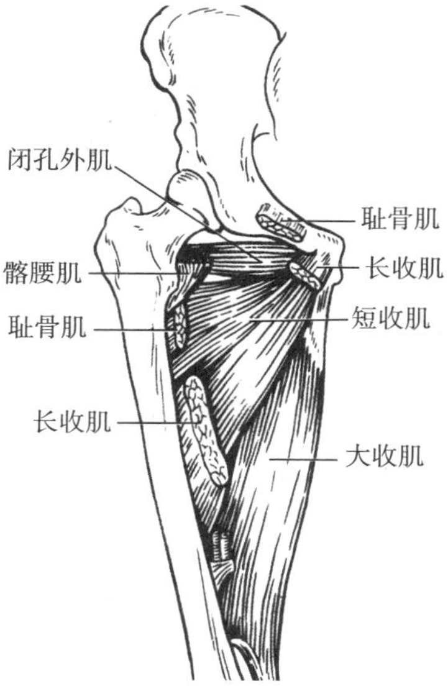

图 2－73　大腿肌内侧群（深层）

股骨。

主要作用：使大腿内收。

（三）小腿肌

分为前群、外侧群和后群。

1. 前群 位于小腿骨前方，包括胫骨前肌（tibialis anterior）、跗长伸肌（extensor hallucis longus）和趾长伸肌（extensor digitorum longus）。上述肌腱经踝关节前方，止于足骨（图 2－74）。

主要作用：伸足趾，使足背屈和内翻。

2. 外侧群 有腓骨长肌（peroneus longus）和腓骨短肌（peroneus brevis），位于腓骨的外侧（图 2－74）。二肌腱向下经外踝后方，止于足骨。

主要作用：使足外翻。

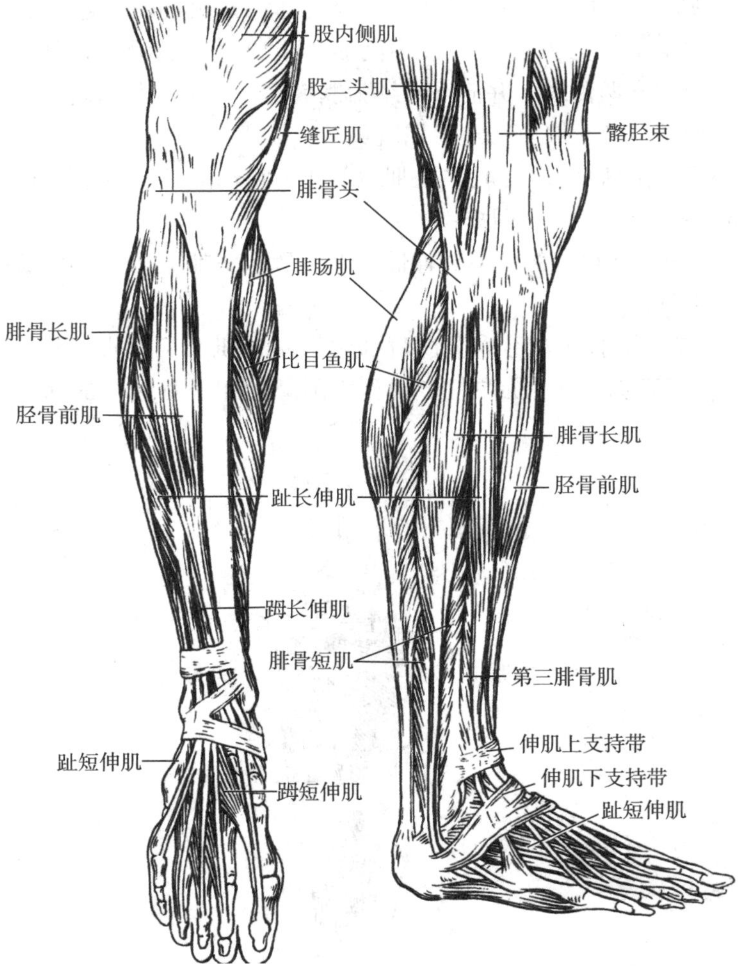

图 2－74 小腿肌前群和外侧群

3. 后群 位于小腿后方，为屈肌群，可分为浅、深两层（图2－75）。

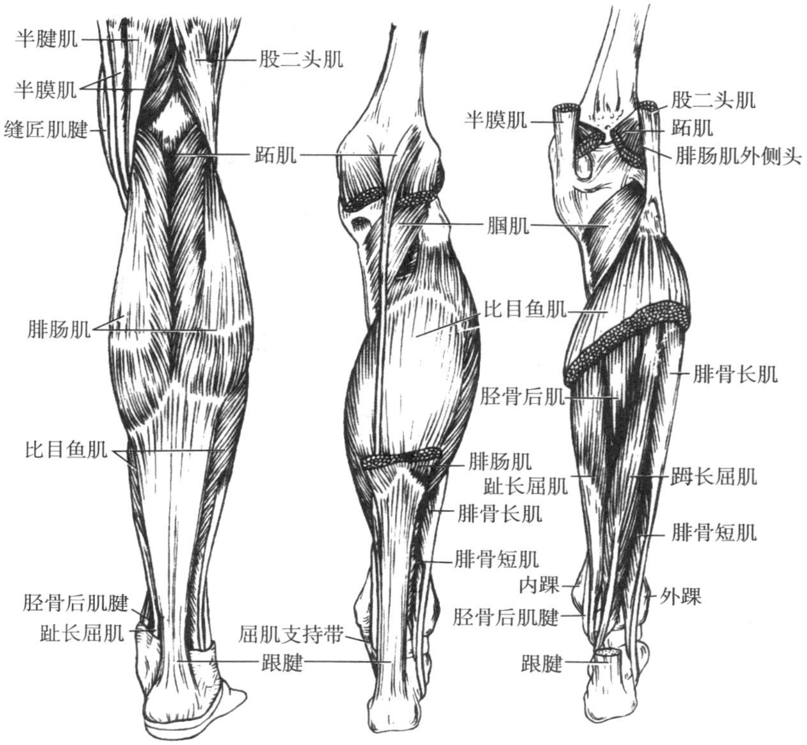

图2－75 小腿肌后群

（1）浅层 为小腿三头肌（triceps surae），由腓肠肌和比目鱼肌构成。腓肠肌（gastrocnemius）有内、外侧两个头，分别起自股骨下端后面的两侧。比目鱼肌（soleus）位于腓肠肌的深面，起自胫、腓骨上端的后面。两肌向下合成粗大的跟腱（tendo calcaneus），止于跟骨。

主要作用：屈小腿和上提足跟。

（2）深层 主要有3块肌，为趾长屈肌（flexor digitorum longus）、胫骨后肌（tibialis posterior）和姆长屈肌（flexor hallucis longus）。起于胫骨、腓骨和小腿骨间膜的后面，肌腱经内踝后方至足底，止于足骨。

主要作用：使足跖屈和内翻。

（四）足肌

可分足背肌和足底肌（图2－76）。足背肌较弱小，为伸姆趾和伸第2～4趾的小肌。足底肌数量较多，它的配布情况和作用与手掌肌近似。

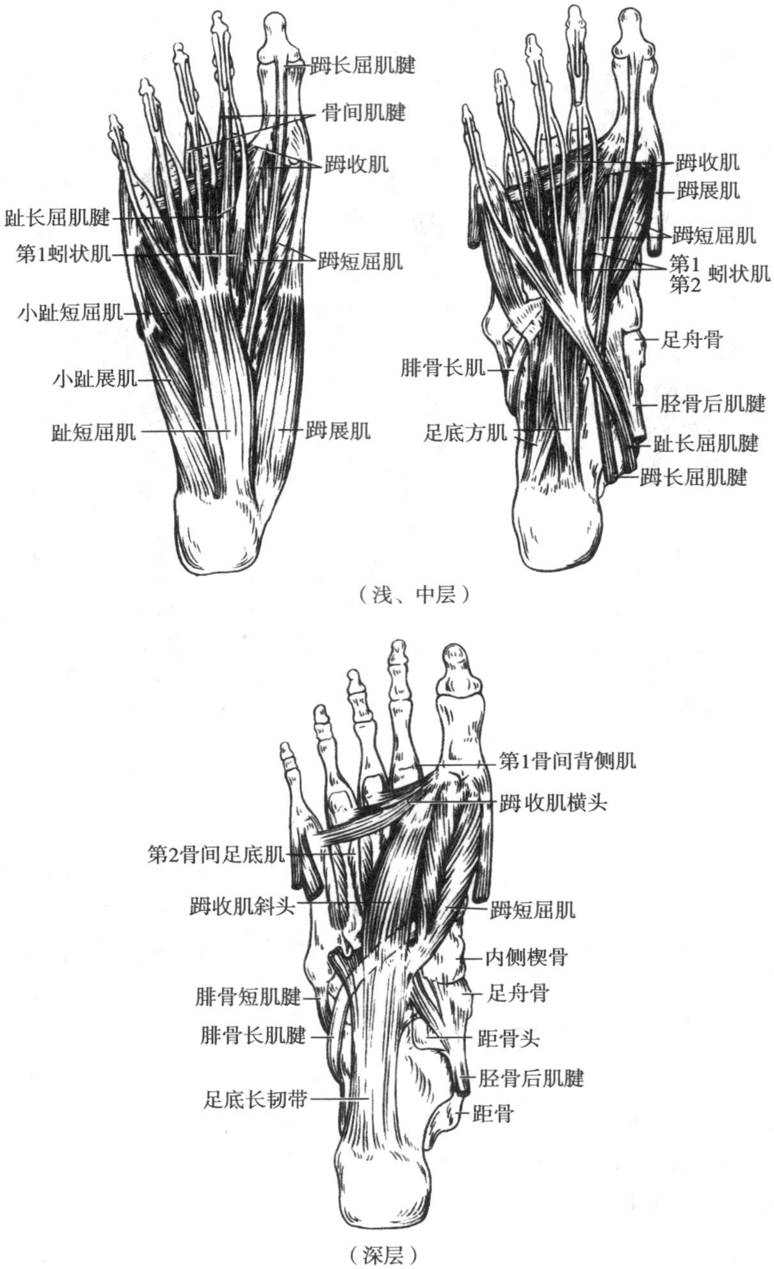

姆长屈肌腱
骨间肌腱
姆收肌
趾长屈肌腱
第1蚓状肌
姆短屈肌
小趾短屈肌
小趾展肌
趾短屈肌
姆展肌
姆收肌
姆展肌
姆短屈肌
第1
第2
蚓状肌
足舟骨
腓骨长肌
胫骨后肌腱
足底方肌
趾长屈肌腱
姆长屈肌腱
（浅、中层）
第1骨间背侧肌
姆收肌横头
第2骨间足底肌
姆收肌斜头
姆短屈肌
内侧楔骨
腓骨短肌腱
足舟骨
腓骨长肌腱
距骨头
胫骨后肌腱
足底长韧带
距骨
（深层）

图 2－76　足底肌

第三章 消化系统

消化系统（digestive system）由消化管和消化腺两部分组成（图3-1）。

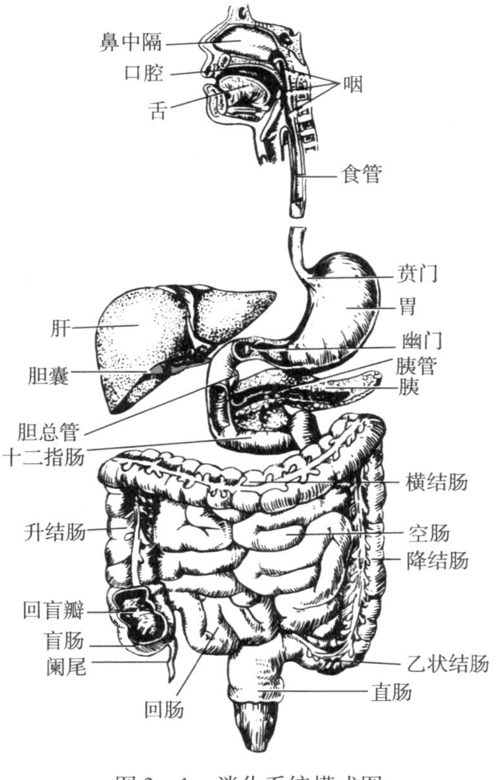

图3-1 消化系统模式图

消化管（digestive canal）是从口腔至肛门，粗细不等而弯曲的管道，全长约9米，包括口腔、咽、食管、胃、小肠（又分十二指肠、空肠及回肠）和大肠等部分。临床上通常将口腔到十二指肠的一段，称为上消化道；空肠到肛门的一段，称为下消化道。

消化腺（digestive gland）是分泌消化液的腺体，包括大消化腺和小消化腺两种。其中大消化腺是肉眼可见、独立存在的器官，如大唾液腺、肝和胰等。小消化腺则分布于消化管壁内，如食管腺、胃腺和肠腺等。

消化系统的主要功能是从外界摄取食物，在消化管内进行消化（包括物理性及化学性消化），吸收其中的营养物质，排出剩余的糟粕。

第一节　消化管

一、消化管的一般结构和腹部分区

（一）消化管的一般结构

消化管的大部分管壁由内向外分为黏膜、黏膜下组织、肌织膜和外膜4层结构（图3－2）。

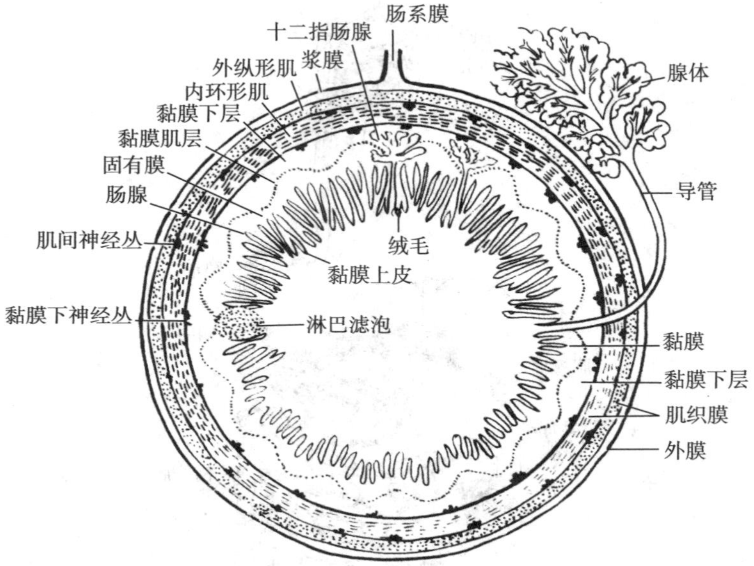

图3－2　消化管模式图（横切面）

1. 黏膜　位于最内层，由黏膜上皮、固有膜和黏膜肌层构成，具有保护、吸收和分泌等功能。

2. 黏膜下组织　位于黏膜与肌织膜之间，由疏松结缔组织构成，内含丰富的血管、淋巴管和神经丛等。

3. 肌织膜　位于外膜下方，多由平滑肌构成。一般分为内、外两层，内层肌纤维呈环形排列，外层呈纵形排列。两层肌组织交替收缩，引起消化管有节律的蠕动，促进消化，推送食物逐渐下移。但口腔、咽、食管上部和肛门周围的肌属于骨骼肌。

4. 外膜　位于最外层。腹腔内大部分消化管外膜主要为一层间皮，又称浆膜。浆膜可分泌浆液，减少器官之间的摩擦。

（二）腹部分区

为了便于描述腹腔脏器的位置，一般用两条水平线和两条垂直线将腹部划分为若干区域（图3-3）。两条水平线：一是通过左、右肋弓最低点（第10肋最低点）的连线；二是通过左、右髂结节之间的连线。两条垂直线是通过左、右腹股沟韧带中点向上所作的垂直线。由以上四条线可将腹部分为三部九区。其中两条水平线将腹部分为腹上、中、下三部，再由两条垂直线与上述两条水平线相交，则把腹部分为九区。即腹上部分成中间的腹上区和左、右季肋区；腹中部分成中间的脐区和左、右腹外侧区（腰区）；腹下部分成中间的耻区（腹下区）和左、右腹股沟区（髂区）。

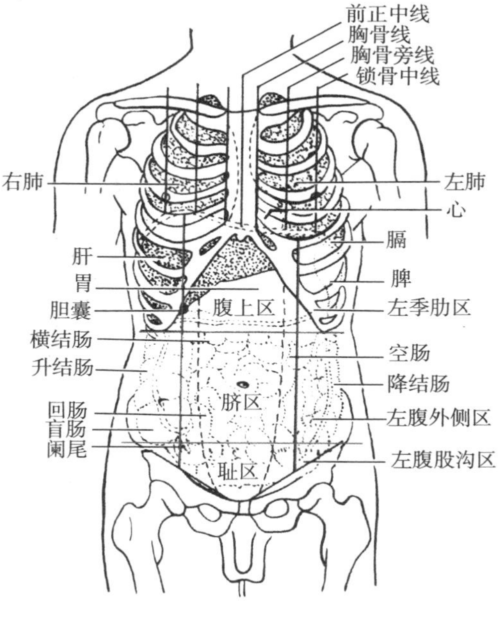

图3-3 腹部分区

二、口腔

口腔（oral cavity）为消化管的起始部，具有咀嚼食物、辅助发音、感受味觉和初步消化食物等功能。以上、下牙弓为界，口腔分为口腔前庭和固有口腔两部，牙弓与口唇、颊之间的腔隙称为口腔前庭；牙弓以内的腔隙称为固有口腔。

（一）口腔壁

口腔前壁为口唇，侧壁为颊，上壁为腭，下壁为口腔底。口腔向前以口裂通体外，向后经咽峡通咽。

1. 口唇（lip） 由皮肤、口轮匝肌及黏膜构成，分上唇和下唇。

2. 颊（cheek） 由皮肤、颊肌和黏膜等构成。

3. 腭（palate） 分为硬腭和软腭两部分。腭的前2/3以骨质为基础，表面覆以黏膜，称为硬腭；腭的后1/3由骨骼肌和黏膜构成，称为软腭。软腭后缘游离，中央有一下垂的突起，称腭垂。由腭垂向两侧各有两条弓形的黏膜皱襞，其前方的一条向下连于舌根，称腭舌弓；后方的一条向下连于咽侧壁，称腭咽弓（图3-4）。

4. 咽峡（isthmus of fauces） 是口腔通咽腔的门户，由腭垂，左、右腭舌弓和舌根共同围成（图3-4）。

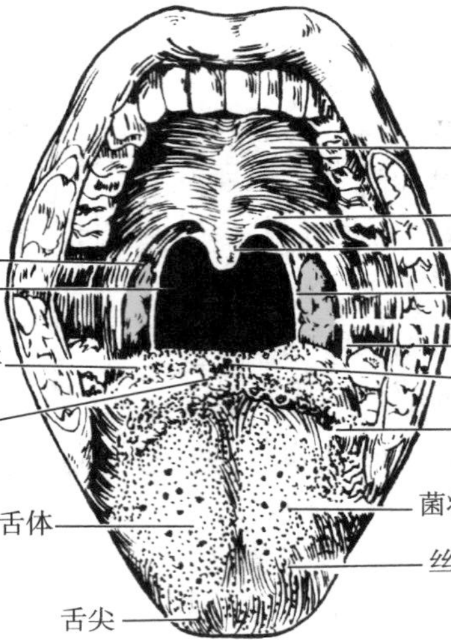

图 3-4　口腔

（二）口腔内和口腔旁结构

1. 牙（teeth）　是人体最坚硬的器官，嵌入上、下颌骨牙槽内，分别排列成上牙弓和下牙弓，用以咬切和磨碎食物，并对发音有辅助功能。

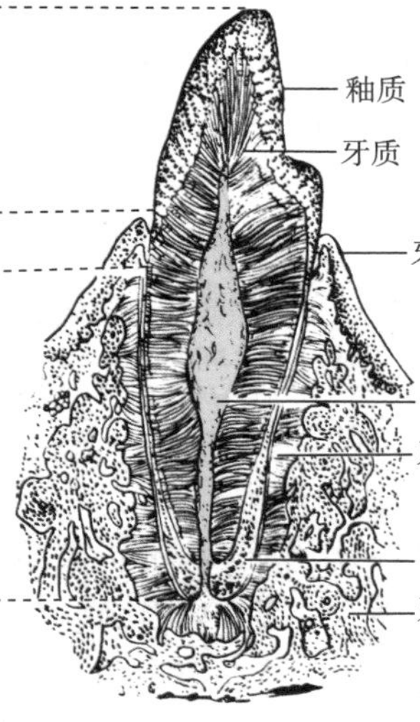

图 3-5　牙的形态和构造

（1）*牙的形态和构造*　每个牙都分为牙冠、牙颈和牙根三部分（图 3-5）。牙冠是暴露于牙龈以外的部分；牙根是嵌入牙槽内的部分；牙颈为牙冠与牙根之间稍细的部分，外包有牙龈。

牙主要由牙质构成。在牙冠部牙质表面包有一层白色、光亮的釉质，其钙化程度最高，也是人体中最坚硬的物质。而在牙根部牙质的表面包有一层牙骨质。牙的内部有空腔，称为牙腔。牙腔内的血管、神经和结缔组织等构成牙髓（图 3-5）。

（2）*出牙和牙的数目及排列*　人的一生中先后出两次牙。第 1 次出的牙为乳牙，在生后 6 个月始，至 2~3 岁出齐。乳牙共 20 个，包括 10 个上颌乳牙和 10 个下颌乳牙。上、下颌乳牙左右各 5 个，由前向后依次为切牙 2 个，尖牙 1 个，磨牙 2 个。第 2 次出的牙为恒牙，自 6~7 岁乳牙先后脱落始，至 12 岁左右，除第 3 磨牙外共出恒牙 28 个，包括 14 个上颌恒牙和 14 个下颌恒牙。上、下颌恒牙左右各 7 个，由前向后依次为切牙 2 个，尖牙 1 个，前磨牙 2 个，磨牙 2 个。第 3 磨牙萌出较晚，约在 18~30 岁才长出，有的人可终生不出。因此，恒牙 28～32 个均属正常（图 3－6）。

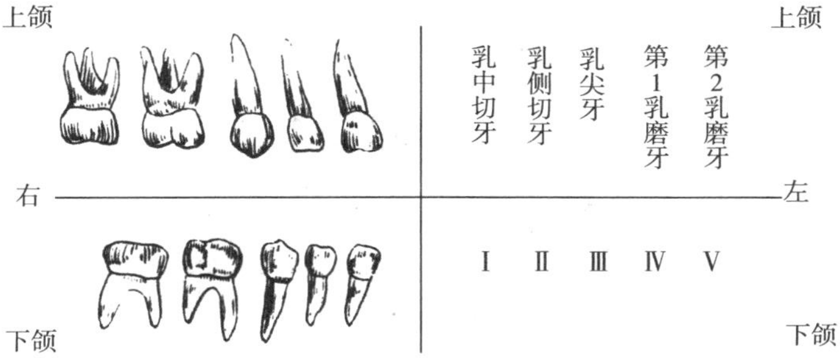

（乳牙）

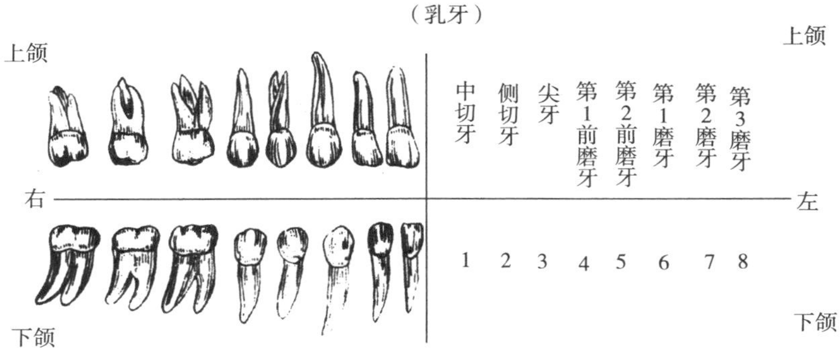

（恒牙）

图 3－6 牙的分类

2. **舌（tongue）** 是口腔中随意运动的器官，位于口腔底，以骨骼肌为基础，表面覆以黏膜。舌具有感觉、协助咀嚼、吞咽食物和辅助发音等功能。

（1）*舌的形态* 舌上面有一条“人”字形界沟，将舌分为后 1/3 的舌根和前 2/3 的舌体，舌体的前端称为舌尖。舌下面正中有一纵行的黏膜皱襞，称为舌系带。在舌系带根部的两侧各有一小的黏膜隆起，称为舌下阜，其顶端有下颌下腺管和舌下腺管的共同开口。由舌下阜向后外侧延伸的黏膜隆起，称为舌下襞，此襞深面有舌下腺（图 3－7）。

（2）*舌黏膜* 舌上面的黏膜表面有许多小突起，称为舌乳头。按其形态可分为丝状乳头、菌状乳头和轮廓乳头等（图 3－4）。丝状乳头数量最多，体积最小，呈白色丝绒状，具有一般感觉功能。菌状乳头数量较少，为红色圆形的小突起，散布于丝状乳头之间，内含味蕾，司味觉。轮廓乳头最大，有 7～11 个，排列于界沟前方，乳头中部隆起，周围有环形浅沟，沟壁内含有味蕾，亦司味觉。

（3）*舌肌* 为骨骼肌，分为舌内肌和舌外肌。舌内、外肌共同协调运动，可改变舌的形态和位置。

3. **大唾液腺** 在口腔周围有 3 对大唾液腺，即腮腺、下颌下腺和舌下腺（图 3－7，8）。其分泌物有湿润口腔黏膜、调和食物及分解淀粉酶等作用。

（1）*腮腺（parotid gland）* 为最大的一对，略呈三角形，位于耳郭的前下方。从腮腺前缘发出腮腺管，紧贴咬肌表面前行，至咬肌前缘处转向内侧，穿过颊肌，开口于平

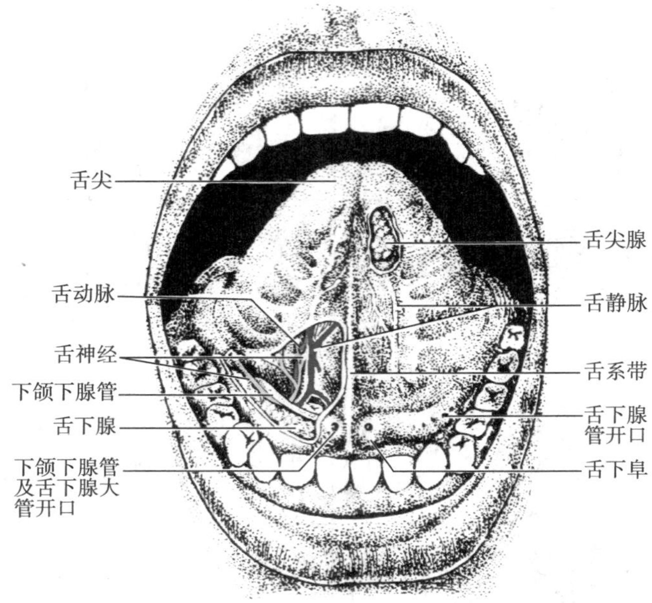

图 3-7　舌下面

对上颌第 2 磨牙的颊黏膜上。

（2）下颌下腺（submandibular gland）　呈卵圆形，位于下颌骨体的内侧，其腺管开口于舌下阜。

（3）舌下腺（sublingual gland）　呈杏核状，位于口腔底舌下襞的深面，其腺管常与下颌下腺汇合开口于舌下阜；另一些舌下腺小管直接开口于舌下襞。

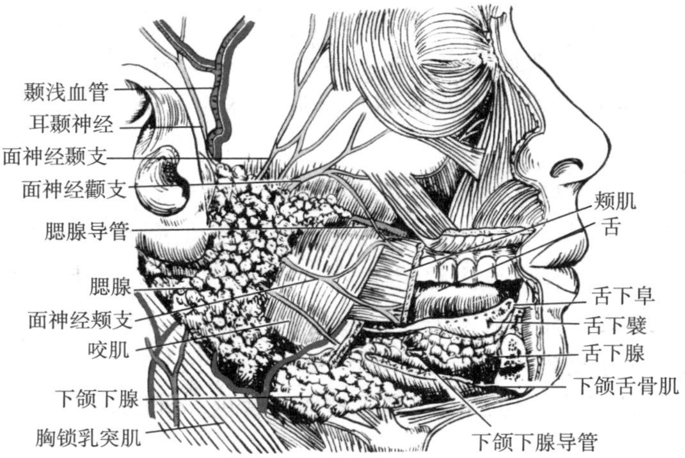

图 3-8　大唾液腺

三、咽

（一）咽的形态和位置

咽（pharynx）为上宽下窄、前后略扁的漏斗形肌性管道，是消化和呼吸的共同通道。咽上起自颅底，下至第6颈椎下缘水平与食管相连，咽的前方与鼻腔、口腔和喉腔相邻，后方与上6个颈椎相邻。

（二）咽的分部和结构

咽自上而下可分为鼻咽、口咽和喉咽三部分（图3-9）。

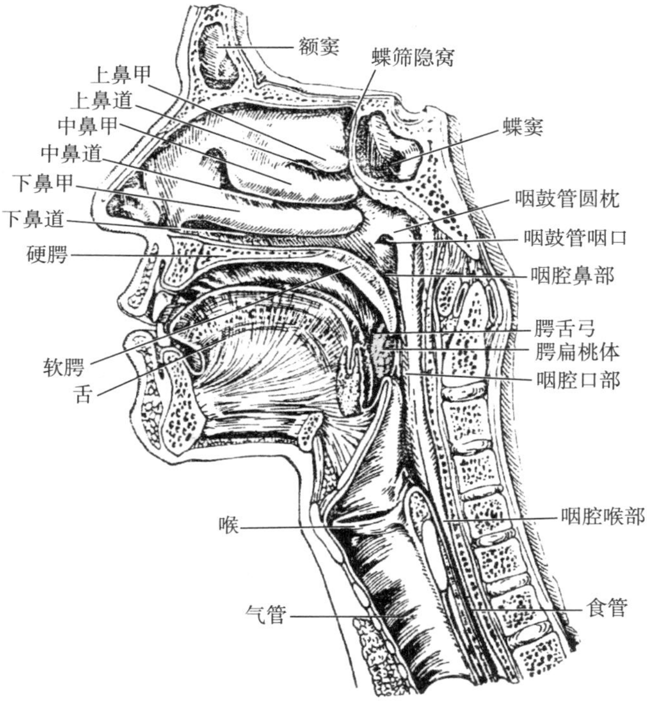

图3-9 头部正中矢状切面

1. **鼻咽**（nasopharynx） 位于鼻腔的后方，向前借鼻后孔与鼻腔相通。在其侧壁上各有一咽鼓管咽口，空气可经此口进入中耳的鼓室。该口的后上方有一半环形的隆起，称咽鼓管圆枕，在圆枕的后方有一深窝，称咽隐窝，此窝为鼻咽癌的好发部位。

2. **口咽**（oropharynx） 位于口腔的后方，向前借咽峡与口腔相通，为食物与空气的共同通道。在其侧壁上，腭舌弓和腭咽弓之间的凹陷，称扁桃体窝，窝内容纳腭扁桃体。腭扁桃体是淋巴器官，具有防御功能。

3. **喉咽**（laryngopharynx） 位于喉的后方，向前借喉口与喉腔相通。喉咽下接食管。

四、食管

（一）食管的位置

食管（esophagus）是一前后略扁的肌性管道，长约25cm，上端在平第6颈椎椎体下缘处续于咽，下端至第11胸椎左侧连于胃。食管在颈部沿脊柱的前方和气管的后方下行入胸腔，在胸部先行于气管与脊柱之间，继经左主支气管之后，再沿胸主动脉右侧下行，至第9胸椎平面斜跨胸主动脉的前方至其左侧，然后穿膈的食管裂孔至腹腔，续行于胃的贲门（图3－10）。

（二）食管的狭窄

食管全长有3个生理性狭窄（图3－10）。

1. 第1个狭窄 位于咽与食管相续处，距中切牙约15cm。

2. 第2个狭窄 位于食管与左主支气管交叉处，距中切牙约25cm。

3. 第3个狭窄 位于食管穿过膈的食管裂孔处，距中切牙约40cm。这些狭窄是食管异物易滞留的部位，也是肿瘤的好发部位。

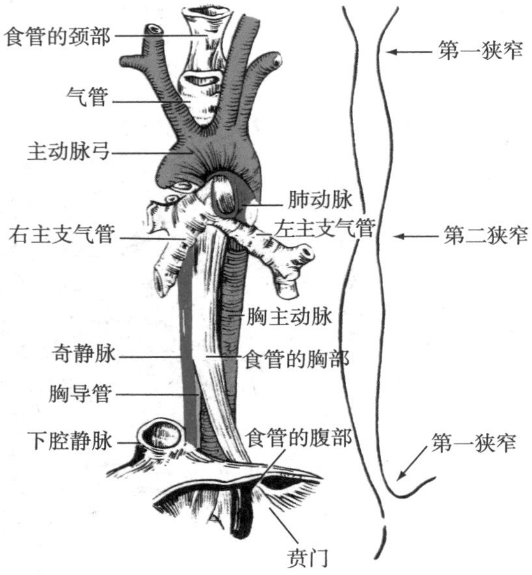

图3－10 食管的位置及狭窄

五、胃

胃（stomach）是消化管中最膨大的部分。食物由食管入胃，混以胃液，经初步消化后，逐渐被输送至十二指肠。

（一）胃的形态和分部

胃的形态和大小随内容物的多少而不同，还可因年龄、性别、体型的不同而有差异。胃有两口、两壁、两缘，可分为四部（图3－11）。两口：入口为食管与胃相连处，称为贲门；出口为胃与十二指肠相续处，称为幽门。两壁：胃前壁朝向前上方；胃后壁朝向后下方。两缘：上缘称为胃小弯；下缘称为胃大弯。四部：胃近贲门的部分，称贲门部；自贲门向左上方膨出的部分，称为胃底；胃的中间广大部分为胃体；近于幽门的部分，称为幽门部。幽门部中紧接幽门呈管状的部分，称为幽门管；幽门管左侧稍膨大部分，称为幽门窦。胃小弯和幽门部是胃溃疡的好发部位。

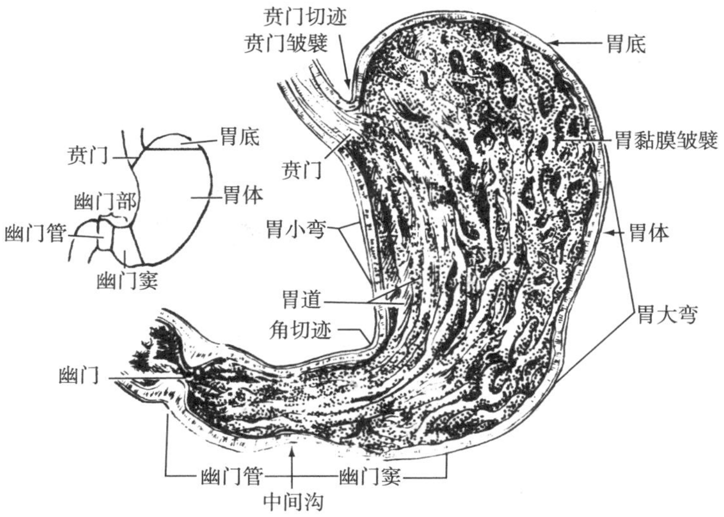

图 3－11　胃的形态、分部和黏膜

（二）胃的位置

胃在中等充盈时，其大部分位于左季肋区，小部分位于腹上区。贲门位于第 11 胸椎左侧，幽门位于第 1 腰椎右侧。当胃特别充盈时，胃大弯可降至脐以下。

六、小肠

小肠（small intestine）是消化管中最长的一段，也是食物消化吸收最重要的场所。上端起于幽门，下端与盲肠相连。小肠全长约 5～7m，由上而下可分为十二指肠、空肠和回肠三部分（图 3－1）。

（一）十二指肠

十二指肠（duodenum）为小肠的起始段，约相当于十二个横指并列的距离。位于腹后壁第 1～3 腰椎的高度，呈"C"字形包绕胰头，可分为上部、降部、水平部和升部（图 3－12）。上部左侧与幽门相连接的一段肠壁较薄，黏膜面光滑无环状皱襞，称为十二指肠球，是十二指肠溃疡的好发部位。在降部的左后壁上有一纵行的黏膜皱襞，其下端为十二指肠大乳头，有肝胰壶腹的开口，胆汁和胰液由此流入十二指肠内。

（二）空肠和回肠

空肠和回肠位于腹腔的中部和下部，周围为大肠所环抱。空肠（jejunum）上端起于十二指肠升部末端，回肠（ileum）下端借回盲口与大肠的盲肠连通。空肠与回肠之间无明显界限，空肠约占空、回肠的上 2/5，回肠约占空、回肠的下 3/5。

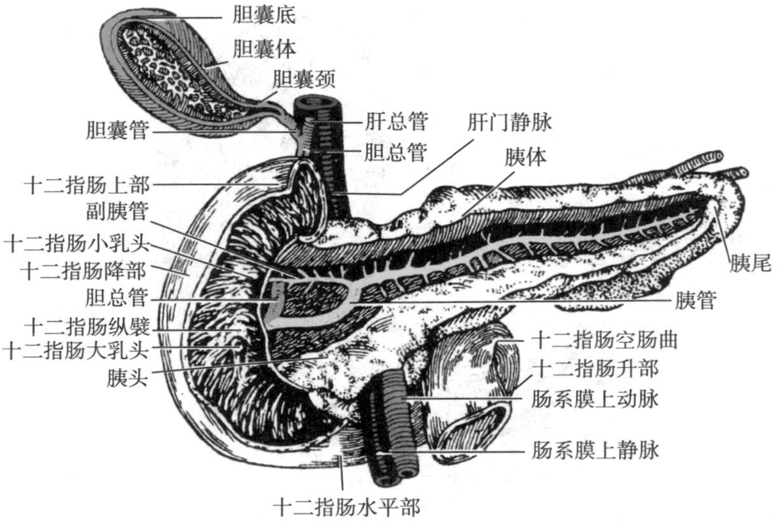

图 3－12　十二指肠和胰

七、大肠

大肠（large intestine）起自右髂窝内回肠末端，终于肛门，全长约 1.5m，略呈方框形，围绕在空、回肠的周围。根据大肠的位置和特点，可分为盲肠、阑尾、结肠、直肠和肛管（图 3－1）。大肠的主要功能为吸收水分、维生素和无机盐，并将食物残渣形成粪便，排出体外。

（一）盲肠和阑尾

1. 盲肠（cecum） 是大肠的起始部，长约 6～8cm，下端为膨大的盲端，上续升结肠，一般位于右髂窝内。在其后上方有回肠末端的开口，此口称为回盲口。回盲口处有回盲瓣。在回盲口的下方约 2cm 处，有阑尾的开口（图 3－13）。

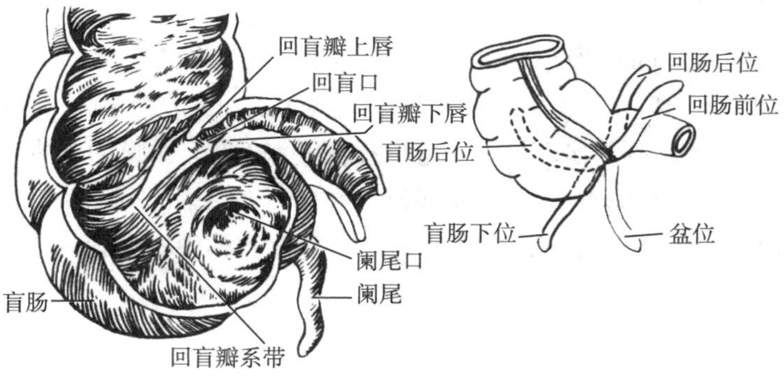

图 3－13　盲肠和阑尾

2. 阑尾（vermiform appendix） 形似蚯蚓，又称蚓突。上端连通盲肠，下端则以盲端游离，长约 7～9cm。阑尾根部的体表投影位置相对比较恒定，通常在脐与右髂前上棘连线的中、外 1/3 交界处，急性阑尾炎时该处可有压痛。

（二）结肠、直肠和肛管

1. 结肠（colon） 为介于盲肠和直肠之间的肠管。按其所在位置和形态，结肠分为升结肠、横结肠、降结肠和乙状结肠四部分（图3-1）。升结肠起自盲肠上端，沿腹后壁右侧上升，至肝右叶下面转向左移行为横结肠。横结肠呈弓状向左行，至脾下端转折向下，移行为降结肠。降结肠沿腹后壁左侧下降，至左髂嵴处移行为乙状结肠。乙状结肠呈“乙”字形弯曲，向下进入盆腔，至第3骶椎水平续于直肠。

2. 直肠（rectum） 位于盆腔，上端平第3骶椎处接乙状结肠，下端至盆膈处续于肛管。直肠后面与骶骨和尾骨相邻；直肠前面，在男性邻膀胱、前列腺、精囊等，在女性邻子宫和阴道。

直肠侧面观，可见有两个弯曲，上段与骶骨前面的曲度一致，形成一凸向后的弯曲，称直肠骶曲；下段绕过尾骨尖前面转向后下方，形成一凸向前的弯曲，称直肠会阴曲（图3-14）。

3. 肛管（anal canal） 为大肠的末段，长约3~4cm，上端于盆膈处与直肠相连，下端开口于肛门。肛管处的环形平滑肌特别增厚，形成肛门内括约肌；肛门内括约肌的周围有环形的骨骼肌，称肛门外括约肌，可随意括约肛门（图3-14、15）。

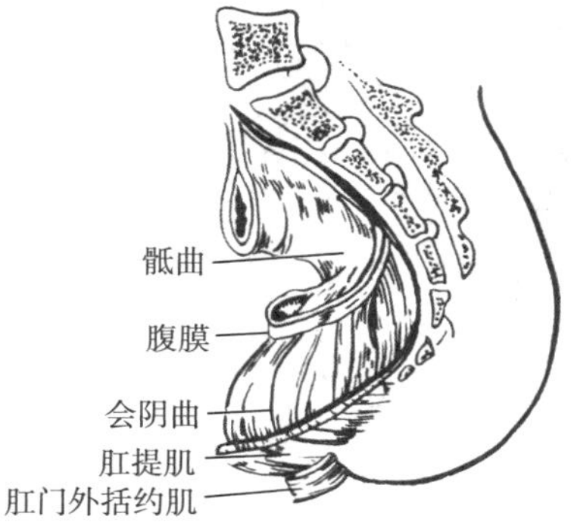

图3-14 直肠的位置和弯曲

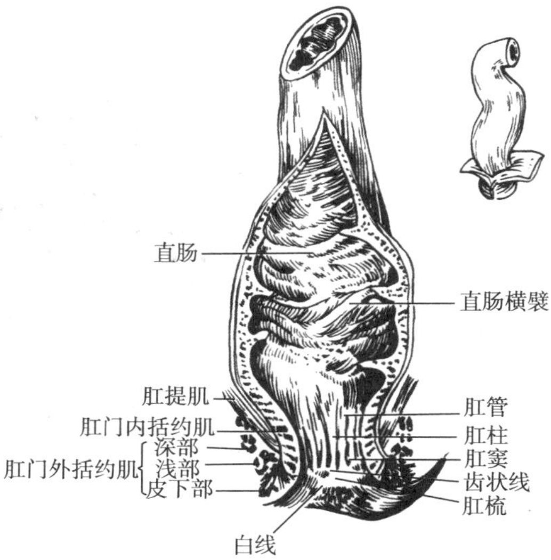

图3-15 直肠和肛管的构造

第二节 消化腺

一、肝

肝（liver）是人体中最大的腺体，也是最大的消化腺，重约1350g，相当于体重的1/50。呈棕红色，质软而脆，受暴力打击易破裂出血。

（一）肝的形态和位置

1. 肝的形态 肝呈楔形，分为上、下两面，前、后两缘，左、右两叶（图3－16）。肝的上面隆凸，与膈相贴，肝的下面凹凸不平，与许多内脏相邻。肝的前缘（也称下缘）锐利，后缘钝圆。在肝的上面，以镰状韧带为界，将肝分为肝左叶和肝右叶。肝右叶大而厚，左叶小而薄。肝下面中间部位为肝门，有肝门静脉、肝固有动脉、肝左管、肝右管、淋巴管和神经等出入。

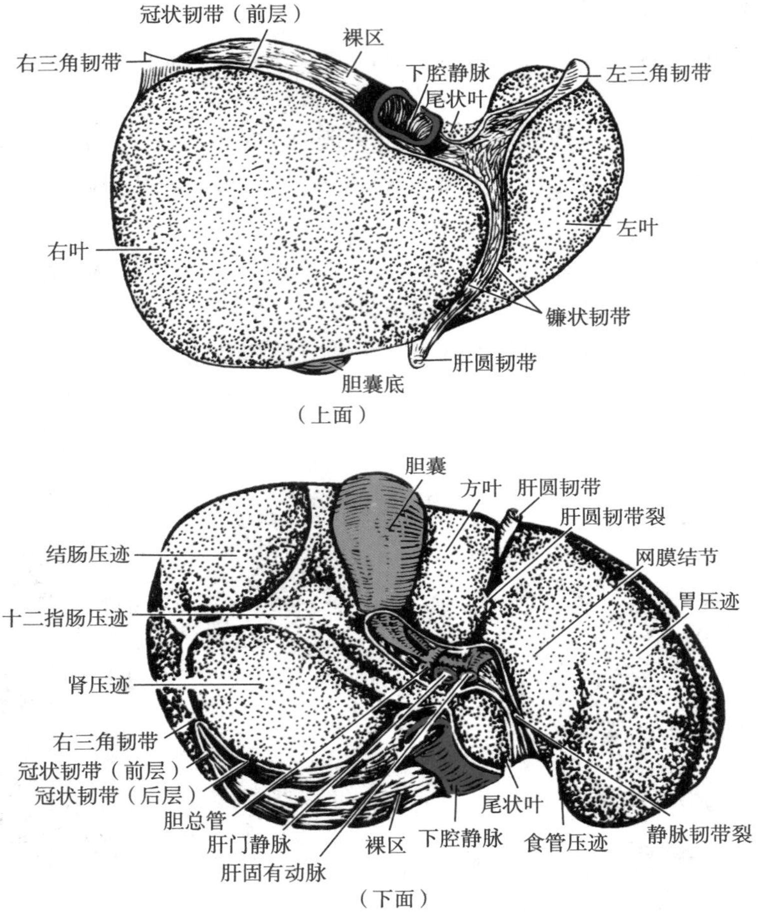

图3－16 肝的构造

2. 肝的位置 肝的大部分位于右季肋区和腹上区，小部分可达左季肋区（图3－3）。在成年人，右肋弓下缘不应触及正常肝脏，否则认为肝肿大。但在腹上区，剑突下3～5cm范围内，触及肝下缘尚属正常。由于小儿的肝脏体积相对较大，所以肝的下缘可低于右肋弓下2～3cm。

（二）胆囊和输胆管道

1. 胆囊（gallbladder） 位于肝右叶下面，略呈鸭梨形，可分为底、体、颈、管四部分（图3－17）。胆囊底为凸向前下方的盲端，其体表投影相当于右侧腹直肌外侧缘与右肋弓相交处深面。当胆囊发炎时，此处可有压痛。胆囊有贮存和浓缩胆汁的功能。

2. 输胆管道 包括肝左管、肝右管、肝总管、胆囊管及胆总管。

肝内小叶间胆管逐渐汇合成肝左管和肝右管，两管出肝门后汇合成肝总管。肝总管末端与位于其右侧的胆囊管汇合，共同形成胆总管（图3－18）。胆总管向下经十二指肠上部的后方，至胰头与十二指肠降部之间，进入十二指肠降部的左后壁，在此与胰管汇合，形成略膨大的肝胰壶腹，开口于十二指肠大乳头。在肝胰壶腹的壁内有环形平滑肌，称肝胰壶腹括约肌，此肌有控制胆汁排出和防止十二指肠内容物反流入胆总管和胰管的作用。

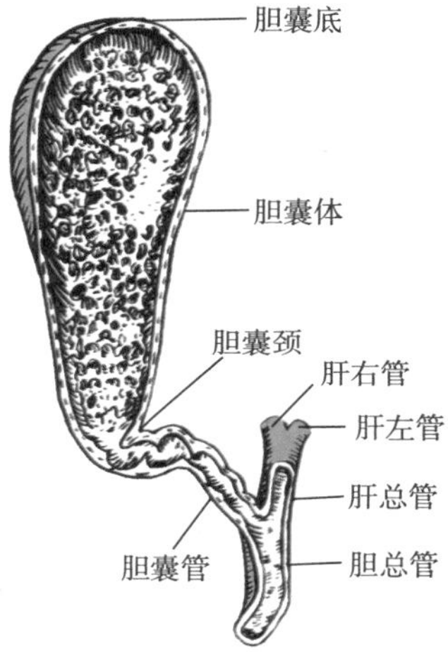

图3－17 胆囊

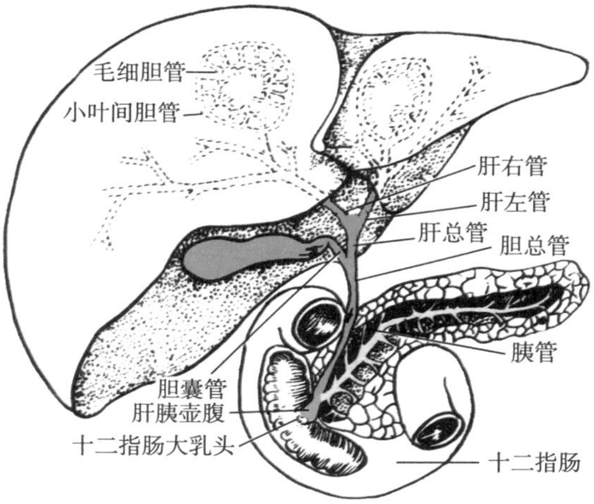

图3－18 输胆管道模式图

二、胰

（一）胰的形态

胰（pancreas）为长棱柱状，可分为头、体、尾三部分（图3－12）。胰头较宽大，被十二指肠所环抱；胰体是胰的中间大部分，横跨下腔静脉、腹主动脉、左肾及左肾上腺前面；胰尾是左端狭细部，抵达脾门后下方。

在胰的实质内有与长轴平行的胰管。胰管起自胰尾部，沿途汇集各小叶导管，最后与胆总管合成肝胰壶腹，开口于十二指肠大乳头。

（二）胰的位置

胰位于胃的后方，在第1、2腰椎水平横贴于腹后壁，前面有腹膜覆盖。

第三节 腹 膜

腹膜（peritoneum）是一层浆膜，由间皮和结缔组织构成，薄而光滑，呈半透明状，衬于腹、盆壁的内面和腹、盆腔脏器的表面。衬于腹、盆壁内面的部分，称壁腹膜；贴覆于脏器表面的部分，称脏腹膜。脏、壁腹膜两层互相移行，共同围成一个潜在性腔隙，称腹膜腔（图3－19）。男性腹膜腔是一个完全封闭的囊，与外界不相通。而女性腹膜腔则借输卵管、子宫和阴道与外界相通。

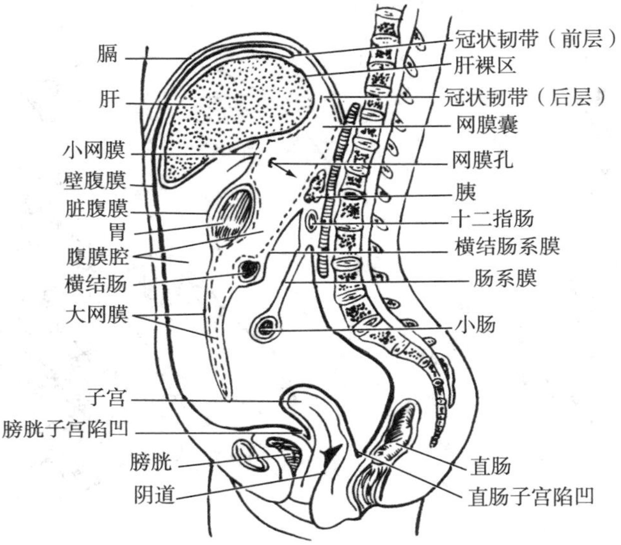

图3－19 腹膜（正中矢状切面，女）

腹膜可分泌少量浆液，润滑脏器表面，减少脏器间的摩擦。另外，腹膜还具有吸收、支持、保护、修复及防御等功能。

第四章 呼吸系统

呼吸系统（respiratory system）由鼻、咽、喉、气管、主支气管和肺组成。肺主要由主支气管在肺内的各级分支和肺泡构成。肺泡是气体交换的场所。呼吸道是指鼻、咽、喉、气管和各级支气管。临床上通常把鼻、咽、喉称为上呼吸道，气管和各级支气管为下呼吸道（图 4－1）。

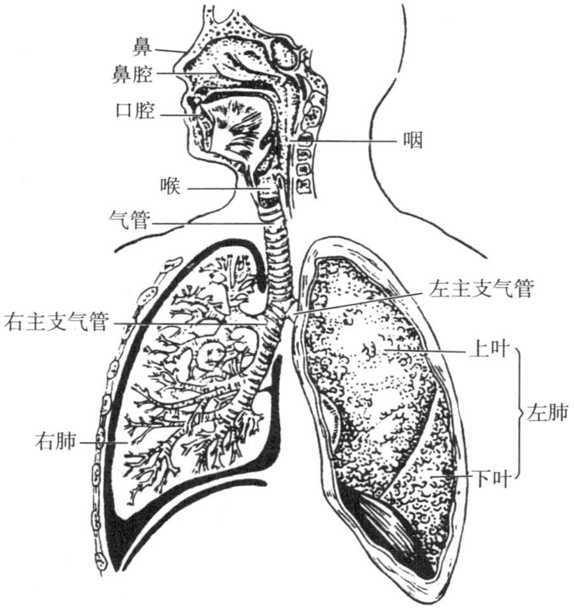

图 4－1 呼吸系统模式图

呼吸系统的主要功能是进行气体交换，即从体外吸入氧气，同时将体内的二氧化碳排出体外。此外，鼻还有嗅觉功能，喉还有发音功能。

第一节 肺外呼吸道

一、鼻

鼻（nose）是呼吸道的起始部，又是嗅觉器官，由外鼻、鼻腔和鼻旁窦三部分组成。

（一）外鼻

外鼻（external nose）以骨和软骨为支架，表面被覆皮肤。软骨部表面的皮肤较厚，富含皮脂腺和汗腺。

外鼻的上端为鼻根，下延为鼻尖。鼻尖两侧膨隆部分为鼻翼。在平静呼吸的情况下，鼻翼无明显活动，在呼吸困难时可出现鼻翼扇动。

（二）鼻腔

鼻腔（nasal cavity）以骨和软骨为基础，内衬黏膜和皮肤。鼻中隔将鼻腔分为左、右两腔，各腔向前以鼻孔通外界，向后经鼻后孔通鼻咽。鼻腔分为鼻前庭和固有鼻腔两部分。

1. 鼻前庭 为鼻腔的前下部，由鼻翼和鼻中隔的前下部所围成，其内衬皮肤，生有鼻毛，借以过滤、净化空气。鼻前庭处皮肤富有皮脂腺和汗腺，是疖肿的好发部位，又由于缺少皮下组织，皮肤直接与软骨膜紧密相连，故发生疖肿时疼痛明显。

2. 固有鼻腔 为鼻腔的后上部，由上、下、内侧和外侧壁围成。上壁为筛板，鼻腔隔此壁邻颅前窝。下壁为腭，即口腔的顶。内侧壁为鼻中隔，主要由筛骨垂直板、犁骨和鼻中隔软骨覆以黏膜构成。鼻中隔很少呈正中矢状位，常偏向一侧，尤以偏向左侧者居多。鼻中隔黏膜的前下部是鼻腔出血的好发部位，称易出血区，此区血管丰富而位置表浅，易破裂出血。鼻腔的外侧壁凹凸不平，自上而下有突向内下的上鼻甲、中鼻甲和下鼻甲。各鼻甲下方裂隙，分别称上鼻道、中鼻道和下鼻道。上鼻甲后上方的凹陷称蝶筛隐窝。在下鼻道的前上壁有鼻泪管的开口（图4-2）。

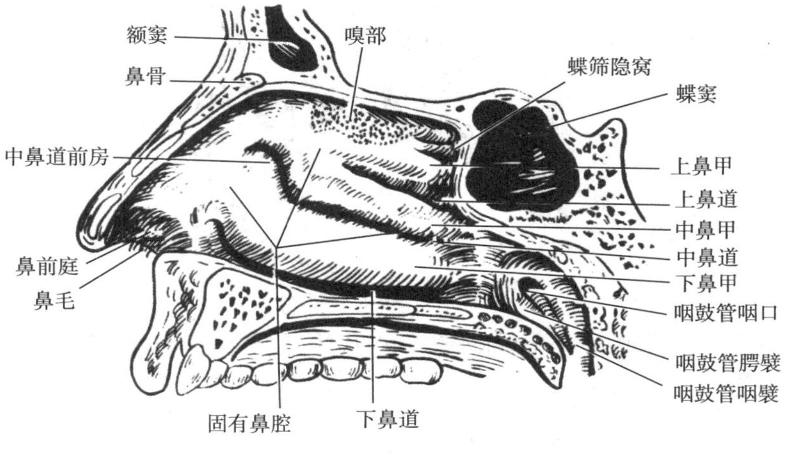

图4-2 鼻甲与鼻道（右侧）

3. 鼻黏膜的结构特征 鼻黏膜被覆于固有鼻腔的内面，鼻黏膜分成三部分。

（1）前庭部 位于邻近外鼻孔的部分，此处黏膜范围较小，与鼻前庭的皮肤相移行。

（2）呼吸部　位于中、下鼻甲及其鼻道和鼻中隔的中、下部，占鼻黏膜的大部分。鼻甲黏膜内有丰富的静脉和毛细血管丛，因此活体的黏膜呈淡红色。黏膜上皮的纤毛运动向咽部摆动，可将黏着尘粒的黏液推向咽部而被咳出。呼吸部的黏膜对吸入的空气起加温和湿润作用。

（3）嗅部　位于鼻腔顶部并延伸到鼻中隔的上部和上鼻甲的表面，黏膜的范围较小。活体的嗅部黏膜呈淡黄色。此部黏膜中含有嗅细胞，接受嗅觉刺激。

（三）鼻旁窦

鼻旁窦是鼻腔周围颅骨内一些与鼻腔相通的含气空腔，内衬黏膜，并与鼻黏膜相延续，故鼻腔的炎症，可蔓延至鼻旁窦而引起鼻窦炎。鼻旁窦按其所在骨的位置有上颌窦、额窦、筛窦和蝶窦 4 对（图 4-3），均开口于鼻腔。

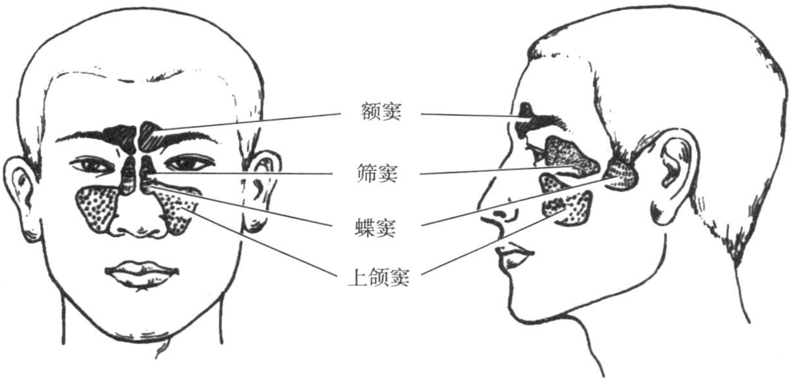

图 4-3　鼻旁窦的投影

二、咽

见消化系统。

三、喉

喉（larynx）既是呼吸道的一部分，又是发音器官。它位于颈前区的中部，上连舌骨，下接气管。成人的喉约平对第 4～6 颈椎。喉位置的高低，依性别、年龄不同而有差异，女性高于男性，小孩高于成人。喉可随吞咽或发音动作而上、下移动。

喉是复杂的管状器官，由喉软骨、软骨的连接、喉肌和黏膜构成。

1. 喉软骨　喉软骨是喉的支架，主要有不成对的甲状软骨、会厌软骨、环状软骨和成对的杓状软骨（图 4-4）。

2. 喉肌　属横纹肌，其主要功能是通过作用于环甲关节和环杓关节，使声带紧张或松弛，使声门裂开大或缩小（图 4-4）。

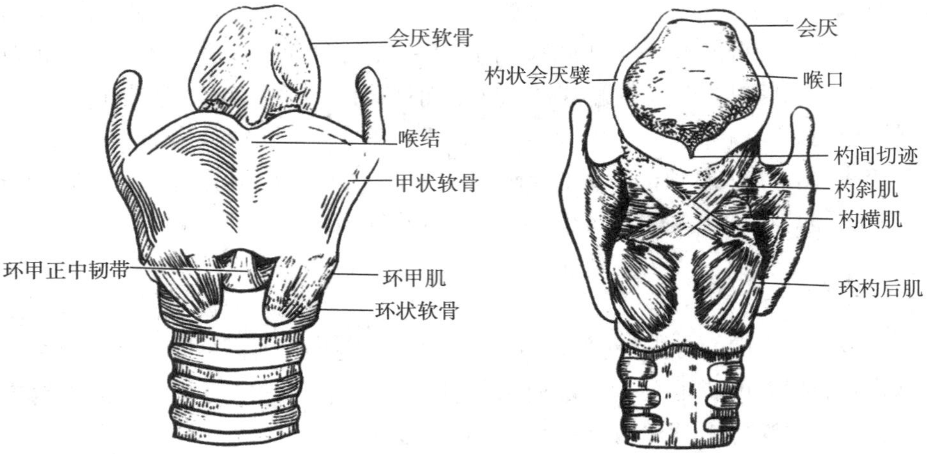

图4-4 喉软骨和喉肌

3. 喉腔和喉黏膜 喉的内腔称喉腔，向上经喉口通喉咽，向下通气管。喉腔内衬黏膜，并与咽和气管的黏膜相延续。喉腔两侧壁的中部可见上、下两对呈矢状位的黏膜皱襞。上方的一对称前庭襞，在活体时呈粉红色，其间的裂隙称前庭裂。下方的一对称声襞，在活体时颜色较白。两侧声襞及杓状软骨底部之间的裂隙称声门裂，声门裂是喉腔最狭窄的部位。声襞及其所覆盖的声韧带和声带肌三者共同组成声带（图4-5）。

喉腔以前庭裂和声门裂平面分为上、中、下3部分。前庭裂平面以上的部分称喉前庭，前庭裂和声门裂之间的部分称喉中间腔，其向两侧突出的隐窝称喉室。声门裂平面以下的部分称声门下腔，声门下腔的黏膜下组织较疏松，炎症时容易发生水肿。

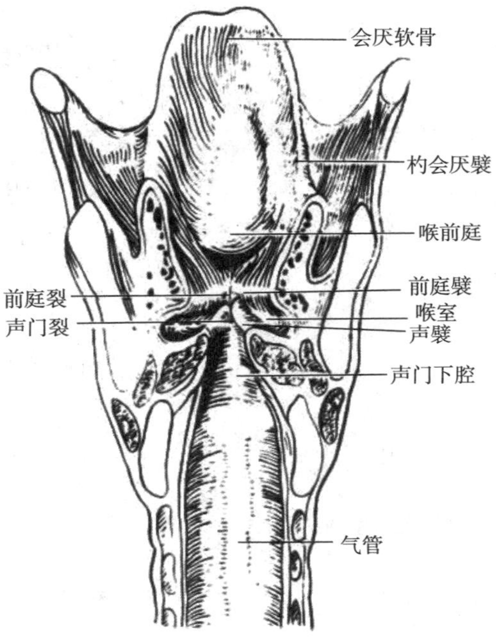

图4-5 喉的冠状切面

四、气管和主支气管

气管和主支气管是连于喉和肺之间的管道，由“C”形的气管软骨以及连接各气管软骨之间的结缔组织和平滑肌构成，内衬黏膜。它们的后壁缺少软骨，由平滑肌和结缔组织封闭，称膜壁。

（一）气管

气管（trachea）位于食管前方，上端于第 6 颈椎下缘平面接环状软骨，经颈部正中，下行入胸腔。根据行程和位置，气管可分为颈、胸二部。气管在平第 4 胸椎下缘水平分为左、右主支气管，分叉处称气管杈。

（二）主支气管

左、右主支气管（principal bronchus）是气管分出的第 1 级支气管。左主支气管细长，走向较水平。右主支气管粗短，走向较垂直，故误吸入气管的异物多坠入右主支气管或右肺内（图 4－6）。

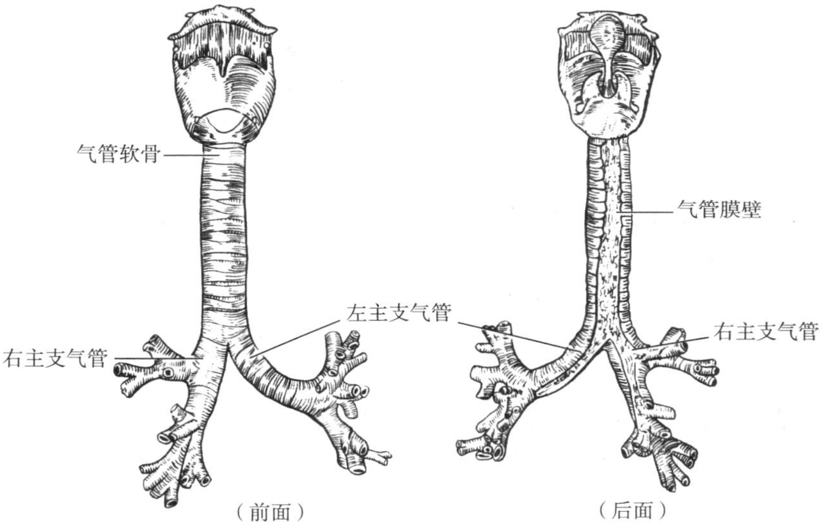

图 4－6　气管和主支气管

第二节　肺

一、肺的位置

肺（lung）位于胸腔内，纵隔的两侧，膈的上方，左、右各一。

二、肺的形态和结构

因膈穹隆右侧较高以及心脏位置偏左，故右肺较宽短，左肺较细长（图 4－7）。

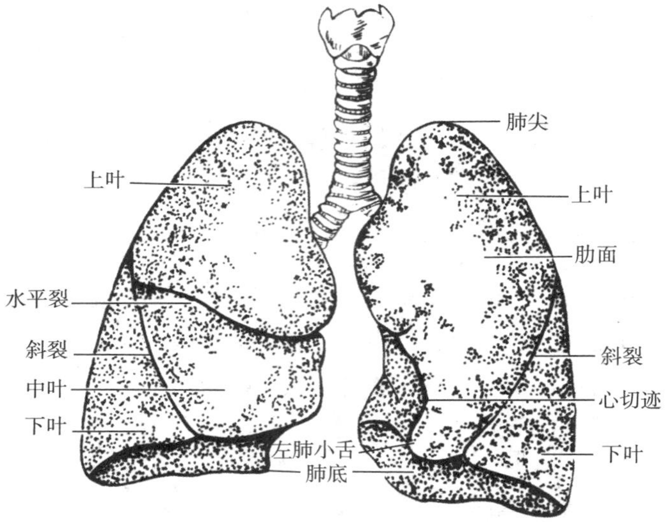

图4-7 气管、主支气管和肺

肺表面有脏胸膜被覆，光滑而润泽。幼儿的肺呈淡红色，成人的肺因吸入的尘埃沉积而呈暗红色或深灰色，甚至有散在的黑斑。吸入空气的肺，能浮于水面，而未吸入空气的肺，则沉在水中，法医可借此鉴别胎儿是生前死亡或生后死亡。

肺近似半圆锥形，有一尖、一底、两面和三缘。肺尖圆钝，经胸廓上口突入颈根部。肺底邻接膈，稍向上凹。肋面邻接肋和肋间肌；内侧面朝向纵隔，亦称纵隔面，其中部有一长圆形凹陷，称肺门，是主支气管、肺血管、淋巴管和神经出入的部位。出入肺门的诸结构被结缔组织包绕，总称为肺根。肺的前缘和下缘锐薄，而后缘钝圆。左肺前缘下部有心切迹。

左肺由斜裂分为上、下二叶；右肺除有相应的斜裂外，尚有一水平裂，右肺由斜裂和水平裂分为上、中、下三叶。

第三节 胸膜和纵隔

一、胸膜

胸膜（pleura）为被覆于胸廓内面及肺表面的浆膜，可分为脏、壁两层。脏胸膜（胸膜脏层）被覆在肺的表面，与肺实质紧密结合，并伸入到左、右肺斜裂和右肺水平裂中；壁胸膜覆于胸廓各壁的内面，可分为胸膜顶、肋胸膜、膈胸膜、纵隔胸膜四部。胸膜的脏、壁两层在肺门周围相互移行，围成两个完全封闭的胸膜腔（图4-8）。正常人胸膜腔内为负压，并有少量浆液，可减少呼吸时两层胸膜之间的摩擦。

二、纵隔

纵隔（mediastinum）是左、右胸膜腔之间的间隔，呈矢状位，上窄下宽，而且显

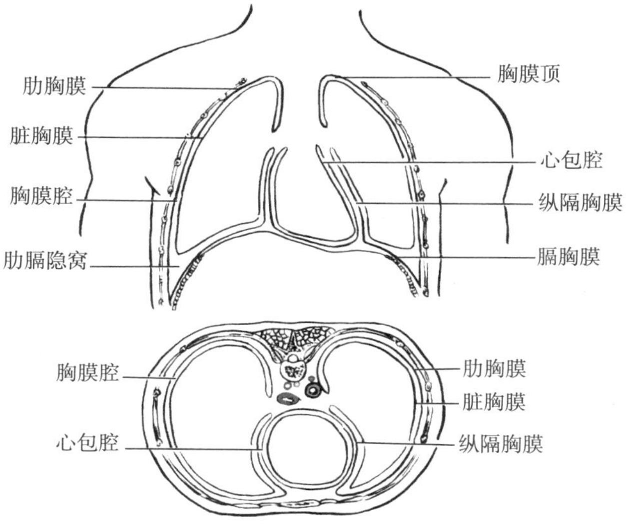

图4－8　胸膜模式图

著偏左，这是由于心偏左的缘故。它的前界为胸骨，后界为胸椎体，两侧界为纵隔胸膜，上界至胸廓上口，下界达膈。通过胸骨角水平面将纵隔分为上纵隔和下纵隔。下纵隔再以心包为界，分为前纵隔、中纵隔和后纵隔（图4－9）。

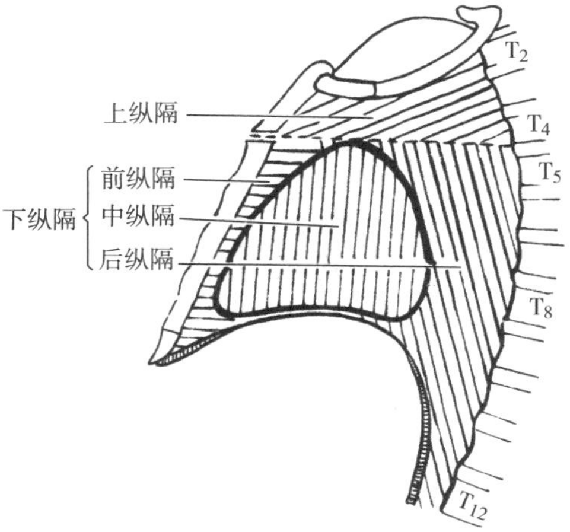

图4－9　纵隔分部示意图

上纵隔内主要有胸腺、出入心的大血管、迷走神经、膈神经、气管、食管及胸导管等；前纵隔位于胸骨与心包之间，内有疏松的结缔组织、淋巴结等；中纵隔位于前后纵隔之间，被心、心包、连心的大血管及主支气管的起始部所占据；后纵隔位于心包的后方，内有食管、胸主动脉、奇静脉、迷走神经、交感干、胸导管及淋巴结等。

第五章 泌尿系统

泌尿系统（urinary system）由肾、输尿管、膀胱和尿道四部分组成（图5－1）。主要功能是排出机体内溶于水的代谢产物。机体在代谢过程中产生的废物及多余的无机盐、水分等，经循环系统运送到肾，在肾内形成尿液，经输尿管道排出体外。

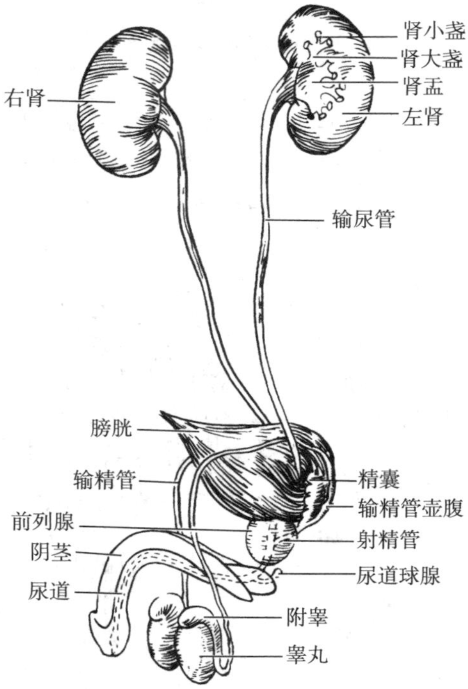

图5－1 男性泌尿生殖器模式图

第一节 肾

一、肾的形态

肾（kidney）为实质性器官，左右各一，形似蚕豆，前后略扁。新鲜肾呈红褐色。肾分为上、下两端，前、后两面，内、外两缘。上端宽而薄，下端窄而厚。前面较凸，后面较平。外侧缘隆凸，内侧缘中部凹陷。凹陷处是肾的血管、淋巴管、神经和肾盂等出入的部位，称为肾门。进出肾门的结构被结缔组织包裹合称肾蒂。肾门向肾内续于肾窦，肾窦是由肾实质围成的空腔，内有肾动、静脉的主要分支和属支、肾小盏、肾大盏、肾盂和脂肪组织等。

二、肾的结构

肾实质分为肾皮质和肾髓质。在肾的切面上，可见肾皮质（renal cortex）位于浅部，新鲜标本上为红褐色，主要由肾小体和肾小管构成。部分肾皮质还伸入深部的肾髓质。伸入髓质的肾皮质称为肾柱。肾髓质（renal medulla）位于深部，约占实质的2/3，血管较少，色淡。肾髓质被肾柱分隔成15～20个肾锥体，肾锥体的基底朝向肾皮质，尖端称为肾乳头，朝向肾窦。有时2～3个肾锥体合成一个肾乳头。每个肾乳头顶端有许多小孔（10～30个），称乳头孔。肾乳头被漏斗形的膜性管即肾小盏包绕。2～3个肾小盏汇合形成一个肾大盏。2～3个肾大盏再汇合成一肾盂。肾盂呈前后扁的漏斗状，出肾门后，在下行过程中，逐渐变细移行为输尿管（图5－2）。

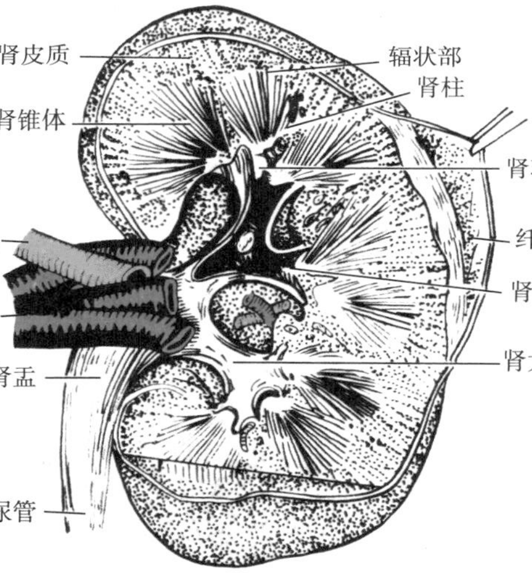

图5－2 肾的冠状切面

三、肾的位置和被膜

正常成年人的肾位于脊柱两侧，腹后壁上部，腹膜后方。两肾上端距离较近，下端稍远，呈“八”字形排列。左肾上端平第11胸椎下缘，下端平第2腰椎下缘。右肾的位置约低于左肾半个椎体。

左第12肋斜越左肾后面的中部，右第12肋斜越右肾后面的上部。肾门约平第1腰椎平面。在竖脊肌的外侧缘与第12肋之间的部位称为肾区。在某些肾脏疾病患者，叩击或触压此区可引起疼痛。肾共有3层被膜，由内向外分别为肾纤维囊、肾脂肪囊和肾筋膜。

肾的正常位置，靠肾的被膜、肾蒂、腹膜、周围器官及腹压共同维持。当肾的固定装置不健全时，可形成肾下垂或游走肾。

第二节 输尿管、膀胱和尿道

一、输尿管

输尿管（ureter）是细长的肌性管道，起自肾盂，终于膀胱。成人输尿管长约25～30cm（图5－1）。

输尿管位于腹膜的后方，沿腹后壁向内下方斜行，越过小骨盆上缘。在此处，右输尿管跨过右髂外动脉起始部的前方，左输尿管跨过左髂总动脉末端的前方，两者向下进入骨盆腔，再走向前内侧，斜穿膀胱壁，开口于膀胱。由于输尿管是斜穿膀胱壁的，当膀胱内尿液充满而压力增高时，可压扁膀胱壁内的输尿管，使管腔闭合而阻止尿液倒流。

输尿管有3个生理性狭窄部位：第1个在输尿管起始处；第2个在越过髂血管处；第3个在贯穿膀胱壁处。尿路结石常被阻塞于这些狭窄部位，引起绞痛和排尿困难等症状。

二、膀胱

膀胱（urinary bladder）位于骨盆腔内（图5－1、3），是储尿的囊状器官，成人的膀胱容量约为300～500ml。空虚的膀胱近似锥体形，顶端尖细，朝向前上方，底部呈三角形，朝向后下方。膀胱底部内面的黏膜有左、右输尿管口和尿道内口。此三个结构所连成的三角形区域在临床上称为膀胱三角，是膀胱肿瘤、结核等的好发部位。

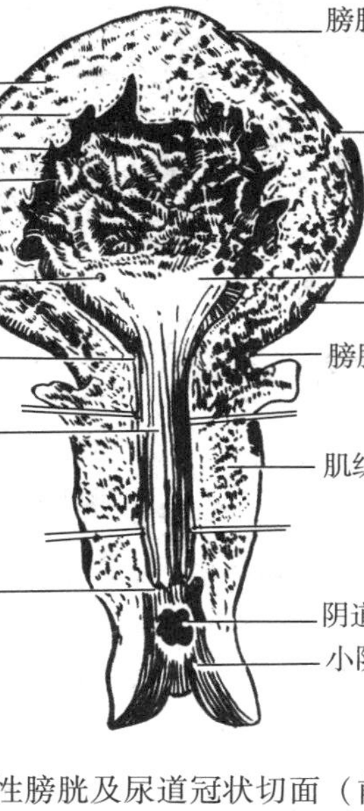

图5－3 女性膀胱及尿道冠状切面（前面观）

三、尿道

男、女尿道（urethra）的构造和功能不完全相同。男尿道除有排尿功能外，还兼有排精作用，故在生殖系统叙述。女尿道（图 5－3）短而直，长约 3～5cm，直径约 0.8cm。上端起自膀胱的尿道内口，沿阴道的前方向前下行，尿道中段和阴道周围有尿道阴道括约肌环绕。该肌为骨骼肌，受意识支配。下端开口于阴道前庭的尿道外口。由于女尿道宽短而直，故女性泌尿系统逆行性感染较为常见。

第六章　生殖系统

生殖系统（reproductive system）包括男性生殖器和女性生殖器，它们都可分为内、外生殖器两部分。内生殖器由生殖腺、生殖管道和附属腺组成，外生殖器则以两性交接的器官为主。

第一节　男性生殖器

男性的生殖腺是睾丸，它是产生精子和分泌男性激素的器官；生殖管道（输精管道）包括附睾、输精管、射精管和尿道；附属腺包括精囊、前列腺和尿道球腺。睾丸产生的精子先贮存于附睾内，当射精时经输精管、射精管和尿道排出体外。附属腺的分泌液与精子共同组成精液，并供给精子营养和有利于精子的活动。男性外生殖器为阴囊和阴茎（图6－1）。

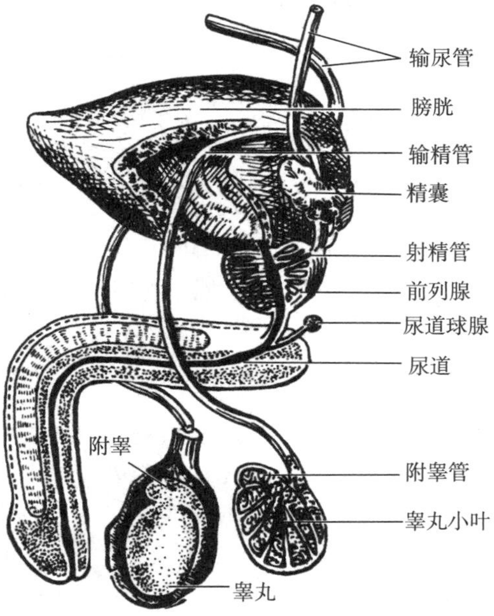

图6－1　男性生殖器

一、内生殖器

（一）睾丸

1. 睾丸的位置和形态　睾丸（testis）位于阴囊内，左、右各一，呈微扁的椭圆形，表面光滑，分内侧、外侧两面，前、后两缘和上、下两端。睾丸随性成熟而迅速生长，至老年萎缩变小（图6－1、2）。

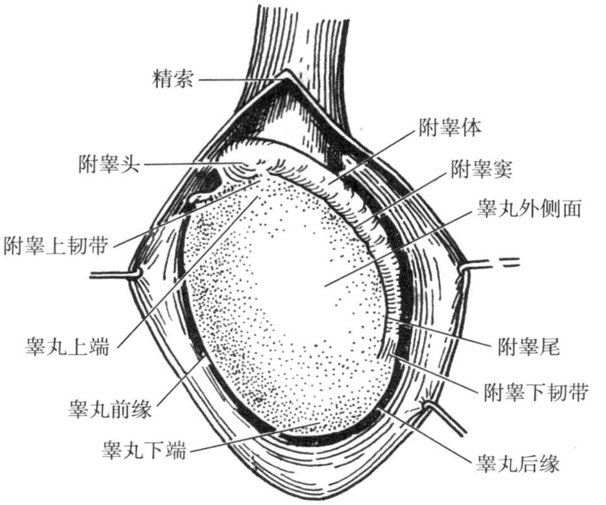

图6－2　左侧睾丸与附睾

2. 睾丸的结构　睾丸表面有一层由致密结缔组织构成的白膜。白膜在睾丸后缘增厚形成睾丸纵隔。从纵隔发出许多睾丸小隔，呈扇形伸入睾丸实质内，将其分隔为许多睾丸小叶。每个小叶内含有2～4条盘曲的精曲小管，也称生精小管。精曲小管在近睾丸纵隔处变成短而直的精直小管，精直小管进入纵隔互相交织成睾丸网。从睾丸网发出15～20条睾丸输出小管，穿出睾丸后缘的上部，进入附睾头部（图6－3）。

精曲小管上皮是产生精子的部位，小管之间富含血管和淋巴管及疏松结缔组织，称睾丸间质。睾丸间质内的间质细胞，能分泌男性激素。

（二）附睾

附睾（epididymis）呈新月形，紧贴睾丸的上端和后缘。附睾主要由附睾管构成，其下端弯向后上移行为输精管（图6－2、3）。附睾有暂时贮存精子的作用，并促进精子进一步成熟。

（三）输精管和射精管

1. 输精管（ductus deferens）　是附睾管的直接延续，起于附睾下端，出阴囊，经阴茎根部两侧的皮下上行，穿腹下壁进入腹腔，再弯向内下至膀胱底后面，与精囊的排泄管汇合成射精管（图6－1、3）。

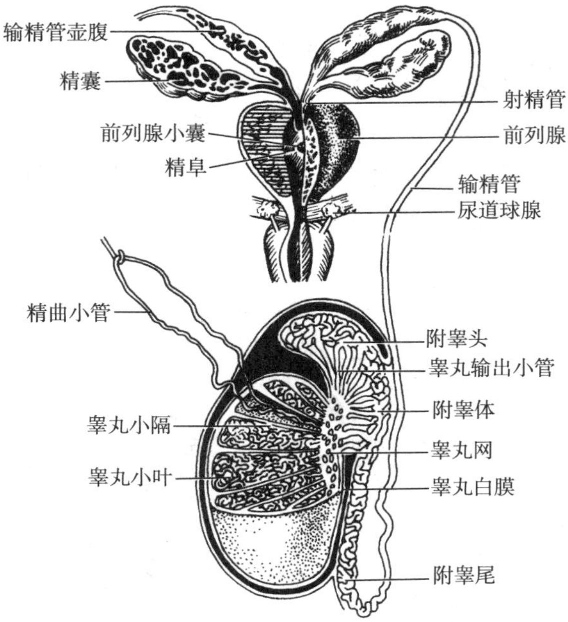

图6－3　睾丸、附睾的结构及排精途径模式图

2. 射精管（ejaculatory duct） 由输精管末端与精囊的排泄管汇合而成，穿经前列腺实质，开口于尿道的前列腺部（图6－1、3）。

（四）附属腺

1. 精囊（seminal vesicle） 又称精囊腺，位于膀胱底后方，直肠的前方，输精管末端的下外侧，是一对长椭圆形的囊状器官。其排泄管与输精管末端汇合成射精管（图6－3）。

2. 前列腺（prostate） 为不成对的实质性器官，位于膀胱下方，直肠的前方，形似前后稍扁的栗子（图6－3、5）。前列腺后面紧贴直肠，活体直肠指诊可触及前列腺的后面。前列腺实质有尿道贯穿，中年以后前列腺内腺组织逐渐退化，结缔组织增生，常形成前列腺肥大，可压迫尿道，引起排尿困难。

3. 尿道球腺（bulbourethral gland） 是一对豌豆大的球形腺体，包藏在会阴深部肌层内（图6－1、3）。

二、外生殖器

（一）阴囊

阴囊（scrotum）是位于阴茎后下方的囊袋状结构，阴囊壁由皮肤和肉膜组成。肉膜属浅筋膜，含平滑肌纤维，可随外界温度的变化而舒缩，以调节阴囊内的温度，有利于精子的发育。

（二）阴茎

阴茎（penis）由前向后可分为头、体和根三部分（图6-4），阴茎头与体交界处有一环状沟称阴茎颈，阴茎头前部有尿道外口。阴茎主要由两条阴茎海绵体和一条尿道海绵体构成，外包筋膜和皮肤。阴茎海绵体位于背侧，左、右各一，互相紧密结合；尿道海绵体位于腹侧，有尿道贯穿其全长。海绵体内部由许多海绵体小梁和腔隙构成，腔隙与血管相通。当腔隙充血时，阴茎即变粗变硬而勃起。阴茎的皮肤在阴茎颈处游离向前，然后向内后方反折再附于阴茎颈，形成双层环形皱襞，包绕阴茎头，称为阴茎包皮。包皮过长容易导致阴茎头发炎，也可能诱发阴茎癌。

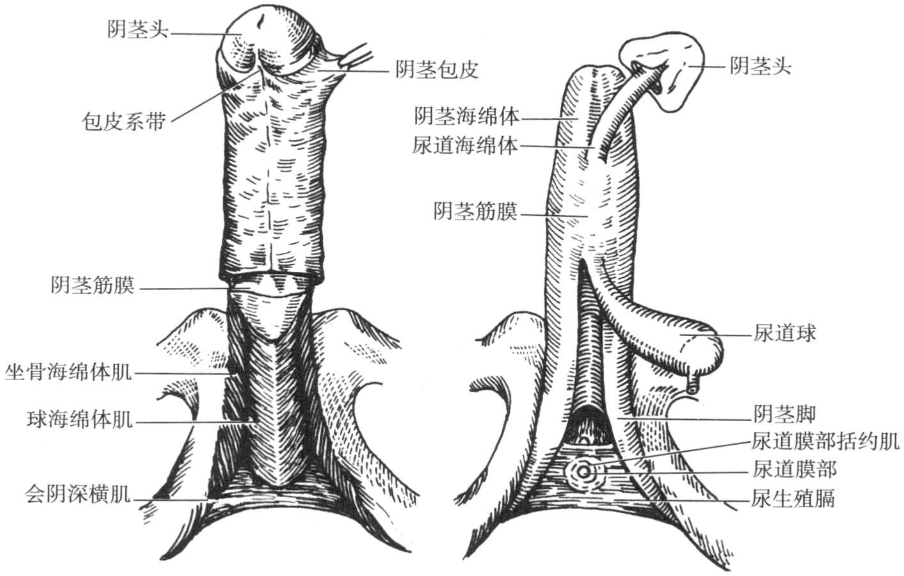

图6-4　阴茎的外形和结构

（三）男尿道

男尿道兼具排尿和排精的功能，起于膀胱的尿道内口，终于阴茎头的尿道外口。成人男尿道长约16~22cm，管径平均为0.5~0.7cm，全长可分为前列腺部、膜部和海绵体部3部分（图6-5、6）。

1. **前列腺部**　为尿道穿过前列腺的部分，是管腔最宽的一段。此部后壁上有射精管和前列腺排泄管的开口。

2. **膜部**　为尿道穿过盆底的部分，是最短、管腔最窄的一段。其周围有尿道膜部括约肌环绕，该肌属横纹肌，能受意识支配。

3. **海绵体部**　为尿道通过尿道海绵体的部分，是最长的一段。

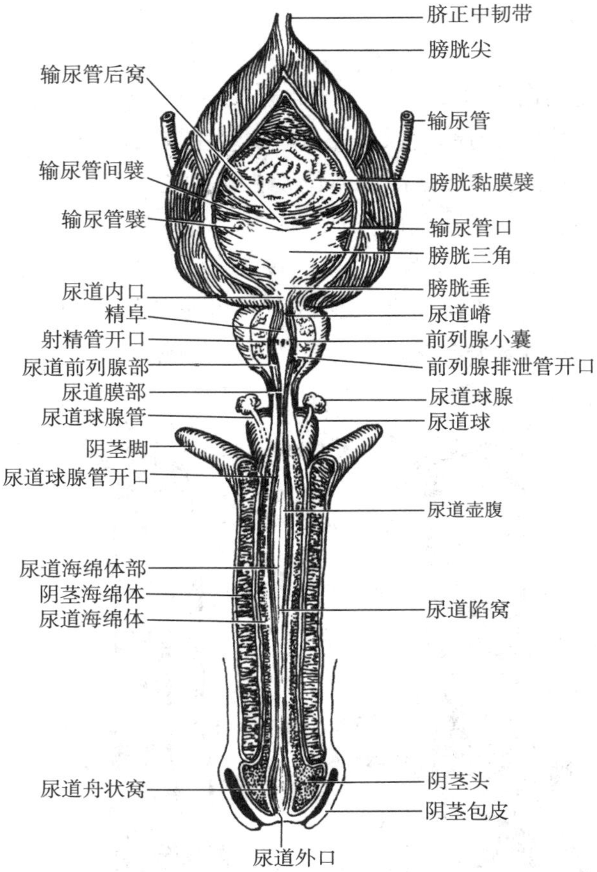

图6－5　膀胱与男尿道冠状切面（前面观）

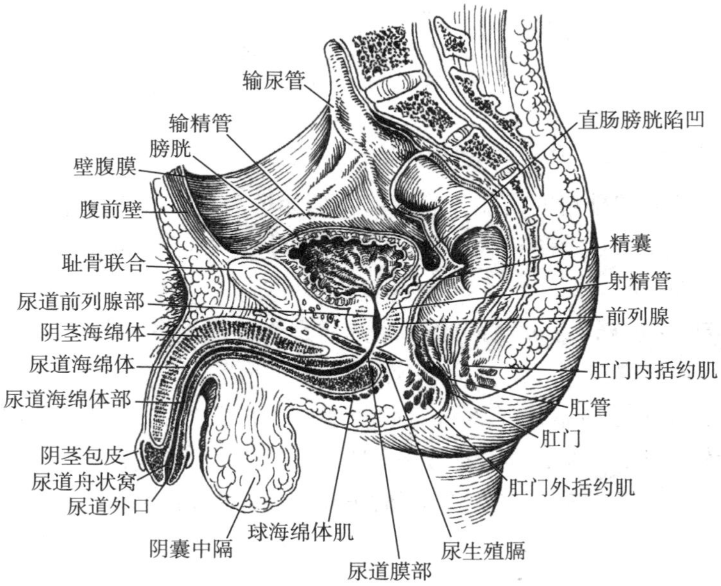

图6－6　男性骨盆正中矢状切面

第二节 女性生殖器

女性的生殖腺是卵巢，它产生卵子并分泌女性激素；生殖管道包括输卵管、子宫和阴道；附属腺为前庭大腺。卵泡发育成熟后，卵子突破卵巢表面至腹膜腔，在输卵管外侧端的引导下进入输卵管，卵子在输卵管内受精后游移至子宫，植入子宫内膜发育成胎儿。分娩时，胎儿出子宫口经阴道娩出。女性外生殖器即女阴。

一、内生殖器

（一）卵巢

卵巢（ovary）位于盆腔内，左、右各一，紧贴盆腔侧壁，在髂内、外动脉起始部的夹角处，呈扁卵圆形。大小、形状随年龄而异，性成熟期最大，由于多次排卵，表面留有瘢痕，故凹凸不平。50岁左右随月经停止而逐渐萎缩（图6-7）。

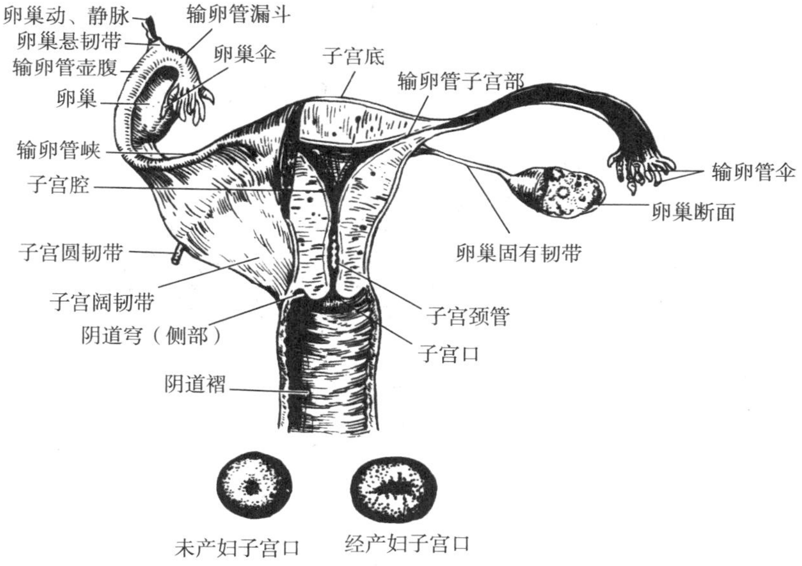

图6-7 女性内生殖器（前面）

（二）输卵管

输卵管（uterine tube）为连于子宫底两侧的一对细长弯曲的肌性管道，长约10~14cm，直径平均约0.5cm。输卵管全长由内侧向外侧分为下列4部（图6-7）：

1. 输卵管子宫部 为位于子宫壁内的一段，内侧端以输卵管子宫口通子宫腔，外侧续连于输卵管峡。

2. 输卵管峡 短而狭窄，水平向外侧移行为输卵管壶腹。输卵管结扎术多在此部进行。

3. 输卵管壶腹 此段管腔膨大成壶腹状，约占输卵管全长的2/3，卵子通常在此部受精。若受精卵未能移入子宫，而在输卵管或腹膜腔内发育，即成宫外孕。

4. 输卵管漏斗 为输卵管的外侧端，管腔扩大成漏斗状，漏斗中央有输卵管腹腔口，与腹膜腔相通。

（三）子宫

子宫（uterus）为一壁厚腔小的肌性器官，是产生月经和孕育胎儿的场所。其形态、结构、大小和位置随年龄、月经和妊娠情况而变化（图6－7、8）。

1. 子宫的位置 子宫位于骨盆腔的中央，膀胱和直肠之间。成年女子子宫的正常位置为前倾和前屈位，即人体直立时，整个子宫向前倾倒，子宫体与子宫颈之间、子宫和阴道之间均向前弯曲（图6－8）。

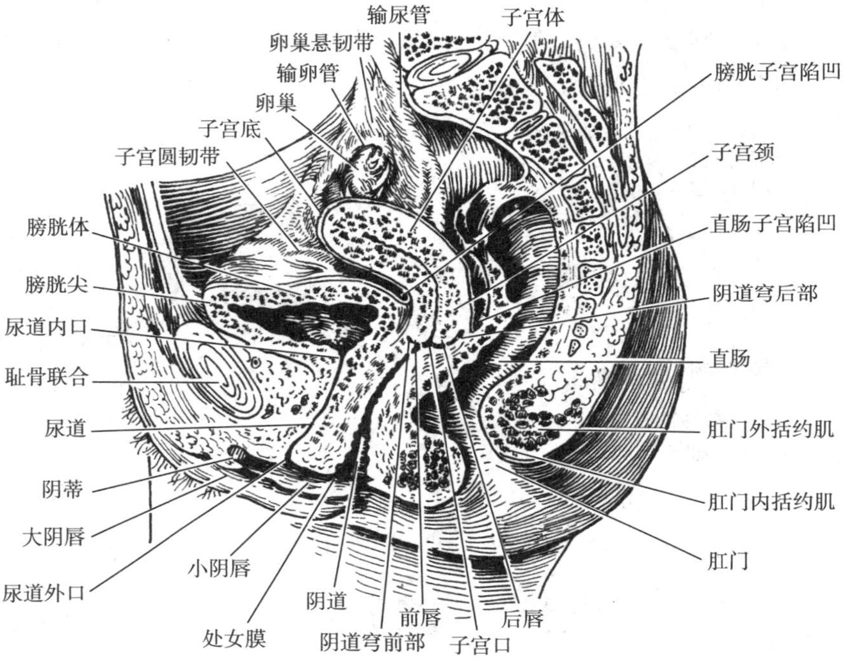

图6－8 女性骨盆正中矢状切面

2. 子宫的形态 成年未孕子宫呈前后略扁、倒置的梨形，可分为底、体、颈三部分。子宫底是顶部圆凸的部分；子宫颈是下端呈圆柱状的部分；底与颈之间的部分称子宫体。子宫的内腔可分为上部的子宫腔和下部的子宫颈管。

3. 子宫壁的结构 子宫壁由外向内分为外膜、肌层和内膜。子宫内膜自青春期开始，出现周期性的剥脱、出血、修复和增生。自青春期开始到绝经期，子宫底和体部的内膜在卵巢激素的作用下，发生周期性变化，称月经周期。每个月经周期约28天。子宫颈的内膜不随月经周期发生变化。

（四）阴道

阴道（vagina）为前后略扁的肌性管道，前壁紧贴膀胱、尿道，后壁邻直肠。阴道上端围绕子宫颈，两者间形成环状的阴道穹；下端以阴道口开口于阴道前庭。处女的阴道口周缘有处女膜附着（图6－7、8、9）。

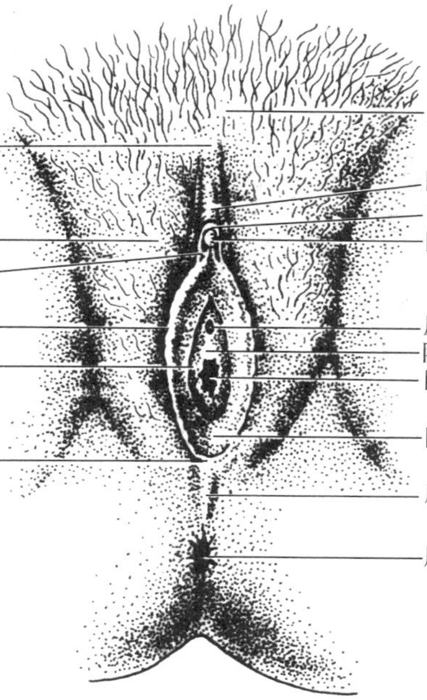

图6－9　女性外生殖器

二、外生殖器

女性外生殖器又称女阴（female pudendum），包括阴阜、大阴唇、小阴唇和阴蒂等（图6－9）。

1. **阴阜**（mons pubis）　是位于耻骨联合前面的皮肤隆起区，皮下富有脂肪。

2. **大阴唇**（greater lip of pudendum）　是大腿内侧一对纵行隆起的皮肤皱襞。

3. **小阴唇**（lesser lip of pudendum）　位于大阴唇的内侧，为一对较薄的皮肤皱襞。两侧小阴唇之间的裂隙，称阴道前庭，前部有尿道外口，后部有阴道口。

4. **阴蒂**（clitoris）　位于耻骨联合的前下方，由两个阴蒂海绵体构成。阴蒂头富有感觉神经末梢，感觉敏锐。

附：乳房

乳房（mamma）为成对的器官，男乳房不发达，女乳房于青春后期开始发育生长，妊娠和哺乳期的乳房有分泌活动，老年妇女乳房萎缩。乳房位于胸前部，在胸大肌的表面。成年未哺乳女子的乳房呈半球形，紧张而富有弹性。乳房的中央有乳头，成年未妊娠妇女的乳头平对第4肋间隙或第5肋。乳头周围颜色较深的环形区域，称乳晕。乳房由皮肤、乳腺组织和脂肪组织构成。乳腺组织被脂肪组织分割为15～20个乳腺叶，以乳头为中心呈放射状排列。每个乳腺叶有一条排泄管，称输乳管，开口于乳头（图6－10）。

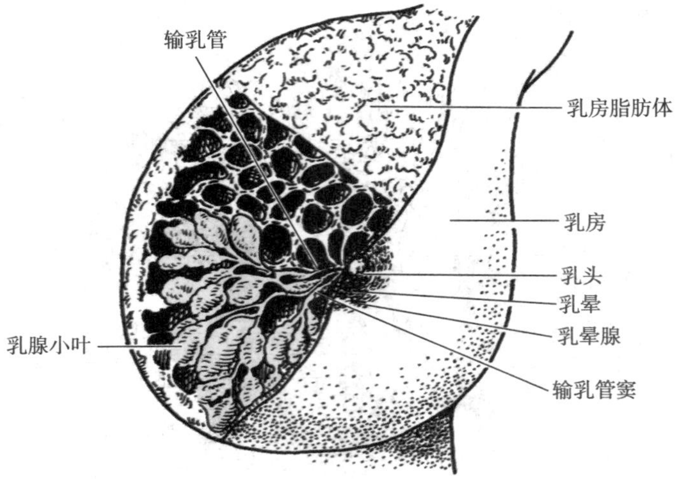

图6－10　女性乳房

第七章　循 环 系 统

循环系统（circulatory system）是一套封闭的相互连续的管道系统，包括心血管系统和淋巴系统两部分。心血管系统由心、动脉、静脉和毛细血管组成，其中循环流动着血液。淋巴系统由淋巴管道、淋巴器官和淋巴组织构成。淋巴液沿淋巴管道向心流动，最后汇入静脉，故淋巴管道可视为静脉的辅助管道（图7－1）。

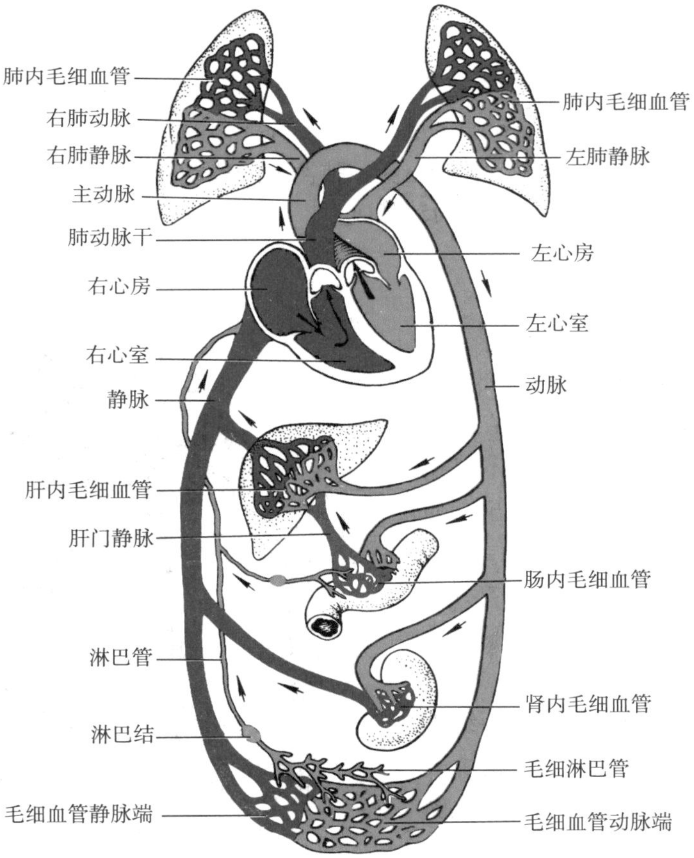

图7－1　循环系统示意图

循环系统的主要功能是进行物质运输，即将消化系统吸收的营养物质和肺吸入的氧气运送到全身各器官、组织和细胞，供其生理活动需要，同时又将它们的代谢产物及二氧化碳运送到肾、肺和皮肤等器官排出体外，以保证机体新陈代谢的正常进行。此外，内分泌系统所分泌的激素也有赖于循环系统运输到相应的靶器官和靶细胞参与机体的调节功能。

第一节　心血管系统

心血管系统（cardiovascular system）包括心、动脉、毛细血管和静脉。血液由心室射出，经动脉、毛细血管、静脉返回心房，这种周而复始的循环流动称为血液循环。依循环途径不同，分为体循环和肺循环。两个循环同时进行，彼此相通（图 7－1）。

体循环（大循环）：当心室收缩时，血液由左心室射入主动脉，再经主动脉的各级分支到达全身的毛细血管，血液在此通过毛细血管壁与其周围的组织、细胞进行物质交换和气体交换后，再经各级静脉，最后经上、下腔静脉和冠状窦返回右心房。体循环的特点是路径长，流经范围广，以动脉血滋养全身各器官、组织和细胞，并将其代谢产物经静脉血运回心。

肺循环（小循环）：血液由右心室射出，经肺动脉干及其各级分支到达肺泡周围的毛细血管网。通过毛细血管壁和肺泡壁，血液与肺泡内的空气进行气体交换，排出二氧化碳，吸入氧气，再经肺静脉进入左心房。肺循环的特点是路径短，血液只通过肺，其主要功能是使静脉血变成含氧丰富的动脉血。

一、心

心（heart）是中空的肌性器官，是连接动、静脉的枢纽和心血管系统的“动力泵”。心在神经和体液的调节下，有节律地收缩和舒张，不停地将血液从静脉吸入，由动脉射出，使血液在心血管内不停地循环，终生不止。

（一）心的位置和外形

1. 心的位置　心位于胸腔中纵隔内，外裹心包，约 2/3 居身体正中矢状切面的左侧，1/3 在其右侧（图 7－2）。上方与出入心的大血管相连，下方为膈；两侧借纵隔胸膜与肺相邻；后方有食管、胸主动脉和迷走神经；前方大部分被肺和胸膜遮盖，只有小部分与胸骨体下部和左侧第 4～6 肋软骨相邻，

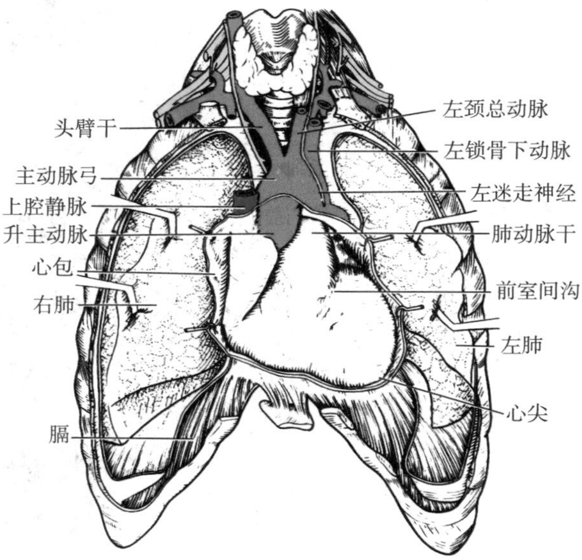

图 7－2　心的位置

故在左侧第4肋间隙，紧贴胸骨左缘进针做心内注射，可避免刺伤肺和胸膜，以免造成气胸。

2. 心的外形　心近似前后稍扁的倒置圆锥体，大小似本人拳头。可分为一尖、一底、两面、三缘，表面尚有三条浅沟（图7－3、4）。

心尖朝向左前下方，圆钝而游离，位于左侧第5肋间隙，锁骨中线内侧1～2cm处。心底朝向右后上方，与出入心的大血管干相连。两面为胸肋面（朝向前上方）和膈面（朝向后下方）。三缘即心右缘、心左缘和心下缘。三条浅沟分别是冠状沟，它是心房和心室的表面分界标志；前、后室间沟是左、右心室的表面分界标志。

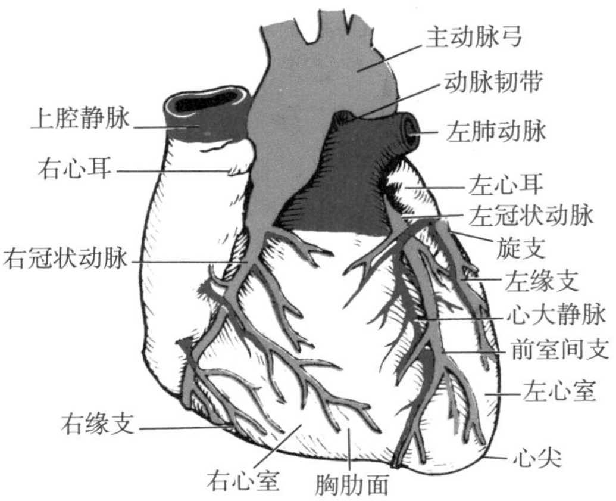

图7－3　心的外形及血管（前面）

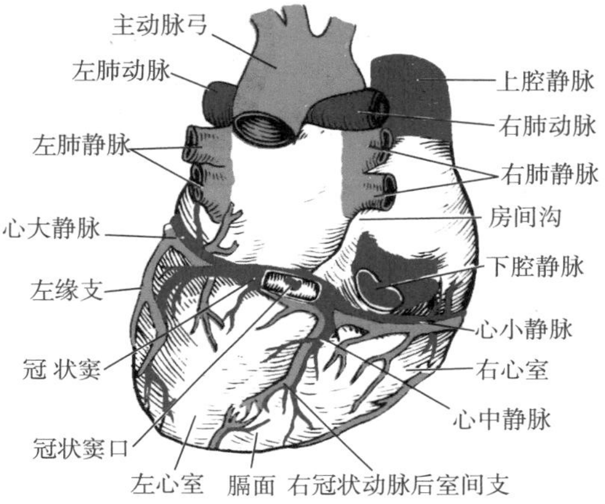

图7－4　心的外形及血管（后面）

（二）心的各腔

心借房间隔和室间隔分为左、右两半，左半心流动着动脉血，右半心流动着静脉血。每侧半心又分为上方的心房和下方的心室，因此心共有4个腔，即右心房、右心室、左心房和左心室。左、右心房和左、右心室互不相通，但每侧的心房借房室口与心室相通。

1. 右心房（right atrium）　位于心的右上部，壁薄腔大，其向左前方突出的部分称为右心耳。按血流方向，右心房有三个入口和一个出口：入口即后上方的上腔静脉口，后下方的下腔静脉口，在下腔静脉口与右房室口之间的冠状窦口，它们分别引导人体上、下半身和心壁的静脉血汇入右心房；出口即右房室口，血液由此流入右心室。在房间隔的下部有一卵圆形的浅窝，称为卵圆窝，胎儿时期此处为卵圆孔，出生以后此孔逐渐封闭，遗留的凹陷为卵圆窝，此处薄弱，是房间隔缺损的好发部位（图7－5）。

2. 右心室（right ventricle）　位于右心房的前下方，有出入两口：入口为右房室口，口周缘的纤维环上附有三片呈三角形的瓣膜，称三尖瓣，瓣的游离缘借腱索连于乳头肌。乳头肌为从室壁突入室腔的锥形隆起，亦分为三个（或三组），每个乳头肌的尖端发出数条腱索分别连于相邻两个尖瓣。心室收缩时，三尖瓣受血流冲压而关闭右房室口，可防止血流逆流入右心房。右心室的出口为肺动脉口，口周缘附有三个袋口向上的半月形瓣膜，称肺动脉瓣。当心室收缩时，血流冲开肺动脉瓣，进入肺动脉干中；而心室舒张时，瓣膜

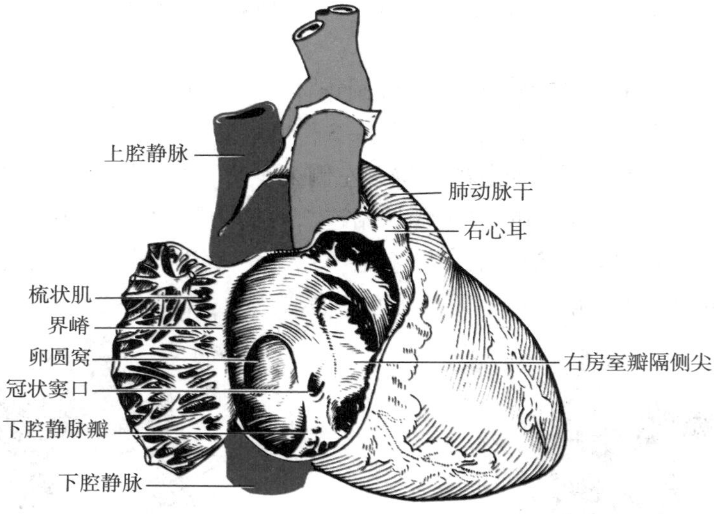

图 7－5　右心房

袋口被血液充盈而关闭，可防止血液从肺动脉逆流入右心室（图 7－6、7）。

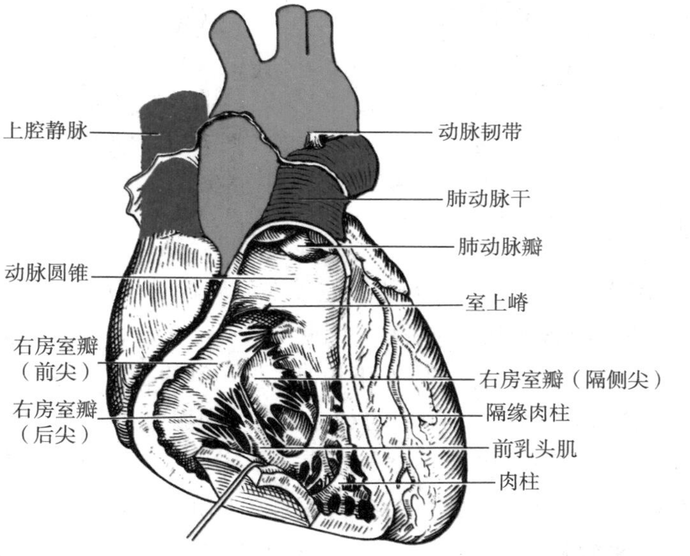

图 7－6　右心室

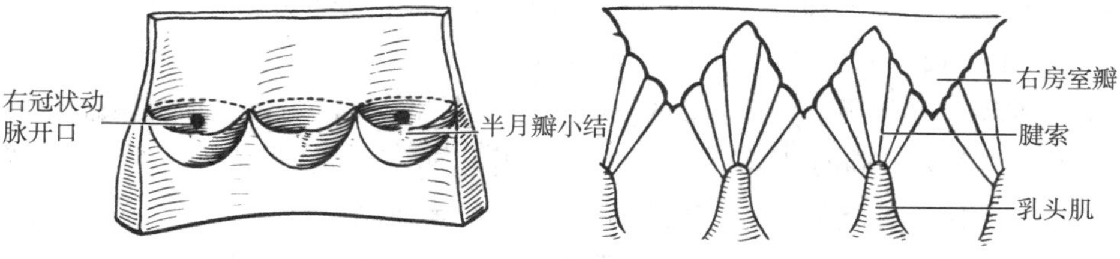

图 7－7　心瓣膜示意图

3. 左心房（left atrium）　位于右心房的左后方，其向右前方突出的部分称为左心耳。左心房有四个入口，均为肺静脉口，即左右肺各发出两条肺静脉，一起通向左心房。左心房出口是左房室口，血液由此流向左心室（图7－8、9）。

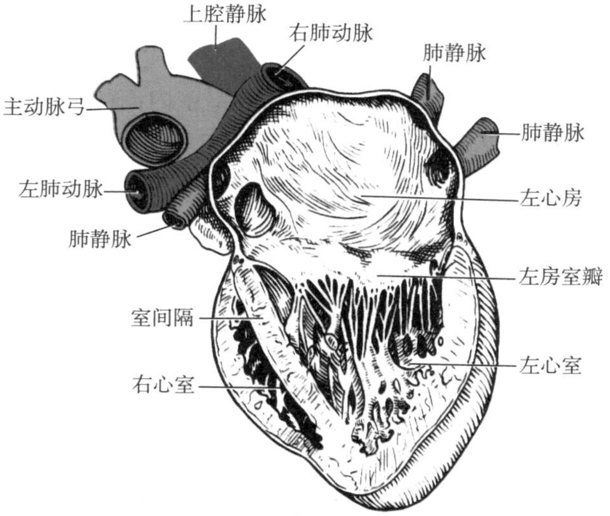

图7－8　左心房和左心室

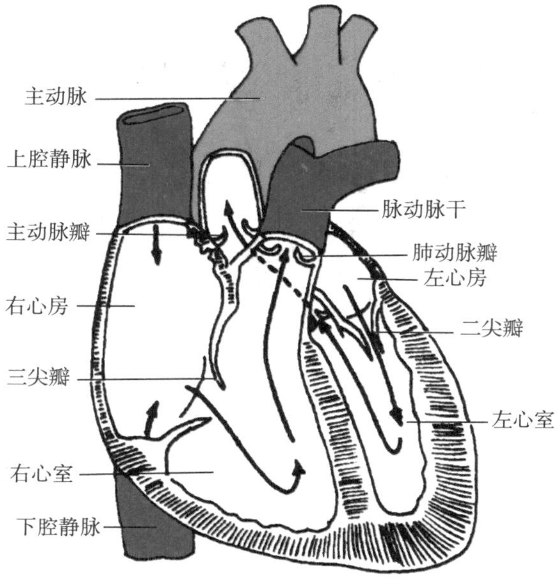

图7－9　心各腔的血流方向

4. 左心室（left ventricle）　位于右心室的左后方，室腔呈圆锥形，锥底朝上，有出入两口：入口即左房室口，口周围的纤维环上附有两片近似三角形的瓣膜称二尖瓣，瓣膜的边缘通过腱索连到乳头肌上。左心室的乳头肌较右心室的强大，有前、后两个（或两组），每个乳头肌也发出数条腱索连于相邻的两个尖瓣上。上述结构的功能与右心室相同，防止血液从左心室逆流入左心房。出口是主动脉口，口周围也附有三个袋口向上的半月形瓣膜，称主动脉瓣，其功能与肺动脉瓣相同，防止血液从主动脉逆流入左心室（图7－8、9）。

（三）心壁

心壁由心内膜、心肌层和心外膜组成，心肌层是构成心壁的主要部分。

1. 心内膜（endocardium） 是衬于心房和心室壁内面的一层光滑的薄膜，与血管的内膜相续。心腔的各瓣膜就是由心内膜在各房室口和动脉口处折叠并夹有一层致密结缔组织而构成的。

2. 心肌层（myocardium） 是构成心壁的主体，由心肌细胞构成，分为心房肌和心室肌。心房肌较薄弱，心室肌肥厚，尤以左心室最发达。心房肌与心室肌不相连续，它们附着于房室口周围的纤维结缔组织环上，因此心房、心室可以分别收缩（图7－10）。

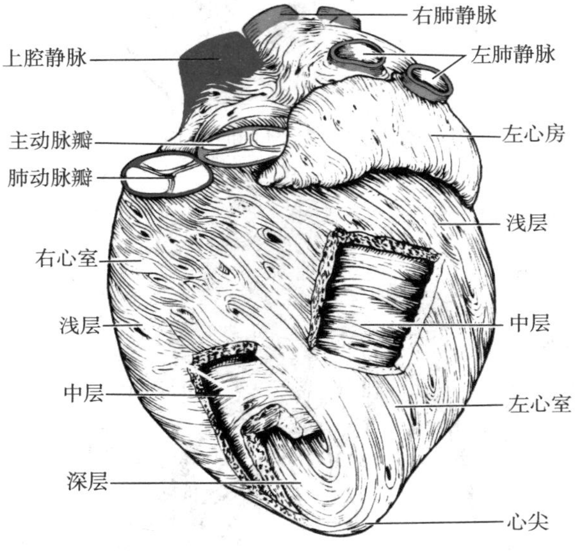

图7－10 心肌层

3. 心外膜（epicardium） 是包在心肌外面的一层光滑的浆膜，即浆膜心包的脏层。

（四）心的传导系统

心的传导系统由特殊分化的心肌纤维构成，位于心壁内，具有产生兴奋、传导冲动和维持心正常节律性搏动的功能，包括窦房结、房室结、房室束及其分支（图7－11）。

1. 窦房结（sinuatrial node） 位于上腔静脉与右心耳之间的心外膜深面，呈米粒大小的扁椭圆形，是心自动节律性兴奋的发源地，即心的正常起搏点。由窦房结发出的冲动传向心房肌使心房收缩，同时向下将冲动传到房室结。

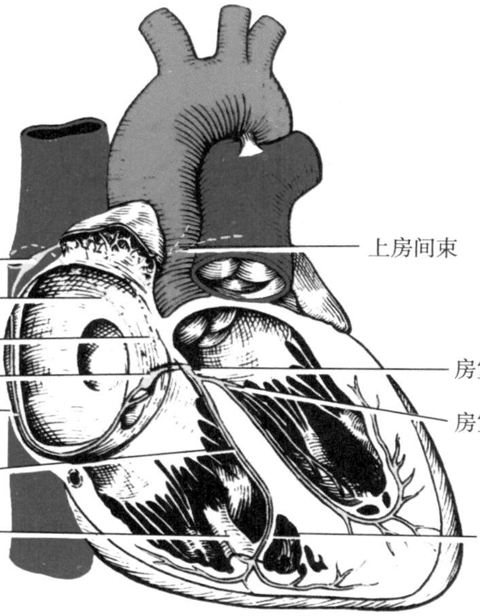

图 7－11　心的传导系统

2. 房室结（atrioventricular node）　位于冠状窦口与右房室口之间的心内膜深面，呈扁的椭圆形，它从前下方发出房室束入室间隔。房室结的主要功能是将窦房结传来的冲动传向心室，保证心房收缩后再开始心室的收缩。

3. 房室束及其分支　房室束（atrioventricular bundle）又称希氏（His）束，自房室结发出后入室间隔上部，立即分为左、右束支。左、右束支沿室间隔左、右侧心内膜深面下行至左、右心室，再分散成许多细小的分支并交织成网，称心内膜下支（蒲肯野 Purkinje 纤维网），与心室的普通心肌细胞相连。此时，由窦房结产生的冲动到达左、右心室肌，引起心室的收缩。

（五）心的血管

1. 动脉　心的血液供应来自左、右冠状动脉，它们均发自升主动脉的起始部（图 7－3、4、12）。

（1）*左冠状动脉*（left coronary artery）　起自升主动脉起始部的左侧，在肺动脉干与左心耳之间左行，随即分为前室间支和旋支。前室间支沿前室间沟下行，绕过心尖右侧，至后室间沟下部与右冠状动脉的后室间支吻合。前室间支沿途发出分支分布到左心室前壁、室间隔前 2/3 和右心室前壁的一部分。旋支沿冠状沟左行，绕过心左缘至左心室膈面，分支分布到左心房、左心室左侧壁和膈面。

（2）*右冠状动脉*（right coronary artery）　起自升主动脉起始部的右侧，行于右心耳与肺动脉干之间，再沿冠状沟右行，绕过心右缘随即分为后室间支和右旋支。后室间支沿后室间沟下行，至其下部与前室间支的末梢吻合。右旋支细小，继续向左行至左心室膈壁。右冠状动脉沿途发出分支分布到右心房、右心室、室间隔后 1/3 和左心室膈面一部分，此外还有分支分布到窦房结和房室结。

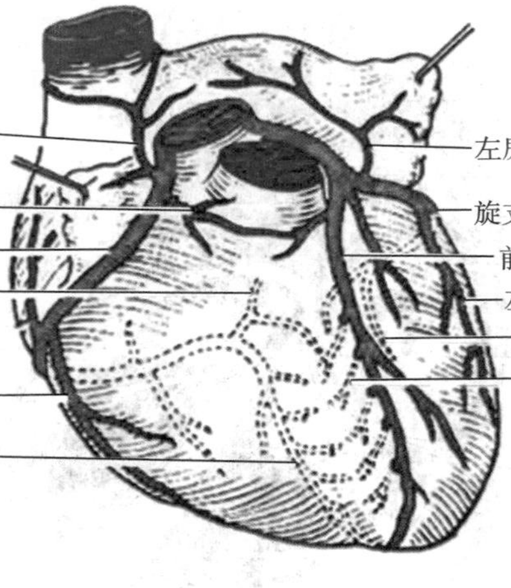

图 7－12 心冠状动脉模式图

2. 静脉 心壁各层静脉网主要汇合成心大静脉、心中静脉和心小静脉，上述静脉均注入冠状窦。冠状窦（coronary sinus）位于心膈面的冠状沟内，左心房和左心室之间，经冠状窦口汇入右心房（图 7－3、4）。

（六）心包

心包（pericardium）为包裹心和出入心大血管根部的纤维浆膜囊，可分为内、外两层，外层为纤维心包，内层为浆膜心包（图 7－13）。

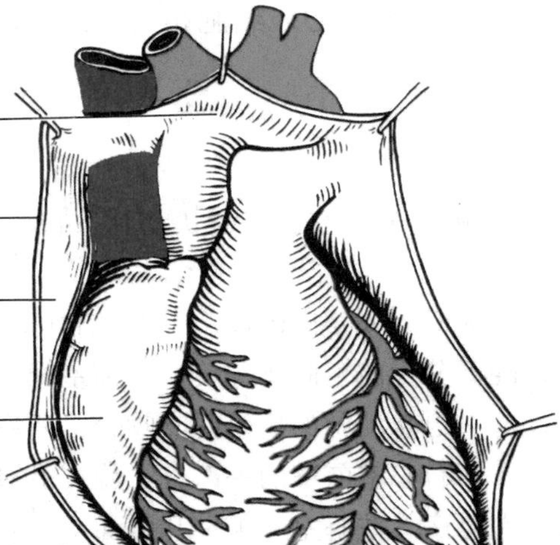

图 7－13 心包

1. 纤维心包 是坚韧的结缔组织囊，上方与出入心的大血管外膜相移行，下方与膈的中心腱愈着。

2. 浆膜心包 位于纤维心包内面，可分脏、壁两层。脏层紧贴在心肌的表面，构成心外膜；壁层贴在纤维心包的内面。脏、壁两层在出入心的大血管根部相互移行，两层之间的潜在性腔隙称心包腔，内含少量浆液，起润滑作用，可减少心搏动时的摩擦。

二、肺循环的血管

（一）肺循环的动脉

肺动脉干为一条短而粗的动脉干，起自右心室的肺动脉口，在升主动脉右侧向左后上斜行，至主动脉弓的下方分为左、右肺动脉（pulmonary artery），经肺门进入肺内（图7－14）。

（二）肺循环的静脉

肺静脉（pulmonary vein）从肺泡周围毛细血管起始，逐渐汇合成左、右两对肺静脉，出肺门后，注入左心房。

三、体循环的血管

（一）体循环的动脉

1. 主动脉（aorta） 是体循环的动脉主干，起自左心室，根据它的行程可分为升主动脉、主动脉弓和降主动脉（图7－15）。

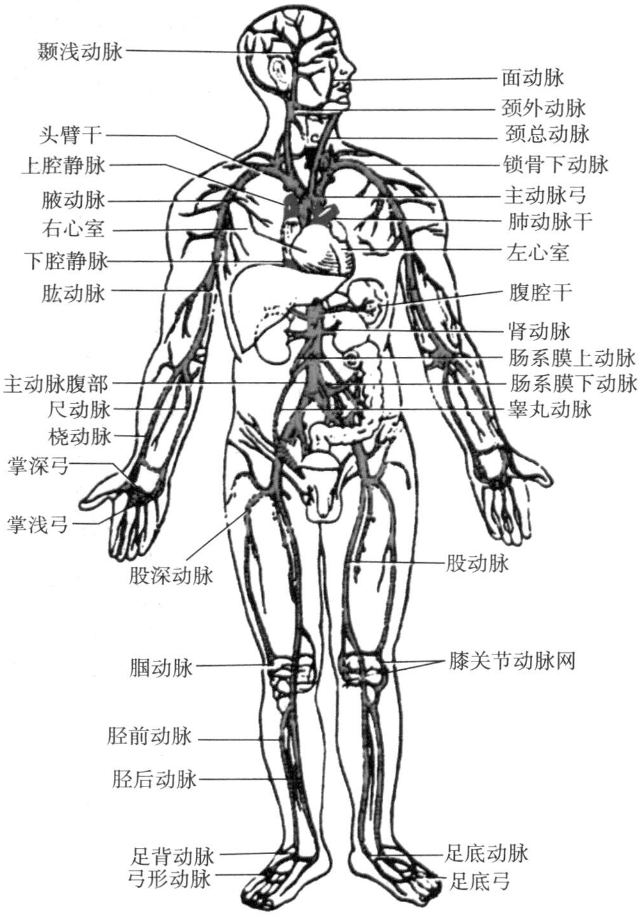

图7－14 全身动脉

（1）升主动脉（ascending aorta） 起自左心室的主动脉口，其起始部有左、右冠状动脉发出。升主动脉经上腔静脉左侧上升，续于主动脉弓。

（2）主动脉弓（aorta arch） 接续升主动脉，作弓形弯向左后方，移行于降主动脉。从主动脉弓凸侧自右向左依次发出头臂干、左颈总动脉和左锁骨下动脉。头臂干发出右颈总动脉和右锁骨下动脉。

（3）降主动脉（descending aorta） 为主动脉最长的一段，续于主动脉弓，沿脊柱左前方下降，至第12胸椎水平穿膈的主动脉裂孔入腹腔，继续下行至第4腰椎下缘平面，分为左、右髂总动脉。降主动脉位于主动脉裂孔以上的部分称胸主动脉，位于主动脉裂孔以下的部分称腹主动脉。

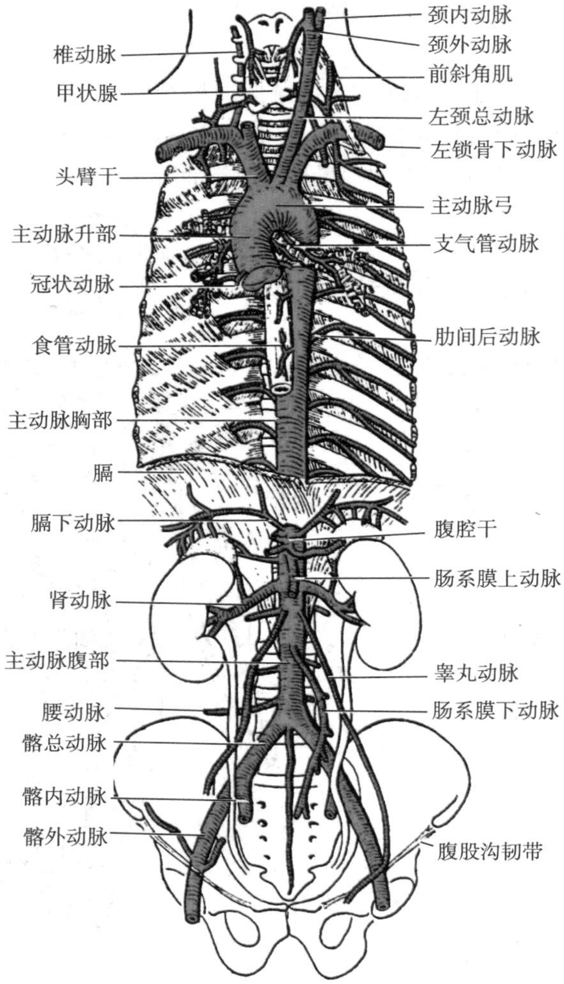

图 7－15　主动脉及其主要分支

2. 头颈部的动脉　头颈部的主要动脉干为颈总动脉（common carotid artery）。右侧的起自头臂干，左侧的起自主动脉弓，两者均沿气管、食管和喉的外侧上升，到甲状软骨上缘处分为颈内动脉和颈外动脉（图 7－15、16）。在此分叉处有两个重要结构，即颈动脉窦和颈动脉小球。颈动脉窦为颈内动脉起始处的膨大部分，壁内有特殊感觉神经末梢，为压力感受器；颈动脉小球是一个扁椭圆形小体，位于颈总动脉分叉处的稍后方，为化学感受器。

（1）颈外动脉（external carotid artery）　自颈总动脉发出后上升，至下颌头稍下方处分为颞浅动脉和上颌动脉两个终支。颈外动脉分支营养颈部、头面部和脑膜等处。

（2）颈内动脉（internal carotid artery）　由颈总动脉发出后，向上经颅底入颅腔，分布于脑和视器（见中枢神经系统）。

（3）锁骨下动脉（subclavian artery）　左、右各一条。左侧起自主动脉弓，右侧起自头臂干。横越第 1 肋上面进入腋窝，移行于腋动脉。锁骨下动脉的分支，主要分布到

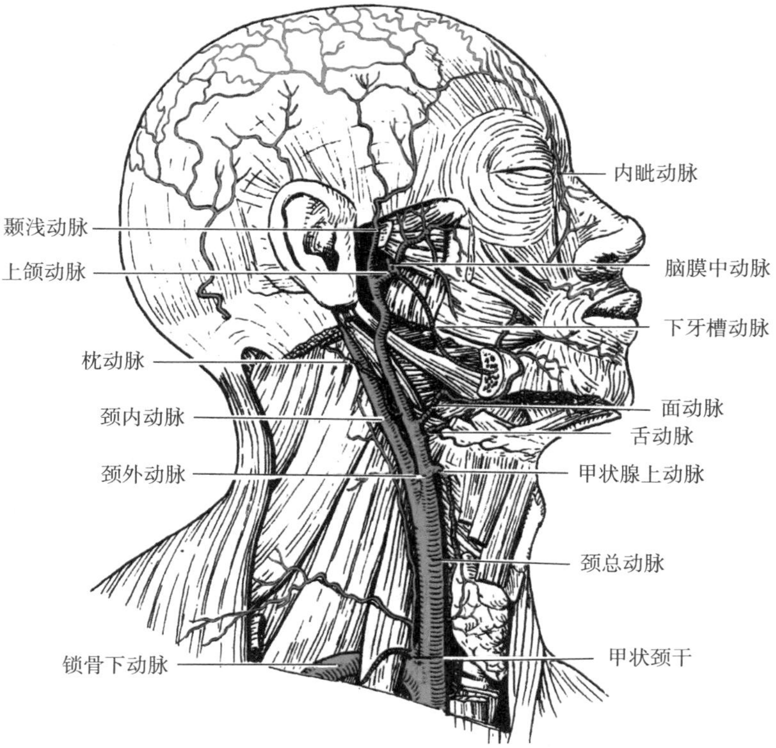

图 7－16 颈总动脉及其分支

脑、头颈、胸腹等处。

3. 上肢的动脉（图 7－14、17） 上肢动脉的主干为腋动脉。

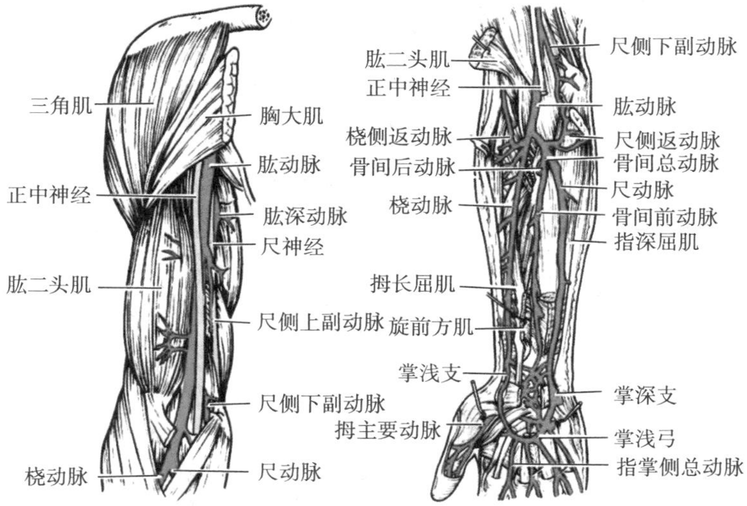

图 7－17 上肢的动脉

（1）腋动脉（axillary artery） 于第 1 肋外侧缘接续锁骨下动脉，行于腋窝深部。腋动脉进入臂部后，改称肱动脉。

（2）肱动脉（brachial artery） 沿肱二头肌内侧沟下行，沿途发出分支营养臂部和肘关节。在肘关节前方，肱动脉分为桡动脉和尺动脉。肱动脉分支分布到臂的屈、伸肌等。

（3）桡动脉（radial artery） 自肱动脉发出后，沿前臂桡侧下降，上段被肌遮盖，下段仅被筋膜及皮肤所盖，位置表浅，是常用的扪脉部位。其终支与尺动脉分支于手掌处吻合成掌深弓。桡动脉分支分布到前壁屈肌和手肌等。

（4）尺动脉（ulnar artery） 自肱动脉发出后，斜行向内侧，沿前臂尺侧下降，并被肌肉所盖，经豌豆骨外侧入手掌，其终支与桡动脉的分支吻合成掌浅弓。尺动脉分支分布至前臂屈、伸肌和手肌等。由桡动脉和尺动脉终支和分支形成掌浅弓和掌深弓，两弓的分支营养手掌和手指。

4. 胸部的动脉 主干为胸主动脉（thoracic aorta），分为壁支和脏支两类。壁支主要为肋间后动脉（posterior intercostal artery），行于相应的肋间隙内，分布于胸、腹壁的肌和皮肤等（图7－15）；脏支分布于食管、气管及肺等脏器。

5. 腹部的动脉 主干为腹主动脉（abdominal aorta）。腹主动脉的主要分支如下（图7－14、15）：

成对的脏支分布于成对脏器，有肾上腺中动脉（middle suprarenal artery）分布到肾上腺。肾动脉（renal artery）经肾门入肾。睾丸动脉（testicular artery）分布到睾丸和附睾；女性为卵巢动脉（ovarian artery），分布到卵巢等。

不成对的脏支为：腹腔干（celiac trunk）为一条短动脉干，其分支分布到食管腹段、胃、十二指肠、肝、胆囊、胰和脾等；肠系膜上动脉（superior mesenteric artery）分支分布到十二指肠、空肠、回肠、盲肠、阑尾、升结肠和横结肠等（图7－18）；肠系膜下动

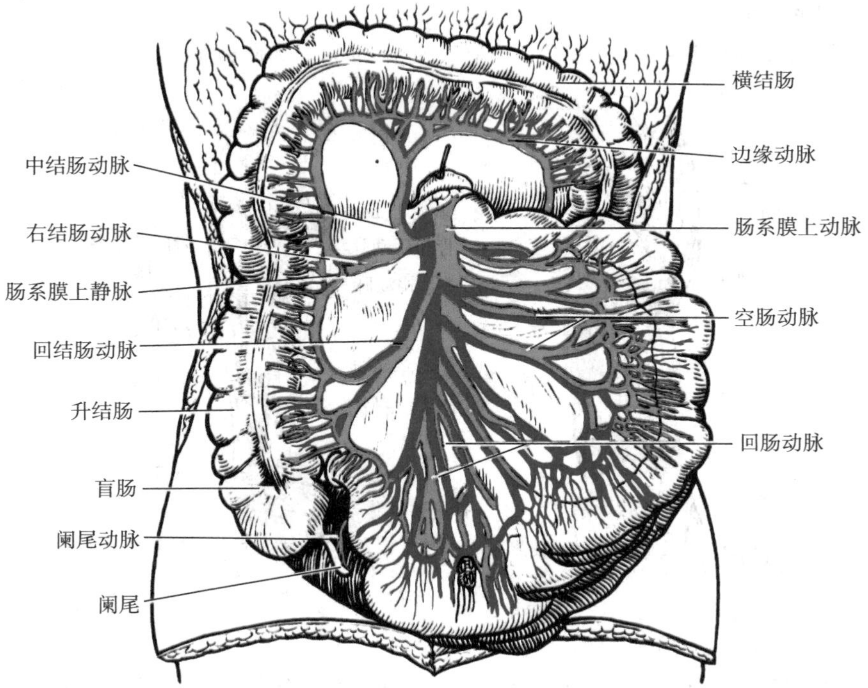

图7－18 肠系膜上动脉及其分支

脉（inferior mesenteric artery）分支分布到降结肠、乙状结肠和直肠上部等（图7－19）。

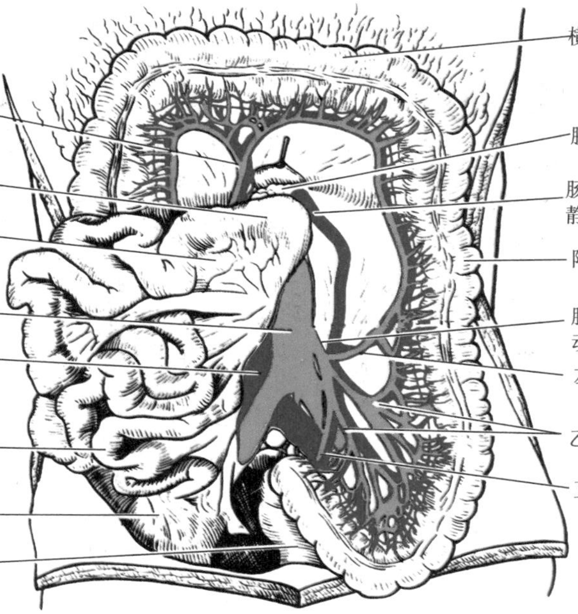

图7－19 肠系膜下动脉及分支

6. 盆部的动脉 髂总动脉（common iliac artery）向外下方斜行，分为髂内动脉和髂外动脉。髂内动脉（internal iliac artery）为盆部动脉的主干，入盆腔分为壁支和脏支。壁支分布到盆壁及臀部等，脏支分布到盆内脏器官及外生殖器等。

7. 下肢的动脉 髂外动脉（external iliac artery）自髂总动脉发出后，向外下方斜行，到股前部移行于股动脉。

（1）股动脉（femoral artery） 为下肢动脉的主干，沿大腿前面行向内下方，穿到腘窝移行于腘动脉。股动脉分支主要分布到大腿肌（图7－20）。

（2）腘动脉（popliteal artery） 在腘窝深部下降，发出分支分布于膝关节及其周围的肌，行至腘窝下部分为胫前动脉和胫后动脉。

（3）胫前动脉（anterior tibial artery） 于小腿前群肌之间下降，经距小腿关节前方至足背，改称足背动脉。胫前动脉和足背动脉营养小腿前部、足背和足趾等（图7－20）。

（4）胫后动脉（posterior tibial artery） 在小腿后群浅、深两层肌之间下降，进入足底后分为足底内侧动脉和足底外侧动脉（图7－21）。胫后动脉及其分支营养小腿后部、足底和足趾等。

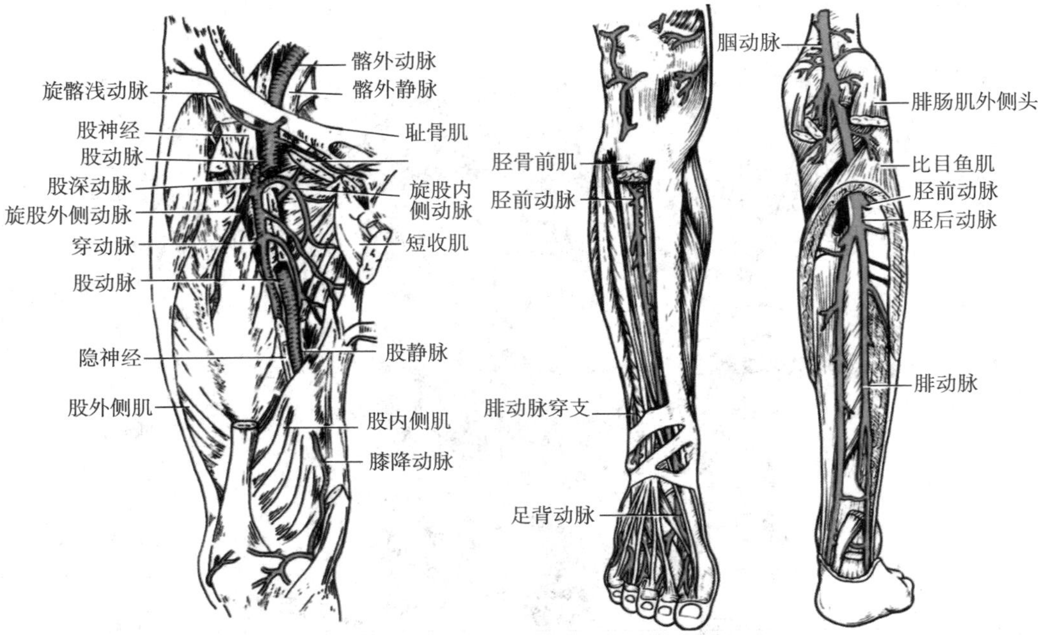

图 7-20　下肢的动脉

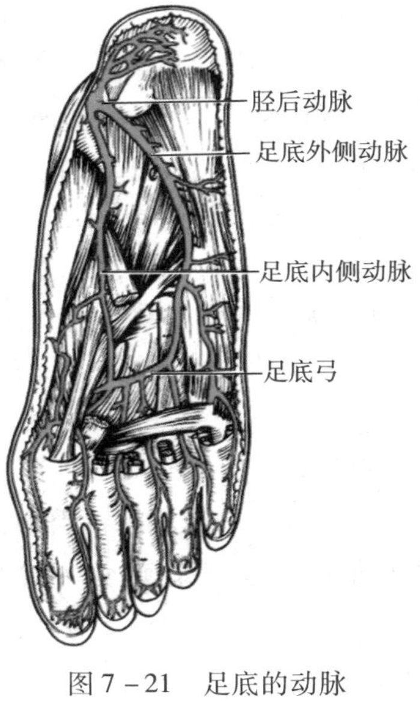

图 7-21　足底的动脉

(二) 体循环的静脉

体循环的静脉包括心静脉系（见心的血管）、上腔静脉系和下腔静脉系（图 7-22）。

1. 上腔静脉系　由上腔静脉（superior vena cava）及其属支组成，收集头颈部、上

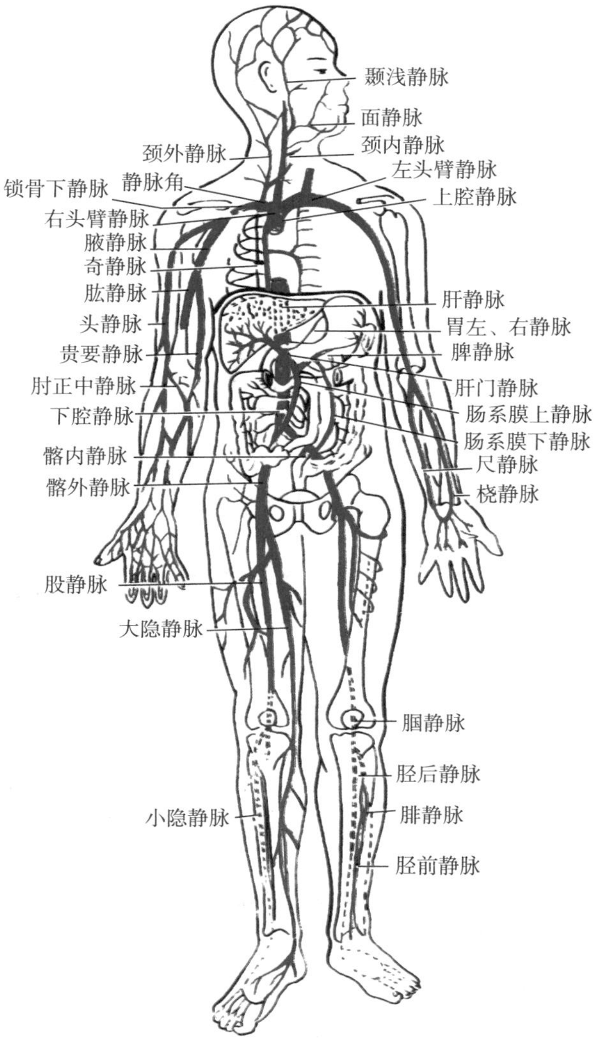

图 7-22 全身静脉模式图

肢和胸部的静脉血。上腔静脉由左、右头臂静脉（brachiocephalic vein）汇合而成，沿升主动脉右侧下降，注入右心房（注入前有奇静脉注入）。头臂静脉由同侧颈内静脉和锁骨下静脉汇合而成，汇合处形成的夹角称静脉角（venous angle），有淋巴导管注入（图 7-22）。

（1）头颈部的静脉 包括颈内静脉和颈外静脉。

颈内静脉（internal jugular vein）是颈部的深静脉，与颈内动脉、颈总动脉和迷走神经伴行，向下汇入头臂静脉。颈内静脉收集颅内和大部分颅外的静脉血。

颈外静脉（external jugular vein）是颈部最大的浅静脉，在颈部的皮下，由耳郭前、后方的静脉汇合而成，沿胸锁乳突肌表面下行，注入锁骨下静脉（subclavian vein）（图 7-23）。

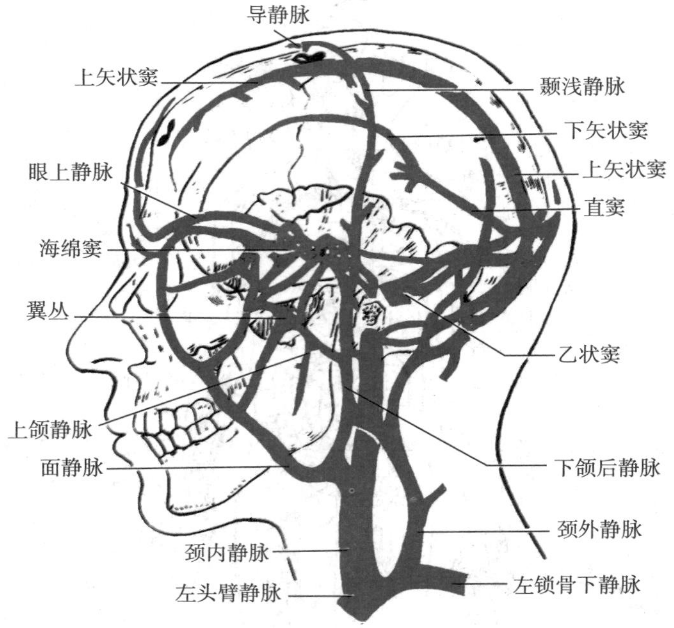

图 7－23 颅内、外静脉及其交通支

（2）上肢的静脉 有浅、深静脉两种。上肢的深静脉与同名动脉伴行。

上肢的浅静脉主要有头静脉、肘正中静脉和贵要静脉。头静脉（cephalic vein）起于手背静脉网的桡侧，在皮下沿前臂和臂的外侧上行，经三角肌与胸大肌之间穿深筋膜注入腋静脉或锁骨下静脉。贵要静脉（basilic vein）起自于手背静脉网的尺侧，沿前臂及臂的内侧上行，到臂的中部穿深筋膜注入肱静脉或腋静脉。在肘部，头静脉与贵要静脉之间有肘正中静脉（median cubital vein）相连，临床上常在肘正中静脉输液或采血（图 7－24）。

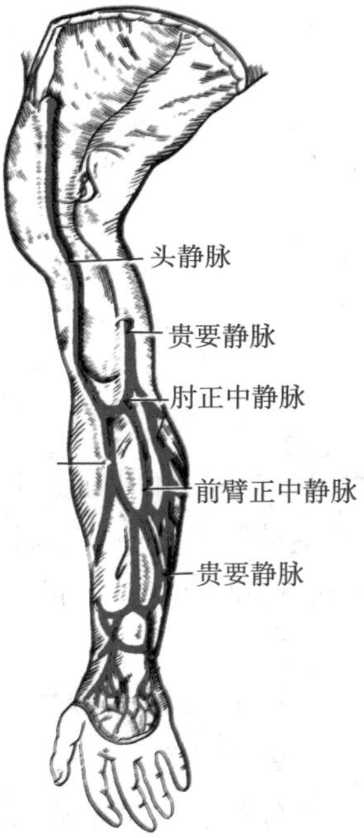

图 7－24 上肢的浅静脉

（3）胸部的静脉 主要有肋间后静脉和奇静脉等。奇静脉（azygos vein）收集胸壁、食管和支气管等脏器的静脉血。奇静脉汇合于上腔静脉。肋间后静脉（posterior intercostal vein）收集胸壁、腹壁的静脉血，最后大多注入奇静脉。

2. 下腔静脉系 由下腔静脉（inferior vena cava）及其属支组成，收集下肢、盆部和腹部的静脉血。下腔静脉是人体最粗大的静脉，由左、右髂总静脉汇合而成，沿腹主动脉的右侧上行，穿膈的腔静脉孔入胸腔，注入右心房。髂总静脉（common iliac vein）由髂内静脉和髂外静脉在骶髂关节前方汇合而成。

（1）下肢的静脉　有浅静脉和深静脉两种。下肢的深静脉与同名动脉伴行。股静脉位于股动脉的内侧，向上续于髂外静脉（external iliac vein）。

下肢的浅静脉有大隐静脉和小隐静脉。大隐静脉（great saphenous vein）自足背静脉弓内侧部起始，沿小腿内侧及大腿内前侧皮下向上行，注入股静脉（femoral vein）。小隐静脉（small saphenous vein）起自足背静脉弓外侧部，沿小腿后面的皮下上行，到腘窝处穿深筋膜，注入腘静脉（图 7－25）。

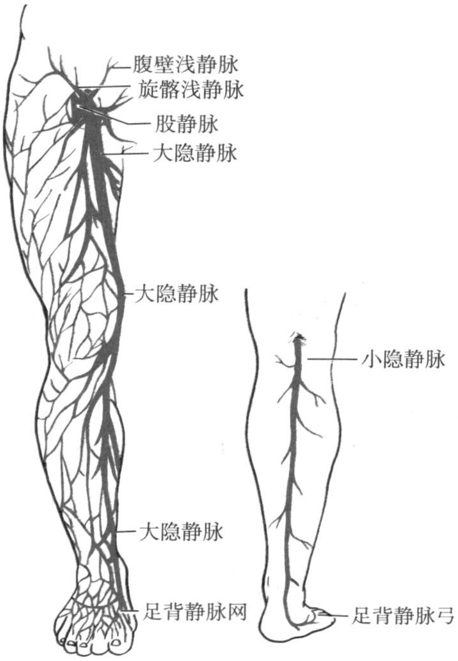

图 7－25　下肢的浅静脉

（2）盆部的静脉　主要有髂内静脉（internal iliac vein）及其属支。髂内静脉收集静脉血的范围与髂内动脉的分布区域相同。

（3）腹部的静脉　腹部成对脏器的静脉与同名动脉伴行，直接或间接地注入下腔静脉。腹部不成对脏器的静脉与同名动脉伴行，汇入肝门静脉入肝。

（4）肝门静脉（hepatic portal vein）　是一条短而粗的静脉干，由肠系膜上静脉（superior mesenteric vein）和脾静脉（splenic vein）汇合而成。肠系膜下静脉（inferiormesenteric vein）常注入脾静脉。肝门静脉收集腹腔内除肝以外的不成对脏器即胃、小肠、大肠（直肠下段除外）、胰、胆囊及脾的静脉血。肝门静脉合成后上行经肝门入肝，在肝内反复分支，续于肝血窦。肝血窦汇合成 3 条肝静脉，肝静脉注入下腔静脉（图 7－26）。

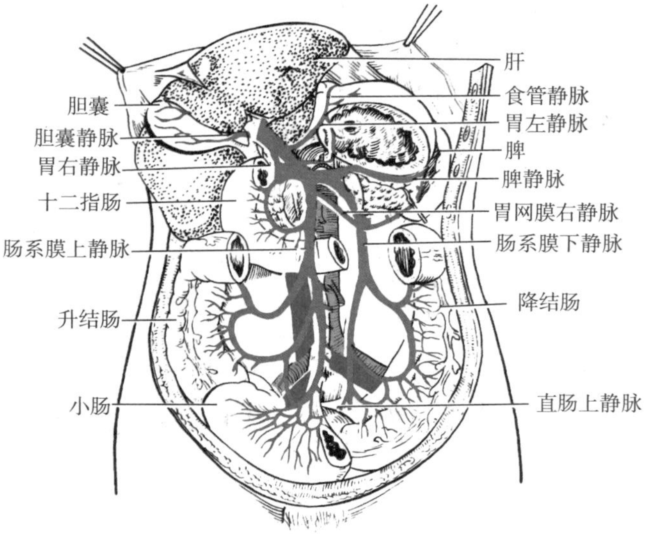

图 7－26　肝门静脉及其属支

肝门静脉及其属支组成肝门静脉系，属于下腔静脉系的一部分。肝门静脉系内无静脉瓣，它与上、下腔静脉系之间存在多处吻合，如食管下段、直肠和脐周围。当肝门静脉循环因某些病变而发生障碍时，血液可经吻合支流入上、下腔静脉。

第二节　淋巴系统

淋巴系统（lymphatic system）由淋巴管道、淋巴器官和淋巴组织组成（图7－27）。淋巴管道内有淋巴流动。当血液循环至组织的毛细血管时，毛细血管动脉端内的部分水分和营养物质透过毛细血管管壁，进入组织间隙，形成组织液。组织液与组织细胞进行物质交换后，组织液大部分在毛细血管静脉端被吸收，进入静脉回流；小部分进入毛细淋巴管内，形成淋巴，沿淋巴管道向心方向流动，最后注入静脉。因此，可将淋巴系统视为静脉的辅助管道。淋巴器官包括淋巴结、脾、胸腺和扁桃体等，淋巴组织主要分布于消化道和呼吸道的管壁内。淋巴器官和淋巴组织能过滤淋巴，并产生淋巴细胞，参与人体的免疫反应。

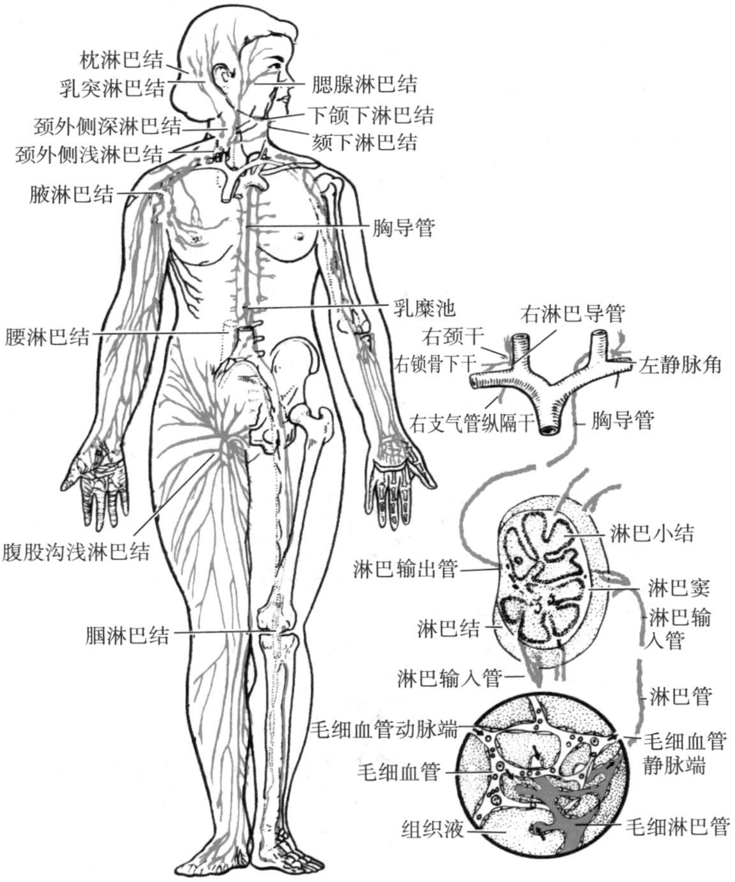

图7－27　全身淋巴管和淋巴结

一、淋巴管道

淋巴管道根据结构和功能的不同，可分为毛细淋巴管、淋巴管、淋巴干和淋巴导管4种。

（一）毛细淋巴管

毛细淋巴管（lymphatic capillary）是淋巴管道的起始部，也是淋巴生成的场所。毛细淋巴管以膨大的盲端起自组织间隙，广泛分布于除脑、脊髓、上皮、角膜、晶状体、牙釉质和软骨以外的全身各部组织中。

（二）淋巴管

淋巴管（lymphatic vessel）由毛细淋巴管汇合而成。管壁内有丰富的瓣膜，可保证淋巴向心流动。淋巴管之间有丰富的吻合。根据淋巴管的位置不同，可分为浅、深两种。浅淋巴管位于皮下，深淋巴管与深部血管伴行。浅、深淋巴管之间有吻合支相连（图7－27）。

（三）淋巴干

淋巴干（lymphatic trunk）由淋巴管汇合而成。全身浅、深淋巴管共汇合成9条淋巴干，即收集头颈部淋巴的左、右颈干，收集上肢淋巴的左、右锁骨下干，收集胸部淋巴的左、右支气管纵隔干，收集下肢、盆部和腹部成对脏器淋巴的左、右腰干，收集腹腔不成对脏器淋巴的肠干（图7－27、28）。

（四）淋巴导管

淋巴导管（lymphatic duct）共2条，即胸导管和右淋巴导管（图7－28）。

1. 胸导管（thoracic duct） 长约30～40cm，为全身最大的淋巴管道。胸导管起始于位于第1腰椎体前面呈梭形膨大的乳糜池。该处有左、右腰干和肠干汇入。自乳糜池起始后，胸导管穿主动脉裂孔上行入胸腔，先沿脊柱右前方上行，至第5胸椎水平转向左前方，继而出胸廓上

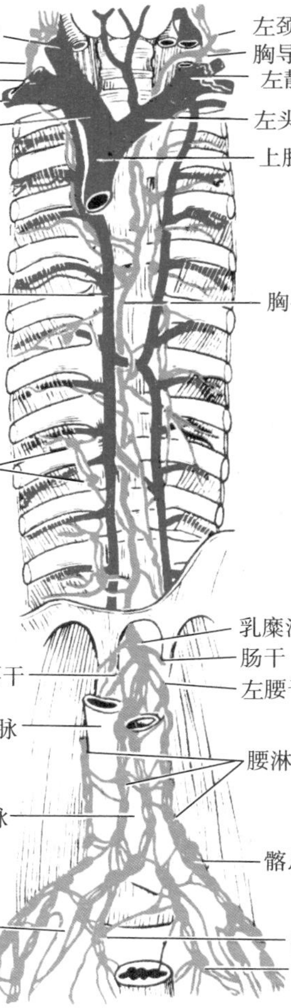

图7－28 胸导管和右淋巴导管

口至颈根部，注入左静脉角。在该处，左颈干、左支气管纵隔干和左锁骨下干汇入胸导管。胸导管收集人体下半身和左上半身的淋巴，即全身约3/4的淋巴经胸导管回流入静脉。

2. 右淋巴导管（right lymphatic duct） 为一短干，长约1.5cm，由右颈干、右锁骨下干和右支气管纵隔干汇合而成，注入右静脉角。右淋巴导管收集人体右上半身的淋巴，即全身约1/4淋巴经右淋巴导管回流入静脉。

二、淋巴器官

淋巴器官主要有淋巴结、脾、扁桃体和胸腺等。下面主要阐述淋巴结、脾和胸腺。

（一）淋巴结

1. 淋巴结的形态和位置 淋巴结（lymph node）为大小不等的圆形或椭圆形小体，质软色灰红，一侧凹陷，称淋巴结门。淋巴结上有淋巴管相连，连于凸侧的为输入淋巴管，连于淋巴结门上的为输出淋巴管。前一淋巴结的输出淋巴管为后一淋巴结的输入淋巴管。淋巴结一般成群分布，存在于较隐蔽的部位，如腋窝、腹股沟等处；也可以在胸、腹腔中，多位于大血管的周围和内脏器官的门附近（图7－27）。

2. 主要淋巴结群

（1）头颈部淋巴结 主要有下颌下淋巴结、颈外侧浅淋巴结、颈外侧深淋巴结。

（2）腋淋巴结 位于腋窝内，大部分沿血管排列。

（3）腹股沟淋巴结 主要有腹股沟浅淋巴结和腹股沟深淋巴结。

（二）脾

脾（spleen）位于左季肋区，平对第9～11肋，其长轴与第10肋一致，正常情况下在左肋弓下不能触及（图7－29）。

脾呈扁椭圆形，暗红色，质软而脆，有内外两面、前后两端和上下两缘。外面贴膈称膈面，稍隆凸；内面称脏面，中央凹陷，有脾动、静脉，神经和淋巴管出入，称脾门。脾上缘较锐利，有2～3个切迹，称脾切迹，可作为触诊脾的标志。

脾的功能主要是参与免疫反应，储存血液，清除衰老血细胞、产生淋巴细胞等，胎儿时还可造血。

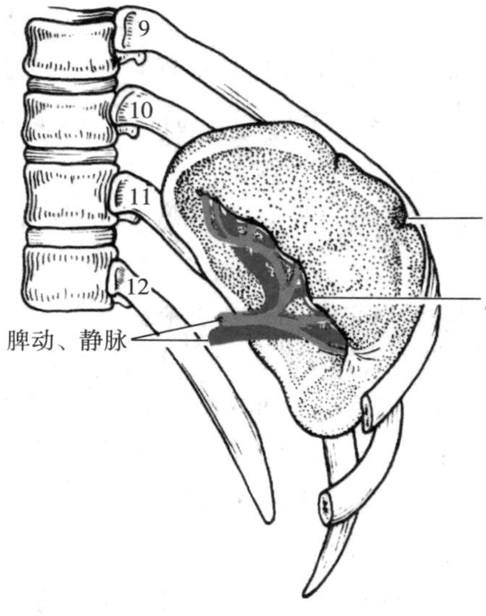

图7－29 脾的形态和位置

（三）胸腺

胸腺（thymus）位于胸骨柄及上部肋

软骨的后方，可分大、小不等的左叶和右叶（图7－30）。胸腺在出生后两年内生长很快，以后随年龄继续生长，到青春期发育至顶峰。青春期以后逐渐退化和萎缩，被脂肪组织代替。

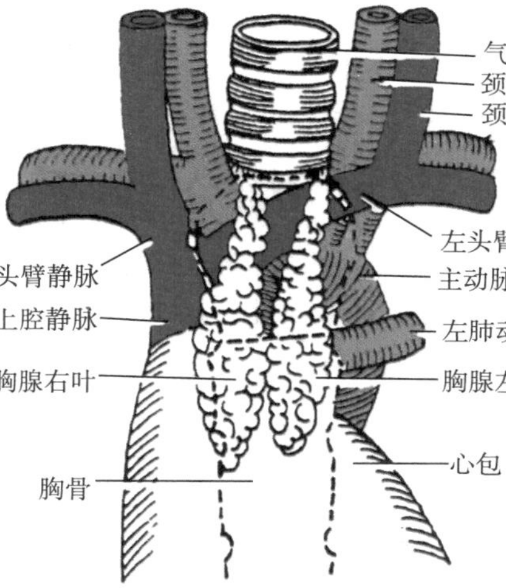

图7－30　胸腺

胸腺既是内分泌器官，也是淋巴器官。其主要功能是产生T淋巴细胞，参与细胞免疫；分泌胸腺素，促进T淋巴细胞成熟，提高免疫力。

第八章　内分泌系统

内分泌系统（endocrine system）是机体的重要调节系统，它与神经系统一起共同调节机体的生长、发育和各种代谢活动。内分泌腺是一种无排泄管的腺体，又称无管腺。腺细胞所分泌的物质，称为激素（hormone），直接进入血液或淋巴，借循环系统运送到全身，调节人体功能活动。

内分泌系统依其存在形式，可分为内分泌器官和内分泌组织（图 8－1）。本章仅述内分泌器官。

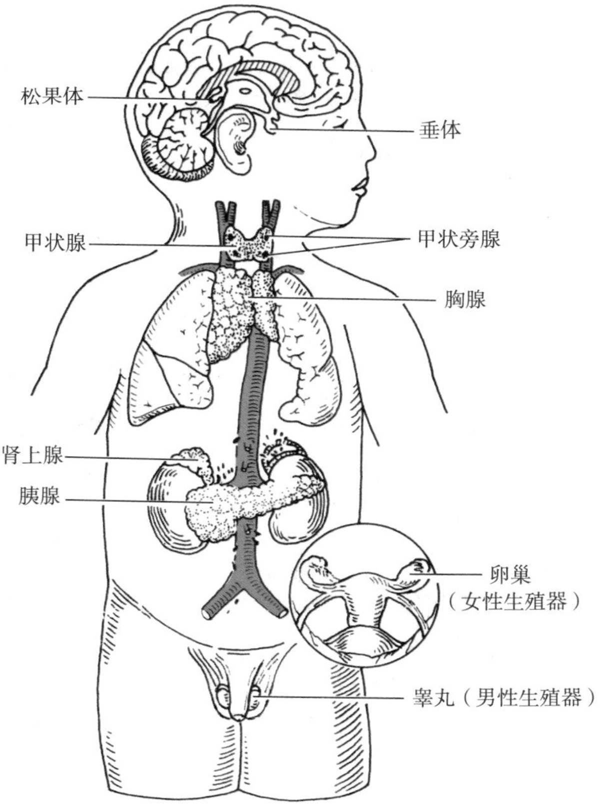

图 8－1　全身内分泌腺的分布

一、甲状腺

甲状腺（thyroid gland）位于颈部，由左、右叶及连接两叶的甲状腺峡组成（图8－2、3），两叶贴附在喉下部和气管上部的两侧面，呈“H”型。甲状腺峡位于第2～4气管软骨环的前方，有时从甲状腺峡向上伸出一突起，称为锥状叶。

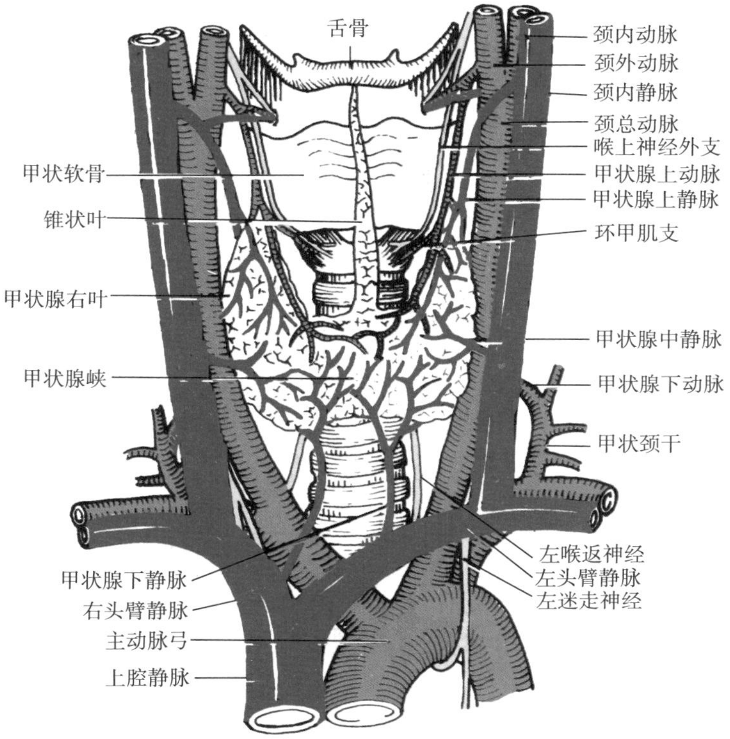

图8－2　甲状腺

甲状腺主要分泌含碘的甲状腺素，对机体的新陈代谢、生长发育有重要的调节作用，尤其是对骨骼和神经系统的生长发育极为重要。

二、甲状旁腺

甲状旁腺（parathyroid gland）呈扁圆形，贴于甲状腺两叶的后缘，一般为上、下两对，每个如绿豆大（图8－3）。有时一个或几个埋于甲状腺组织之中。

甲状旁腺分泌甲状旁腺素，与甲状腺分泌的降钙素共同调节体内的钙、磷代谢，维持血钙、血磷平衡。

三、垂体

垂体（hypophysis）位于蝶骨体的垂体窝内，呈卵圆形，上借漏斗连于下丘脑（图8－1、4）。根据其发生和结构特点，可将其分为腺垂体（前叶）与神经垂体（后叶）

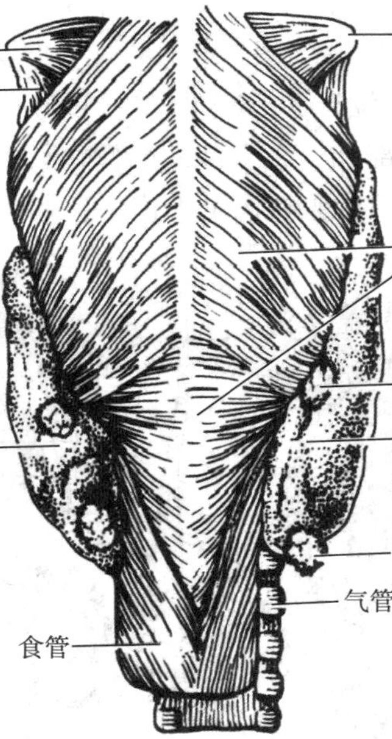

图 8－3　甲状腺和甲状旁腺（后面观）

两部分。

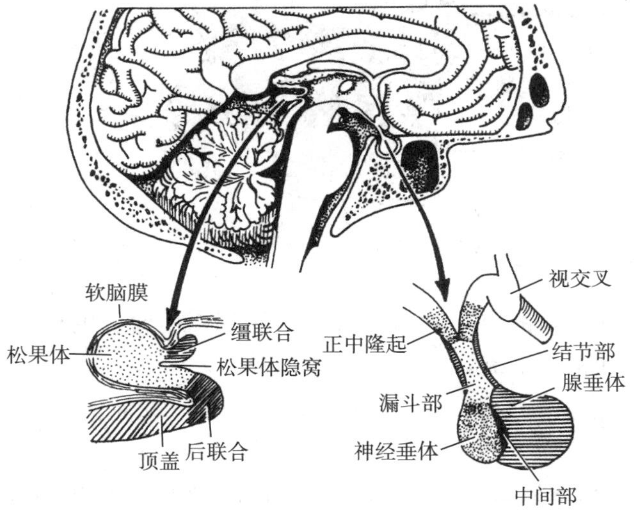

图 8－4　垂体和松果体

腺垂体占垂体的大部分，能分泌多种激素，如生长激素、促甲状腺激素、促肾上腺激素、促性腺激素等。可促进身体的生长和影响其他内分泌腺的活动等。神经垂体无分泌作用，只能贮存和释放由下丘脑分泌，经下丘脑垂体束运来的激素（抗利尿素和催产素），其功能是调节血压、控制尿量和调节子宫平滑肌收缩。

四、松果体

松果体（pineal body）位于背侧丘脑的内上后方（图 8－1、4），颜色灰红，形似松果。在儿童 7～8 岁时松果体发育至顶峰，以后逐渐萎缩退化，腺细胞减少，结缔组织增生。

一般认为松果体激素具有抑制机体发育和性早熟的作用。

五、肾上腺

肾上腺（suprarenal gland）位于两肾的上方，左侧者近似半月形，右侧者呈三角形（图 8－1、5）。肾上腺可分为外层的皮质和内部的髓质。这两部分结构不同，所分泌的激素也完全不同。

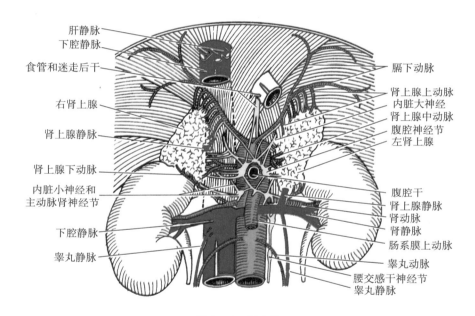

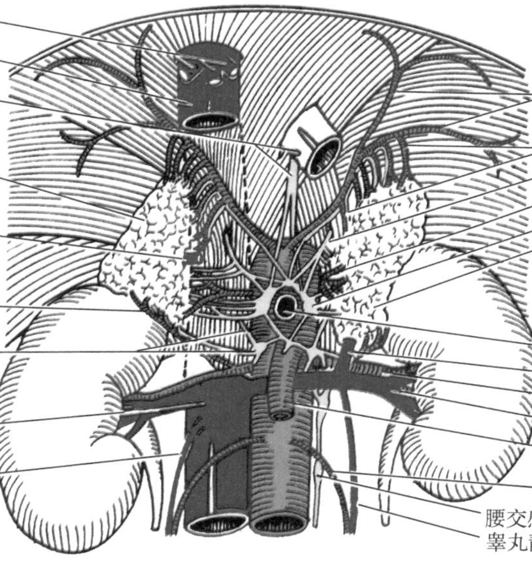

图 8－5　肾上腺

肾上腺皮质自外向内分为 3 层：即球状带、束状带和网状带。球状带的细胞分泌盐皮质激素，如醛固酮，主要参与调节体内的水盐代谢，对维持机体电解质和体液的动态平衡有着十分重要的作用；束状带的细胞分泌糖皮质激素，如氢化可的松，主要可调节糖的代谢；网状带靠近髓质，网状带的细胞能分泌性激素，以雄性激素为主，作用较弱。

肾上腺髓质能分泌肾上腺素和去甲肾上腺素，它们的生理功能是使心跳加快加强，小动脉收缩，从而参与维持血压稳定，并调节内脏平滑肌的活动和腺体的分泌活动。

第九章 感 觉 器

感觉器（sensory organ）由感受器（receptor）及其副器组成。有的感觉器结构简单，如嗅器和味器；有的则结构复杂，除感受器外还有许多辅助结构，如视器和前庭蜗器。不同的感觉器能分别感受不同的刺激，并将其转变为神经冲动。这些神经冲动经过神经传导途径传到大脑皮质的中枢部位，从而产生特定的感觉。如嗅器能感受空气中某些化学分子的刺激产生嗅觉，而视器则能感受光波刺激产生视觉。

第一节 视 器

视器（visual organ）即眼，由眼球和眼副器两部分组成。眼球能感受光波的刺激并将其转变为视觉冲动，该冲动通过视觉传导路传到大脑皮质的视觉中枢而产生视觉。眼副器对眼球具有支持、保护和运动作用。

一、眼球

眼球（eyeball）近似于球形，位于眶的前部，其后端通过视神经连于间脑。眼球由眼球壁和眼球内容物组成。

（一）眼球壁

从外向内依次分为眼球纤维膜、眼球血管膜和视网膜3层（图9-1）。

1. 眼球纤维膜（fibrous tunic of eyeball） 由坚韧的致密结缔组织构成，具有维持眼球外形和保护眼球内容物的作用。分为角膜和巩膜两部分。

（1）角膜（cornea） 占眼球纤维膜的前1/6，无色透明，曲度较眼球其他部位大，有屈光作用。角膜内无血管，但感觉神经末梢丰富，感觉极为敏锐。

（2）巩膜（sclera） 占眼球纤维膜的后5/6，乳白色，不透明。在靠近巩膜与角膜交界处的深面有环形的巩膜静脉窦，为房水回流的通道。巩膜后部与视神经的鞘膜相延续。巩膜外面有眼球外肌附着。

2. 眼球血管膜（vascular tunic of eyeball） 由前向后依次分为虹膜、睫状体和脉络膜三部分，含有丰富的血管和色素细胞。

（1）虹膜（iris） 位于眼球血管膜的前部，为圆盘状薄膜（图9-2），中央有圆形

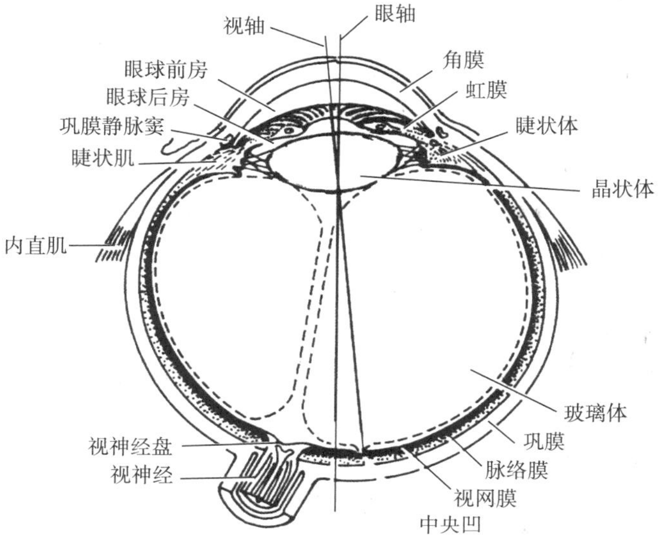

图 9－1　眼球的构造

的瞳孔（pupil）。虹膜内有两种排列方向不同的平滑肌：一种环绕于瞳孔周围，称为瞳孔括约肌，受副交感神经支配；另一种呈放射状排列，称为瞳孔开大肌，受交感神经支配。它们分别缩小和开大瞳孔，起调节进入眼球光线的作用。虹膜的颜色因人种不同有较大的差异。

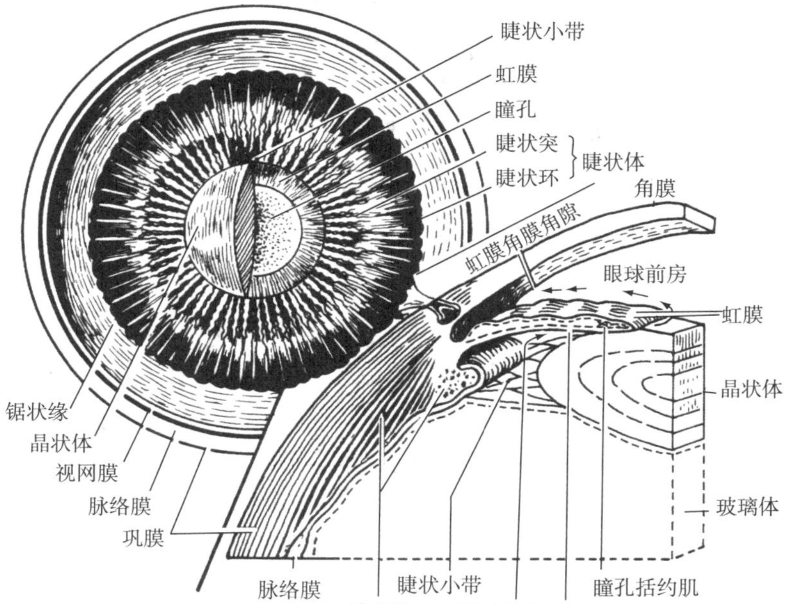

图 9－2　眼球前部（后面观）

（2）睫状体（ciliary body） 位于眼球血管膜的中部，是其最肥厚的部分（图9－2）。睫状体发出睫状小带与晶状体相连。睫状体内有平滑肌，称为睫状肌，受副交感神经支配。睫状肌的收缩和舒张，可通过睫状小带调节晶状体的曲度，从而起到调节视力的作用。睫状体还有产生房水的作用。

（3）脉络膜（choroid） 占眼球血管膜的后2/3，贴于巩膜内面，后部有视神经穿过。脉络膜具有营养眼球内组织和吸收眼内散射光线的作用。

3. 视网膜（retina） 是眼球壁的最内层。贴于虹膜和睫状体内面的部分无感光作用，称为盲部，贴于脉络膜内面的部分有感光作用，称为视部。视网膜的后部称为眼底。在眼底的鼻侧，有一呈白色的圆形隆起，称为视神经盘（视神经乳头）。此处无感光细胞，不能感光，称为生理性盲点。在视神经盘的颞侧约0.35cm处，有一小块黄色区域，称为黄斑（macula lutea）。其中央为一凹陷，称为中央凹，此区由密集的视锥细胞构成，是感光最敏锐处（图9－3）。视网膜中央动、静脉经视神经盘穿过，其分支分布于视网膜各部。这些结构在活体用眼底镜检查时可见到。

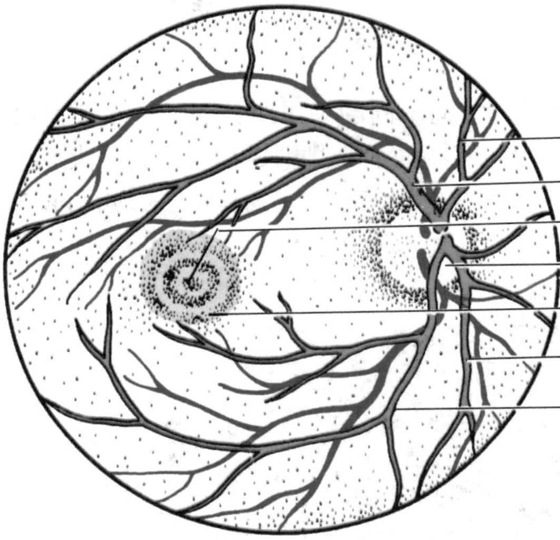

图9－3 右侧眼底

视网膜的组织结构可分为两层：外层为色素部，由单层色素上皮构成。内层为神经部，主要由3层细胞组成：①外层为感光细胞——视锥细胞和视杆细胞，紧邻色素上皮；②中层为双极细胞；③内层为神经节细胞（图9－4）。视锥细胞和视杆细胞具有不同的感光作用。视锥细胞能感受强光和颜色，对白天或明亮处视物起主要作用；视杆细胞则能感受弱光，对夜晚或暗处视物起主要作用。双极细胞和神经节细胞起传导作用。神经节细胞的轴突向视神经盘处集中，穿过脉络膜和巩膜后组成视神经。

（二）眼球内容物

眼球内容物包括房水、晶状体和玻璃体（图9－1、2）。这些结构与角膜一样都是无色透明的，无血管，具有屈光作用。眼球内容物和角膜共同组成眼的屈光系统，使物

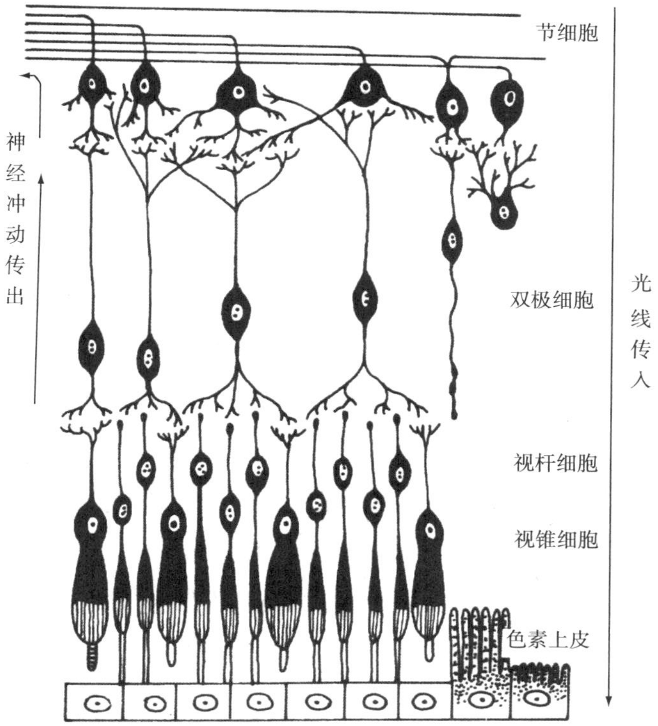

图 9－4 视网膜结构示意图

像聚焦于视网膜上。

1. 房水（aqueous humor） 为无色透明的液体，充满于眼房。眼房是角膜与晶状体之间的空隙，被虹膜分隔为眼球前房和眼球后房，两者借瞳孔相通。房水由睫状体产生，进入眼球后房，再经瞳孔至眼球前房，然后经过虹膜角膜角隙汇入巩膜静脉窦，最后回流至眼静脉，此过程称为房水循环。

房水除有屈光作用外，还有营养角膜和晶状体以及维持眼内压的作用。房水回流受阻将导致眼内压升高，致使视力减退甚至失明，临床上称为青光眼。

2. 晶状体（lens） 为富有弹性的双凸镜状透明体，位于虹膜与玻璃体之间，周围以睫状小带与睫状体相连。晶状体是眼球屈光系统中主要的调节结构。当视近物时，睫状肌收缩，睫状体向眼中轴移动，睫状小带放松，晶状体由于其本身的弹性而变凸，曲度增大，屈光能力增强，从而使物像能聚焦于视网膜上。视远物时，睫状肌松弛，睫状体远离中轴，睫状小带被拉紧，使晶状体变薄，曲度减小，屈光能力减弱，物像仍聚焦于视网膜上。晶状体若因疾病或损伤而变混浊，称为白内障。

3. 玻璃体（vitreous body） 是无色透明的胶状物质，充满于晶状体与视网膜之间。玻璃体除有屈光作用外，还有支撑视网膜的作用。若玻璃体发生混浊，可影响视力；若其支撑作用减弱，易导致视网膜剥离。

二、眼副器

眼副器包括眼睑、结膜、泪器和眼球外肌等，对眼球具有保护、支持和运动等作用。

（一）眼睑

眼睑（eyelids）俗称眼皮，是保护眼球的屏障，分为上睑和下睑（图9－5）。上、下睑之间的裂隙称为睑裂。睑裂的外侧角和内侧角分别称为外眦和内眦。睑的游离缘上长有睫毛，睫毛根部有睫毛腺，此腺的急性炎症（即麦粒肿）为眼科常见病。

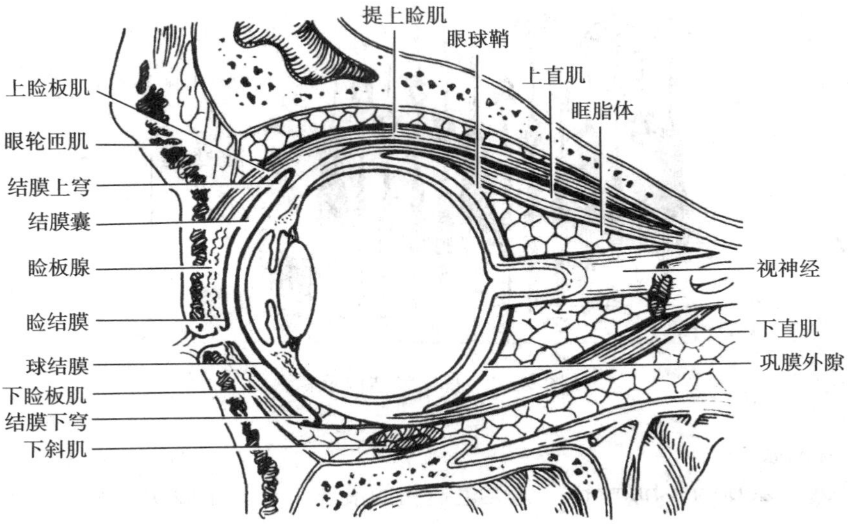

图9－5　眼眶矢状切面

（二）结膜

结膜（conjunctiva）是一层薄而透明、富含血管的黏膜，覆盖于眼睑的内面和巩膜前部表面（图9－5）。两部相互移行而形成结膜穹隆，分为结膜上穹和结膜下穹。上、下睑闭合时，结膜形成的囊状腔隙称为结膜囊。

（三）泪器

泪器（lacrimal apparatus）由泪腺和泪道构成。泪道包括泪点、泪小管、泪囊和鼻泪管（图9－6）。

1. 泪腺（lacrimal gland） 是分泌泪液的腺体，位于眼眶外上角处，其排泄小管开口于结膜上穹。泪液具有冲洗结膜囊异物、维持眼球表面湿润和洁净、抑制细菌繁殖等作用。

2. 泪道

（1）泪点（lacrimal punctum）　是位于上、下睑缘内侧端处的小孔，为泪小管的开

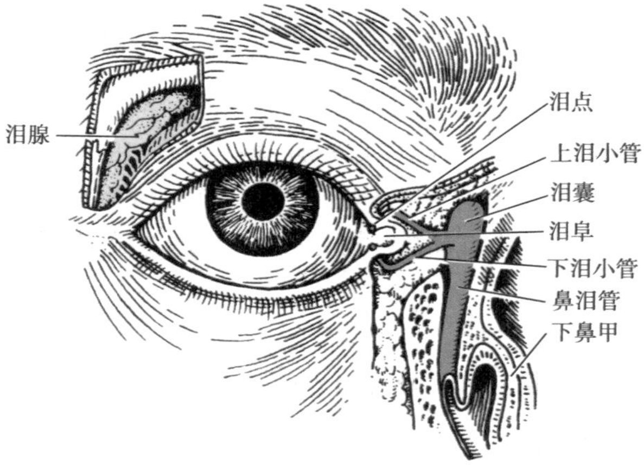

图9-6　泪器

口，是泪道的起始部位。

（2）泪小管（lacrimal ductule）　分上、下泪小管，起自泪点，汇入泪囊。

（3）泪囊（lacrimal sac）　是位于眼眶内侧壁前部的膜性囊。上端为盲端，下端移行为鼻泪管。

（4）鼻泪管（nasolacrimal duct）　接续于泪囊下端的膜性管道，向下开口于鼻腔。

（四）眼球外肌

眼球外肌（extrinsic ocular muscles）为视器的运动装置，包括六条运动眼球的肌和一条运动上睑的上睑提肌，均属骨骼肌（图9-7）。运动眼球的肌有四条直肌和两条斜肌，名为上直肌、下直肌、内直肌、外直肌、上斜肌和下斜肌。它们分别使眼球瞳孔转向上内、下内、内侧、外侧、下外和上外方。上睑提肌的作用为提上睑、开大睑裂。

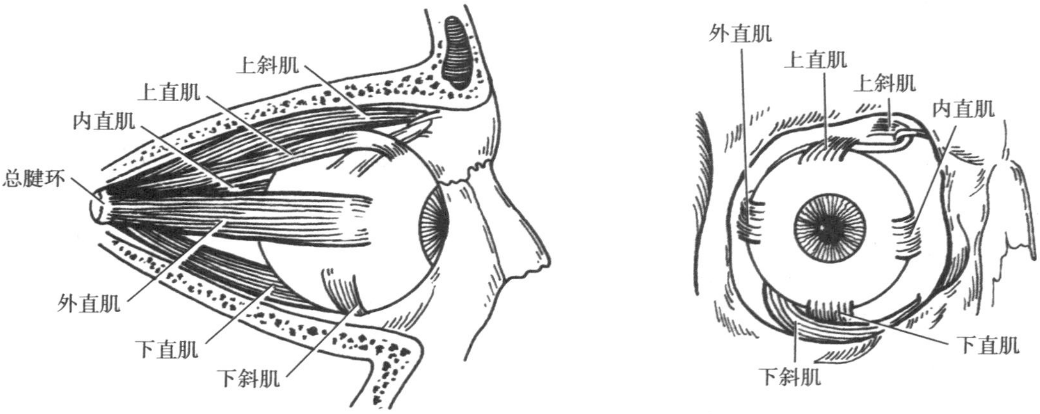

图9-7　眼球外肌（右眼）

第二节　前庭蜗器

前庭蜗器（vestibulocochlear organ）包括外耳、中耳和内耳三部分（图9－8）。外耳和中耳是收集和传导声波的装置，内耳有接受位置觉刺激的感受器（前庭器）和接受声波刺激的感受器（蜗器），二者在结构上关系密切，故前庭蜗器又称位听器。

一、外耳

外耳（external ear）包括耳郭、外耳道和鼓膜三部分（图9－8）。

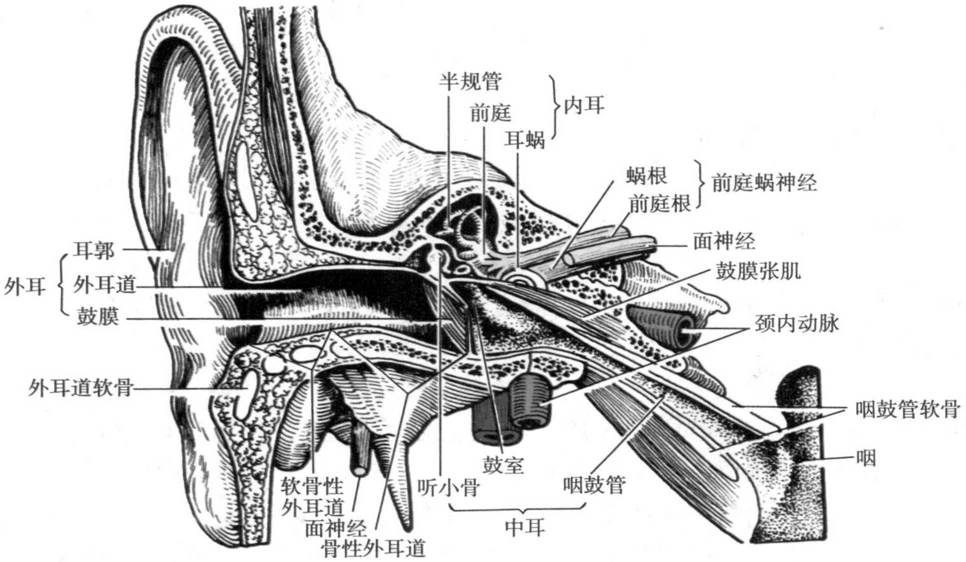

图9－8　外耳、中耳和内耳

（一）耳郭

耳郭（auricle）位于头的两侧，前外面凹陷，外耳门位于此面，后内面隆凸。耳郭的上方大部以弹性软骨为支架，外覆皮肤及少量皮下组织，下方1/3为耳垂，内无软骨，是临床常用的采血部位。

（二）外耳道

外耳道（external acoustic meatus）为自外耳门至鼓膜之间的弯曲管道，成人长约2.5cm，外1/3为软骨部，内2/3为骨部。外耳道的皮肤较薄，皮下组织较少，与软骨膜和骨膜结合紧密，同时感觉神经末梢丰富，所以外耳道疖肿时疼痛剧烈。

（三）鼓膜

鼓膜（tympanic membrane）为椭圆形的半透明薄膜，位于外耳道底与鼓室之间（图9－9）。鼓膜可随声波振动，是声波传导中的重要结构。

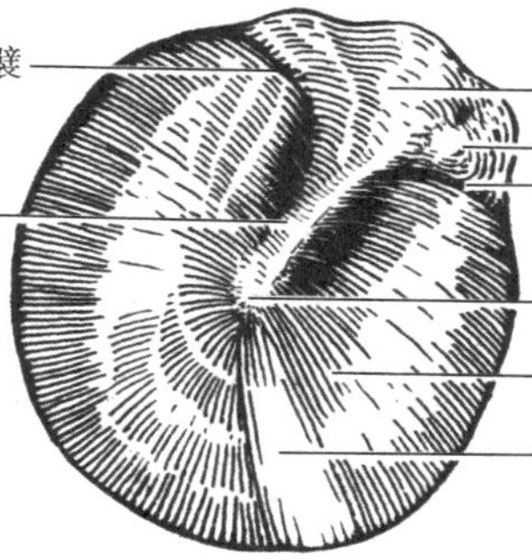

图9－9 鼓膜

二、中耳

中耳（middle ear）包括鼓室、咽鼓管、乳突窦及乳突小房（图9－8）。

（一）鼓室

鼓室（tympanic cavity）是颞骨岩部内含气的不规则小腔，位于鼓膜与内耳外侧壁之间，向前内侧经咽鼓管通咽腔，向后方与乳突小房相通。鼓室的内侧壁（即内耳的外侧壁）上有前庭窗和蜗窗（被第二鼓膜封闭）。鼓室内含有三块听小骨，从外侧向内侧依次称为锤骨、砧骨和镫骨（图9－10），三骨借关节连接成听骨链。锤骨柄紧贴于鼓膜内面，镫骨底封闭前庭窗。当声波振动鼓膜时，三块听小骨连串运动，使镫骨的底部在前庭窗上摆动，将声波的振动传入内耳。

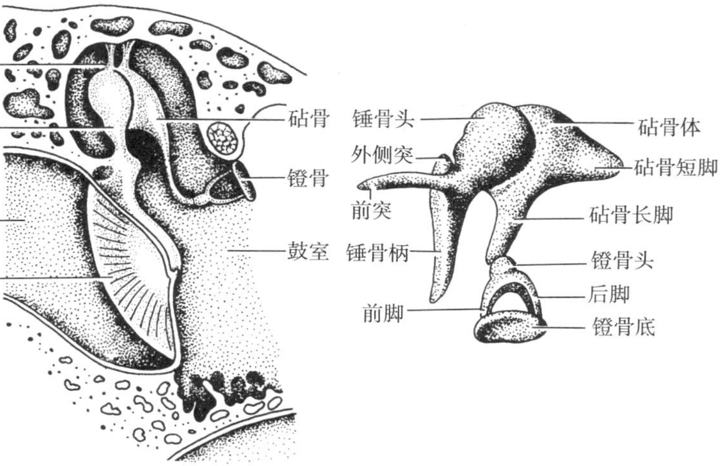

图9－10 听小骨

（二）咽鼓管

咽鼓管（auditory tube）为连通咽腔与鼓室的管道，使鼓室与外界间接相通，起到维持鼓膜内、外压力平衡的作用，以利于鼓膜正常振动。

（三）乳突窦和乳突小房

乳突窦（mastoid antrum）为鼓室后方的较大腔隙，向前开口于鼓室，向后与乳突小房相通；乳突小房（mastoid air cells）为颞骨乳突内的许多含气小腔，大小、形态不一，互相连通，向前经乳突窦通鼓室。

三、内耳

内耳（internal ear）位于鼓室与内耳道底之间的颞骨岩部骨质内，由一系列构造复杂的管腔组成，亦称迷路（图 9－11），内有位置觉、听觉感受器。迷路分为骨迷路和膜迷路两部分。骨迷路是颞骨岩部内的骨性隧道，膜迷路是套在骨迷路内的膜性管和囊。膜迷路内含有内淋巴，膜迷路与骨迷路之间有外淋巴，内、外淋巴互不相通。

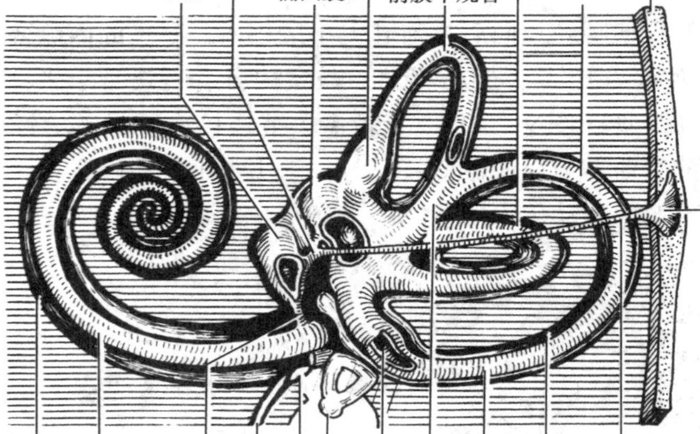

图 9－11　内耳模式图

（一）骨迷路

骨迷路（bony labyrinth）分为前庭、骨半规管和耳蜗三部。三者彼此相通。

1. 前庭（vestibule） 位于骨迷路的中间部分，为略呈椭圆形的腔隙。前庭的前部有一大孔通耳蜗，后部与 3 个骨半规管相通。前庭的外侧壁即鼓室的内侧壁，此壁上有前庭窗和蜗窗，前庭窗由镫骨底封闭，蜗窗则被第二鼓膜封闭。前庭的内侧壁即内耳道底，有许多神经穿过的小孔。

2. 骨半规管（semicircular canals） 位于前庭的后外方，为前、后、外三个“C”形的互成直角排列的骨管。每个骨半规管有两个骨脚，其中一个骨脚膨大，称为骨壶腹。各个骨半规管的骨脚都开口于前庭。

3. 耳蜗（cochlea） 位于前庭的前内方，形似蜗牛壳，由蜗螺旋管绕蜗轴盘曲两圈半而成（图9－12）。蜗顶朝向前外方，蜗底朝向后内方。自蜗轴发出的骨螺旋板与蜗管一起将蜗螺旋管分隔为上部的前庭阶（通前庭窗）和下部的鼓阶（通蜗窗）。前庭阶与鼓阶在蜗顶处借蜗孔彼此相通。

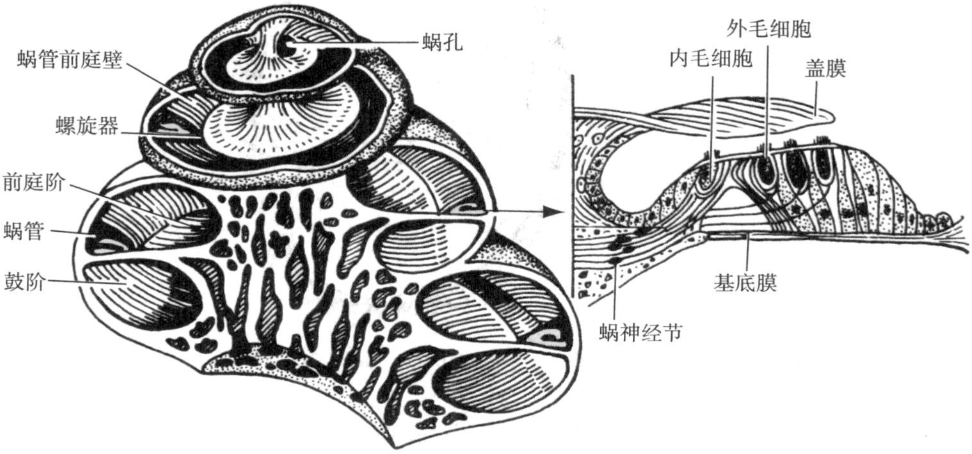

图9－12 耳蜗切面示意图

（二）膜迷路

膜迷路（membranous labyrinth）套在骨迷路内，可分为椭圆囊、球囊、膜半规管和蜗管，它们之间相互连通。

1. 椭圆囊和球囊 位于前庭内。椭圆囊（utricle）较大，在后上方，其后壁有开口，与膜半规管相通；球囊（saccule）较小，在前下方，下端经连合管与蜗管相通。两囊间有小管相连。两囊的壁均有囊斑，分别称为椭圆囊斑和球囊斑，都是位置觉感受器，能感受直线加速或减速运动的刺激。

2. 膜半规管（semicircular ducts） 套在骨半规管内，形状与骨半规管类似。在骨壶腹内有相应的膜壶腹，膜壶腹壁上有向内隆起的壶腹嵴，也是位置觉感受器，能感受旋转变速运动的刺激。

椭圆囊斑、球囊斑和壶腹嵴合称为前庭器（平衡器），与前庭神经相连。

3. 蜗管 套在耳蜗内，也盘曲两圈半。蜗管的尖端为盲端，下端以连合管与球囊相通。蜗管位于前庭阶与鼓阶之间，其横切面呈三角形，有三个壁：外侧壁与蜗螺旋管外侧壁的骨膜相结合；上壁为蜗管前庭壁（前庭膜）；下壁为骨螺旋板和蜗管鼓壁（基底膜）。基底膜上有螺旋器（又称 Corti's 器），为听觉感受器，能感受声波的刺激。螺旋器与蜗神经相连（图9－13）。

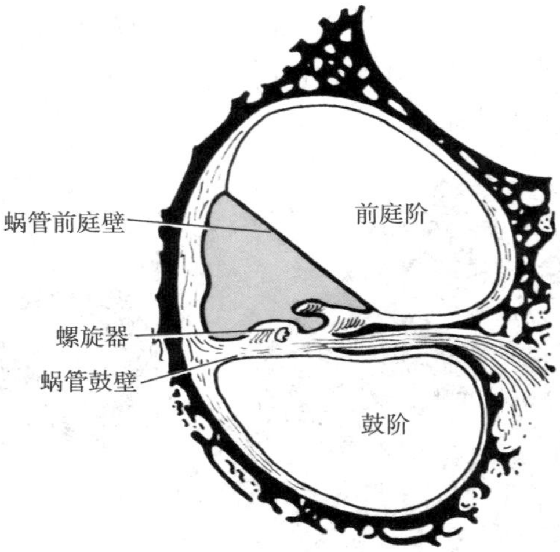

图 9-13 蜗管的横切面

声波传导至内耳有空气传导和骨传导两种途径。正常情况下以空气传导为主：声波→外耳道→鼓膜→听骨链→前庭窗→前庭阶的外淋巴→蜗管的内淋巴→螺旋器→蜗神经→大脑皮质听觉中枢。在正常情况下骨传导的意义不大，但在听力检查时，对于鉴别传导性聋和神经性聋则有重要意义。

第十章 神经系统

神经系统（nervous system）包括位于颅腔内的脑、椎管内的脊髓以及与脑和脊髓相连并分布于全身的周围神经。神经系统具有调节和控制全身各系统器官的功能，使全身成为一个有机整体，因此，神经系统是机体内的主导系统。

第一节 概 述

一、神经系统的分类

（一）按位置和功能分类

1. 中枢神经系统（central nervous system） 包括脑和脊髓（图 10－1）。脑与脊髓在枕骨大孔处相连续。中枢神经系统具有控制和调节整个机体活动的功能。

2. 周围神经系统（peripheral nervous system） 包括脑神经和脊神经（图 10－1）。脑神经共 12 对，与脑相连；脊神经 31 对，与脊髓相连。脑神经和脊神经向周围分布到各组织、器官，具有由中枢神经系统向周围神经系统或由周围神经系统向中枢神经系统传递神经冲动的功能。

（二）按分布对象分类

1. 躯体神经系统（somatic nervous system） 主要分布于皮肤和运动系统，管理皮肤的感觉和运动系统的感觉、运动。躯体神经系统分为躯体感觉（传入）神经和躯体运动（传出）神经。

2. 内脏神经系统（visceral nervous system） 又称自主神经系统（autonomic nervous system），主要分布于内脏、心血管和腺体，管理它们的感觉和运动。内脏神经系统分为内脏感觉（传入）神经和内脏运动（传出）神经。内脏运动神经又可分为交感神经和副交感神经。

二、神经系统的组成

神经系统主要由神经组织构成，神经组织由神经细胞（nerve cell）和神经胶质细胞

(neuroglial cell) 构成。神经细胞是神经系统的结构和功能单位，又称神经元（neuron），具有接受刺激和传导冲动的功能。神经胶质细胞对神经元起支持、保护、营养和绝缘等作用。

（一）神经细胞（神经元）

1. 神经元的形态结构 神经元是具有长突起的细胞，由细胞体及其突起组成（图10－2）。

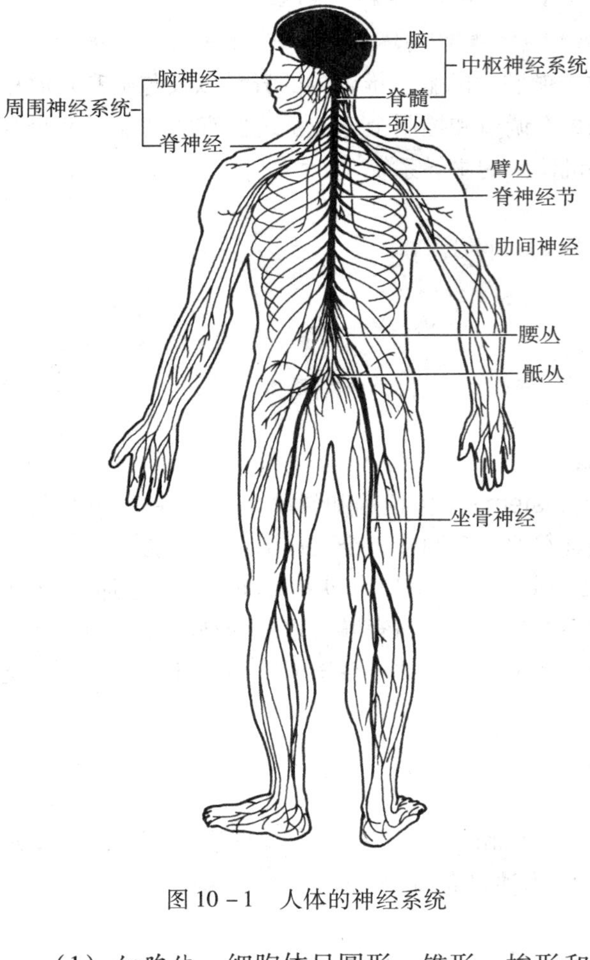

图10－1 人体的神经系统

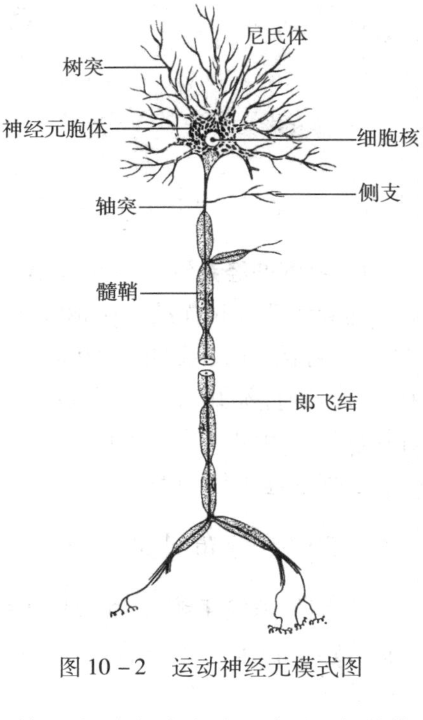

图10－2 运动神经元模式图

（1）细胞体 细胞体呈圆形、锥形、梭形和星形等。胞质内除含有一般细胞器外，还有尼氏体和神经原纤维。尼氏体（Nissl body）具有强嗜碱性，均匀分布，呈颗粒状或块状。神经原纤维（neurofibril）是细胞质内的细丝状结构，与细胞体内化学递质的运输有关。

（2）突起（process） 是细胞体延伸的细长部分，可分为树突和轴突两种。

树突（dendrite）：每个神经元可以有一个或多个，一般较短，分支多，呈树枝状，具有接受刺激并将神经冲动传向细胞体的功能。

轴突（axon）：每个神经元只有一个，一般较细长，分支少，它把冲动传送到另一个神经元、肌肉或腺体等处。轴突表面的胞膜称轴膜，内含的胞质称轴浆。

2. 神经元的分类　最常用的有两种分类法：一是按突起的数量分为假单极神经元、双极神经元和多极神经元（图10－3）；另一类是根据神经元的功能分为感觉神经元、运动神经元和联络神经元。

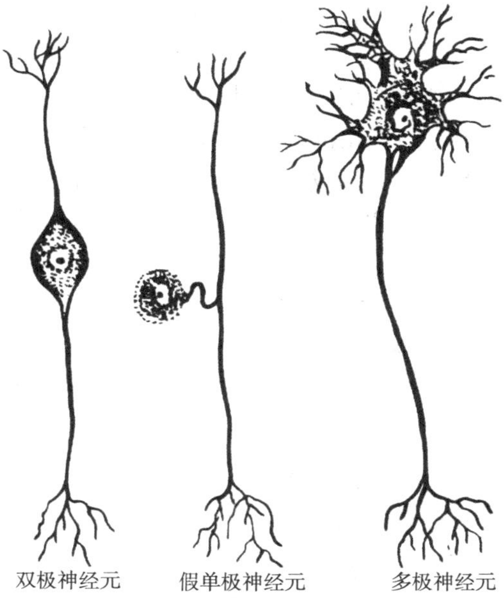

图 10－3　神经元的分类

（二）神经胶质细胞

在神经元与神经元之间，以及神经元与非神经细胞之间，除了突触部位以外，一般都被神经胶质细胞分隔、绝缘，以保证信息传递的专一性和不受干扰。神经胶质细胞也是多突细胞，但无树突和轴突之分，也无传导神经冲动的功能（图 10－4）。

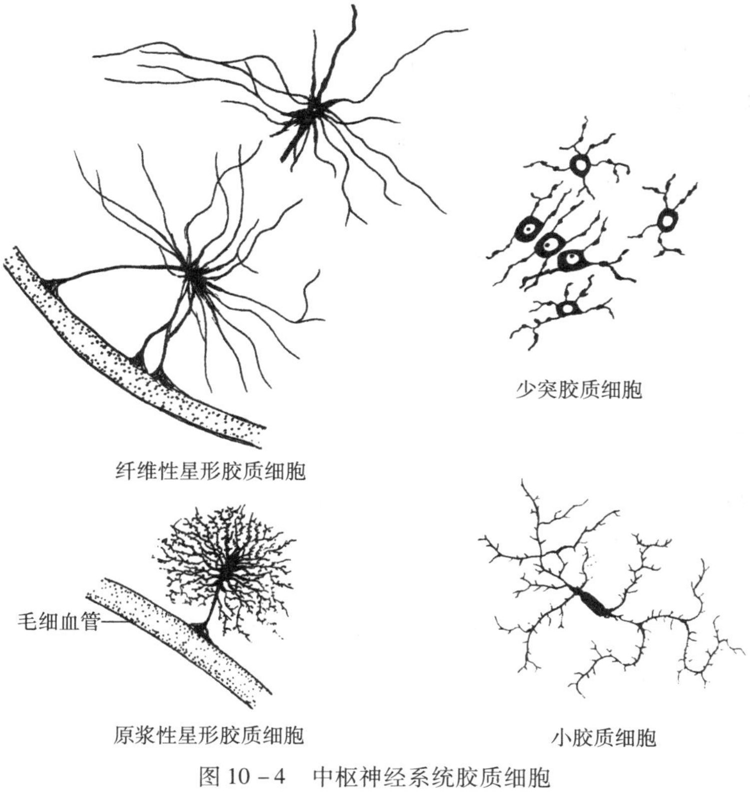

图 10－4　中枢神经系统胶质细胞

三、反射和反射弧

神经系统调节机体活动的基本活动方式，称反射（reflex），即神经系统对内、外环境刺激所做出的适宜反应。反射活动的形态学基础是反射弧（reflex arc）。反射弧由5个基本部分构成，即感受器→感觉神经→反射中枢→运动神经→效应器。当反射弧中任何一个环节发生障碍，就可出现反射的减弱或消失。

四、常用术语

1. 灰质（grey matter） 位于中枢神经系统内，是神经元的细胞体和树突集中的地方，色泽灰暗，故称灰质。位于大脑和小脑表面的灰质，分别称为大脑皮质和小脑皮质。

2. 白质（white matter） 位于中枢神经系统内，是神经元的轴突集中的地方，轴突表面有髓鞘包裹，色泽苍白，故称白质。位于大脑和小脑深部的白质，分别称大脑髓质和小脑髓质。

3. 神经核（nucleus） 位于中枢神经系统内，是形态和功能相同的神经元细胞体和树突集中的地方，为包埋在白质内的灰质团快，称神经核。

4. 神经节（ganglion） 位于周围神经系统内，神经元细胞体集中形成的团块状或结节状，称神经节。

5. 纤维束（fiber tract） 位于中枢神经系统内，是功能、起止和行径相同的神经纤维集聚成的束，又称传导束。

6. 神经（nerve） 位于周围神经系统内，由神经纤维集合成粗细不等的集束，由不同数目的集束再集合成一条神经。

第二节　脊髓和脊神经

一、脊髓

（一）脊髓的位置和外形

1. 脊髓的位置 脊髓（spinal cord）位于椎管内。上端在枕骨大孔处与延髓相连续，下端成年人一般平第1腰椎下缘，新生儿约平第3腰椎。

2. 脊髓的外形 脊髓的整体形态呈前后稍扁的圆柱形，下端呈圆锥形，称脊髓圆锥。脊髓圆锥末端向下延续为一条细丝，称终丝。终丝下端附着于尾骨背面，具有固定脊髓的作用（图10－5）。终丝周围的神经根丝，称马尾（cauda equina）。

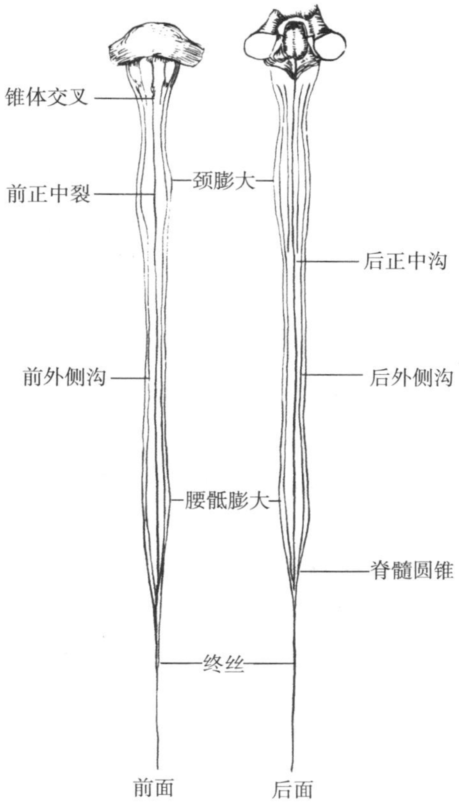

图 10-5 脊髓的外形（前、后面）

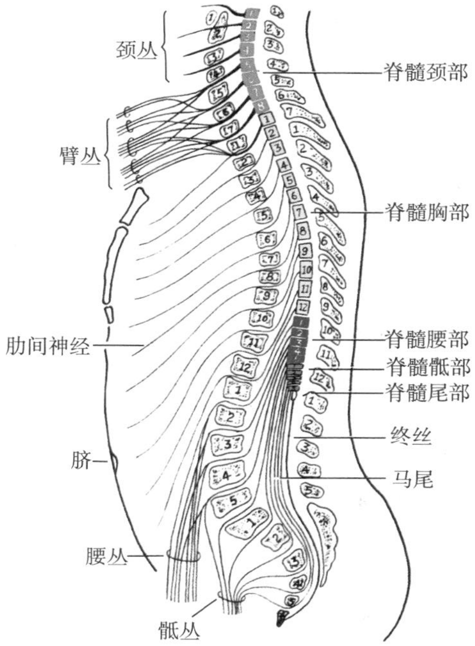

图 10-6 脊髓的节段

脊髓全长粗细不等，有两个膨大，即颈膨大和腰骶膨大。在脊髓表面可见 6 条纵行的沟（图 10-5、7）：前正中裂位于脊髓前正中线上，后正中沟位于脊髓后正中线上，前正中裂和后正中沟的两侧，分别有成对的前外侧沟和后外侧沟。在前、后外侧沟内有成排的神经根丝出入。前外侧沟内的神经根丝构成 31 对前根（anterior root），后外侧沟内的神经根丝构成 31 对后根（posterior root）。在后根上有一膨大的脊神经节（spinal ganglion）。由前、后根汇合成 1 条脊神经，经椎间孔出椎管。

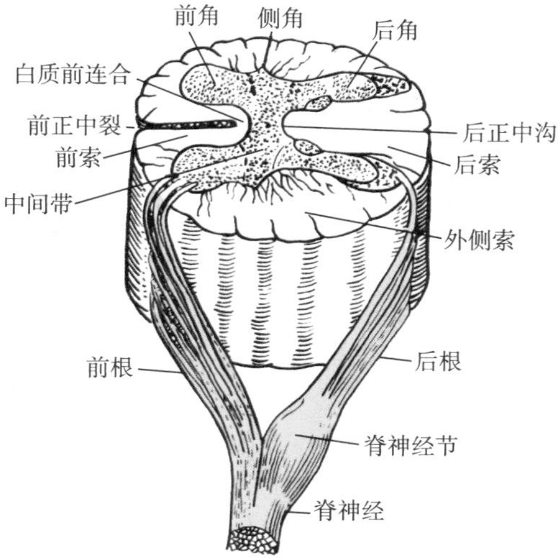

图 10-7 脊髓和脊神经

每对脊神经前、后根相连的 1 段脊髓，称一个脊髓节段。因此脊髓有 31 个节段（图 10-6），即 8 个颈髓节段（C），12 个胸髓节段（T），5 个腰髓节段（L），5 个骶髓节段（S）和 1 个尾髓节段（C0）。

（二）脊髓的内部结构

脊髓主要由灰质和白质两部分组成，其中灰质位于中央部，白质位于周围（图10－7）。

1. 灰质 在横切面上呈“H”形，其中间的横行部，称灰质连合（gray commissure），其中央有纵贯脊髓全长的中央管（central canal）。每侧灰质前端膨大，称前角（anterior horn）；后端窄细，称后角（posterior horn）；前、后角之间的灰质，称中间带（intermediate zone）。在胸1～腰3脊髓节段，前、后角之间中间带向外侧突出部，称侧角（lateral horn）。前角、后角和侧角上下连续成柱状，故又分别称前柱、后柱和侧柱。

（1）前角 主要含有运动神经元，又称前角运动细胞，其轴突经前根和脊神经分布于躯干、四肢的骨骼肌，管理骨骼肌的运动。

（2）后角 主要含有中间神经元，又称后角细胞。后角细胞主要接受来自后根的各种感觉纤维神经冲动，并由后角细胞轴突将神经冲动传至脑。

（3）侧角 主要含有内脏运动神经元，又称侧角细胞，是交感神经的低级中枢。骶髓无侧角，但骶髓第2～4节段中间带外侧部为副交感神经的低级中枢。

2. 白质 位于灰质的周围部，每侧白质借脊髓表面纵沟分成3个索（图10－7）。前正中裂与前外侧沟之间的白质称前索（anterior funiculus）；前外侧沟与后外侧沟之间的白质称外侧索（lateral funiculus）；后外侧沟与后正中沟之间的白质称后索（posterior funiculus）。脊髓各索白质主要有许多联系脊髓与脑的上、下行纤维束构成（图10－8）。

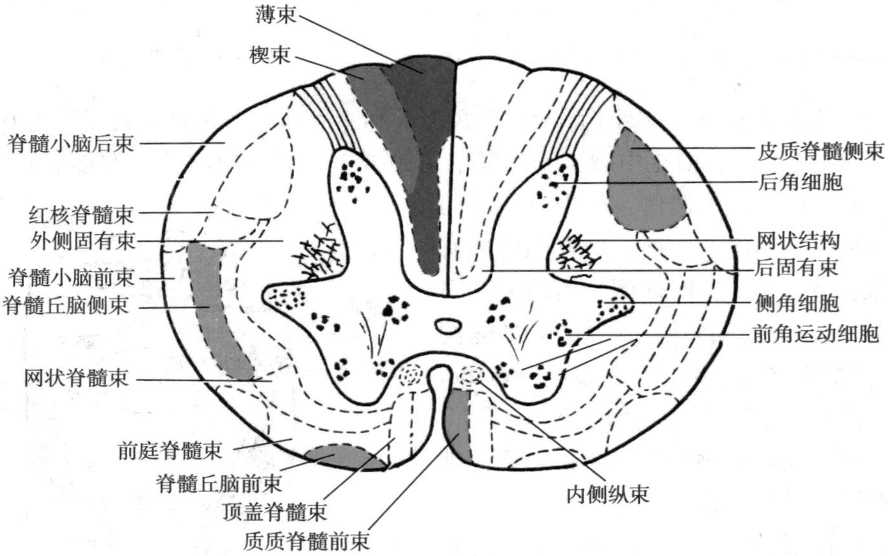

图10－8 脊髓的内部结构

（1）上行纤维束（上行传导束）

①薄束（fasciculus gracilis）和楔束（fasciculus cuneatus） 具有传导同侧躯干和四肢的本体觉及精细触觉的功能。薄束和楔束位于后索内，薄束在后正中沟两旁，纵贯脊

髓全长；楔束位于薄束的外侧，仅见于第 4 胸髓节段以上（图 10－47、48）。两束均为脊神经节内假单极神经元的中枢突，经后根入脊髓的同侧后索上延而成。脊神经节假单极神经元周围突随脊神经分布至肌、腱、关节和皮肤等处的感受器。

②脊髓丘脑束　包括脊髓丘脑侧束和脊髓丘脑前束。脊髓丘脑侧束（lateral spinothalamic tract）具有传导对侧半躯干和四肢的痛觉和温度觉功能；脊髓丘脑前束（anterior spinothalamic tract）具有传导对侧半躯干和四肢的粗触觉功能。上述两束分别位于脊髓的外侧索和前索内（图 10－49），均为对侧后角细胞的轴突组成，上行至背侧丘脑。

（2）下行纤维束（下行传导束）　主要为皮质脊髓束，包括皮质脊髓侧束和皮质脊髓前束。两束分别位于脊髓外侧索后部及前索内侧部。皮质脊髓束具有传导躯干及四肢的随意运动功能。皮质脊髓侧束（lateral corticospinal tract）由对侧大脑皮质运动神经元的轴突组成，在延髓下端交叉后在脊髓内下行，沿途陆续分支，直接或间接终止于前角细胞；皮质脊髓前束（anterior corticospinal tract）由同侧大脑皮质运动神经元的轴突组成，一般仅下行至脊髓上胸段，沿途陆续分支，交叉到对侧，直接或间接终止于脊髓颈段和脊髓上胸段的前角细胞。

二、脊神经

脊神经（spinal nerves）共有 31 对，即颈神经 8 对，胸神经 12 对，腰神经 5 对，骶神经 5 对和尾神经 1 对。脊神经是由前根和后根会合而成。前根是运动性的，除有躯体运动纤维外，在脊髓胸 1～腰 3 段前根内还有内脏运动神经的交感神经纤维，在脊髓骶 2～骶 4 段前根内还有内脏运动神经的副交感神经纤维。后根是感觉性的。每对脊神经具有前、后根纤维，既含有运动纤维，也含有感觉纤维，故脊神经是混合性神经（图 10－7）。

脊神经内有 4 种神经纤维：

躯体感觉纤维：细胞体位于脊神经节内，分布于皮肤和运动系统。

内脏感觉纤维：细胞体位于脊神经节内，分布于内脏、心血管和腺体。

躯体运动纤维：细胞体位于脊髓前角，分布于骨骼肌，管理其运动。

内脏运动纤维：细胞体位于脊髓胸 1～腰 3 脊髓节段的侧角和脊髓骶 2～4 脊髓节段的中间带，换神经元后，支配平滑肌和心肌的运动和控制腺体的分泌。

脊神经出椎间孔后立即分为前、后两支，两者均为混合性神经。

（一）后支

后支（posterior branch）均较前支细、短，经相应横突之间或骶骨骶后孔等后行，呈节段性地分布于枕、项、背、腰、骶、臀部的皮肤及脊柱两侧深部肌。

（二）前支

前支（anterior branch）较后支粗大，分布于躯干前外侧和四肢的肌肉和皮肤等。

前支中，除第 2～11 胸神经前支单独构成肋间神经外，其余都分别交织成神经丛。主要的神经丛有颈丛、臂丛、腰丛和骶丛。

1. 颈丛（cervical plexus） 由第 1～4 颈神经前支交织构成。颈丛位于胸锁乳突肌上部的深面（图 10－9）。其分支有皮支和肌支。皮支主要分布于枕部、耳部、颈前区和肩部等处的皮肤，有枕小神经、耳大神经、颈横神经和锁骨上神经；肌支主要为膈神经。

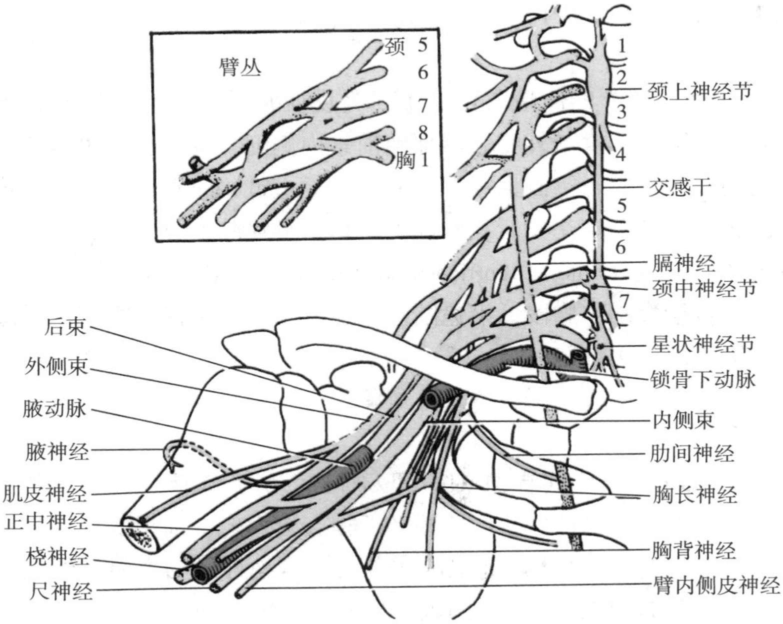

图 10－9　颈丛和臂丛

膈神经（phrenic nerve）由颈丛分出，经胸廓上口入胸腔，沿心包两侧下降至膈（图 10－10）。其内的躯体运动纤维支配膈的运动；躯体感觉纤维分布至胸膜、心包和膈。右侧膈神经还分布到肝被膜、胆囊和胆总管等处。

2. 臂丛（brachial plexus） 由第 5～8 颈神经前支和第 1 胸神经前支的大部分构成。臂丛位于颈下部，经锁骨后方，并延伸至腋腔（图 10－9）。在腋腔内臂丛的主要分支有尺神经、正中神经、肌皮神经、桡神经和腋神经等。

（1）*尺神经*（ulnar nerve）　走行于臂和前臂的前内侧，至手掌（图 10－11）。分支分布于部分前臂前群肌和部分手肌及手部皮肤。

（2）*正中神经*（median nerve）　先走行于臂的前内侧，后走行于前臂前面的中线，至手掌（图 10－11）。分支分布于大部分前臂前群肌和部分手肌及手部皮肤。

（3）*肌皮神经*（musculocutaneous nerve）　经肱二头肌深面，由肘部浅出，走行于前臂外侧部（图 10－11）。其肌支支配肱二头肌等，皮支分布于前臂外侧皮肤。

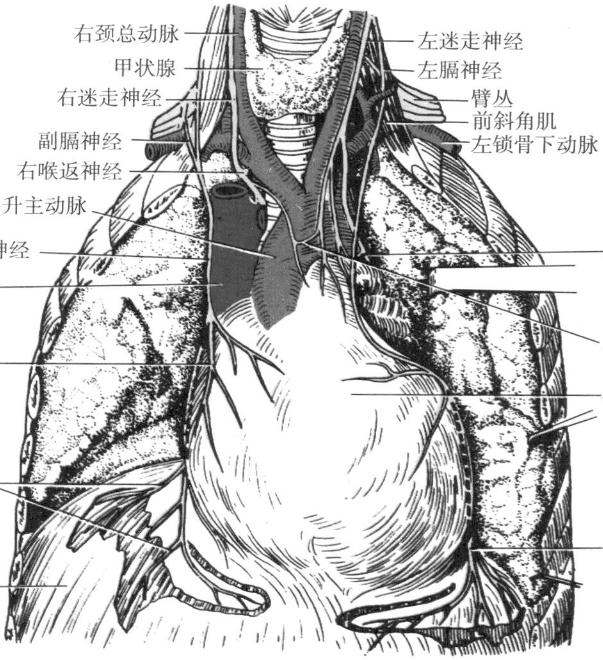
右颈总动脉
甲状腺
右迷走神经
副膈神经
右喉返神经
升主动脉
右膈神经
上腔静脉
心包支
膈腹支
膈
左迷走神经
左膈神经
臂丛
前斜角肌
左锁骨下动脉
左喉返神经
心丛
心包
膈腹支

图 10－10 膈神经

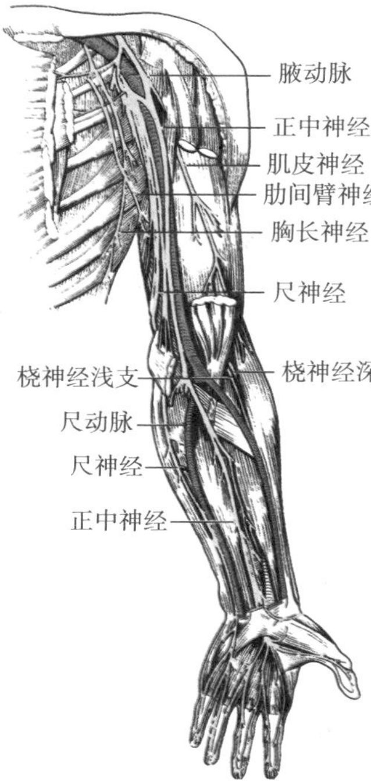
腋动脉
正中神经
肌皮神经
肋间臂神经
胸长神经
尺神经
桡神经浅支
桡神经深支
尺动脉
尺神经
正中神经

图 10－11 上肢前面的神经

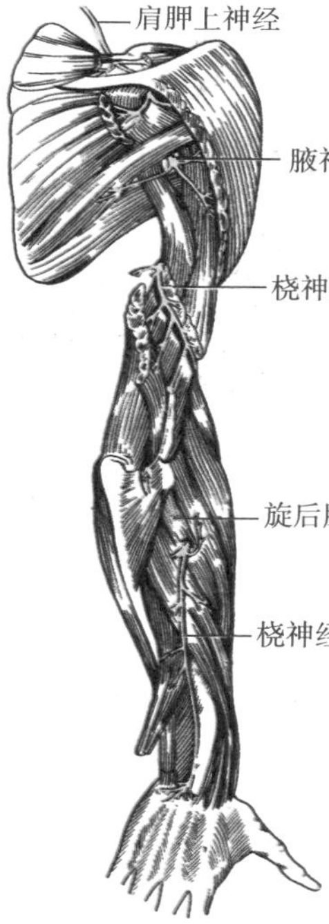
肩胛上神经
腋神经
桡神经
旋后肌
桡神经深支

图 10－12 上肢后面的神经

（4）桡神经（radial nerve） 先走行于臂后，后绕至肘前，再转至前臂后面（图10－12）。沿途发出肌支支配肱三头肌和前臂后群肌等，皮支分布于手背部分皮肤等。

（5）腋神经（axillary nerve） 较短小，肌支支配三角肌等，皮支分布于肩部皮肤（图 10－12）。

3. 胸神经前支 共 12 对，其中第 1 对大部分参加臂丛，第 12 对小部分参加腰丛，其余胸神经前支不参与神经丛的构成（图 10－13）。第 1～11 对胸神经前支走行于相邻两肋之间，称肋间神经（intercostal nerve）；第 12 对胸神经前支走行于第 12 肋下方，称肋下神经（subcostal nerve）。上 6 对肋间神经分支支配相应的肋间肌、胸壁皮肤和壁胸膜；下 5 对肋间神经分支除支配相应的肋间肌、胸壁皮肤和壁胸膜之外，还与肋下神经一起向前下入腹壁，分支支配腹壁肌、腹壁皮肤和壁腹膜。

4. 腰丛（lumber plexus） 由第 12 胸神经前支一小部分，第 1～3 腰神经前支和第 4 腰神经前支一部分组成（图 10－14）。该丛位于腰椎两侧，腹后壁的前方，其主要分支为股神经。

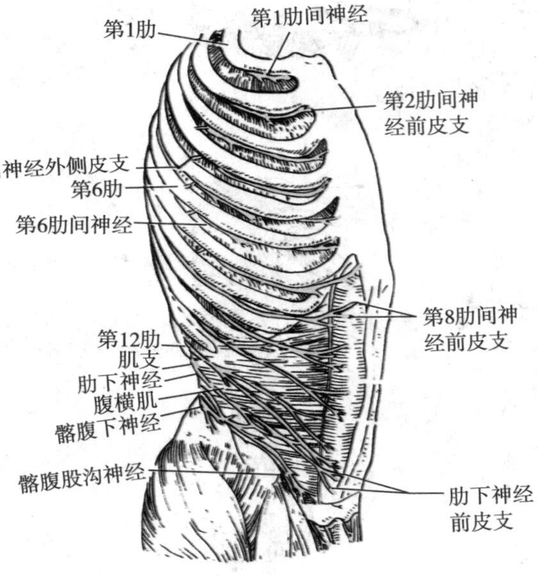

图 10－13 胸神经

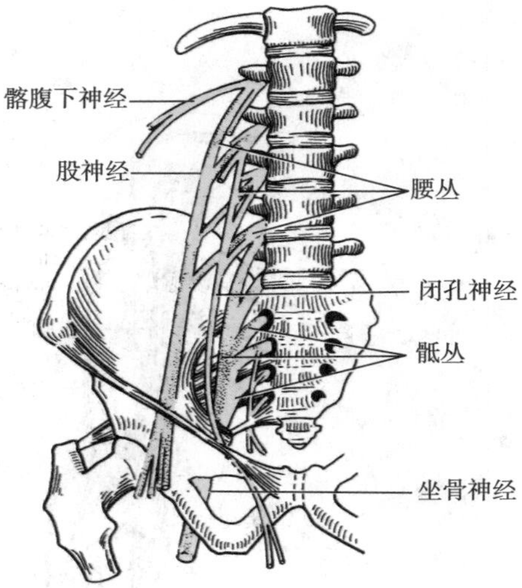

图 10－14 腰丛和骶丛

股神经（femoral nerve）是腰丛的最大分支，沿腹后壁前面下行，经腹股沟韧带深面至大腿前面，其肌支支配大腿前群肌，其皮支分布于大腿前面、小腿和足背内侧的皮肤（图 10－15）。

5. 骶丛（sacral plexus） 由第 4 腰神经前支的一部分，第 5 腰神经前支及全部骶、尾神经的前支组成（图 10－14）。该丛位于盆腔内，其主要分支为坐骨神经（图 10－16）。

坐骨神经（sciatic nerve）是全身最粗大的神经，出盆腔，至臀部，沿大腿后方中线深面下行，分支支配大腿后群肌。坐骨神经一般在腘窝上角处分为胫神经和腓总神经两终支。胫神经（tibial nerve）沿腘窝中线下行，走行小腿后面浅、深层肌之间，经内踝后下方达足底，分支分布于小腿后群肌、足底肌和小腿后面及足底皮肤。腓总神经（common peroneal nerve）经腘窝外上缘下行，绕腓骨颈至小腿前面，分出两支。一支至小腿前面，走行于小腿前群肌之间，过踝关节前面，达足背；另一支走行于小腿外侧群肌之间，下行也至足背。腓总神经分支的肌支支配小腿前群肌、外侧群肌和足背肌；皮支分布于小腿前外侧面和足背的皮肤等（图 10－15）。

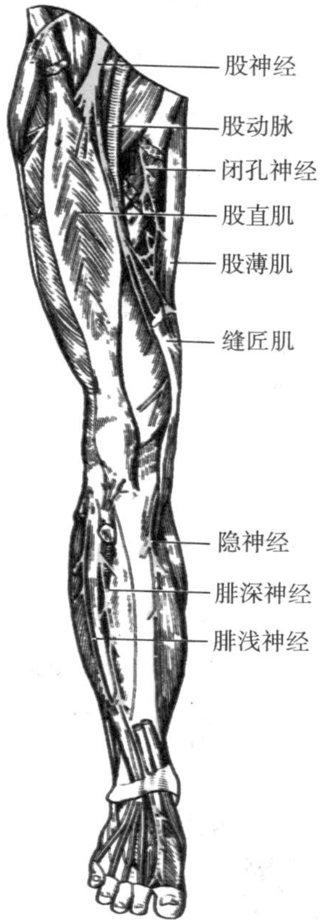

图 10－15　下肢前面的神经

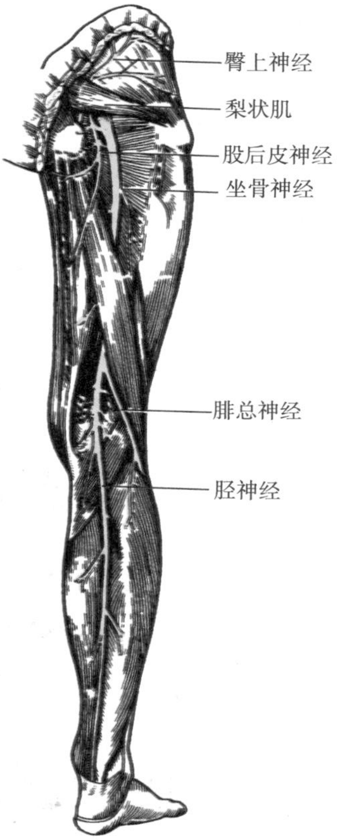

图 10－16　下肢后面的神经

第三节　脑和脑神经

一、脑

脑（brain）位于颅腔内，可分为端脑、间脑、中脑、脑桥、延髓和小脑六个部分（图 10－17、18）。通常将中脑、脑桥和延髓合称为脑干。

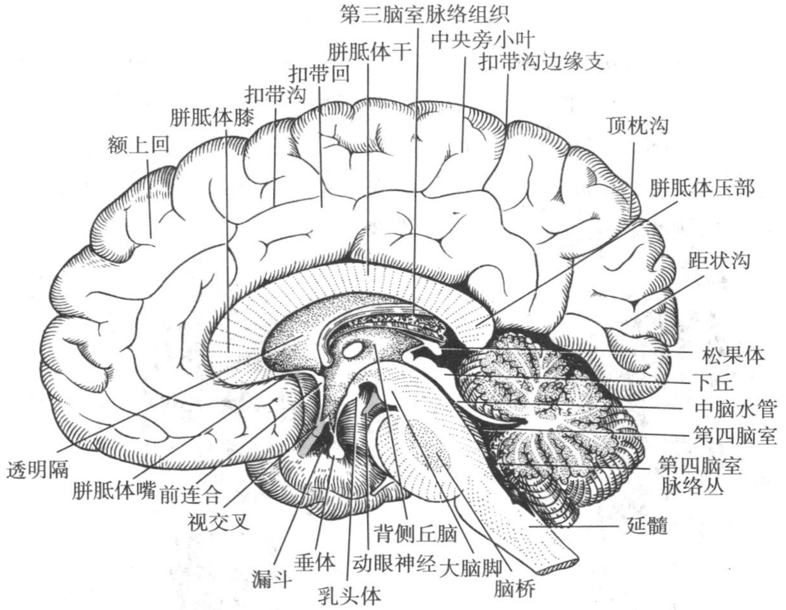

图 10－17　脑的正中矢状切面

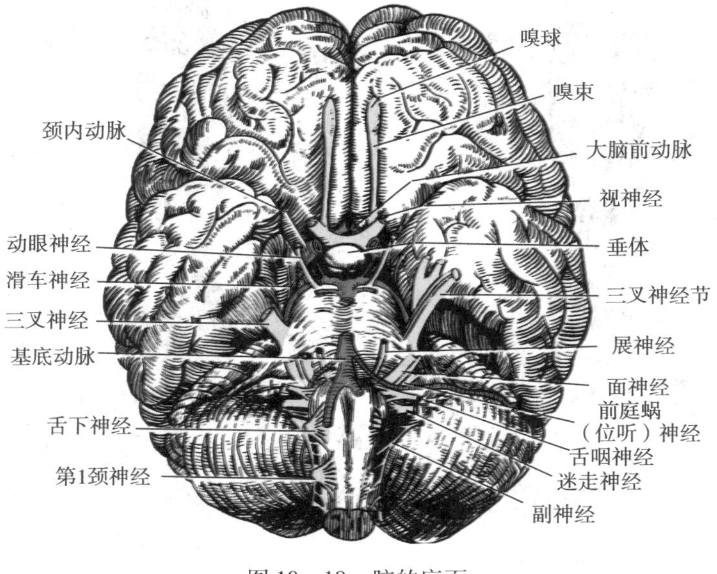

图 10－18　脑的底面

（一）脑干

脑干（brain stem）位于颅后窝内，自上向下依次为中脑、脑桥和延髓。脑干上接间脑，下在枕骨大孔处与脊髓相延续。脑桥和延髓的背侧有小脑。脑桥、延髓与小脑之间的空腔称第四脑室。第四脑室向上通中脑水管，向下与脊髓中央管相通，脑干从上向下依次与Ⅲ～Ⅻ对脑神经相连。

1. 脑干的外形（图 10－19、20）

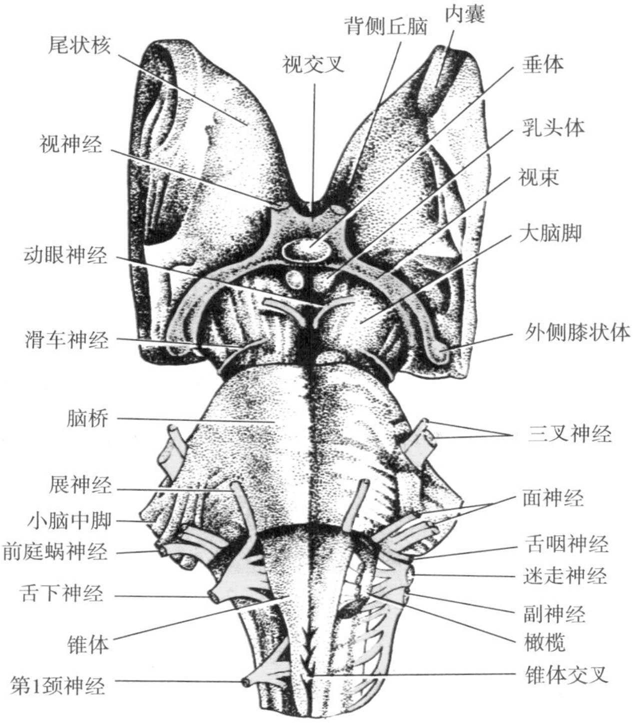

图 10－19　脑干的腹侧面

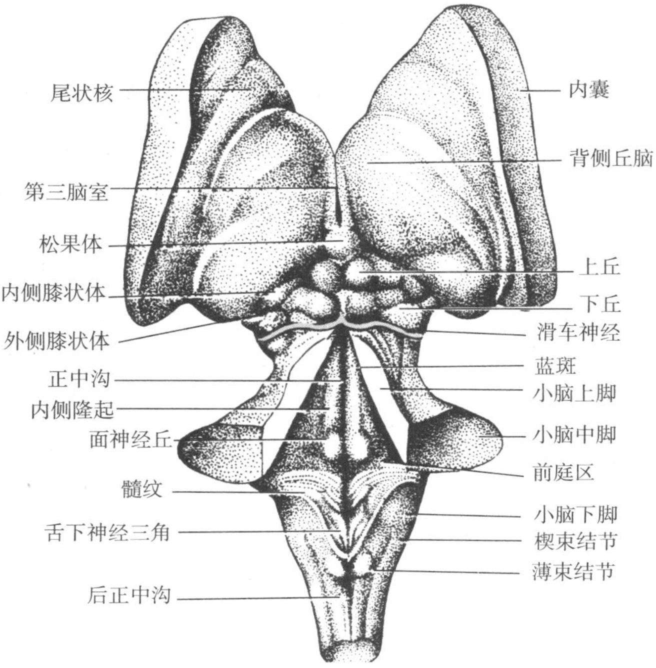

图 10－20　脑干的背侧面

（1）延髓（medulla oblongata） 形似倒置的锥体。延髓与脑桥之间腹侧面有一横沟，为两者的分界线。脊髓所有纵沟均延伸到延髓。

延髓腹侧面前正中裂两旁有一对纵行隆起，称锥体，是锥体束在此高度集中隆起而形成。在延髓与脊髓交界处、锥体下方，左右锥体束中的大部分纤维左右交叉，称锥体交叉。在锥体外侧的前外侧沟中，有舌下神经根出脑。在延髓侧面，自上而下有舌咽神经、迷走神经和副神经的神经根丝附着。

延髓背侧面上部，脊髓中央管敞开，形成第四脑室底下部。在延髓下部，第四脑室底下方的两侧有隆起的薄束结节、楔束结节和小脑下脚。薄束结节和楔束结节内有薄束核和楔束核，是脊髓后索中的薄束和楔束向上延伸的终止部。小脑下脚主要由进入小脑的纤维束构成。

（2）脑桥（pons） 腹侧面膨隆宽阔，下与延髓之间有一横沟为界。沟内从内侧向外侧，有展神经、面神经和前庭蜗神经（位听神经）根附着。腹侧面中线上，有一浅沟，称基底沟，沟内容纳基底动脉。脑桥向两侧逐渐变窄，移行为小脑中脚，内有脑桥进入小脑的纤维束构成。在脑桥腹侧面与小脑中脚交界处，有粗大的三叉神经根附着。

脑桥背侧面有呈菱形的凹陷，称菱形窝，其上外侧界为小脑上脚，下外侧界为薄束结节、楔束结节和小脑下脚共同构成。

（3）中脑（midbrain） 腹侧面有一对纵行的粗大纤维束，称大脑脚，内有下行的纤维束通过。左、右大脑脚之间的窝，称脚间窝。脚间窝内有动眼神经附着。

中脑背侧面有两对圆形隆起，其中上方一对隆起，为上丘，是视觉皮质下反射中枢；下方一对隆起，为下丘，是听觉皮质下反射中枢。在下丘的下方，有滑车神经附着。

2. 脑干的内部结构 脑干的内部结构由灰质、白质和网状结构等构成。脑干内的灰质呈分散的、大小不等的团块或短柱状，称为神经核。脑干内的白质主要由纵行的纤维束构成。脑干网状结构是脑干内的神经纤维和神经细胞体相互交织区域。

（1）脑干的神经核 脑干内的神经核分为两大类：一类为与第Ⅲ～Ⅻ对脑神经相连的神经核，称脑神经核，另一类为不与脑神经直接相连的神经核，称非脑神经核。

①脑神经核（图10－21） 脑神经核依据功能、性质可分四类，即躯体运动核、内脏运动

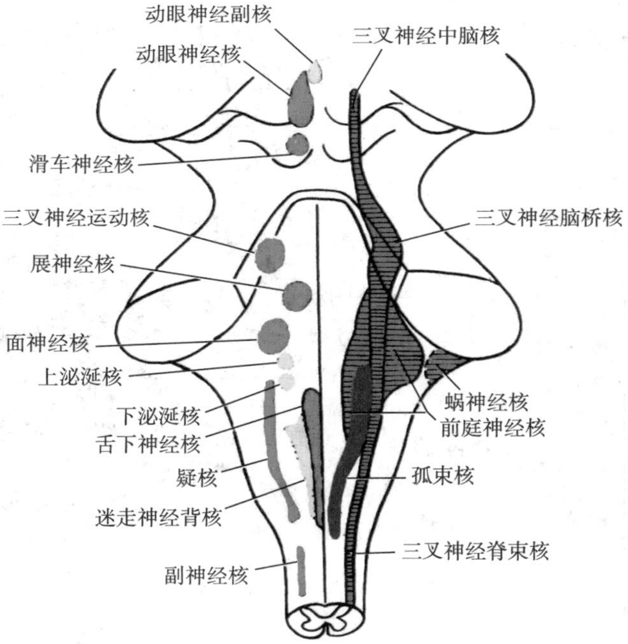

图10－21 脑神经核在脑干背侧面的投影

核、躯体感觉核和内脏感觉核（表 10－1）。

表 10－1 脑神经核的性质、名称、位置和功能

性质	名称	位置	功能
躯体运动核	动眼神经核	中脑	支配上直肌、内直肌、下直肌、下斜肌、提上睑肌
	滑车神经核	中脑	支配上斜肌
	展神经核	脑桥	支配外直肌
	三叉神经运动核	脑桥	支配咀嚼肌
	面神经核	脑桥	支配面肌
	疑核	延髓	支配咽喉肌
	副神经核	延髓	支配胸锁乳突肌和斜方肌
	舌下神经核	延髓	支配舌肌
内脏运动核	动眼神经副核	中脑	支配睫状肌和瞳孔括约肌
	上泌涎核	脑桥	支配泪腺、下颌下腺和舌下腺的分泌
	下泌涎核	延髓	支配腮腺的分泌
	迷走神经背核	延髓	支配胸、腹腔脏器的活动
内脏感觉核	孤束核	延髓	上端接受味觉，其余大部分接受胸、腹腔脏器的一般内脏感觉
躯体感觉核	三叉神经中脑核	中脑	可能接受咀嚼肌和表情肌的本体觉
	三叉神经脑桥核	脑桥	接受面部皮肤、眼、口腔和鼻腔黏膜的一般感觉（触觉，痛、温觉）
	三叉神经脊束核	脑桥、延髓	
	前庭神经核	脑桥和延髓	接受内耳的平衡觉冲动
	蜗神经核		接受内耳的听觉冲动

躯体运动核：由躯体运动神经元的细胞体构成，其轴突组成脑神经中的躯体运动纤维，分布于头颈部的骨骼肌，管理随意运动。

内脏运动核：脑干内的内脏运动核均属副交感神经核，是由副交感神经元的细胞体构成，其轴突组成内脏运动副交感纤维，支配平滑肌、心肌和腺体。

躯体感觉核：接受脑神经中的躯体感觉纤维。

内脏感觉核：接受脑神经中的内脏感觉纤维。

②非脑神经核

薄束核（gracile nucleus）和楔束核（cuneate nucleus）：位于延髓背侧面的薄束结节和楔束结节内，薄束核和楔束核是意识性本体觉和精细触觉传导路的第二级神经细胞体所在的部位。

黑质（substantia nigra）：位于中脑的大脑脚内。在黑质中有多巴胺能神经元，能合成多巴胺。当多巴胺含量减少时，可引起震颤等症状。

(2) 脑干的纤维束

①锥体束（pyramidal tract）是大脑皮质发出的支配骨骼肌随意运动的传导束。包括两部分纤维：一部分纤维束终止于脑干内的躯体运动核，即皮质核（脑干）束。另一部分纤维束经锥体后，左右交叉（锥体交叉）到脊髓外侧索，构成皮质脊髓侧束；其中小部分纤维不交叉，至脊髓前索，组成皮质脊髓前束。皮质脊髓前束和皮质脊髓侧束最后直接或间接止于脊髓前角细胞。

②内侧丘系（medial lemniscus）薄束核和楔束核发出纤维在延髓中央管前方左右互相交叉，纤维交叉处称内侧丘系交叉。交叉后的上行纤维束，称内侧丘系。内侧丘系向上贯穿脑干，终止于背侧丘脑。

③脊髓丘脑束（spinothalamic tract）又称脊髓丘系，包括脊髓丘脑前束和脊髓丘脑侧束。两束由脊髓上行至延髓形成脊髓丘脑束，向上贯穿脑干，终止于背侧丘脑。

3. 脑干网状结构（reticular formation of brain sten） 脑干内除含有神经核和纤维束外，在脑干中央区域，还有较分散的神经纤维纵横交织成网，网眼内散布有大量大小不等的神经细胞，这个区域称为网状结构。向上可延伸至背侧丘脑，向下延伸到脊髓的上部。网状结构具有广泛的联系和重要的功能。

（二）小脑

1. 小脑的位置和外形（图 10－22、23）

小脑（cerebellum）位于颅后窝内，脑桥和延髓后方，大脑半球枕叶的下方。小脑通过小脑上脚与中脑相联系，小脑中脚与脑桥相联系，小脑下脚与延髓相联系。小脑脚是由进出小脑的纤维束构成的。

小脑上面平坦，下面、两侧凸隆。小脑由中间的小脑蚓和两侧的小脑半球组成。

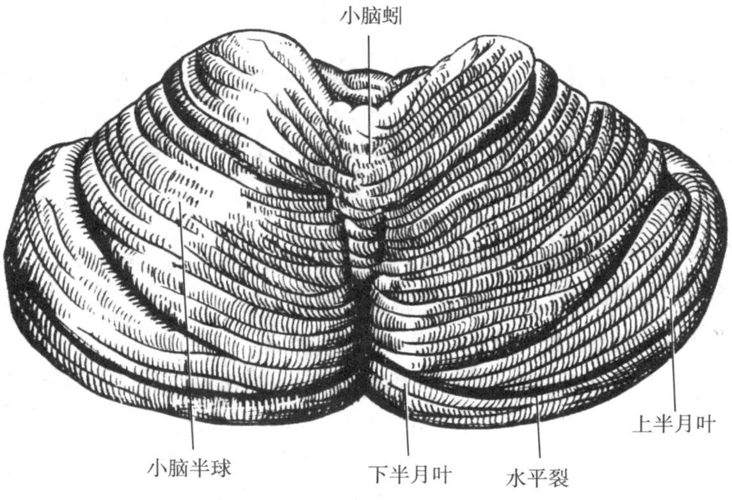

图 10－22 小脑上面

2. 小脑的结构 小脑表面有一层灰质，称小脑皮质。小脑皮质深面的白质，称小

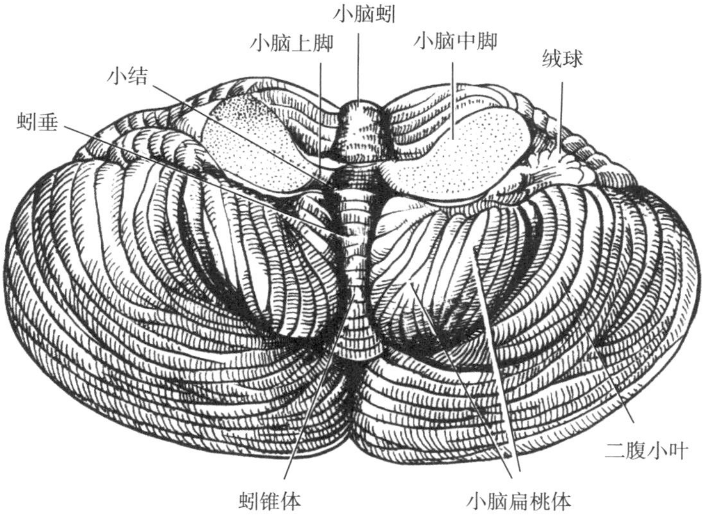

图 10－23 小脑下面

脑髓质。小脑髓质内埋有 4 对灰质团块，其中最大者为齿状核（图 10－24）。

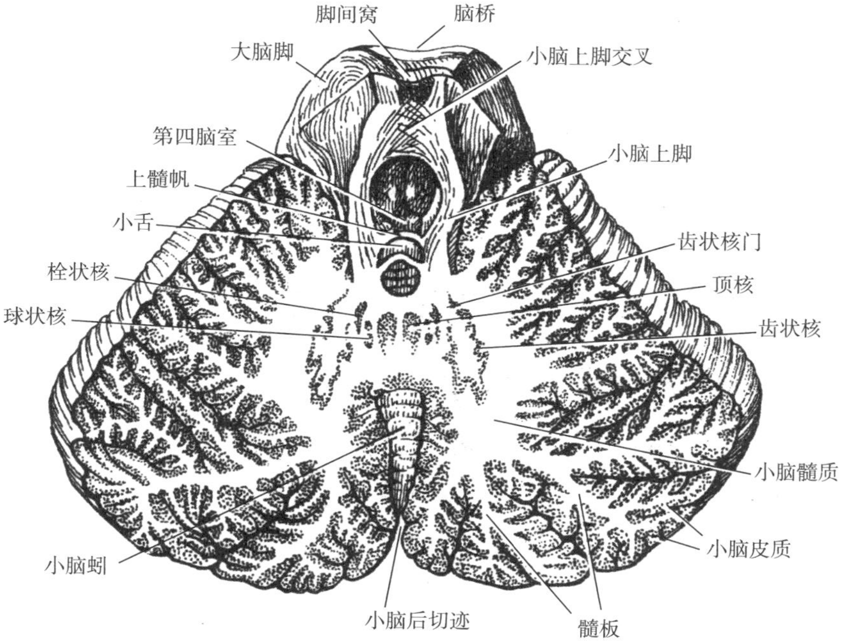

图 10－24 小脑的横切面

3. 小脑的功能 小脑主要功能是维持身体平衡、调节肌张力和协调肌群的随意运动。当小脑损伤时，出现动作不协调，走路时抬腿过高、迈步过大，站立不稳，取物时过度伸开手指，令患者做指鼻试验时，指鼻动作不准确，临床上称为“共济失调”。

（三）间脑

间脑（diencephalon）位于中脑的前上方，大部分被大脑覆盖。间脑外侧与大脑半球愈合，间脑中间有一矢状裂隙，称第三脑室。间脑主要包括背侧丘脑、后丘脑和下丘脑3部分（图10－17）。

1. 背侧丘脑（dorsal thalamus） 又称丘脑，位于间脑的背侧部分，为一对卵圆形的灰质块。背侧丘脑外侧面紧贴大脑半球的内囊，内侧面是第三脑室侧壁的一部分。背侧丘脑前下方邻接下丘脑。

背侧丘脑由一些灰质核团构成，内有一呈“Y”形白质纤维板分隔（图10－25）。背侧丘脑是皮质下高级感觉中枢。全身躯体浅、深感觉均在背侧丘脑中继，最后投射到大脑皮质。

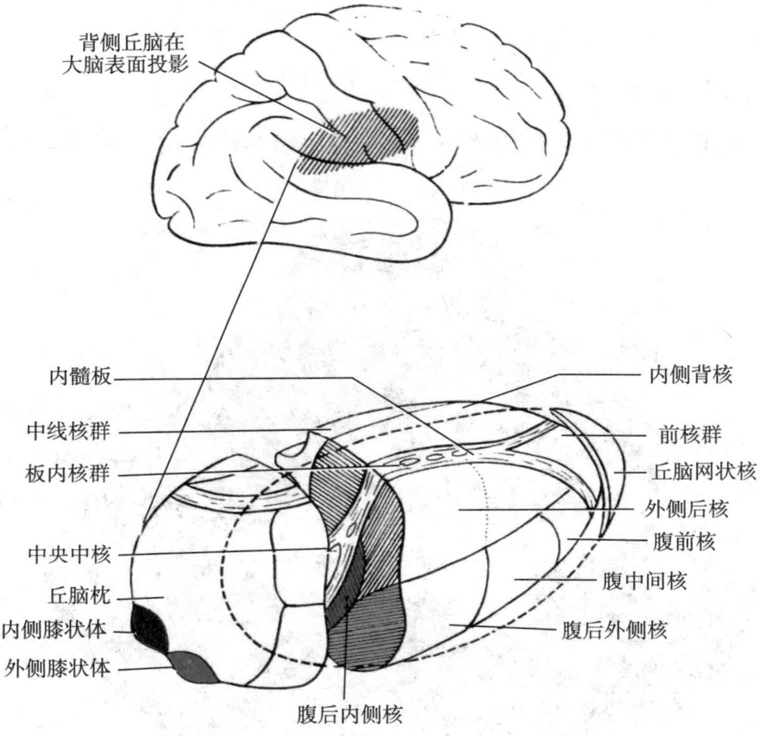

图10－25 背侧丘脑的分部及主要核团

2. 后丘脑（metathalamus） 位于背侧丘脑后侧的外下方，包括内侧膝状体（medial geniculate body）和外侧膝状体（lateral geniculate body）（图10－25）。内侧膝状体接受听觉纤维，外侧膝状体接受视束纤维。内侧膝状体发出纤维投射到大脑皮质听觉中枢，外侧膝状体发出纤维投射到大脑皮质视觉中枢。

3. 下丘脑（hypothalamus） 下丘脑位于背侧丘脑的前下方，构成第三脑室侧壁下部和底（图10－17）。在脑的底面，下丘脑从前向后有视交叉、灰结节、乳头体。在视交叉的后方伸出单一的细蒂，称漏斗，漏斗下端连垂体。

下丘脑内有许多核团（图 10－26），其中以视交叉上方的视上核和室旁核界限较清楚，其他核团界限常不太明显。下丘脑是重要的皮质下内脏活动中枢，它在大脑皮质的影响下对内脏活动起重要的调节作用。

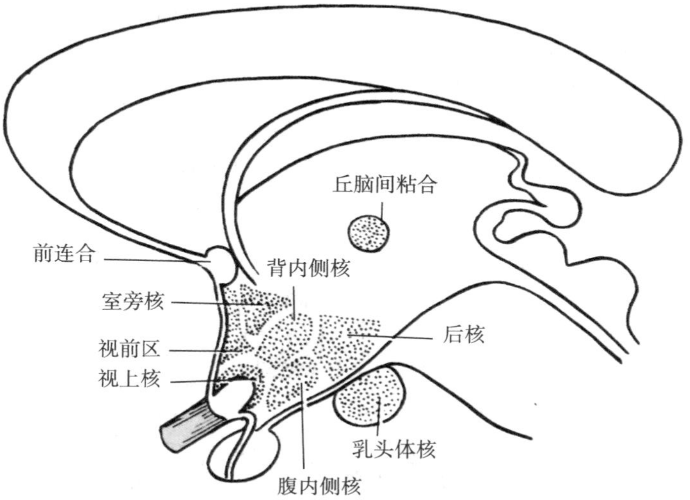

图 10－26 下丘脑的主要核团

（四）端脑

端脑（telencephalon），又称大脑（cerebrum），由左、右大脑半球构成。左、右大脑半球之间的裂隙，为大脑纵裂。大脑纵裂底部是胼胝体（corpus callosum），由连接两侧大脑半球的横行纤维构成。

1. 大脑半球的外形 大脑半球（cerebral hemisphere）凹凸不平，布满浅深不同的大脑沟。相邻大脑沟之间隆起部，称大脑回。每侧大脑半球均可分为三个面，即上外侧面、内侧面和下面（底面）。上外侧面与内侧面以上缘为界；上外侧面与下面以下缘为界（图 10－17、18、27）。

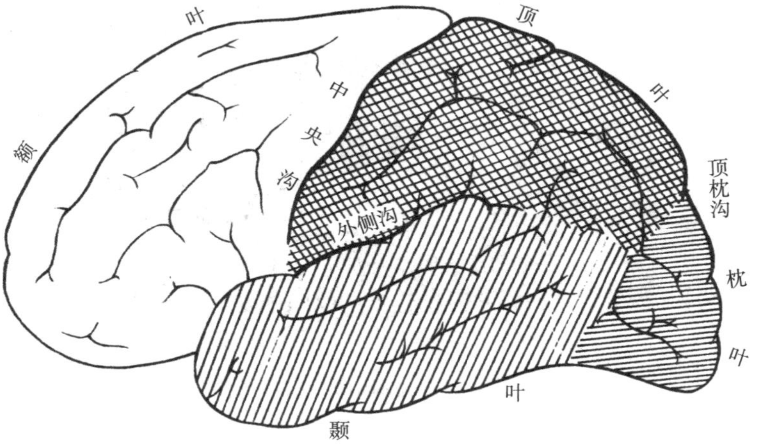

图 10－27 大脑半球的分叶

（1）大脑半球的主要沟和分叶（图 10－27、28、29） 中央沟（central sulcus）位于半球上外侧面，起于半球上缘中点稍后方，沿上外侧面斜向前下方，几乎达外侧沟。外侧沟（lateral sulcus）位于半球上外侧面，起于半球下面绕过下缘，在前外侧面行向后上方。顶枕沟（parietooccipital sulcus）位于半球内侧面后部，由前下向后上并转至上外侧面。由中央沟、外侧沟和顶枕沟将半球分为五叶：额叶（frontal lobe）为外侧沟上方和中央沟之前的部分；顶叶（parietal lobe）为外侧沟上方，中央沟以后，顶枕沟之前的部分；枕叶（occipital lobe）为顶枕沟以后部分；颞叶（temporal lobe）为外侧沟以下部分；岛叶（insular lobe）位于外侧沟的深部，只有拉开外侧沟，才能暴露。

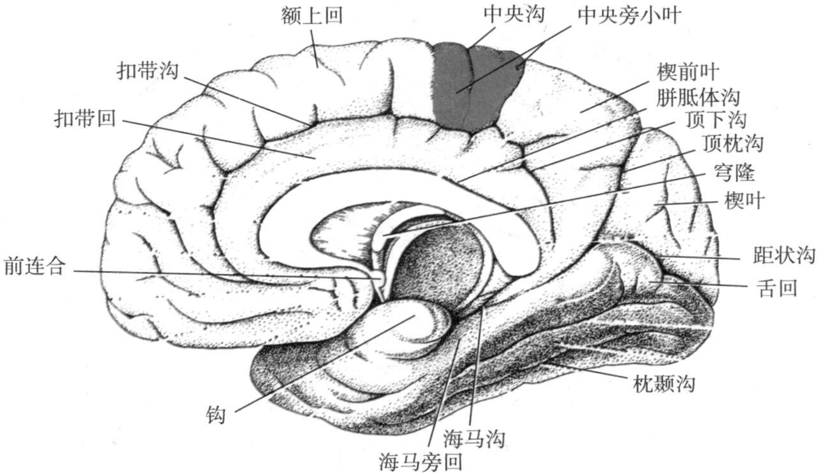

图 10－28 大脑半球的内侧面

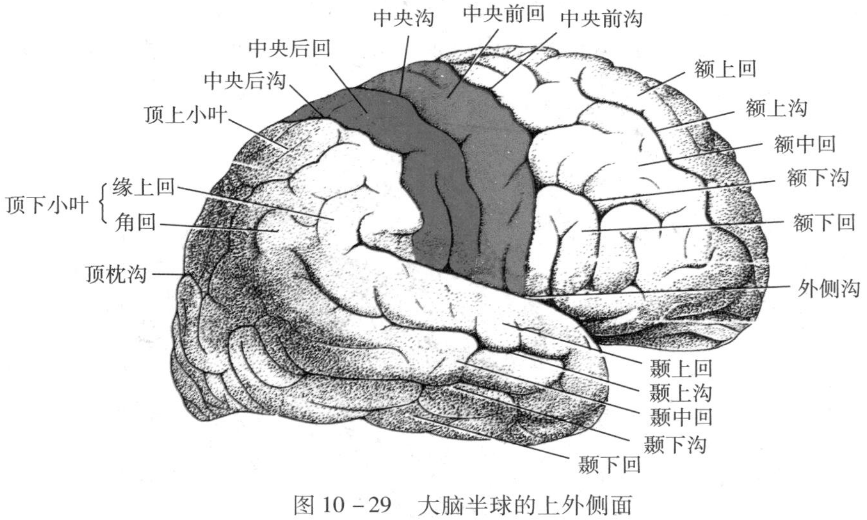

图 10－29 大脑半球的上外侧面

（2）半球上外侧面的沟和回（图 10－29） 在中央沟的前方有一条与之平行的沟称

中央前沟。中央沟与中央前沟之间为中央前回（precentral gyrus）。在中央沟的后方有一条与之平行的沟称中央后沟。中央沟与中央后沟之间的脑回称中央后回（postcentral gyrus）。外侧沟下方有一条与之平行的沟称颞上沟。颞上沟上方的回称颞上回。颞上回中部有卷入外侧沟底的两条脑回称颞横回（transverse temporalgyri）。

（3）半球内侧面的沟和回（10－28） 额叶、顶叶、颞叶和枕叶均延伸至半球的内侧面。中央前、后回也从半球上外侧面延续到半球内侧面，该部分脑回称中央旁小叶（paracentral lobule）。在胼胝体上缘的大脑回称扣带回。扣带回后部变窄，并弯向前下方连续海马旁回。海马旁回的前端弯成钩形称为钩。扣带回、海马旁回和钩围绕在大脑与间脑交界处的边缘称边缘叶，又称穹隆回。在枕叶内侧面，胼胝体后方，有一条沟称距状沟（calcarine sulcus）。

（4）大脑半球下面（图10－18） 在额叶的下面，有前后走向的纤维束，称嗅束。嗅束的前端有一椭圆形膨大称嗅球，嗅球内有嗅球细胞接受嗅神经。嗅束是嗅球细胞发出的嗅纤维。嗅觉神经冲动经嗅纤维最后达到钩等处产生嗅觉。

2. 大脑半球的内部结构 大脑半球表面有一层灰质称大脑皮质。大脑半球深面的白质称大脑髓质。白质内的灰质团块称基底核。左、右大脑半球内的空腔为左、右侧脑室。

（1）大脑皮质（cerebral cortex） 人类大脑皮质的面积约为2200cm^2，有1/3露在表面，2/3位于大脑沟裂的底和侧壁上。大脑皮质由大量的神经细胞和神经胶质细胞以及神经纤维构成。根据长期临床观察和实验研究，人类大脑皮质不同区域具有不同的功能，这些不同的功能区称中枢（图10－30、31）。主要的大脑皮质中枢分述如下：

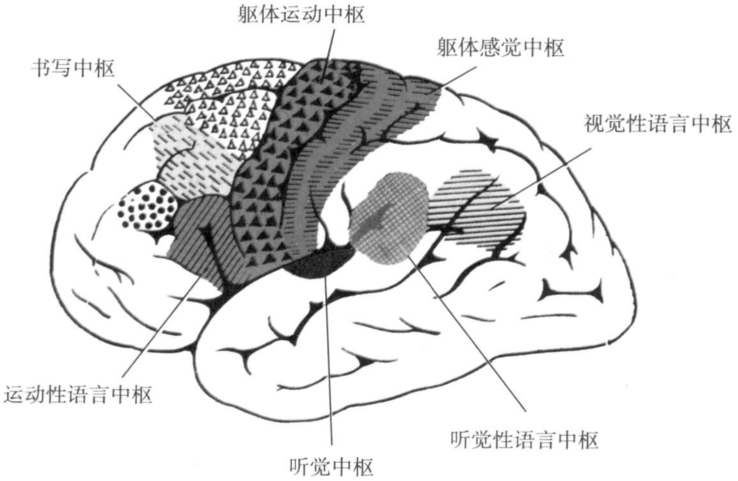

图10－30 大脑皮质中枢（上外侧面）

①躯体运动中枢 位于中央前回和中央旁小叶前部。是管理骨骼肌随意运动的最高中枢。

躯体运动中枢对骨骼肌运动的管理有以下主要特点：一侧躯体运动中枢管理另一侧骨骼肌运动，但眼外肌、上部面肌、咀嚼肌、咽肌和喉肌等是接受双侧躯体运动中枢支

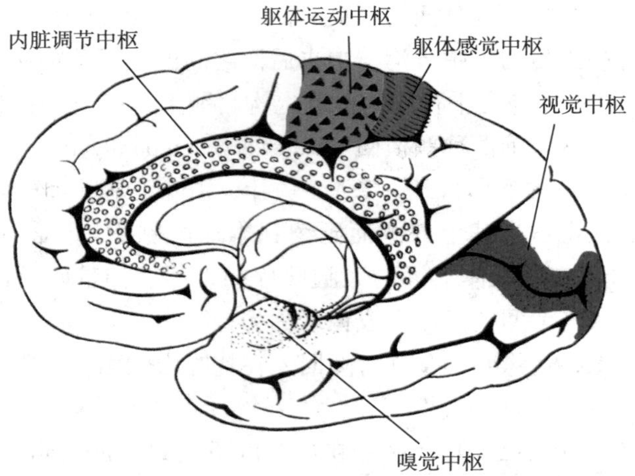

图 10－31 大脑皮质中枢（内侧面）

配；躯体运动中枢与人体各局部骨骼肌存在一定的局部定位关系，即中央前回上部和中央旁小叶前部支配下肢肌，中央前回中部支配上肢肌和躯干肌，中央前回下部支配头颈肌。上述在躯体运动中枢上身体各部的投影关系呈头在下、脚在上的倒立人形，但头部的投影仍然是正立的，即头顶向上。另外，在躯体运动中枢上，身体各部投影的大小与该部位运动的精细复杂程度有关，如面肌和手肌运动很精细复杂，所以它们在中央前回上所占的面积就比较大（10－32）。

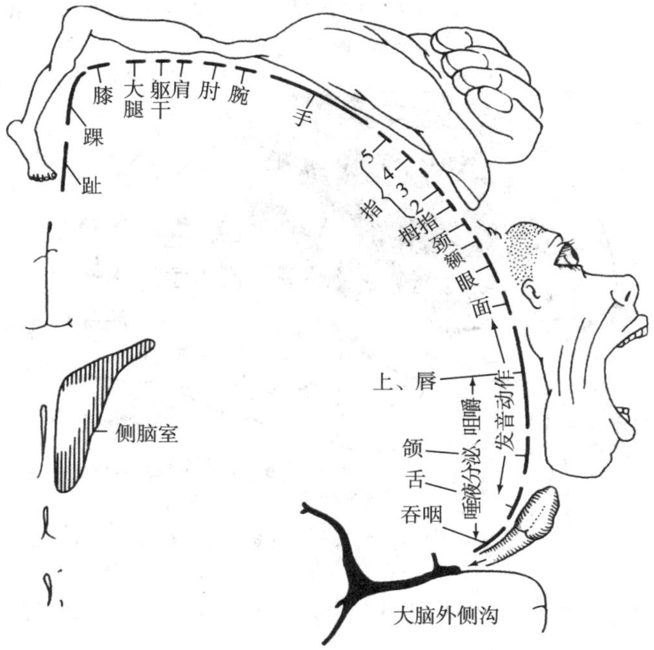

图 10－32 人体各部在躯体运动中枢的投影

②躯体感觉中枢　位于中央后回和中央旁小叶后部。此中枢接受背侧丘脑传来的对侧半身痛觉、温觉、触觉（浅感觉）和位置觉、运动觉、震动觉（深感觉）。

躯体感觉中枢对人体浅、深感觉的管理有以下主要特点：一侧躯体感觉中枢接受对侧身体浅、深感觉神经冲动；身体各部在此区的投影也如倒置的人形，头部也是正立的，与躯体运动中枢相似。身体各部在该区内投影范围的大小与各部感觉的灵敏程度相关。如手、唇、舌等感觉灵敏的部位，在本区的感觉投影范围广，代表区面积大；背部敏感度差，在本区的感觉投影范围小，代表区面积就较小（图 10－33）。

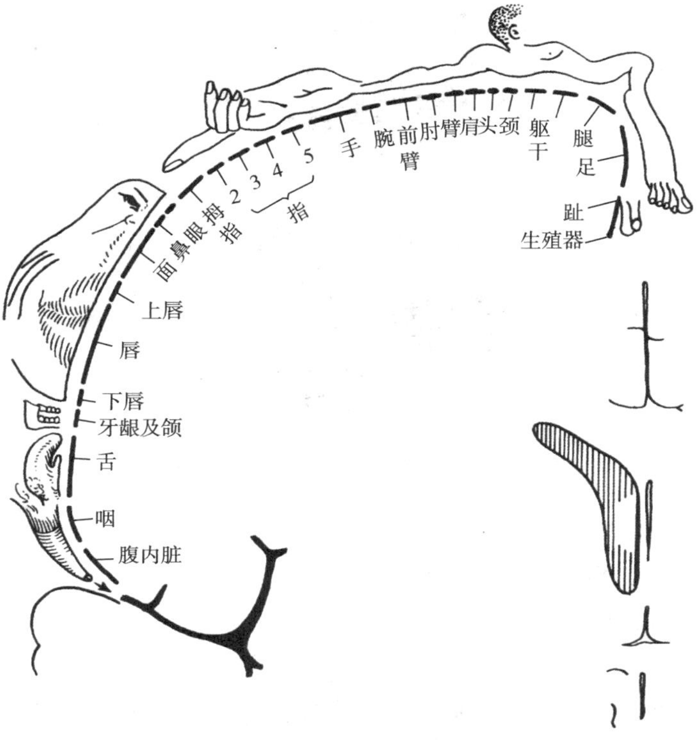

图 10－33　人体各部在躯体感觉中枢的投影

③听觉中枢　位于颞叶的颞横回（图 10－30）。每侧听觉中枢接受内侧膝状体传来的两耳听觉冲动。

④视觉中枢　位于枕叶内侧面距状沟两侧皮质（图 10－30、31）。一侧视觉中枢接受同侧视网膜颞侧半和对侧视网膜鼻侧半的视觉神经冲动。

（2）基底核（basal nucleus）　为靠近大脑半球底部，包埋在大脑白质内的灰质核团。基底核主要包括尾状核、豆状核和杏仁体等结构（图 10－34）。常将尾状核和豆状核合称为纹状体（corpus striatum）。

①尾状核（caudate nucleus）　是由前向后弯曲的圆柱体，卷伏在背侧丘脑的周围，全长都与侧脑室相邻。尾状核终端接杏仁体。

②豆状核（lentiform nucleus）　位于背侧丘脑的外侧，岛叶的深部。在豆状核内，被内侧、外侧白质髓板分隔成 3 部分。外侧部为壳（putamen）；中间部和内侧部合称为

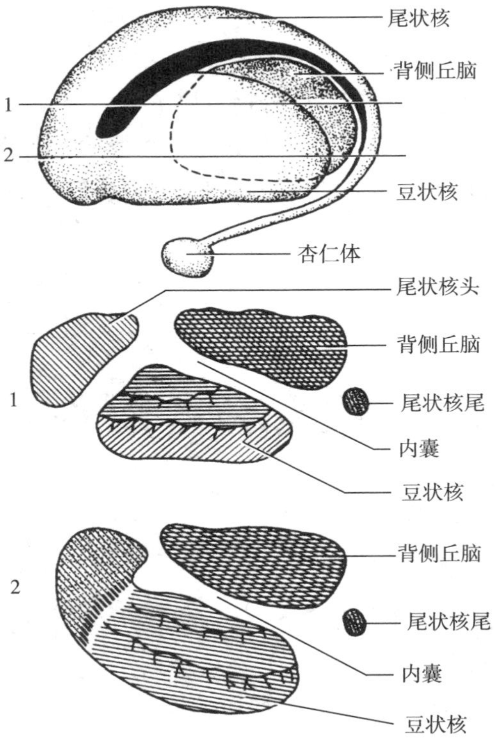

图 10－34　纹状体和背侧丘脑示意图

苍白球（globus pallidus）。苍白球是纹状体中古老的部分，故又称旧纹状体。壳和尾状核在进化上较新，故合称为新纹状体。

③杏仁体（amygdaloid body）　位于海马旁回、钩的深面。杏仁体的功能与调节内脏活动和情绪等有关。

（3）大脑白质　又称大脑髓质，由大量的神经纤维构成。这些纤维根据长短和方向的不同可分为三类：

①连合纤维　由连接左、右大脑半球皮质的神经纤维构成，其中最主要的是胼胝体（图 10－35）。

②联络纤维　为同侧半球各部之间相互联系的纤维。

③投射纤维　为连接大脑皮质与皮质下各结构之间的上、下行纤维。这些纤维绝大部分经过内囊。

内囊（internal capsule）位于尾状核、背侧丘脑与豆状核之间（图 10－35、36、37），是上、下行纤维密集而成的白质区。内囊在水平切面上，呈开口向外的“＞＜”形，可分为内囊前肢、内囊膝和内囊后肢 3 部分。内囊前肢位于尾状核与豆状核之间；内囊后肢位于豆状核与背侧丘脑之间；内囊前、后肢相交处为内囊膝。经内囊前肢的投射纤维，主要有额桥束；经内囊膝部的投射纤维有皮质核束（皮质脑干束）；经内囊后肢的投射纤维主要有皮质脊髓束、丘脑皮质束、视辐射和听辐射等。

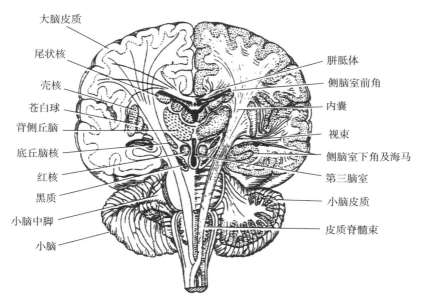

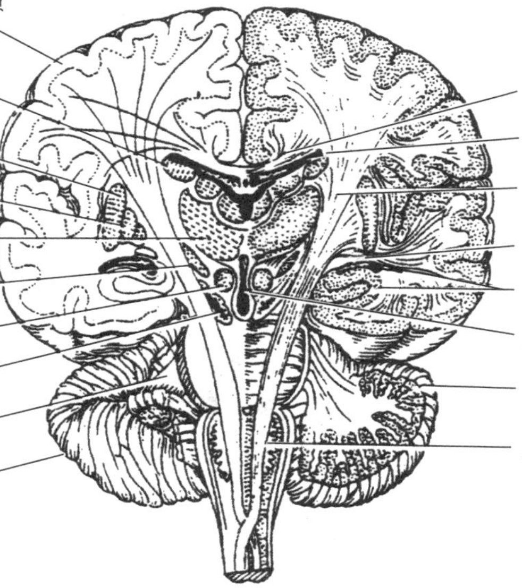

图 10－35　脑的冠状切面

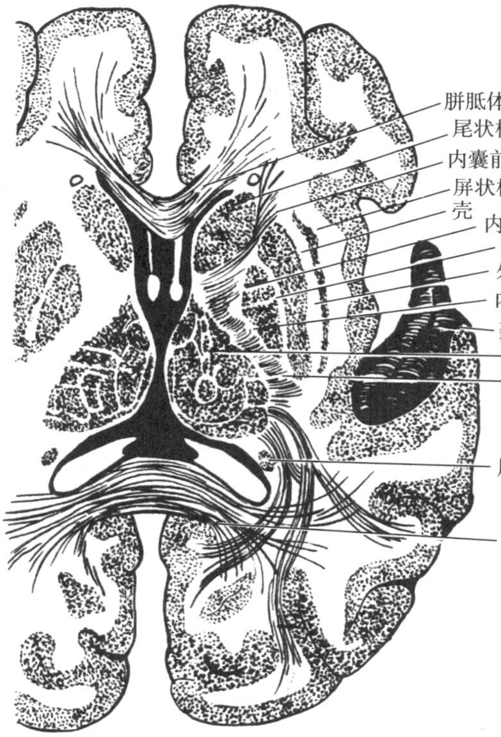

图 10－36　大脑半球的水平切面

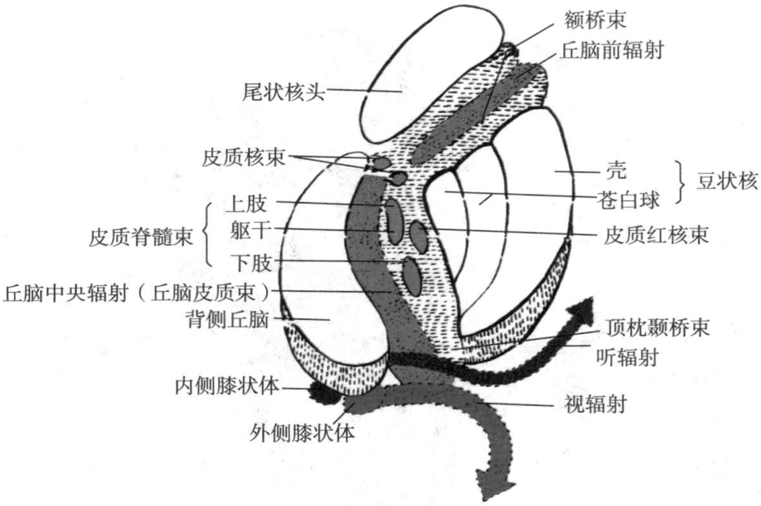

图 10－37　内囊的水平切面示意图

二、脑神经

脑神经（cranial nerves）共12对，即Ⅰ嗅神经、Ⅱ视神经、Ⅲ动眼神经、Ⅳ滑车神经、Ⅴ三叉神经、Ⅵ展神经、Ⅶ面神经、Ⅷ前庭蜗神经、Ⅸ舌咽神经、Ⅹ迷走神经、Ⅺ副神经、Ⅻ舌下神经（图 10－38）。

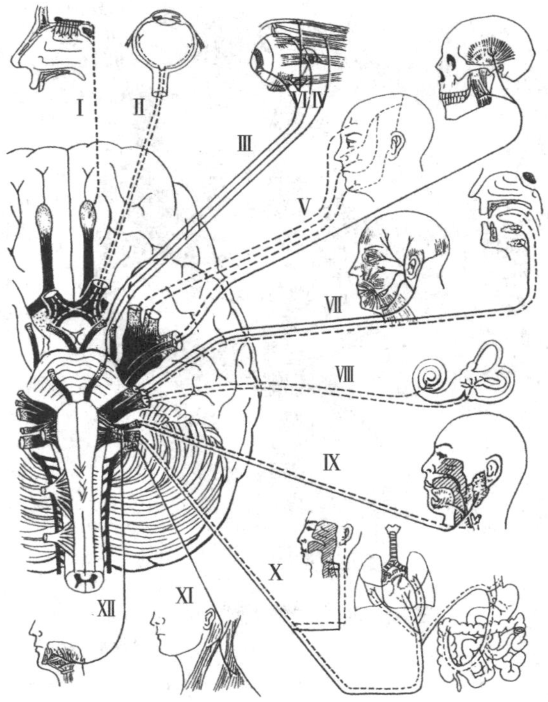

图 10－38　脑神经概观

脑神经的纤维成分可归纳为4种：①躯体感觉纤维：将头面部躯体感受器接受的刺激传递到脑干内的躯体感觉核。②内脏感觉纤维：将内脏感受器接受的刺激传递到脑干内的内脏感觉核。③躯体运动纤维：是脑干内躯体运动核发出的轴突，支配头、颈部的骨骼肌。④内脏运动纤维：是脑干内副交感核发出的副交感纤维，支配平滑肌、心肌和腺体。

（一）嗅神经

嗅神经（olfactory nerve）传导嗅觉，起于鼻腔黏膜的嗅细胞，其中枢突集合成20多条嗅丝穿筛孔入颅，止于嗅球（图10－39）。

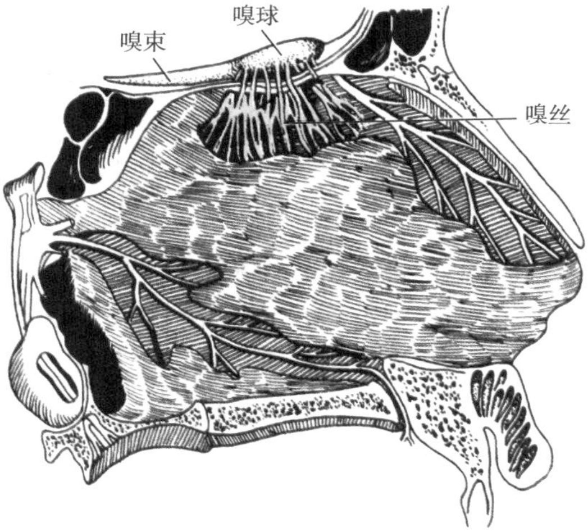

图10－39　嗅神经

（二）视神经

视神经（optic nerve）传导视觉，由视网膜神经节细胞的轴突在视神经盘处集聚而成，穿眼球后壁，经视神经管入颅中窝（图10－40）。

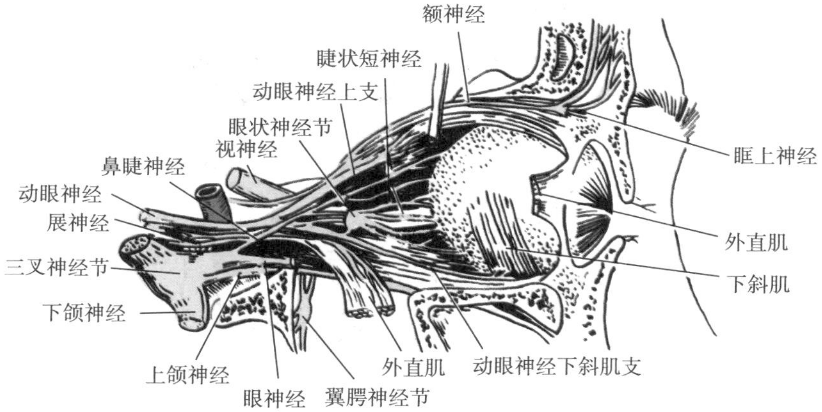

图10－40　眶内神经（外侧面观）

（三）动眼神经

动眼神经（oculomotor nerve）含有躯体运动纤维和副交感纤维。躯体运动纤维发自中脑的动眼神经核；副交感纤维发自中脑的动眼神经副核。两种纤维集合成动眼神经，自中脑的脚间窝出脑，向前经眶上裂入眶，其躯体运动纤维支配上睑提肌、上直肌、内直肌、下直肌和下斜肌。副交感纤维进入睫状神经节内换元，节后纤维入眼球内支配瞳孔括约肌及睫状肌（图 10－40）。

（四）滑车神经

滑车神经（trochlear nerve）起自中脑的滑车神经核，由下丘下方出脑，绕大脑脚外侧向前经眶上裂入眶，支配上斜肌（图 10－19、20）。

（五）三叉神经

三叉神经（trigeminal nerve）含躯体感觉和躯体运动两种纤维。躯体感觉纤维是三叉神经节的假单极神经元的突起，中枢突经三叉神经根入脑，终于三叉神经脑桥核和三叉神经脊束核。周围突形成三大分支：第 1 支为眼神经；第 2 支为上颌神经；第 3 支为下颌神经（图 10－41、42）。三叉神经的躯体运动纤维发自脑桥的三叉神经运动核，出脑桥后，加入下颌神经内。

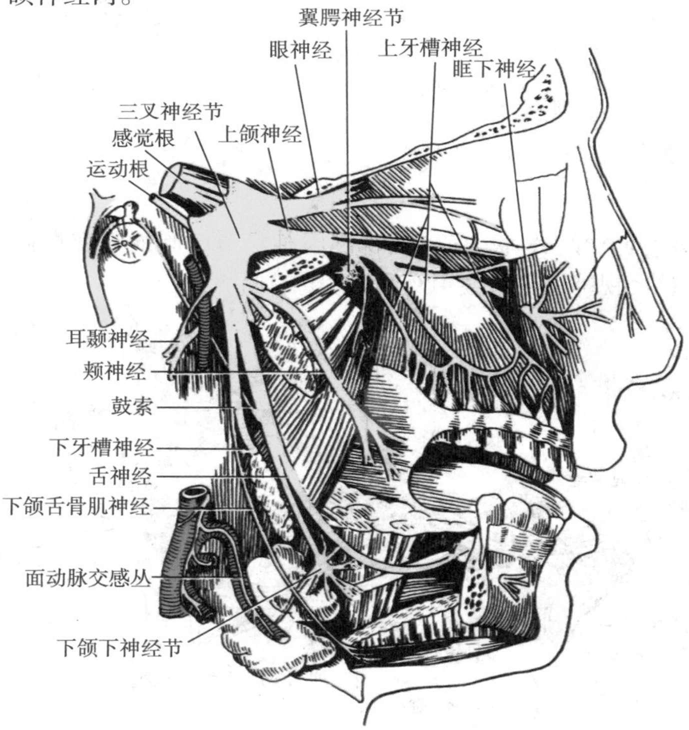

图 10－41 三叉神经

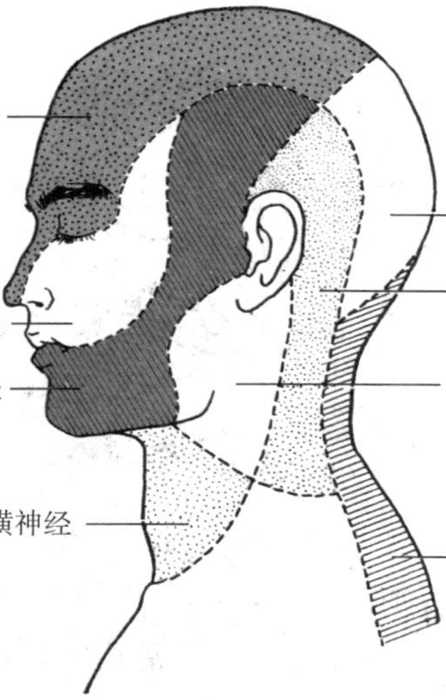

图 10－42 三叉神经头面部分布

1. 眼神经（ophthalmic nerve） 经眶上裂入眶，分布于泪腺、眼球、部分鼻腔黏膜以及上睑、鼻背和额部皮肤。

2. 上颌神经（maxillary nerve） 由圆孔出颅后，经眶下裂入眶。沿眶下壁前行出眶下孔至面部，分成数支，分布于睑裂与口裂间的皮肤。上颌神经在穿出眶下孔以前，沿途有分支到上颌牙齿、牙龈以及上颌窦和鼻腔黏膜等处。

3. 下颌神经（mandibular nerve） 含躯体感觉和躯体运动纤维，经卵圆孔出颅。躯体感觉纤维主要分布于下颌牙齿、牙龈、颊和舌前 2/3 的黏膜以及耳颞区和口裂以下的面部皮肤。躯体运动纤维支配咀嚼肌。

（六）展神经

展神经（abducent nerve）起自脑桥展神经核，经延髓与脑桥间出脑，前行经眶上裂入眶，支配外直肌（图 10－40）。

（七）面神经

面神经（facial nerve）属混合性神经，躯体运动纤维起自脑桥的面神经核，经脑桥与延髓之间出脑，进入内耳道，穿内耳道底进入颞骨内，由茎乳孔出颅，分布于面部的表情肌（图 10－43）。

面神经还含有副交感纤维和内脏感觉（味觉）纤维。副交感纤维起自脑桥的上泌涎核，在内脏神经节换元后，节后纤维至泪腺、下颌下腺和舌下腺；内脏感觉纤维分布于舌前 2/3 黏膜的味蕾。

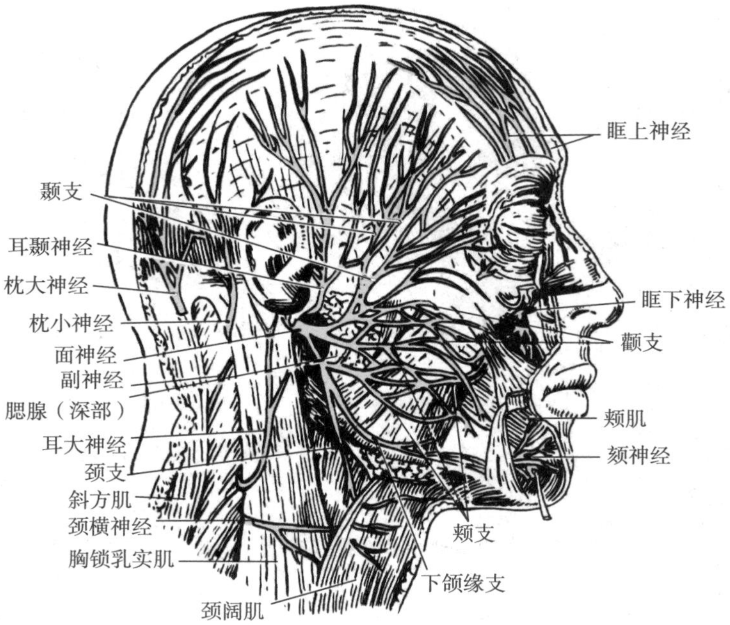

图 10－43　面神经

（八）前庭蜗神经

前庭蜗神经（vestibulocochlear nerve）由前庭神经和蜗神经组成（图 10－44）。

前庭神经传导平衡觉，蜗神经传导听觉。两者合成一干，经内耳门入颅，在面神经的外侧，经延髓与脑桥之间入脑。

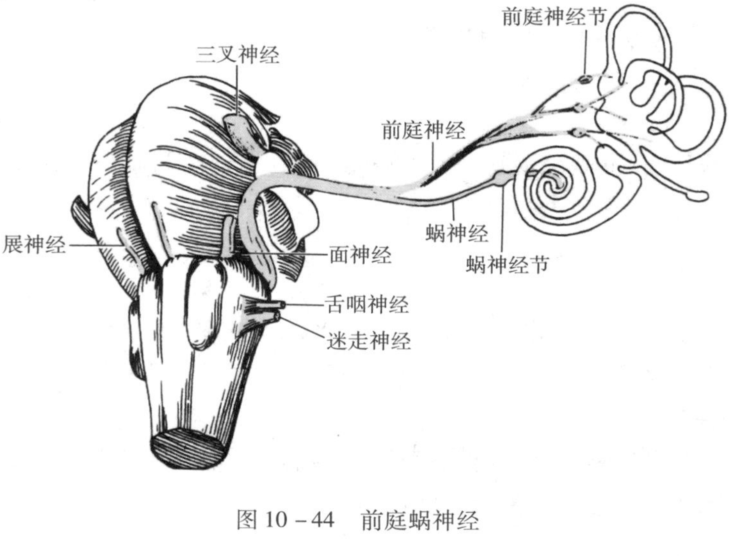

图 10－44　前庭蜗神经

（九）舌咽神经

舌咽神经（glossopharyngeal nerve）主要含有内脏感觉、躯体运动及副交感纤维成分。3 种纤维一起在延髓侧面出入脑，经颈静脉孔出入颅（图 10－45）。

感觉纤维主要分布到咽和舌后 1/3 黏膜（司味觉和一般感觉）。躯体运动纤维支配咽肌。副交感纤维分布到腮腺，管理腮腺的分泌。

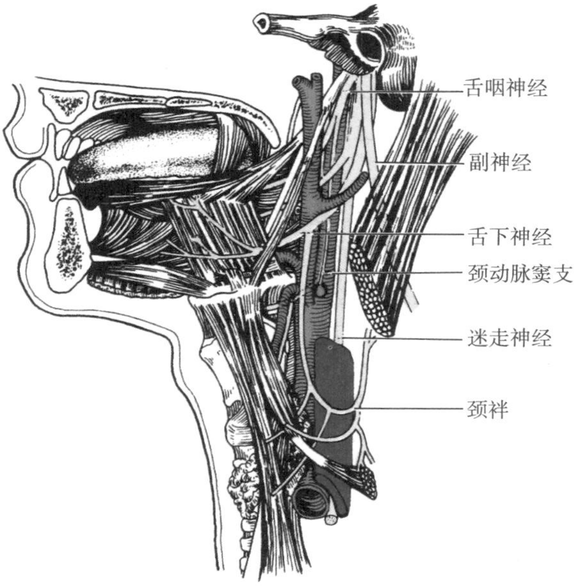

图 10－45 舌咽神经、迷走神经、副神经及舌下神经

（十）迷走神经

迷走神经（vagus nerve）含有副交感、内脏感觉和躯体运动等纤维成分。副交感纤维起自延髓迷走神经背核，管理咽喉部腺体的分泌、胸腹腔器官的运动及其腺体的分泌。内脏感觉纤维分布于咽喉及胸腹腔器官。躯体运动纤维起自疑核，支配咽肌、喉肌的运动（图 10－45、46）。

迷走神经经颈静脉孔出颅，在颈部两侧下行，经胸廓上口入胸腔，沿食管两侧经食管裂孔入腹腔。在颈、胸和腹部形成神经丛，发出分支支配相应的器官。

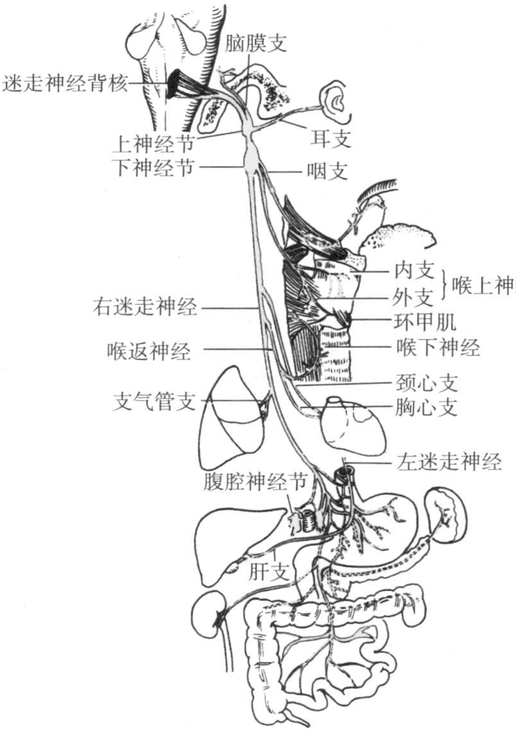

图 10－46 迷走神经

（十一）副神经

副神经（accessory nerve）起自副神经核，在延髓侧面出脑，经颈静脉孔出颅，支配胸锁乳突肌和斜方肌（图 10－45）。

（十二）舌下神经

舌下神经（hypoglossal nerve）起自舌下神经核，在延髓锥体外侧出脑，经舌下神经管出颅，支配舌肌（图 10－45）。

表 10－2　12 对脑神经总结表

顺序及名称	成分	起核	终核	分布	损伤症状
Ⅰ嗅神经	内脏感觉		嗅球	鼻腔嗅黏膜	嗅觉障碍
Ⅱ视神经	躯体感觉		外侧膝状体	眼球视网膜	视觉障碍
Ⅲ动眼神经	躯体运动	动眼神经核		上、下、内直肌，下斜肌，上睑提肌	眼外斜视、上睑下垂
	内脏运动	动眼神经副核		瞳孔括约肌、睫状肌	瞳孔对光反射消失
Ⅳ滑车神经	躯体运动	滑车神经核		上斜肌	眼不能向外下斜视
Ⅴ三叉神经	躯体感觉		三叉神经脊束核 三叉神经脑桥核 三叉神经中脑核	头面部皮肤，口腔、鼻腔黏膜，牙及牙龈，眼球，硬脑膜	头面部感觉障碍
	躯体运动	三叉神经运动核		咀嚼肌	咀嚼肌瘫痪
Ⅵ展神经	躯体运动	展神经核		外直肌	眼内斜视
Ⅶ面神经	躯体运动	面神经核		面部表情肌	额纹消失、眼不能闭合、口角歪向健侧、鼻唇沟变浅
	内脏运动	上泌涎核		泪腺、下颌下腺、舌下腺及鼻腔和腭的腺体	分泌障碍
	内脏感觉		孤束核	舌前 2/3 味蕾	味觉障碍
Ⅷ前庭蜗神经	躯体感觉		前庭神经核	前庭器	眩晕、眼球震颤等
			蜗神经核	螺旋器	听觉障碍
Ⅸ舌咽神经	躯体运动	疑核		咽肌	
	内脏运动	下泌涎核		腮腺	分泌障碍
	内脏感觉		孤束核	咽、鼓室、咽鼓管、软腭、舌后 1/3 黏膜、颈动脉窦、颈动脉小球	咽后与舌后 1/3 感觉（包括味觉）障碍
	躯体感觉		三叉神经脊束核	耳后皮肤	
Ⅹ迷走神经	内脏运动	迷走神经背核		胸腹腔内脏平滑肌、心肌、腺体	心动过速、内脏活动障碍
	躯体运动	疑核		咽、喉肌	发音困难、声音嘶哑、吞咽障碍
	内脏感觉		孤束核	胸腹腔脏器、咽喉黏膜	
	躯体感觉		三叉神经脊束核	硬脑膜、耳郭及外耳道皮肤	

续表

顺序及名称	成分	起核	终核	分布	损伤症状
Ⅺ副神经	躯体运动	副神经核		胸锁乳突肌、斜方肌	一侧胸锁乳突肌瘫痪，头无力转向对侧；斜方肌瘫痪，肩下垂，提肩无力
Ⅻ 舌下神经	躯体运动	舌下神经核		舌肌	舌肌瘫痪、萎缩，伸舌时舌尖偏向患侧

第四节　传导通路

机体内、外感受器接受的刺激转变为神经冲动，经周围神经传入中枢神经系统，最后至大脑皮质产生感觉。大脑皮质将这些信息经整合后发出指令，传递到脑干或脊髓的运动神经元，经传出神经到达躯体或内脏效应器，引起效应。高级中枢与感受器或效应器之间，通过神经元传导神经冲动的通路，称传导通路。

由感受器经过传入神经、皮质下各级中枢至大脑皮质的神经通路，称感觉传导通路或上行传导通路；由大脑皮质经皮质下各级中枢、传出神经至效应器的神经通路称运动传导通路或下行传导通路。

一、感觉传导通路

（一）本体觉传导通路

本体觉又称深感觉，是指来自肌、腱、关节等处的位置觉、运动觉和震动觉。躯干和四肢的本体觉传导路可分为意识性和非意识性两种。本节仅述意识性本体觉传导路。

躯干和四肢意识性本体觉传导路　为传入大脑皮质而引起感知的本体觉传导路，本体觉传导路还传导皮肤感觉中的精细触觉，由3级神经元组成（图10-47、48）。

第1级神经元胞体位于脊神经节内，其周围突至肌、腱和关节的本体觉感受器和皮肤的精细触觉感受器。中枢突经后根，进入脊髓同侧的后索上行，其中来自第4胸节段以下的纤维在后索中形成薄束；来自第4胸节段以上的纤维，在薄束的外侧形成楔束。薄束和楔束上升到延髓，分别止于薄束核和楔束核。

第2级神经元胞体位于薄束核和楔束核，它们发出的纤维呈弓形前行至中央管的腹侧，在中线与对侧纤维交叉，称为内侧丘系交叉，交叉后的纤维在中线两侧上行，称为内侧丘系，经过脑桥和中脑止于背侧丘脑。

第3级神经元胞体在背侧丘脑，它们发出纤维组成丘脑皮质束，经内囊后肢投射到中央后回的上2/3和中央旁小叶的后部。

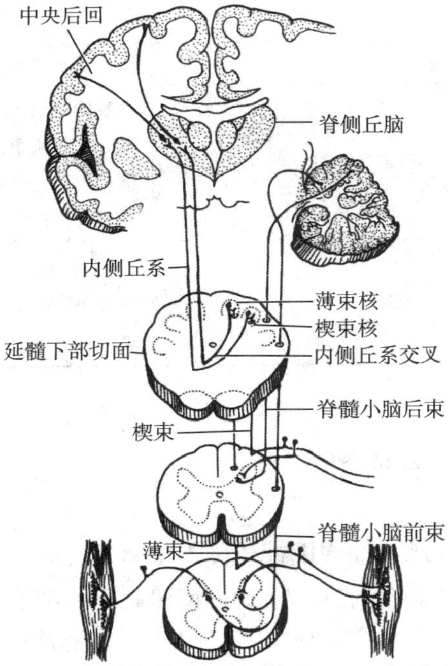

图 10－47　本体觉和精细触觉传导通路

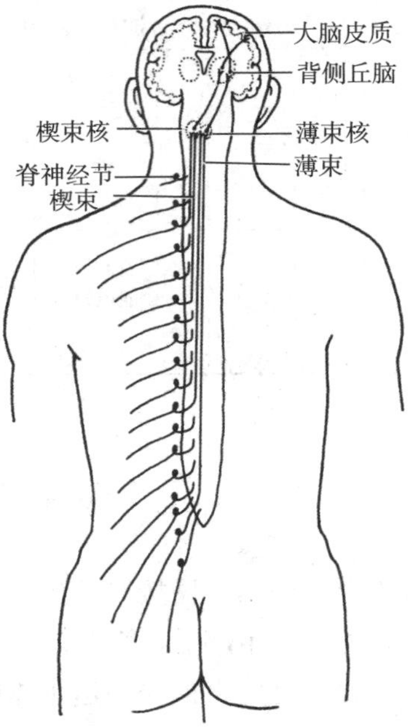

图 10－48　薄束和楔束

（二）浅感觉传导通路

浅感觉传导通路传导皮肤、黏膜的痛觉、温度觉和粗触觉的冲动，由 3 级神经元组成（图 10－49、50）。

1. 躯干和四肢浅感觉传导通路　由 3 级神经元组成。

第 1 级神经元胞体位于脊神经节内，为假单极神经元，其周围突组成脊神经的躯体感觉纤维，分布至躯干和四肢皮肤的感受器；中枢突经后根进入脊髓，主要止于后角细胞。

第 2 级神经元主要是后角细胞，它们发出纤维，经白质前连合交叉到对侧的外侧索和前索上行，组成脊髓丘脑侧束和脊髓丘脑前束，向上经延髓、脑桥和中脑止于背侧丘脑。脊髓丘脑侧束传导痛、温觉，脊髓丘脑前束传导粗触觉。

第 3 级神经元胞体在背侧丘脑，它们发出的轴突形成丘脑皮质束，经内囊后肢投射到中央后回上 2/3 和中央旁小叶的后部。

2. 头面部浅感觉传导通路　由 3 级神经元组成。

第 1 级神经元胞体位于三叉神经节内，为假单极神经元。其周围突经三叉神经分布于头面部皮肤和口、鼻腔黏膜等感受器，中枢突组成三叉神经根入脑桥，其中传递痛、温觉的纤维下降，形成三叉神经脊束，止于三叉神经脊束核；传递触觉的纤维终止于三叉神经脑桥核。

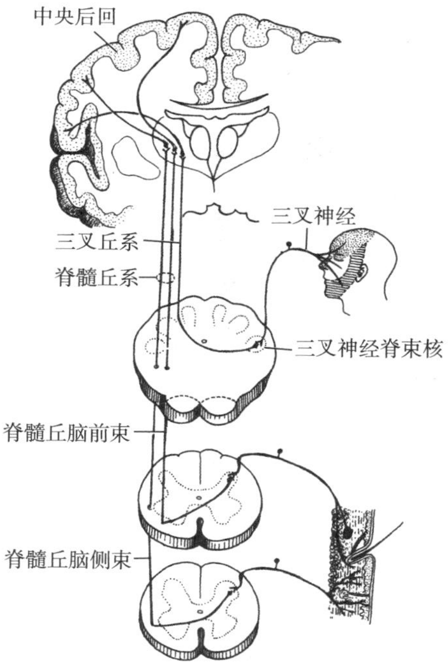

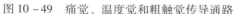

图 10-49 痛觉、温度觉和粗触觉传导通路

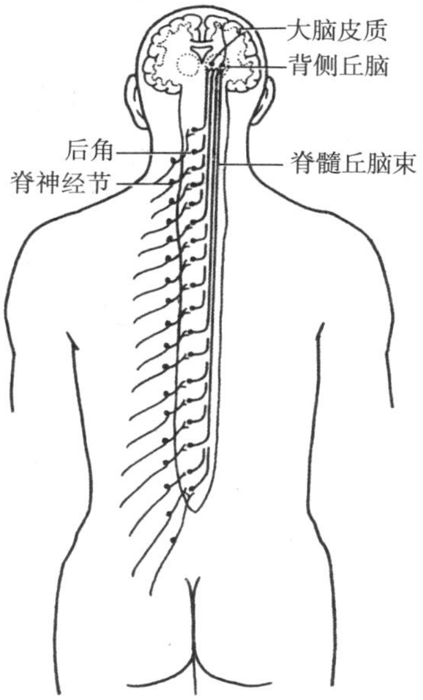

图 10-50 脊髓丘脑束

第 2 级神经元胞体位于三叉神经脊束核和脑桥核内，它们发出纤维交叉到对侧，组成三叉丘系，止于背侧丘脑。

第 3 级神经元胞体位于背侧丘脑，它们发出纤维参与组成丘脑皮质束，经内囊后肢，投射到中央后回下 1/3。

（三）视觉传导通路

视觉传导通路由 3 级神经元组成。

第 1 级神经元为视网膜的双极细胞，其周围突至视觉感受器（视杆细胞和视锥细胞），中枢突与神经节细胞形成突触。

第 2 级神经元为视网膜的神经节细胞。其轴突在视神经盘处集合成视神经，经视神经管入颅腔，形成视交叉，延续为视束（图 10-51）。

视神经纤维在视交叉处作不完全交叉，来自两眼视网膜鼻侧半的纤维相互交叉，而来自颞侧半的不交叉，走在同侧。因此，左侧视束含有来自两眼视网膜左侧半的纤维，右侧视束含有来自两眼视网膜右侧半的纤维。视束纤维绕过大脑脚，终于外侧膝状体。

第 3 级神经元是外侧膝状体的细胞，其轴突组成视辐射，经内囊后肢投射到枕叶距状沟上、下的皮质。

附：瞳孔对光反射通路

光照一侧眼球，引起两侧瞳孔缩小，称为瞳孔对光反射。其中被照侧的瞳孔缩小，称直接对光反射；另一侧瞳孔同时也缩小，称间接对光反射。瞳孔对光反射通路（图

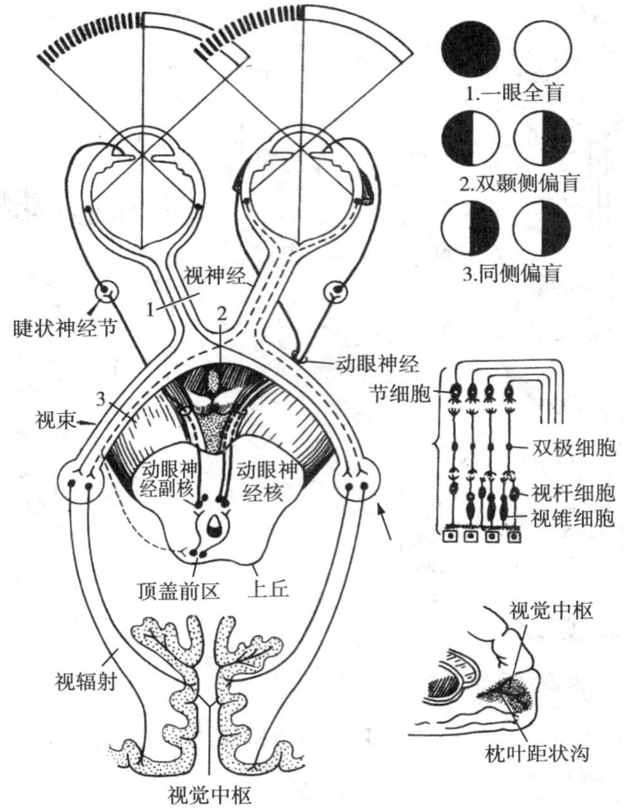

图 10－51　视觉传导通路和瞳孔对光反射通路

10－51）是：视锥细胞→双极细胞→神经节细胞（视神经→视交叉→视束）→顶盖前区→两侧动眼神经副核→动眼神经→睫状神经节→瞳孔括约肌。

二、运动传导路

运动传导路是管理骨骼肌随意运动的传导路，包括锥体系和锥体外系两部分。

（一）锥体系

锥体系（pyramidal system）是管理骨骼肌随意运动的系统，发自大脑皮质，形成一复合的纤维束称为锥体束。分为皮质脊髓束和皮质核（脑干）束。

1. 皮质脊髓束　主要起于中央前回上 2/3 及中央旁小叶前部。经内囊后肢、中脑大脑脚、脑桥基底部至延髓形成锥体。在锥体下部大部分纤维互相交叉，称锥体交叉。交叉后的纤维下降至脊髓外侧索，形成皮质脊髓侧束。皮质脊髓侧束在下降中逐节间接或直接终止于各节段同侧的前角运动细胞。小部分纤维不交叉，下行至脊髓前索，形成皮质脊髓前束，此束仅存在于中胸节段以上，它在下降中逐节交叉至对侧，间接或直接终止于前角运动细胞（图 10－52）。

2. 皮质核束　又称皮质脑干束，主要起自中央前回下 1/3。经内囊膝下降至脑干，在行经脑干的过程中，陆续终止于脑干躯体运动核。其中面神经核下部（支配下部面肌）和舌下神经核只接受对侧皮质脑干束支配，其余脑干躯体运动核及面神经核上部，均受双侧皮质脑干束支配（图 10－53）。

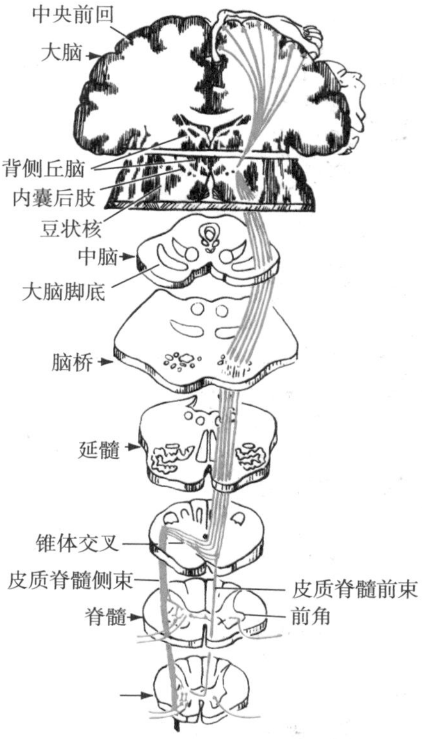

图 10－52　皮质脊髓束

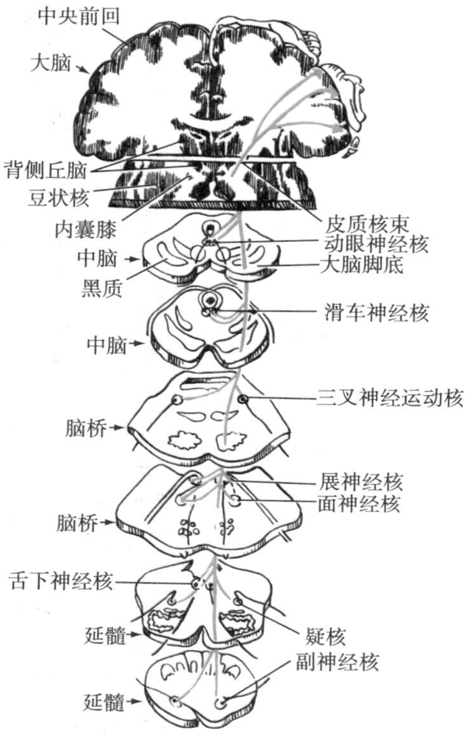

图 10－53　皮质核束

（二）锥体外系

锥体外系是指锥体系以外的控制骨骼肌活动的传导路，为多级神经元链，涉及脑内许多结构。锥体外系主要功能是调节肌张力和协调肌的活动等，在保持肌的协调和适宜肌张力情况下，锥体系得以进行精细的随意运动。

第五节　内脏神经系统

内脏神经系统又称自主神经系统，是神经系统的一个组成部分，分为中枢部和周围部。中枢部在脑和脊髓内；周围部主要分布于内脏、心血管和腺体（图 10－54），内脏神经分为内脏运动神经和内脏感觉神经。

一、内脏运动神经

内脏运动神经在形态结构和机能上与躯体运动神经有较大的差别。现就其主要差异简述如下：①躯体运动神经支配骨骼肌，管理随意运动；内脏运动神经支配平滑肌、心

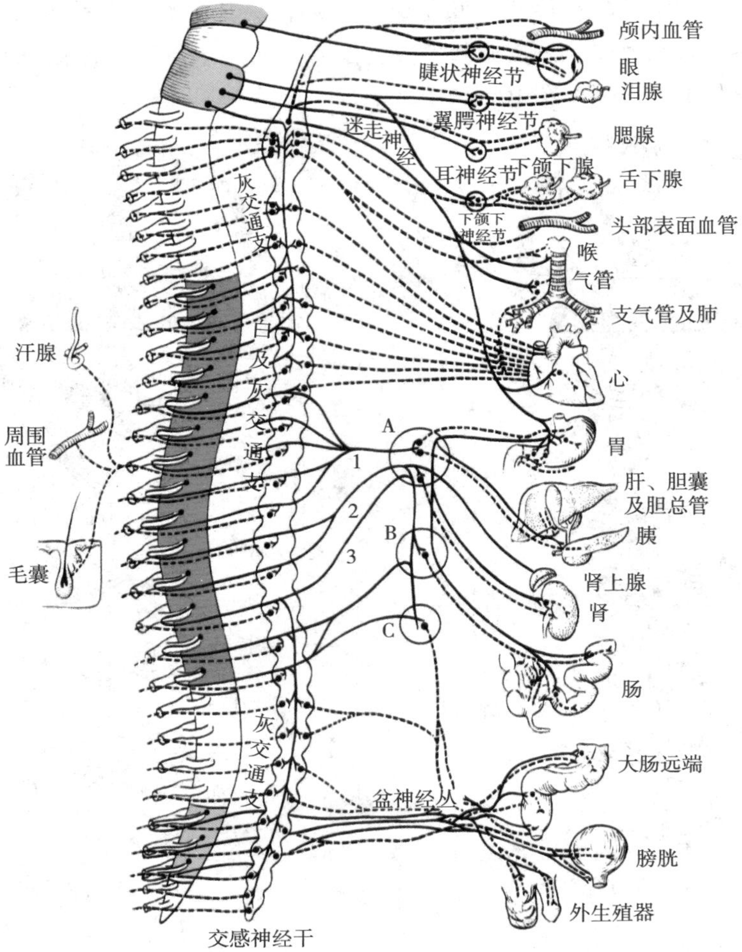

A. 腹腔神经节；B. 肠系膜上神经节；C. 肠系膜下神经节

1. 内脏大神经；2. 内脏小神经；3. 内脏最小神经

图 10－54　内脏运动神经模式图

肌和腺体，管理不随意运动。②躯体运动神经自脑神经躯体运动核或脊髓前角发出至骨骼肌，不换神经元；内脏运动神经自脑干内脏运动核或脊髓侧角、骶 2～4 节段中间带外侧部发出至平滑肌、心肌和腺体，要在周围内脏神经节内换神经元，即有两个神经元。第一个神经元为节前神经元，其细胞体在中枢，它发出的轴突称为节前纤维；第二个神经元为节后神经元，其细胞体在内脏神经节，它发出的轴突称节后纤维。③躯体运动神经以神经干的方式分布；内脏运动神经节后纤维常攀附于脏器血管表面形成神经丛，由丛再发出分支至器官。④躯体运动神经受意志支配；内脏运动神经一般不受意志支配。⑤躯体运动神经只有一种躯体运动纤维；内脏运动神经有交感和副交感神经两种纤维成分。大部分内脏器官同时接受交感神经和副交感神经的双重支配。

（一）交感神经

1. 中枢部　交感神经（sympathetic nerve）的低级中枢位于脊髓胸1～腰3节段的侧角内，由侧角细胞发出节前纤维（图10－55）。

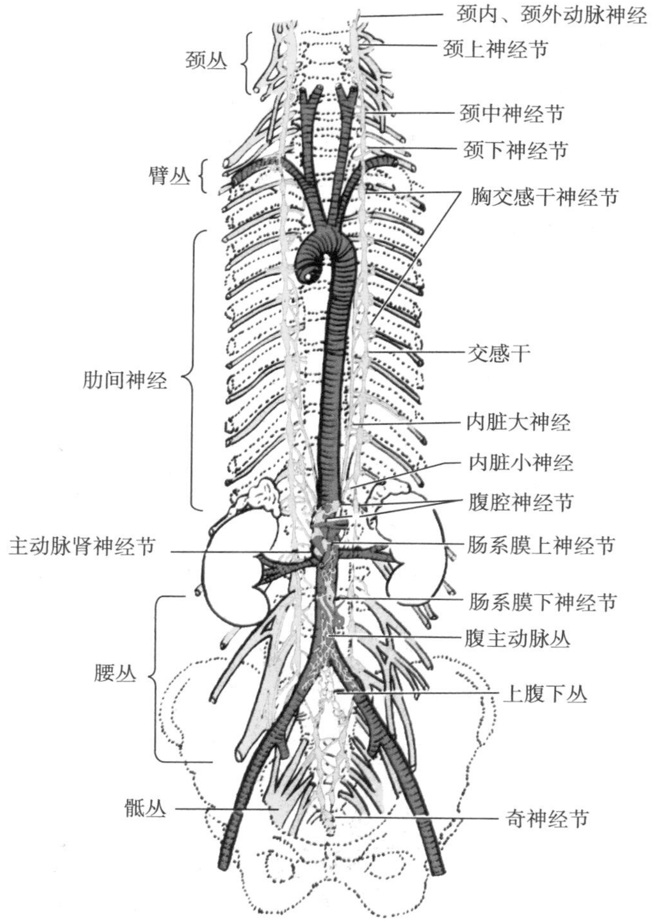

图10－55　交感干全貌

2. 周围部　包括交感神经节和交通支。

（1）交感神经节　为交感神经节后神经元细胞体所在的部位。根据交感神经节的位置，可分为椎旁神经节和椎前神经节。

①椎旁神经节　位于脊柱两旁，参与交感干的构成，故又称交感干神经节，共有22～23对成对节及尾部1个单节。椎旁神经节之间有节间支相连，每侧组成一条链索状结构，称交感干（图10－55）。交感干（sympathetic trunk）上自颅底下至尾骨，两干下端汇合于单个尾节。颈部交感干神经节有3对，即颈上神经节、颈中神经节和颈下神经节。胸部交感干神经节有10～12对，第1胸节与颈下神经节常结合成一个神经节，称颈胸神经节，又称星状神经节。腰部交感干神经节有4～5对，骶部有2～3对，尾部

为一个单节（奇神经节）。

②椎前神经节　位于脊柱前方，主要包括位于腹腔干根部两旁的一对腹腔神经节，肾动脉根部的一对主动脉肾神经节，肠系膜上、下动脉根部各一个肠系膜上神经节和肠系膜下神经节。

（2）交通支　交感干神经节与脊神经相连的神经纤维支，称交通支。交通支可分为白交通支和灰交通支（图 10－54）。白交通支是脊髓侧角细胞发出的节前纤维，离开脊神经进入交感干神经节。白交通支的神经纤维有髓鞘，呈白色，故名白交通支，仅见于 T_1 至 L_3 各脊神经与相应的交感干神经节之间。灰交通支是交感干神经节发出进入脊神经的节后纤维，存在于全部交感干神经节与全部脊神经之间。灰交通支的神经纤维无髓鞘，呈灰色，故名灰交通支。

（3）交感神经的分布（图 10－56）

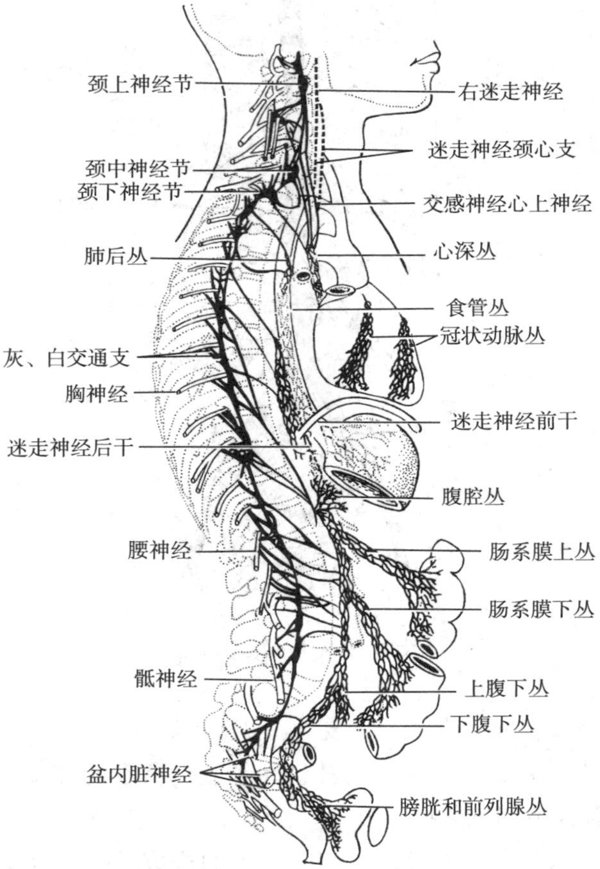

图 10－56　交感干和内脏神经丛

①自脊髓胸 1～腰 3 节段侧角的一部分细胞发出节前纤维，经相应的脊神经和白交通支至交感干神经节，部分在相应交感干神经节换元，部分经交感干上升至颈部交感干神经节换元，部分经交感干下行，至下腰部、骶部、尾部交感干神经节换元。经换元后

的节后纤维分别经灰交通支返回到相应的脊神经，成为脊神经的内脏运动纤维，随脊神经分布到躯干和四肢的血管、汗腺和立毛肌等。

②自脊髓第1、2胸节段侧角一部分细胞发出的节前纤维，经相应的脊神经和白交通支到达相应的交感干神经节，不在此换元，而上行至颈上神经节换元。颈上神经节细胞发出的节后纤维攀附在颈内、外动脉周围形成丛，并伴动脉的分支走行，分布到头面部各种腺体、血管和瞳孔开大肌等处。

③自脊髓第1～4（5）胸节段侧角一部分细胞发出的节前纤维，经相应的脊神经和白交通支到达相应的交感干神经节。一部分在此不换元，上行到颈上、中、下神经节换元，节后纤维分别组成颈上心神经、颈中心神经和颈下心神经，下行加入心丛，分布到心肌和血管；另一部分节前纤维在相应交感干神经节换元，节后纤维组成胸心神经，加入心丛，分布到心脏。

④自脊髓第1～5（或2～6）胸节段侧角一部分细胞发出节前纤维，经相应的脊神经和白交通支到达颈胸神经节和上胸部的交感干神经节换元。节后纤维至肺门加入肺丛，肺丛的分支入肺内，分布于支气管树（平滑肌和腺体）和肺内的血管平滑肌等。

⑤自脊髓第5～11（或12）胸节段侧角的一部分细胞发出节前纤维，经相应的脊神经和白交通支到达相应的交感干神经节，在此不换元，穿过交感干神经节后组成内脏大神经和内脏小神经。两神经沿椎体表面下降，穿膈至腹腔，至腹腔神经节、肠系膜上神经节和主动脉肾神经节换元，节后纤维攀附于腹腔干、肠系膜上动脉和肾动脉表面形成神经丛，随它们分支分布到肝、胆囊、胰、脾、肾、肾上腺以及腹腔内结肠左曲以上的消化管。

⑥自脊髓第1～3腰节段侧角的一部分细胞发出节前纤维，经相应的脊神经和白交通支至相应的交感干神经节，在此不换元，至肠系膜下神经节换元，节后纤维随肠系膜下动脉分支分布至降结肠、乙状结肠、直肠及盆腔其他脏器。

（二）副交感神经

1. 中枢部　副交感神经（parasympathetic nerve）的低级中枢位于脑干内脏运动核和脊髓第2～4骶节段。

2. 周围部　包括副交感神经节和进出于节的节前纤维和节后纤维。副交感神经节位于所分布器官近旁或器官壁内，故称器官旁节和器官内节。

（1）*颅部副交感神经*

①动眼神经副交感纤维　起自中脑的动眼神经副核，随动眼神经入眶，至睫状神经节换神经元，其节后纤维入眼球，分布于瞳孔括约肌和睫状肌。

②面神经副交感纤维　起自脑桥上泌涎核，部分纤维至翼腭神经节换神经元，其节后纤维至泪腺和鼻腔黏膜腺；另一部分纤维入舌神经，再至下颌下神经节换神经元，节后纤维分布至下颌下腺和舌下腺。

③舌咽神经副交感纤维　起自延髓下泌涎核，经舌咽神经至耳神经节换神经元，节后纤维分布到腮腺。

④迷走神经副交感纤维　起自延髓的迷走神经背核，随迷走神经分支到胸、腹腔脏器的器官内节或器官旁节换神经元，节后纤维分布至胸、腹腔脏器（结肠左曲以下消化管除外）。

（2）骶部副交感神经　节前纤维起自脊髓骶2～4节段中间带外侧部的神经细胞，随骶神经前根、前支出骶前孔至盆腔，然后离开骶神经前支，组成盆内脏神经。盆内脏神经加入盆丛，随盆丛分支分布到降结肠、乙状结肠、直肠和其他盆腔脏器，在器官旁节和器官内节换神经元，节后纤维支配这些器官平滑肌的运动和腺体分泌（图10－57）。

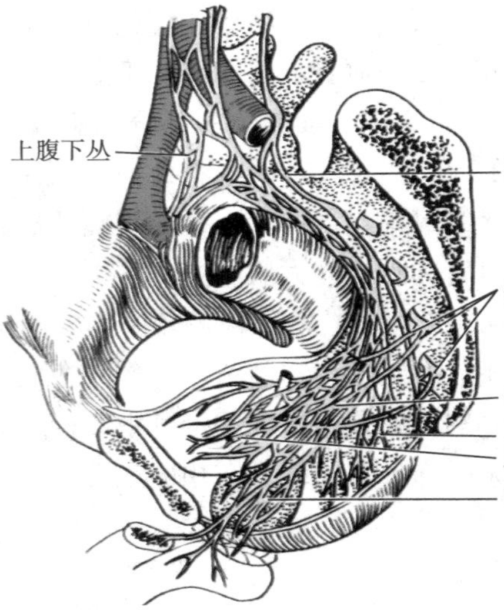

图10－57　盆内脏神经

二、内脏感觉神经

内脏器官既有运动神经分布，也有感觉神经分布。内脏感觉神经元为假单极神经元，细胞体亦位于脑神经节和脊神经节内，周围突随交感神经和副交感神经（主要为迷走神经和盆内脏神经）分布，中枢突分别进入脊髓和脑干，止于脊髓后角和孤束核。内脏感觉纤维通过中间神经元与内脏运动神经元相联系，形成内脏－内脏反射；内脏感觉纤维由中间神经元与躯体运动神经元相联系，形成内脏－躯体反射；内脏感觉纤维也经过一定的传导路至大脑皮质，产生内脏感觉。

第六节　脑和脊髓的被膜、脑室和脑脊液、脑的血管

一、脑和脊髓的被膜

脑和脊髓外面均有三层被膜，由外向内依次为硬膜、蛛网膜和软膜。三层被膜在枕骨大孔处互相移行。硬膜厚而坚韧，蛛网膜薄而透明，软膜紧贴脑和脊髓表面，并伸入脊髓和脑的沟裂之中。蛛网膜与软膜之间有许多小纤维束相连。蛛网膜与软膜之间的间隙，称蛛网膜下隙（腔）（subarachnoid space），内含有脑脊液。

（一）硬膜

包被脊髓的硬膜（dura mater）称硬脊膜，包裹脑的硬膜称硬脑膜。

1. 硬脊膜（spinal dura mater）（图10－58）　上方附着于枕骨大孔的边缘并与硬脑膜相续。下部在第2骶椎水平以下逐渐变细，包裹终丝，末端附于尾骨。在椎间孔

处，硬脊膜两侧与脊神经被膜相连续。硬脊膜与椎管内面骨膜之间的窄隙称硬膜外隙（腔）（epidural space），内有静脉丛、淋巴管、疏松结缔组织和脂肪，脊神经根也通过此隙。硬膜外隙内略呈负压，临床手术麻醉时，将麻药注入此隙，以阻滞脊神经冲动的传导，称硬膜外麻醉。

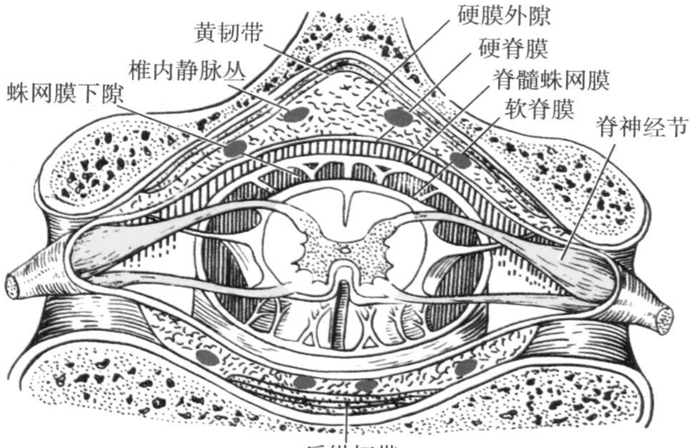

图 10－58　脊髓的被膜（横切面）

2. **硬脑膜（cerebral dura mater）**　由两层膜结合而成，外层相当于颅骨内面的骨膜。硬脑膜与颅盖骨结合较疏松易分离，颅盖骨骨折时，易引起硬脑膜外血肿。硬脑膜与颅底骨结合较紧密，颅底骨折时，硬脑膜易撕裂，如果同时有蛛网膜撕裂，可出现脑脊液外漏。硬脑膜内层在某些地方离开外层褶叠成板状，突入到脑的裂隙中。伸入左、右大脑半球之间的突起呈矢状位，形如镰刀，称大脑镰（cerebral falx）；伸入大、小脑之间的突起呈水平位，称小脑幕（tentorium of cerebellum）（图 10－59）。

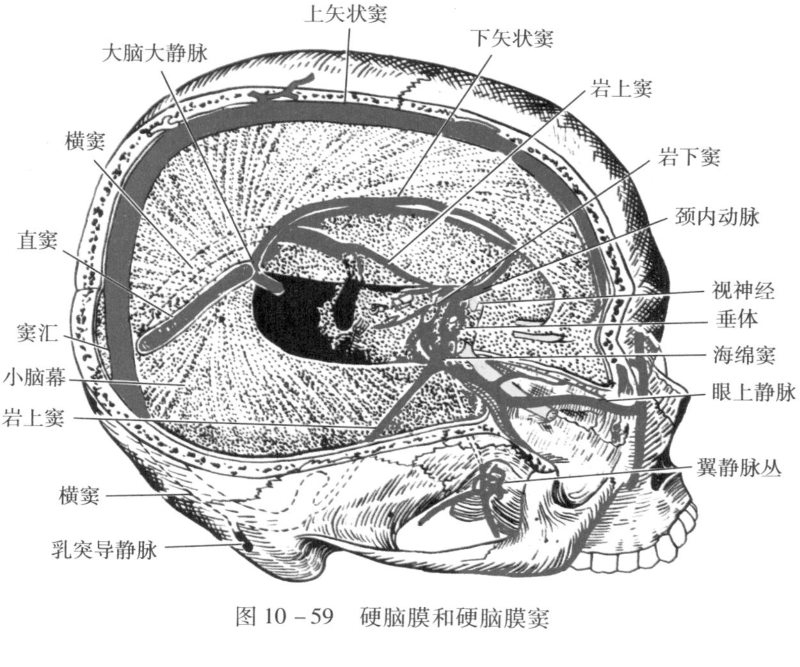

图 10－59　硬脑膜和硬脑膜窦

硬脑膜内、外两层分离处的间隙，内面衬以内皮细胞构成硬脑膜窦（图 10－59、60、61，图 7－23）。窦内含有静脉血，但无平滑肌。当硬脑膜窦损伤时，窦壁无法收缩，故出血较多。主要的硬脑膜窦有上矢状窦、海绵窦等。硬脑膜窦内的静脉血，最后经颈静脉孔出颅，与颈内静脉相续。

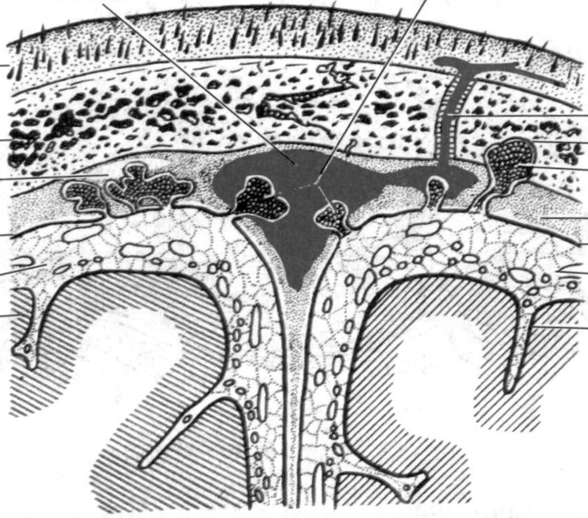

图 10－60　上矢状窦及蛛网膜粒（冠状切面）

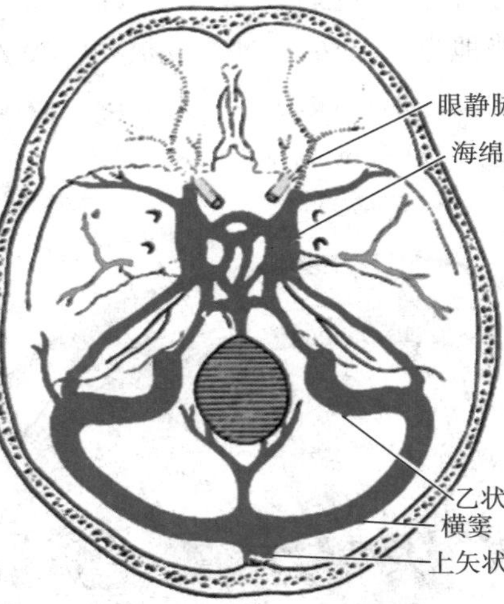

图 10－61　硬脑膜窦

（1）上矢状窦（superior sagittal sinus）　位于大脑镰上缘内，不成对。

（2）海绵窦（cavernous sinus）　位于颅中窝蝶骨体两侧，左右间以数个横支相连。海绵窦状如海绵，内有许多小梁，血液可经海绵窦的间隙流过。海绵窦前方与眼静脉相连，当面部感染时，细菌可经眼静脉入颅内，引起海绵窦的炎症。

（二）蛛网膜

蛛网膜（arachnoid）位于硬膜与软膜之间。位于颅内的蛛网膜称脑蛛网膜，位于脊髓外面的蛛网膜称脊髓蛛网膜（图 10－58），两者在枕骨大孔处相连续。蛛网膜下隙内小纤维束在某些地方消失，腔隙变大，称蛛网膜下池。其中小脑与延髓之间有小脑延髓池；脊髓末端与第 2 骶椎水平之间的一段蛛网膜下隙，称为终池。终池内无脊髓，但有马尾和终丝，临床上在此处做腰椎穿刺较安全。蛛网膜在上矢状窦两旁有许多小的突起，突入上矢状窦内，称蛛网膜粒（图 10－60）。蛛网膜下隙内的脑脊液经过蛛网膜粒渗入上矢状窦内。

（三）软膜

软膜（pia mater）包括软脑膜和软脊膜（图 10－58）。软膜位于蛛网膜的内面，紧贴于脑和脊髓表面。在脑室的一定部位，软脑膜上的毛细血管丛与室管膜上皮一起突入脑室内，形成脉络丛（choroid plexus）。脉络丛能产生脑脊液。

二、脑室和脑脊液

（一）脑室

脑室为脑内的腔隙，内壁衬以室管膜上皮。脑室包括侧脑室、第三脑室和第四脑室（图 10－17、62）。各脑室内都有脉络丛并充满脑脊液。

1. 侧脑室（lateral ventricle） 左右成对，分别位于左、右大脑半球内。侧脑室分为 4 部分，即中央部、前角、后角和下角。中央部在顶叶内，前角位于额叶内，后角伸入枕叶内，下角伸入颞叶内。

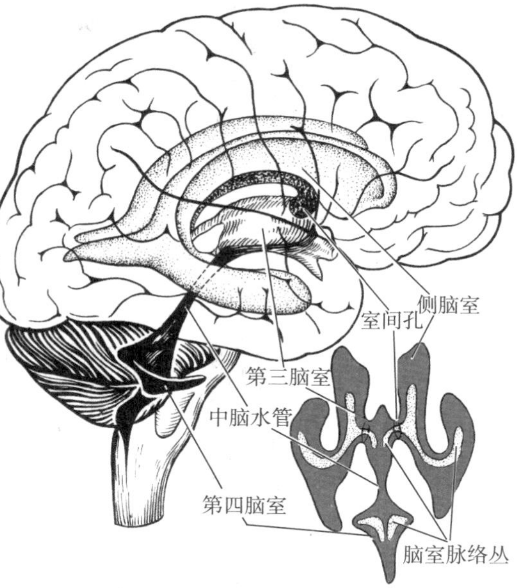

图 10－62 脑室投影图

2. 第三脑室（third ventricle） 是两侧背侧丘脑及下丘脑之间的一矢状裂隙。前上方有左、右室间孔与左、右侧脑室相通；后下方有中脑水管与第四脑室相通。

3. 第四脑室（fourth ventricle） 延髓、脑桥与小脑之间的腔隙，称第四脑室。第四脑室的底即菱形窝，第四脑室的顶朝向小脑，呈帐篷形。第四脑室向上借中脑水管与第三脑室相通，向下通脊髓的中央管。在第四脑室顶下部靠近菱形窝下角处有一孔，称第四脑室正中孔；在菱形窝左、右外侧角处有一对孔，称第四脑室外侧孔。第四脑室正中孔和外侧孔均与蛛网膜下隙相通，脑脊液可经节四脑室正中孔和外侧孔流入蛛网膜下隙。

（二）脑脊液

脑脊液（cerebrospinal fluid）由脉络丛产生。按部位的不同，脉络丛可分为侧脑室脉络丛、第三脑室脉络丛、第四脑室脉络丛。约95%的脑脊液是由侧脑室脉络丛产生的。脑脊液主要位于脑室和蛛网膜下隙内，是无色透明的液体，有保护脑和脊髓免受外力震荡、维持颅内压和供给脑和脊髓营养物质及运走其代谢产物的作用。

左、右侧脑室脉络丛产生的脑脊液，经左、右室间孔进入第三脑室，与第三脑室脉络丛产生的脑脊液一起，经中脑水管流入第四脑室，然后与第四脑室脉络丛产生的脑脊液一起经第四脑室正中孔和左、右外侧孔流入蛛网膜下隙。脑脊液在脑蛛网膜下隙和脊髓蛛网膜下隙内流动，最后主要在上矢状窦处经蛛网膜粒渗透入硬脑膜窦，与静脉血混合，经颈静脉孔出颅（图10－63）。

正常情况下，脑脊液的产生和吸收是平衡的。当脑脊液循环受阻时，便可引起颅内压升高和脑积水。

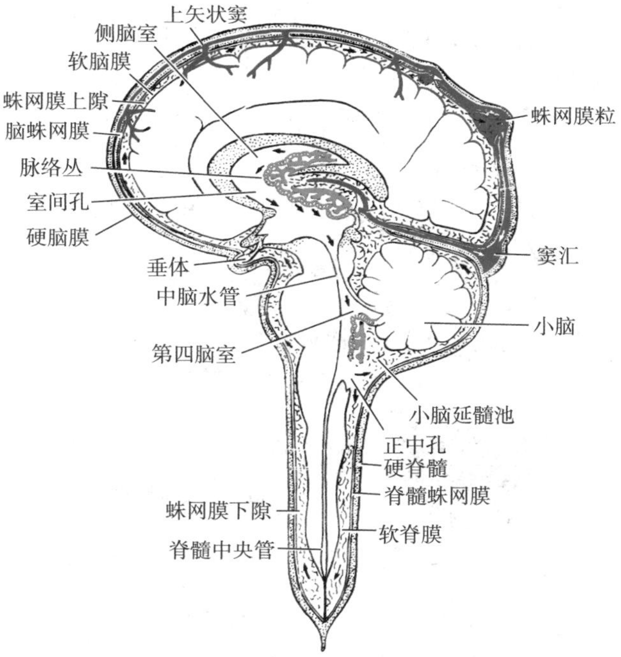

图10－63 脑脊液循环模式图

三、脑的血管

（一）脑的动脉

供应脑血液的动脉有颈内动脉和椎动脉。颈内动脉供应大脑半球和间脑的各前 2/3 部；椎动脉供应脑干和小脑以及大脑半球和间脑的各后 1/3 部。颈内动脉和椎动脉对脑的分支分为皮质支和中央支两类。皮质支主要分布于脑的皮质，中央支分布于脑深层髓质、内囊、间脑和基底核等处。

1. 颈内动脉　起自颈总动脉，经颅底颈动脉管入颅（图 10－64）。主要分支有：

（1）眼动脉（ophthalmic artery）　经视神经管入眶，分布于眼球及其周围结构。

（2）大脑前动脉（anterior cerebral artery）　由颈内动脉发出后，行向前内侧，入大脑纵裂，沿胼胝体背侧后行，皮质支分布于大脑半球额、顶叶的内侧面及其上外侧面的边缘部，中央支供应尾状核和豆状核前部（图 10－65）。在脑底面视交叉的前方，左、右大脑前动脉之间有前交通动脉相连。

（3）大脑中动脉（middle cerebral artery）　是颈内动脉的直接延续，沿大脑外侧沟向后上行，皮质支分布于大脑半球上外侧面（半球的边缘部除外），此区域内有躯体运动、感觉和语言等重要中枢。中央支细小，分布于尾状核、豆状核和内囊等处（图 10－64、65、66）。

（4）后交通动脉（posterior communicating artery）　自颈内动脉发出，向后行与大脑后动脉相连（图 10－64）。

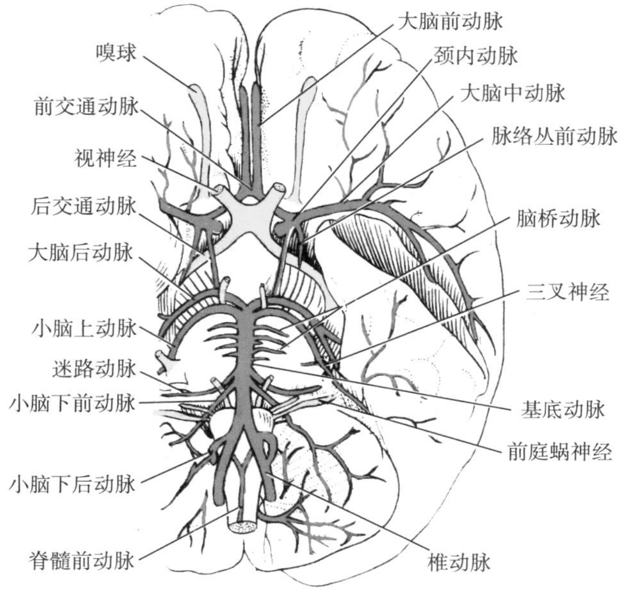

图 10－64　脑底面（示脑的动脉）

2. 椎动脉 起自锁骨下动脉，穿第 6 至第 1 颈椎横突孔，经枕骨大孔入颅内，行于延髓腹侧，在脑桥下缘，左、右椎动脉汇合成一条基底动脉（图 10－64）。基底动脉沿脑桥基底沟上行，至脑桥上缘分为左、右大脑后动脉。大脑后动脉（posterior cerebral artery）绕中脑大脑脚向后，皮质支主要分布于颞叶下面和枕叶内侧面以及两叶上外侧面的边缘部（图 10－64、65）。

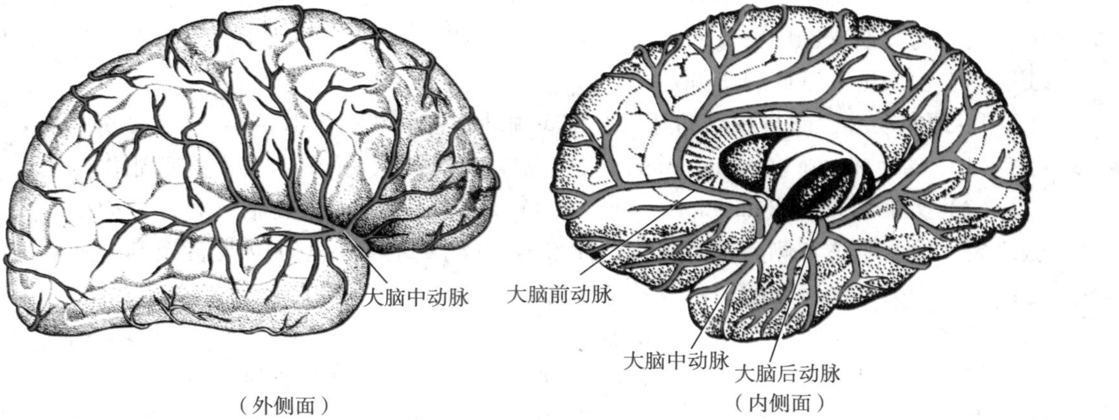

图 10－65 大脑的前、中、后动脉在大脑半球表面的分布区

两侧大脑前动脉、颈内动脉和大脑后动脉，借前交通动脉和左、右后交通动脉，在脑底吻合成一动脉环，称大脑动脉环，又称 Willis 环。此动脉环使颈内动脉与椎－基底动脉相互沟通，对确保大脑的血液供应起重要作用。

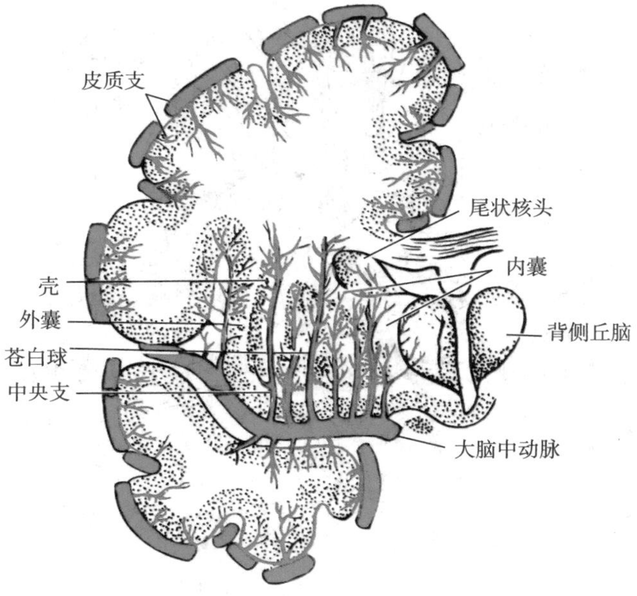

图 10－66 大脑中动脉的皮质支和中央支

（二）脑的静脉

脑的静脉分为浅、深静脉两种。浅静脉位于脑的表面，收集皮质及皮质下白质的静脉血；深静脉收集脑深部的静脉血。两种静脉均注入其附近的硬脑膜窦，最后静脉血经颅底颈静脉孔出颅（图 10－67）。

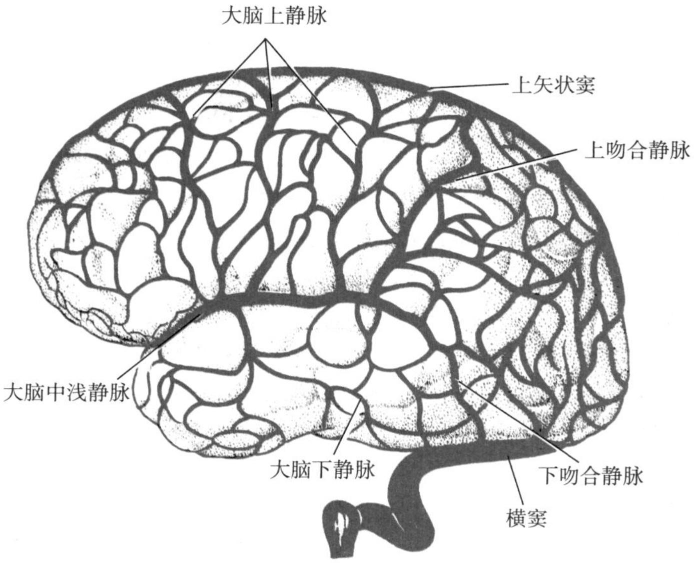

图 10－67　大脑浅静脉

参 考 文 献

1. 严振国，杨茂有．正常人体解剖学［M］．北京：中国中医药出版社，2008
2. 杨茂有．系统解剖学［M］．北京：中国中医药出版社，2008
3. 严振国．正常人体解剖学［M］．上海：上海科学技术出版社，2008
4. 张雅芳，高振平，张书琴．人体解剖学（第十版）［M］．长春：吉林科学技术出版社，2008
5. 柏树令．系统解剖学（第2版）［M］．北京：人民卫生出版社，2010
6. 张朝佑．人体解剖学（第3版）［M］．北京：人民卫生出版社，2009
7. 罗学港．人体解剖学［M］．北京：高等教育出版社，2010
8. 董炘．人体解剖学［M］．北京：人民卫生出版社，2010
9. 于恩华，李静平．人体解剖学（第3版）［M］．北京：北京大学医学出版社，2008
10. 高秀来．人体解剖学（第2版）［M］．北京：北京大学医学出版社，2009

下篇 生理篇

第一章 绪 论

生理学（physiology）是研究正常生物体生命活动规律的科学。生命活动是组成人体的各器官、各系统功能的综合表现，如心脏跳动、血液循环、神经传导兴奋等。生理学的任务就是探讨机体各种功能活动的发生原理、发展过程、活动规律、各种功能活动之间的联系、环境因素改变对它们的影响，以及整体状态下它们的相互统一与协调等。

一、生命活动的基本特征

每个生物体都具有多种生命活动（功能活动），但基本的生命活动是新陈代谢、兴奋性、生殖与适应性。

（一）新陈代谢

机体与环境之间不断地进行物质交换与能量交换，以实现自我更新的过程，称为新陈代谢（metabolism）。新陈代谢是生命活动的最基本特征。它包括物质代谢与能量代谢两个方面，物质代谢又可分为合成代谢与分解代谢两个过程。

机体的一切生命活动都是在新陈代谢的基础上进行的，新陈代谢一旦停止，生命也即终止。

（二）兴奋性

机体组织或细胞具有对刺激发生反应的能力，称为兴奋性（excitability）。

能被机体、组织、细胞所感受的生存环境条件的改变，称之为刺激（stimulus），如电、温度、压力、化学刺激等。由刺激引起机体内部代谢过程及外部活动的改变称为反应（reaction）。反应可有两种表现形式，一种是由相对静止转变为活动状态，或由活动弱转变为活动加强，称为兴奋（excitation）。兴奋的表现形式多种多样，如腺细胞的分泌、肌细胞的收缩等。由于这些不同改变之前均先出现生物电变化，即出现动作电位（action potential，AP），故动作电位通常被认为是发生兴奋的客观指标。接受刺激后能产生动作电位的细胞称为可兴奋细胞（excitable cell），如肌细胞、神经细胞及腺细胞。另一种反应与兴奋相反，它们可表现为活动的减弱或静止，这种反应称为抑制（inhibition）。刺激究竟引起兴奋还是抑制，一方面取决于刺激的质和量，同时也取决于组织、细胞的机能状态和特性。

新陈代谢是兴奋性的基础。新陈代谢停止，兴奋性也就消失，机体、组织或细胞对刺激也就不会做出任何反应。因此，兴奋性是刺激与反应这种机体与环境之间相互依存关系的基础，也是机体生存的一个必要条件。

（三）生殖

生物体生长发育到一定阶段后，能够产生与自己相近似的子代个体的功能称为生殖（reproduction）。通过生殖功能实现了人类或生物的种族延续，即生命活动的延续。如果生殖功能丧失，种系则不能延续，物种将被淘汰，所以生殖也是生命活动的特征之一。

（四）适应性

生物体长期生存在某一特定的生活环境中，逐渐形成一种与环境相适应的、适合自身生存的反应模式。生物体对环境所产生的这种适应能力和特性，称为适应性（adaptability），适应性是生物进化过程中逐渐发展和完善形成的。人类不但能被动适应生存环境，还能利用科学技术成果改造自然环境，达到主动适应环境的目的。

二、生理学研究的方法

生理学不仅是一门医学基础理论学科，还是一门实验科学，现代生理学的理论知识来源于生理学的研究。其研究方法分为实验室观察和调查研究，实验室观察可以用动物或人作为实验对象。动物实验是生理学研究的主要方法。对人体的实验必须遵守非创伤性原则。调查研究是以人的群体为对象进行的。

生理学研究应用更多的是动物实验，并将动物实验分为急性实验与慢性实验两类。

（一）急性实验法

急性实验（acute experiment）又分为在体实验与离体实验两种。

1. 在体实验（the experiment in vivo） 是将动物麻醉后施行手术，暴露某器官，观察该器官在体内与其他器官仍处于自然联系状态下的活动规律及各种因素对之产生影响的实验。在体实验的优点是实验条件易于控制、观察分析较为客观，如心脏的期前收缩与代偿间歇的实验。

2. 离体实验（the experiment in vitro） 是将动物的某些器官（如心脏、肾脏）、组织（如心肌、平滑肌、神经干）或细胞，用手术的方法取出，置于适宜的人工环境中进行观察，分析它们的活动规律和原理的实验。离体实验的优点是排除了许多无关因素的影响，实验因素单纯，结果易于分析。

（二）慢性实验法

慢性实验（chronic experiment）是指在无菌条件下，对动物施行手术，暴露、摘除、破坏或移植某些器官，待手术创伤恢复后，动物在清醒或接近正常生活状态下，观察其功能活动规律或功能缺损、功能紊乱表现的实验。慢性实验的优点是可以在清醒条件下反复多次观察某一功能活动，其结果更接近正常状态。如巴甫洛夫（Ivan Petrovich Pavlov）创造的多种消化瘘管（唾液、胰液等瘘管）对食物化学性消化的研究。

三、生理学研究的三个水平

构成人体的基本单位是细胞（cell）；许多不同的细胞构成器官（organ）；具有某种生理功能的器官互相联系，构成不同的器官系统（organ system）。人体的整体就是由各个器官系统互相联系、互相作用、互相协调而构成的一个复杂而又统一的整体。为了探讨生命活动的过程、规律及原理，往往需要从不同层次进行分析研究。生理学研究就是在细胞和分子、器官和系统、整体这三个水平上进行的。

（一）细胞、分子水平

细胞是组成人体最基本的结构与功能单位。人体的各种功能活动最终都是在细胞内进行的物理与化学反应。随着分子生物学的发展，生理学研究领域也深入到构成细胞的各种分子，特别是生物大分子（核酸与蛋白质）的理化特性及功能研究，如肌细胞的收缩是由特殊蛋白质分子排列方式的改变形成的，心肌细胞电生理学特性决定了它们的生理学特性及心动周期的活动等。

（二）器官、系统水平

该水平研究是以器官和系统为研究对象，研究各器官、系统的功能及调节机制，从而阐明各器官、系统的活动规律和它们在整体生理功能中所起的作用，以及各种因素对其活动的影响。如食物在口腔、胃肠内的消化与吸收，以及神经、体液因素对它们活动的影响等。

（三）整体水平

以人或动物完整机体作为研究对象，探讨整体功能活动的过程、整体内各种功能活动的相互关系，以及环境、社会因素对人体功能活动的影响等，这些都属于整体水平的研究范畴。

必须指出，三个水平的研究是人为区分，整体功能活动绝不是各组成部分功能活动的机械、简单的总和，而是在整体条件下协调统一的结果。同样，细胞、器官的功能活动也不是各自独立地进行，而是相互联系、补充、协调统一的。所以，对于每一项研究成果都必须进行客观的评价，最终才能得出符合客观实际的结论。

四、机体的内环境与稳态

（一）体液与内环境

体液（body fluid）是机体内液体的总称。正常成年人的体液约占体重的60%，其中40%分布在细胞内，称为细胞内液（intracellular fluid）；另外20%分布于细胞外，称之为细胞外液（extracellular fluid）。细胞外液中组织液约占15%，血浆约占5%，此外，还有少量的淋巴液和脑脊液。细胞外液是组织、细胞直接接触的生存环境，故将细胞外液称为机体的内环境（internal environment），以区别机体生存的外部自然环境。外环境的变化不能直接作用于组织细胞，必须通过细胞外液即内环境才能对组织细胞发生影响。

细胞内液以细胞膜与组织液相隔开，而组织液则以毛细血管壁与血液中的血浆相隔开。细胞膜与毛细血管壁均是具有一定通透性的半透膜。细胞内液是各种细胞进行生命活动的理化反应场所，细胞外液也是生命活动进行中最为活跃的场所，尤其血浆不停地循环流动，成为沟通各部分体液与外环境的媒介。所以，血浆成分及理化性质的改变能直接反映组织代谢的情况。因此，血液学检验已成为临床诊治疾病的重要依据。

（二）稳态

机体内环境的理化因素，如温度、渗透压、酸碱度、各种离子浓度等经常保持相对稳定的状态，称为稳态（homeostasis）。稳态包括两方面的含义：一方面是指细胞外液理化特性总是在一定水平上保持相对恒定，不随外界环境的变动而明显变化。如自然环境中温度有四季的变化，但人体的体温总是恒定在37℃左右，生理状态下变动范围不会超过1℃；另一方面是指这一恒定状态不是完全固定不变的，它是一种相对的动态平衡，是在微小的波动中保持相对恒定。因此稳态是一个相对稳定的状态。

内环境稳态的保持是一个复杂的生理过程。从这个意义上理解，人体的生命活动正是在稳态的不断破坏和不断恢复的过程中得以保持和进行的。如果稳态不能保持，内环境的理化特性将发生较大的变化，若超过人体的调节能力，则将损害人体的正常功能。如临床上的酸中毒，就是内环境的H^+浓度超过正常界限，破坏了内环境的正常酸碱环境，如不迅速纠正，将会危及生命。

五、人体生理功能的调节

人体各部分的功能活动之所以能够相互配合、统一、协调，对复杂多变的内、外界环境变化产生恰如其分的反应，使机体成为一个统一的整体，这是由于人体具有完善的调节机制。调节方式主要有神经调节、体液调节及自身调节三种方式。

（一）神经调节

神经调节（neuroregulation）是指通过神经系统的活动对机体功能进行的调节，是机体最主要的调节方式，在整个调节机制中起主导作用。神经调节的基本方式是反射

(reflex)。反射是指在中枢神经系统的参与下，机体对内、外环境变化所做出的有规律的具有适应意义的反应。完成反射的结构基础是反射弧（reflex arc），它由感受器、传入神经、反射中枢、传出神经及效应器五部分组成。反射弧结构和功能的完整是反射活动进行的必要条件，反射弧的五个部分缺一不可，如果其中任何一个部分破坏或功能障碍，则反射活动不能完成。

人类和动物的反射，可分为非条件反射（unconditioned reflex）与条件反射（conditioned reflex)。非条件反射是先天遗传的，反射弧和反应方式都比较固定，多为人与动物维持生命的本能活动，如吸吮反射、吞咽反射、瞳孔对光反射等。条件反射是个体后天获得的，是个体在生活过程中，在一定条件下，在非条件反射的基础上建立起来的反射，如望梅止渴。条件反射是一种高级神经活动。它大大扩展了人适应环境变化的范围和能力。

神经调节的特点是反应迅速、精确，作用局限而短暂。

（二）体液调节

体液调节（humoral regulation）是指激素等化学物质通过体液的运输，对机体各部分发挥的调节作用，包括全身性体液调节和局部性体液调节。

体液调节反应相对较迟缓，但作用持久、广泛，主要调节机体的代谢、生长、发育和生殖等生理活动。

由于体内的内分泌腺或内分泌细胞也直接或间接地接受神经系统的支配，因此，体液调节实际上成为神经调节的一部分，是反射弧传出神经通路上的分支或延长。这种以神经为主导、有体液参与的复合调节方式，称为神经－体液调节（neuro－humoral regulation)。它将两种调节的优点联合起来，使机体调节的效果更加合理、准确，使机体与环境的协调统一更加完善。

（三）自身调节

自身调节（autoregulation）是指某些组织细胞或器官不依赖神经、体液调节，而自身对环境的改变做出一定的适应性反应。例如，在一定限度内，骨骼肌收缩前的初长度愈长，则产生的收缩力愈强；反之，则产生的收缩力愈小。自身调节幅度小、灵敏度低，对某些组织、器官的生理功能具有一定的生理意义。

六、人体功能活动的自动控制原理

人体功能活动的控制方式主要有两种：一种是开环式的非自动控制系统；另一种是闭环式自动控制系统。

开环式非自动控制系统实质上就是单一的反射过程。它的特点是从感受器接受刺激到效应器产生动作是单方向一次性完成的，它的中枢不受效应器的反作用，即效应器只产生动作，并不反过来影响中枢的活动，因此它不具有自动控制的特征。这种控制系统在人体功能调节中不多见。

闭环式自动控制系统，是人体功能调节中最普遍的方式。人体自动控制系统与一般的工程学自动控制系统在原理上是相似的，但其灵巧、复杂、精确及自动化程度均优于工程学自动控制系统。每一个控制系统都是一个闭合回路，都由控制部分与受控部分组成（图 1－1）。

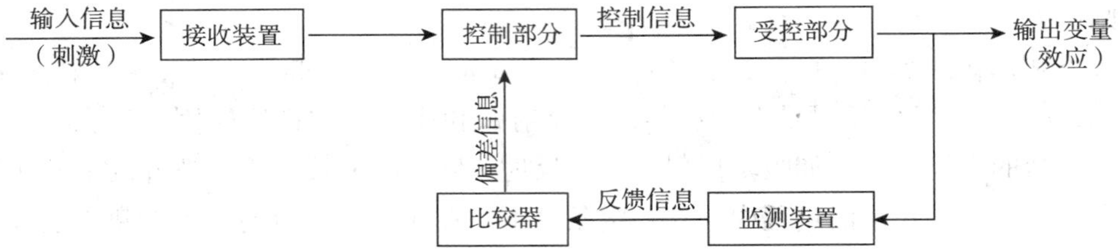

图 1－1　机体自动控制系统模式图

在控制部分（反射中枢或内分泌腺）与受控部分（效应器、靶器官或靶细胞）两者之间存在着双向联系。由控制部分发出的调节受控部分活动的信息，称为控制信息；由受控部分返回的修整控制部分的信息称为反馈信息。由受控部分将信息传回到控制部分的过程称为反馈（feedback）。神经调节和体液调节都存在着反馈。通过反馈调节机制，可使调节的效应更加精确、完善，达到最佳调节效果。

（一）反馈控制系统

根据反馈对控制系统原有效应的作用不同可以分为负反馈和正反馈两类。

1. 负反馈控制系统　负反馈（negative feedback）是指受控部分发出的反馈信息抑制或减弱控制部分的活动。当某种调节后的功能活动过强时，可通过负反馈控制系统使该项活动有所减弱；同样，某种功能活动过弱时，由于负反馈控制系统作用的减弱又可使该种功能活动有所加强，也属负反馈。故负反馈是一种双向性调节。例如，当动脉（受控部分）血压升高时，反馈信息通过一定的途径抑制心血管中枢（控制部分）的活动，使血压下降；相反，当动脉血压下降时，反馈信息又通过一定的途径增强心血管中枢的活动，使血压升高，从而维持动脉血压的相对恒定。

负反馈控制系统在机体内各种调节活动中最为多见。由于负反馈控制具有加强或减弱的双向作用特点，因此它的重要作用在于维持机体稳态。

2. 正反馈控制系统　正反馈（positive feedback）是指受控部分发出的反馈信息，促进或加强控制部分的活动。控制信息与反馈信息反复往来，使受控部分的活动逐渐加强、加速直至完成。由此可见，正反馈的功效不在于维持稳态平衡，而是使整个调控系统处于一种不断地重复与加强的状态。在人体功能活动调控系统中正反馈较为少见，如排尿反射、分娩、射精等均属正反馈。

（二）前馈控制系统

虽然负反馈控制是维持机体稳态的一种重要的自动控制系统，但它存在调节效果滞后、波动较大的不足。因为负反馈信息回输到控制部分，只有与原有的调节信息出现较大的偏差后，才会启动负反馈调控系统。所以，总是要滞后一段时间才会出现纠偏，而且纠偏过程中往往由于矫枉过正会出现一系列的调节效果的波动。负反馈系统对偏差信息敏感度越高，则出现的波动就越大；敏感度越低，则滞后越久。由于机体内自动控制系统内还存在前馈控制系统，因而可以弥补负反馈的不足。

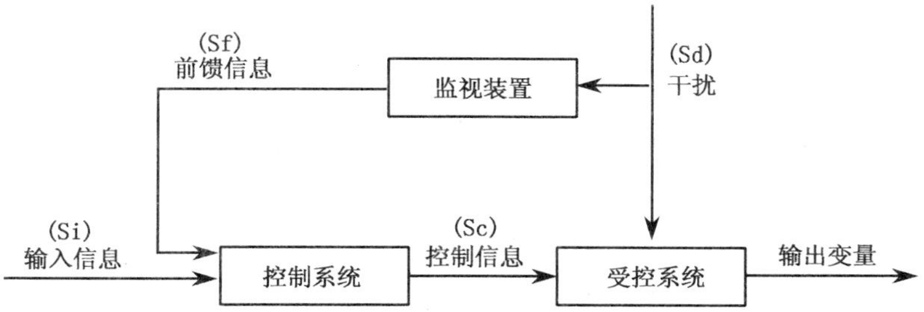

图1-2　前馈控制系统模式图

从图1-2可看出，输出变量不发出反馈信息，监视装置在检测到干扰信息后发出前馈信息，作用于控制系统，调整控制信息以对抗干扰信息对受控系统的作用。这就可能在输出变量尚未出现偏差发动负反馈调控之前，已对受控部分提前发出预见性的纠正信号，用以纠正偏差信息引发的负反馈，使机体调控过程不致出现较大的波动和滞后反应，从而使输出变量保持稳定。这种干扰信号对控制部分的直接作用称为前馈（feedforward）。前馈控制系统所起的作用是预先监测干扰，防止干扰的扰乱，及时做出适应性反应。条件反射活动是一种前馈控制系统的活动，它可使机体的反应更具有预见性和超前性。

第二章 细胞的基本功能

细胞是人体最基本的结构和功能单位。机体内所有的生命现象都是在细胞及其产物的基础上进行的。离开对细胞基本结构和功能的认识，将不可能阐明人体各器官、系统乃至整个人体的生命活动规律。单细胞生物的生理功能由单一的细胞完成，人类及其他高等动物由数量众多、呈高度分化的多种细胞所构成。它们形态各异，分布于机体的特定部位，执行其特定功能，但绝大多数细胞有许多结构和功能是共同的。

本章主要介绍：细胞的跨膜物质转运和信号转导功能；生物电现象与肌肉收缩活动等。

第一节 细胞的跨膜物质转运和信号转导功能

跨膜物质转运与信号转导是细胞的重要功能，它与细胞膜的结构和组成密切相关。动物细胞都被一层薄膜所包被，称为细胞膜或质膜（plasma membrane）。细胞膜是一种半透膜，在电镜下可见有三层结构：其内外两侧各有一层致密带，中间夹有一层透明带，每层厚约2.5nm，总厚度约为7.5nm。此种结构不仅见于各种细胞的细胞膜，亦见于细胞内各种细胞器的膜性结构。因此，它是细胞最基本的膜结构形式，故称为单位膜，或称生物膜。

细胞膜主要由脂类和蛋白质组成。哺乳动物细胞膜中还含有一定成分的糖类，它们与蛋白质和脂类结合，分别形成糖蛋白和糖脂。各种物质分子在膜中的存在和排列形式是决定膜的基本生物学特性的关键因素。关于细胞膜的分子排列结构，最为公认的是由Singer等人在20世纪70年代初期提出的“液态镶嵌模型”（fluid mosaic model）。此学说的基本内容为：细胞膜是以液态脂质双分子层为基架，其中镶嵌着具有不同生理功能的蛋白质（图2－1）。

组成细胞膜的脂质熔点较低，这决定了膜中脂质分子在体温条件下是液态的，使膜具有某种程度的流动性。脂质双分子层的稳定性及其流动性，使细胞可以承受相当大的张力，在外形改变时不致破裂，而且即使膜结构有时发生一些较小的断裂，也可以自动融合而修复，仍保持连续的双分子层的形式。细胞膜上的蛋白质分子是以α－螺旋或球形结构分散镶嵌在脂质双分子层中，主要以表面蛋白和整合蛋白两种形式与膜脂质结合，不同的膜蛋白质具有不同的分子结构和功能。细胞膜所具有的各种功能，在很大程度上取决于膜所含的蛋白质。有的蛋白质与物质的跨膜转运有关，如载体蛋白、通道蛋白、离子泵等；有的与信息传递有关，如受体蛋白、G 蛋白、腺苷酸环化酶等，它们能将环境中的特异性化学物质或其他信号分子携带的信息传递到细胞内，引起细胞功能的相应改变。结合于糖脂和糖蛋白上的糖链仅存在于细胞膜的外侧，通常具有受体或抗原的功能，与细胞的识别、黏附、分化、老化、吞噬及自身免疫等过程有关。

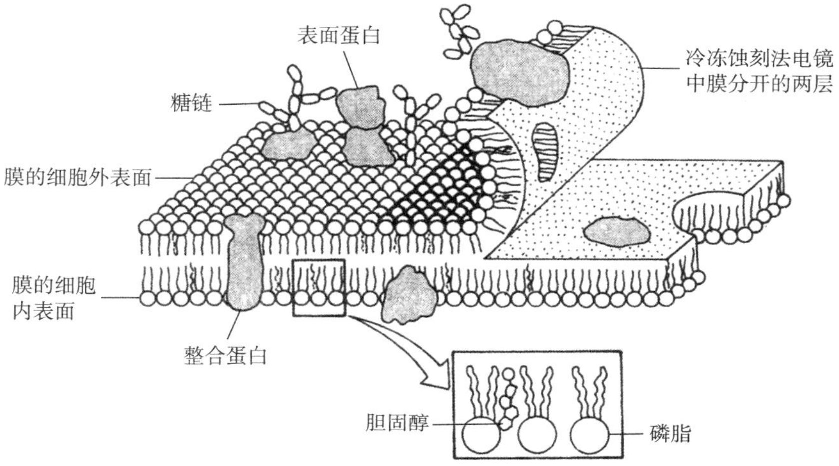

图 2－1　细胞膜的液态镶嵌模型

一、细胞的跨膜物质转运功能

细胞膜的物质转运作用是细胞维持正常代谢，进行各项生命活动的基础。新陈代谢过程中，不断有各种各样的物质进出细胞，这些物质中除极少数脂溶性的能够直接通过脂质层进出细胞外，大多数小分子物质或离子的跨膜转运都与镶嵌在膜上的各种特殊的蛋白质分子有关，这些小分子或离子的跨膜转运根据其是否顺浓度差、消耗能量与否，分为被动转运和主动转运两大类。而某些大分子物质、物质团块通过细胞膜时与伪足形成、膜暂时断裂和再融合等更为复杂的生物学过程有关。

（一）被动转运

物质跨细胞膜的扩散受温度、膜两侧该物质的浓度差及膜对该物质通透的难易程度即通透性所影响。膜的通透性是物质扩散的先决条件，浓度差是扩散的动力，是决定扩散率的重要因素。带电粒子（离子）的扩散速度还受到膜两侧电场力的影响。细胞内外液为含有多种溶质的溶液，各种溶质的扩散方向与扩散量主要取决于各溶质的浓度差。物质顺浓度差扩散、不需要消耗能量的转运方式称为被动转运。被动转运分为单纯扩散和易化扩散。

1. 单纯扩散　一般物质分子总是从高浓度区向低浓度区扩散。由于细胞膜是以脂质双分子层为框架的，因而细胞内外液中只有脂溶性的物质分子才可能跨膜扩散，而且扩散的速率和扩散的量，一方面取决于膜两侧该物质的浓度差，另一方面取决于膜对该物质的通透性。在生物体系中，细胞内外液中脂溶性溶质分子顺浓度差的跨膜转运，称为单纯扩散（simple diffusion），如体内 O_2、CO_2、脂肪酸等物质就是通过这种方式进行转运的；一些甾体（类固醇）类激素也是脂溶性的，理论上它们也能够靠单纯扩散进入胞浆，但近来认为它们也可能是在膜上某些特殊蛋白质的“帮助”下较快地进入细胞的。

2. 易化扩散 不溶于脂质或脂溶性很小的物质，不能直接跨膜转运，但它们在细胞膜结构中的特殊蛋白质协助下，也能从膜的高浓度一侧向低浓度一侧移动，这种转运形式称为易化扩散（facilitated diffusion）。根据参与蛋白质的不同，易化扩散可分为由通道介导和载体介导的两种不同类型：

（1）通道介导的易化扩散 细胞内外液中的带电离子，如 Na^+、K^+、Ca^{2+}、Cl^- 等离子的跨膜转运必须通过镶嵌在细胞膜上的蛋白质分子中的水相孔道才能进行扩散，这种能使离子跨过膜屏障进行转运的蛋白质孔道称为离子通道（ion channel）。离子通道具有相对特异性。不同通道有各自的离子选择性，故被分别命名为 Na^+ 通道、K^+ 通道、Ca^{2+} 通道等。离子跨膜扩散的动力来自膜两侧离子浓度差和电位差（亦称电－化学梯度）所形成的扩散势能；离子扩散的条件为离子通道必须是开放的。离子通道在未激活时是关闭的，在一定条件下“门”被打开，才允许离子通过，这一过程称为门控过程，时间一般都很短，以数个或数十个毫秒计算。门控离子通道分为三类：一类是电压门控通道（voltage gated channel），它们在膜电位改变到某一水平时开放，因此也称为电压依从性通道，如神经元上的 Na^+ 通道。另一类是配基门控通道（ligand gated channel），受膜环境中某些化学物质的影响而开放，因而也称之为化学门控通道（chemically gated channel）。一般说配基来自细胞外液，如激素、递质等。已知 N_2 型乙酰胆碱（ACh）受体本身包含 Na^+、K^+ 离子通道，当 ACh 与受体结合时，通道开放，Na^+、K^+ 同时扩散转运。有些细胞内因子，如胞内 G 蛋白、cGMP、Ca^{2+} 等也可从细胞内面直接与离子通道相结合，并使之激活。还有一类称之机械门控通道（mechanically gated channel），当膜的局部受牵拉变形时被激活，如触觉的神经末梢、听觉的毛细胞等存有这类通道。

水的跨膜转运由渗透压差所驱动。水分子由渗透压低的一侧向渗透压高的一侧移动，称为渗透。由于细胞膜由脂质双分子层组成，脂质分子间的间隙很小，对水的通透性非常低，所以大部分水的跨膜转运速率非常缓慢。但在某些组织，如小肠黏膜、肾小管等，水能快速跨膜转运，其机制与细胞膜上存在的被称为水通道（water channel）的特殊膜蛋白结构有关。

（2）载体介导的易化扩散 此类扩散在物质跨膜转运时必须以载体为中介。在膜结构中存在被称为载体的蛋白质分子，它们具有一个至数个与某种被转运物质相结合的位点。当与该物质分子选择性地结合时，载体蛋白的变构作用使被结合的底物移向膜的另一侧。葡萄糖、氨基酸顺浓度差的跨膜转运就属于这种类型的易化扩散。在载体充分有效、数量足够的情况下，此类转运的速率主要取决于膜两侧该物质的浓度差。

以载体为中介的易化扩散具有以下特点：①高度结构特异性：即每一种载体蛋白只能转运具有某种特定结构的物质。②饱和现象：在浓度差较小的范围内载体蛋白转运某一物质的量与该物质的浓度差成正比；但当物质浓度增加到某一限度时，载体蛋白分子的数目和载体分子中能与转运物结合的位点的数目是有限的，因此转运该物质的能力不再增加，即出现饱和现象。③竞争性抑制：若某一载体蛋白对 A 和 B 两种结构相似的物质都有转运能力时，当提高 B 物质浓度将会减少载体蛋白对 A 物质的转运数量，这是因为 B 物质占据了一定数量的结合位点之故。

（二）主动转运

细胞膜通过本身某种耗能过程将某些物质分子或离子逆浓度差或逆电位差进行的转运过程，称为主动转运（active transport）。

在细胞膜的主动转运中，Na^+、K^+的主动转运是较早为人们所注意也是最为重要的，研究也最为充分。人体内的各种细胞，其细胞内外液中的 Na^+、K^+浓度有很大差别。以肌细胞为例，正常时，细胞内 K^+的浓度为细胞外液的 30 倍，而细胞外 Na^+的浓度为细胞内的 12 倍。这种明显浓度差的形成与维持是细胞膜的一种特殊功能，主要靠细胞膜上存在的一种“钠钾泵”（sodium - potassium pump，简称钠泵）的结构来完成。钠泵的作用是逆浓度差主动地把细胞内的 Na^+移出膜外，同时把细胞外的 K^+移入膜内，因而形成和保持了 Na^+、K^+离子在膜两侧的特殊分布，这种分布对维持细胞正常的兴奋性是必不可少的。钠泵转运时所消耗的能量由 ATP 分解提供。钠泵就是膜的脂质双分子层中镶嵌着的一种特殊蛋白质，它本身具有 ATP 酶的活性，可以分解 ATP 释放出能量，促使 Na^+、K^+进行主动转运。因此，钠泵又称为 $Na^+ - K^+$依赖式 ATP 酶，它是由 α 和 β 亚单位组成的二聚体蛋白质，肽链多次穿越脂质双分子层，是一种结合蛋白质。其中 α 亚单位是催化亚单位，分子量约 95000，转运 Na^+、K^+和促使 ATP 分解的功能主要由这一亚单位完成；β 亚单位的分子量约为 40000，是一种糖蛋白，其作用还不太清楚。钠泵活动时，它泵出 Na^+和泵入 K^+两个过程是偶联在一起进行的。在一般情况下，每分解 1 分子 ATP，可泵出 3 个 Na^+，同时泵入 2 个 K^+。由于钠泵的这种活动使细胞外正离子净增而使电位升高，因此也将钠钾泵称之为生电钠泵（electrogenic sodium pump）。

钠泵活动的生理意义是：钠泵活动造成的胞内高 K^+是许多代谢过程的必需条件；钠泵将 Na^+从胞内排出将减少水分子进入胞内，对维持细胞的正常体积有一定意义；钠泵活动最重要的意义在于它能逆浓度差和电位差进行转运，因而建立起一种势能贮备。这种势能是细胞内外 Na^+和 K^+等物质顺着浓度差和电位差移动的能量来源。主动转运是人体最重要的物质转运形式，除钠泵外，目前了解较多的还有钙泵、$H^+ - K^+$泵等，这些泵蛋白在分子结构上和钠泵类似，都以直接分解 ATP 为能量来源，将有关离子进行逆浓度差转运。

在主动转运中，由于钠泵作用形成的势能贮备也为某些非离子物质进行跨膜主动转运提供能量来源，因而把这种类型的转运称为继发性主动转运（secondary active transport）或称为协同转运。小肠上皮、肾小管上皮等对葡萄糖、氨基酸等营养物质的吸收就属于继发性主动转运。小肠腔内葡萄糖的主动转运必须与 Na^+相偶联，伴随着 Na^+由上皮细胞的管腔侧膜进入细胞内而被吸收。Na^+之所以能跨管腔侧膜进入胞内，是由于在细胞的基侧膜上有钠泵存在，依靠钠泵的活动将胞内的Na^+排入周围组织液中，造成胞内Na^+浓度低于肠腔液中的Na^+浓度，于是Na^+能够不断由肠腔液顺浓度差进入细胞，由此释放的势能则用于葡萄糖分子逆浓度差进入细胞内。被转运的物质分子与Na^+移动方向相同的称为正向协同转运（同向转运），方向相反的称为反向协同转运（逆向转运）。

（三）胞纳与胞吐

细胞对于大分子物质或物质团块的转运则要通过膜的更为复杂的结构和功能变化来完成，此转运过程需要耗能，也是一种主动转运，可分为胞纳与胞吐两种方式。

胞纳（endocytosis），是指细胞外的大分子物质或某些物质团块（如细菌、病毒、异物、血浆中的脂蛋白颗粒、大分子营养物质等）进入细胞的过程。如果进入细胞的物质是固体物质，称为吞噬（phagocytosis）作用；如进入的物质为液体，称为胞饮（pinocytosis）作用。胞纳进行时，首先是细胞周围的某些物质被细胞膜所“接触”，然后引起和异物接触处的细胞膜发生内陷或伸出伪足进而包绕异物，再出现膜结构的融合和断离，最后发生异物连同包被它的那部分膜整个进入胞内。有些大分子物质如低密度脂蛋白，某些多肽激素、抗体、细菌毒素以及一些病毒进入细胞必须先被膜上特异性受体（一种镶嵌蛋白质）识别并与之结合，然后通过膜的内陷形成囊泡，囊泡脱离膜而进入细胞内。通常将这种特别的胞纳方式称为受体介导的胞纳作用（receptor mediated endocytosis）。

胞吐（exocytosis），是指物质由细胞排出的过程。主要见于细胞的分泌活动，如神经末梢释放神经递质、内分泌腺分泌激素、外分泌腺分泌酶原颗粒和黏液等都属于胞吐。不同细胞的各种分泌物大多在粗面内质网中合成，然后在高尔基复合体中加工，在输送过程中，逐渐被膜性结构所包被形成分泌囊泡，囊泡再逐渐移向特定部位的质膜内侧，暂时贮存。当膜外的特殊化学信号或膜两侧电位的改变，局部膜中Ca^{2+}通道的开放，引起Ca^{2+}内流，触发囊泡逐渐向质膜内侧移动，囊泡膜和质膜接触继而融合，并在融合处出现裂口，一次性将囊泡内容物全部排出，而囊泡的膜则变成细胞膜的组成部分。胞吐作用也称为胞裂外排。

二、细胞的跨膜信号转导功能

人体虽然是由许多形态各异功能不同的细胞组成，但多细胞生物作为一个整体，细胞间必须具备完善的信息传递系统以协调所有细胞的功能活动。细胞间传递信息的物质多达数百种，包括各种神经递质、激素、细胞因子、气体分子等信号物质，这些细胞外信号分子统称为配体（ligand），它们通常是由特定的细胞合成和释放，作用于与它相接触的或邻近的靶细胞，也可通过血液循环作用于远距离靶细胞。这些信号分子除少数可以扩散通过细胞膜而作用于细胞内受体外，绝大多数是水溶性分子，只能作用于细胞膜表面的受体。所谓受体（receptor）是指存在于细胞膜或细胞内能特异性识别并结合生物活性分子（配体），进而诱发生物效应的特殊蛋白质，它是细胞接受信息的装置。细胞外环境变化的信息以新的信号形式传递到膜内，再引发靶细胞相应的功能改变，这一过程称为跨膜信号转导（transmembrane signal transduction），是细胞的基本功能之一。

目前已被克隆的膜内外受体有几百种，根据它们的分子结构和信号转导途径不同，细胞的跨膜信号转导方式大体上可以分为三大类：①G蛋白偶联受体介导的信号转导；②酶偶联受体介导的信号转导；③通道型受体介导的信号转导。

（一）G蛋白偶联受体介导的信号转导

G蛋白偶联受体介导的信号转导是由膜受体、G蛋白、G蛋白效应器、第二信使、蛋白激酶等存在于细胞膜、胞浆及核中一系列信号分子的连锁活动来完成的。其中，G蛋白（G protein）是鸟甘酸结合蛋白的简称，镶嵌在细胞膜上，起着偶联膜受体和效应器的作用。与G蛋白偶联的膜受体数量大，种类多，但都是由一条7次穿膜的肽链构成。G蛋白效应器主要是指催化生成（或分解）第二信使的酶及离子通道。第二信使是细胞内产生的信号分子，是将细胞外配体的信息转导至胞内的重要物质，它们的靶分子主要是蛋白激酶和离子通道。通过此机制发挥作用的配体已知有百余种，如肾上腺素、去甲肾上腺素、乙酰胆碱、组胺、5-羟色胺、气味分子、光量子及多数肽类激素等。

G蛋白偶联受体介导的几种主要信号转导方式：①cAMP-PKA途径：细胞膜上存在的腺苷酸环化酶（AC），能环化胞浆内的ATP生成cAMP。cAMP通过激活蛋白激酶A（PKA）来实现信号转导。②IP_3-Ca^{2+}途径：许多配体与受体结合后可激活另一种G蛋白（G_q），G_q可激活膜上的磷脂酶C（PLC），水解膜脂质中二磷酸磷脂酰肌醇（PIP_2）生成两种第二信使物质，即三磷酸肌醇（IP_3）和二酰甘油（DG）。IP_3与内质网或肌浆网膜上的IP_3受体结合，IP_3受体是一种化学门控Ca^{2+}释放通道（Ca^{2+} release channel），它激活后可使内质网或肌浆网中的Ca^{2+}释放，进而使胞浆Ca^{2+}浓度升高。Ca^{2+}作为第二信使，它可直接作用于底物蛋白发挥调节作用，如在骨骼肌，Ca^{2+}与肌钙蛋白的结合可引发肌肉收缩，但是在多数场合，Ca^{2+}是和胞浆中的钙调蛋白（calmodulin，CaM）结合生成复合物（Ca^{2+}·CaM）进而调节许多生理过程。③DG-PKC途径：上述G_q偶联的膜受体可以激活PLC而生成IP_3和DG，存在于胞浆中的蛋白激酶C（PKC）可被膜内侧的DG等激活，进而使底物蛋白磷酸化，产生多种生物效应。④G蛋白-离子通道途径：G蛋白也可直接调节或间接地通过第二信使调节离子通道的活动以进行信号转导。

（二）酶偶联受体介导的信号转导

酶偶联受体可分为两类：一类为酪氨酸激酶的受体；另一类为具有鸟苷酸环化酶的受体。

1. 通过酪氨酸激酶受体介导的信号转导 这一信号转导系统的受体都是贯穿脂质双分子层的膜蛋白，一般只有一个跨膜α螺旋，它在膜外侧有与配体结合的受体位点，而它伸入胞浆的一端具有酪氨酸激酶的结构域，因而称之为具有酪氨酸激酶的受体。当细胞外的信号分子与它的受体位点结合时，胞浆侧酪氨酸激酶被激活，导致受体自身及（或）细胞内靶蛋白的磷酸化，这一过程与G蛋白无关。大部分生长因子和一部分肽类激素都是通过酪氨酸激酶受体将信号转导至细胞核，从而引起基因转录的改变，最终影响细胞的生长和增殖。另有一种酪氨酸激酶受体，其受体分子结构中没有蛋白激酶的结构域，但是一旦与配体结合而被激活，就可与细胞内酪氨酸蛋白激酶形成复合物，并通过对自身和底物蛋白的磷酸化作用把信号转入细胞内。如促红细胞生成素受体、生长激素以及许多细胞因子和干扰素等受体都属于这类受体。

2. 通过鸟苷酸环化酶受体介导的信号转导 这类受体也称受体鸟苷酸环化酶，只有一个跨膜α螺旋，分子的N端有配体结合位点，位于膜外侧，膜内侧的C端有鸟苷酸环化酶（guanylyl cyclase，GC）结构域，一旦配体与受体结合，将激活GC的活性。GC催化GTP生成cGMP，进而结合并激活cGMP依赖性蛋白激酶G（PKG），使底物蛋白磷酸化（与AC激活不同的是此过程不需要G蛋白参与）。鸟苷酸环化酶受体的一个重要配体是心房钠尿肽。

还有一种存在于胞浆中的可溶性GC是一氧化氮（NO）的受体。20世纪80年代后期发现的一种气体信息分子——NO，参与神经递质引起的血管舒张反应。以后证实它广泛存在于中枢和外周神经系统中，与多种机体功能的调节有关。NO作用于GC，能提高胞浆内cGMP浓度和PKG活性，参与多种细胞内功能的调节。因此，NO和cGMP成为一种作用广泛的特殊信号分子，与一般的化学递质或第二信使分子的作用方式不同。

（三）通道型受体介导的信号转导

有些受体本身就是离子通道的组成部分，能直接操纵离子通道的启闭，引起离子跨膜流动，从而实现化学信号的跨膜转导，这种途径称为离子通道介导的信号转导（signal transduction mediated by ion channel）。典型的例子就是肌肉的N_2－乙酰胆碱受体。当骨骼肌终板膜上N_2－乙酰胆碱受体与ACh结合后，受体发生构象变化导致通道开放，Na^+和K^+经通道跨膜流动而使膜去极化，并以终板电位的形式将信号传给周围肌膜，引发肌膜兴奋和肌细胞收缩。它是由4种亚单位组成的ααβγδ五聚体，每个亚单位都由若干跨膜区段组成，共同围成一个离子通道，乙酰胆碱的结合位点在α亚单位的细胞膜外侧（图2－2）。这类受体包括甘氨酸受体、γ－氨基丁酸A型受体等。除了细胞外

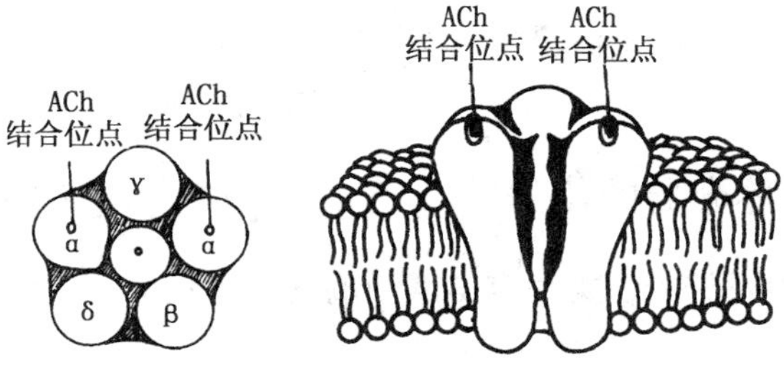

由5个亚单位组成的N_2－乙酰胆碱受体，中间为离子通道，受体埋在细胞膜内

图2－2 N_2－乙酰胆碱受体结构模式图

的信使物质以外，一些细胞内的信使物质如 cAMP、cGMP、1，4，5 - 三磷酸肌醇（IP_3）等，它们的受体位于细胞内的各种膜结构之中，也属于离子通道型。这种受体的激活常常可以改变细胞内离子浓度的变化（如 IP_3 使细胞内 Ca^{2+} 储池的 Ca^{2+} 外流，提高胞浆中游离 Ca^{2+} 浓度），本质上与细胞膜的离子通道是一样的。这类受体，都是细胞膜上的化学门控通道。

电压门控通道和机械门控通道是接受电信号和机械信号的另一种类型的受体，通过通道的启闭以及由此造成的离子跨膜流动把信号传递到细胞内部。例如，心肌细胞 T 管膜上的 L 型 Ca^{2+} 通道是一种电压门控通道，发生动作电位时，T 管膜的去极化可激活这种 Ca^{2+} 通道，其开放不仅引起 Ca^{2+} 的内流，而且内流的 Ca^{2+} 还作为第二信使，进一步激活肌浆网上的 Ca^{2+} 释放通道，使肌浆网内的 Ca^{2+} 释放，引起胞浆 Ca^{2+} 浓度升高，进而促发肌细胞的收缩，从而实现动作电位（电信号）的跨膜信号转导。主动脉内皮细胞受到血流切应力刺激时，可激活两种机械门控通道，即非选择性阳离子通道和 K^+ 选择性通道，两种通道的开放都有助于 Ca^{2+} 进入内皮细胞，胞内增多的 Ca^{2+} 作为第二信使可进一步激活一氧化氮合酶，并引发血管舒张，从而实现应力刺激（机械信号）的跨膜转导。

在研究通道蛋白质的过程中，还发现一种允许相邻细胞之间直接进行胞浆内物质交换的通道，称为细胞间通道。缝隙连接或细胞间通道多见于心肌细胞、肠平滑肌细胞和一些神经细胞之间。细胞间通道的存在，有利于功能相同而又紧密连接的一组细胞之间进行离子、营养物质甚至一些信息物质的沟通，不仅如此，一个细胞的电位变化可经此通道迅速传到邻近细胞，使一群相邻近的细胞可进行同步性活动。

第二节　细胞的生物电现象

活的细胞或组织不论在安静还是活动时都具有电的变化，称为生物电现象（bio - electricity phenomenon）。临床上作为诊断用的心电图、脑电图、肌电图、胃肠电图等，是人体不同器官生物电活动综合表现的记录，它们都以细胞水平的生物电活动为基础，是细胞膜内外两侧带电离子跨膜移动的结果。因此，从细胞水平观察和理解生物电现象及其产生机制，对于了解细胞、器官以及整体机能活动至关重要。本节重点介绍神经和骨骼肌细胞的生物电变化及其产生机制。

一、神经和骨骼肌细胞的生物电现象

生物细胞以膜为界，膜内外的电位差称为跨膜电位，简称膜电位（membrane potential）。膜电位主要有两种表现形式：一是安静状态下的静息电位；二是兴奋时的动作电位。

（一）静息电位及其形成的离子基础

1. 细胞的静息电位　细胞安静时，存在于细胞膜内外两侧的电位差，称为跨膜静

息电位，简称静息膜电位或静息电位（resting potential）。体内所有细胞的静息电位都表现为细胞膜内侧为负电位，外侧为正电位。这种膜内负电位、膜外正电位的状态称为膜的极化状态（polarization）。通常规定膜外电位为零，膜内电位则大都在 -10 ~ -100mV 之间。大多数细胞的静息电位都是一种稳定的直流电位。各种不同的细胞各自有相对稳定的静息电位值，例如哺乳动物神经和肌肉细胞的静息电位值为 -70 ~ -90mV，人的红细胞约为 -10mV 等。

2. 静息电位与 K^+ 平衡电位 静息电位的产生与细胞膜两侧离子的分布以及膜对各种离子的通透性有关。正常时细胞膜内 K^+ 浓度高于膜外，Na^+ 浓度则膜外高于膜内。在这种情况下，K^+ 必然有一个顺浓度差向膜外扩散的趋势，而 Na^+ 有向膜内扩散的趋势。但是在安静时细胞膜只选择性地对 K^+ 通透，因此，只允许 K^+ 向膜外扩散。当 K^+ 向膜外扩散时，膜内带负电荷的大分子有机物由于细胞膜对它几乎不通透而留在细胞内。这样，随着 K^+ 的外移，膜外正电荷数增多，电位升高，膜的两侧就产生了电位差，即膜外带正电，膜内带负电。由于膜内外 K^+ 浓度差的存在，K^+ 将不断向膜外扩散，使膜两侧电位差逐渐加大；然而，随着 K^+ 外流的增加，这种逐渐加大的膜两侧的电位差，使同性电荷相斥和异性电荷相吸的力量也不断增加，即阻止 K^+ 外流的力量也不断加大，因此 K^+ 的外流不会无限制地进行下去。当浓度差（即促使 K^+ 外流的动力）和电位差（即阻止 K^+ 外流的阻力）使 K^+ 移动的效应达到平衡时，K^+ 的跨膜净通量为零。于是，由于 K^+ 外流所造成的膜两侧的电位差也稳定于某一数值不变，这种内负外正的电位差称为 K^+ 的平衡电位。根据 Nernst 公式，K^+ 平衡电位（E_k）的数值可由膜两侧原有的 K^+ 浓度算出，即公式（1）。式中 E_k 是 K^+ 的平衡电位，R 是气体常数，T 为绝对温度，Z 是离子价数，F 是法拉第常数，只有 $[K^+]_o$ 和 $[K^+]_i$ 是变数，分别代表膜外和膜内的 K^+ 浓度。若室温以 27℃ 计算，再把自然对数转换成常用对数，则上式可简化为公式（2）。

$$E_k = \frac{RT}{ZF} \times ln \frac{[K^+]_o}{[K^+]_i} \tag{1}$$

$$E_k = \frac{8.31 \times (27+273)}{1 \times 96500} \times 2.3log \frac{[K^+]_o}{[K^+]_i} \ (V) = 0.0595log \frac{[K^+]_o}{[K^+]_i} \ (V) = 59.5log \frac{[K^+]_o}{[K^+]_i} \ (mV) \tag{2}$$

由 Nernst 公式计算得到的 K^+ 平衡电位的数值，与实际测得的静息电位的数值非常接近，由此也证明，安静时膜两侧形成的静息电位主要是由 K^+ 外流所造成。为了进一步证明这一点，在实验中人为地改变细胞外液中 K^+ 的浓度，使 $[K^+]_o/[K^+]_i$ 比值发生改变，结果静息电位的数值也发生相应的变化。这一结果与根据 Nernst 公式计算得到的预期值基本一致。由此可见，大多数细胞的静息电位主要是由细胞内 K^+ 的外流所产生。K^+ 外流的动力是细胞膜内、外的浓度差，外流的条件是安静时细胞膜对 K^+ 有通透性。

通常实际观察到的静息电位绝对值要比 K^+ 平衡电位的理论值要小一些。这是由于在安静时膜不仅对 K^+ 有通透性，而且对 Na^+、Cl^- 也有较小的通透性。对于静息电位形成的机制，还应考虑细胞膜上钠泵对 Na^+、K^+ 不等比例的转运以及其他离子转运机制的作用等。

（二）动作电位及其形成的离子基础

1. 细胞的动作电位　神经细胞、骨骼肌细胞在受到刺激发生兴奋时，细胞膜在原有静息电位的基础上发生一次迅速而短暂的电位波动，细胞兴奋时发生的这种短暂的电位波动，称为动作电位（action potential）。凡是在受到刺激后能产生动作电位的细胞，称为可兴奋细胞，如神经细胞、肌细胞和腺细胞等。动作电位是各种可兴奋细胞发生兴奋时具有的特征性表现，因此，动作电位常作为兴奋的指标。实验观察到：哺乳动物的神经轴突和骨骼肌细胞在安静时静息电位值为 -70 ~ -90mV，当细胞受到足够强度的刺激时，膜内外的电位差迅速减小直至消失，而且可进一步出现膜两侧电位极性的倒转现象，即膜外为负电位，膜内为正电位，如果以膜外电位值为零时，则膜内电位值为 +20 ~ +40mV（图2-3）。然而，这种膜电位极性倒转现象只是暂时的，它很快就恢复到受刺激前膜外正、膜内负的极化状态，即静息电位水平。动作电位的整个幅值为 90 ~ 130mV，即从原来膜内为 -70 ~ -90mV的静息电位值变到 +20 ~ +40mV。在动作电位发生和发展过程中，膜内、外电位差从静息值逐步减小乃至消失，这个过程称为去极化（depolarization）或除极化；膜两侧电位倒转，成为膜外负电位、膜内正电位，称为反极化或超射（overshoot）；此后膜电位恢复到膜外正电位、膜内负电位的静息状态，称为复极化（repolarization）。在生理记录仪上显示的动作电位曲线，可分为上升支和下降支，上升支又称去极相，包括膜电位的去极化和反极化两个过程；下降支又称复极相，即膜电位的复极化过程。各种可兴奋细胞的动作电位均由去极相和复极相组成，但是它们的形状、幅度和持续时间各不相同。神经纤维的动作电位一般仅持续 0.5 ~ 2.0ms，呈尖锋状，因而也称为锋电位，在锋电位的下降支恢复到静息电位水平以前约相当于动作电位幅度 70% 左右处，膜电位还要经历一段微小而缓慢的波动，称为后电位（after-potential）。一般是先有一段持续 5 ~ 30ms 的负后电位，再出现一段延续时间更长的正后电位。

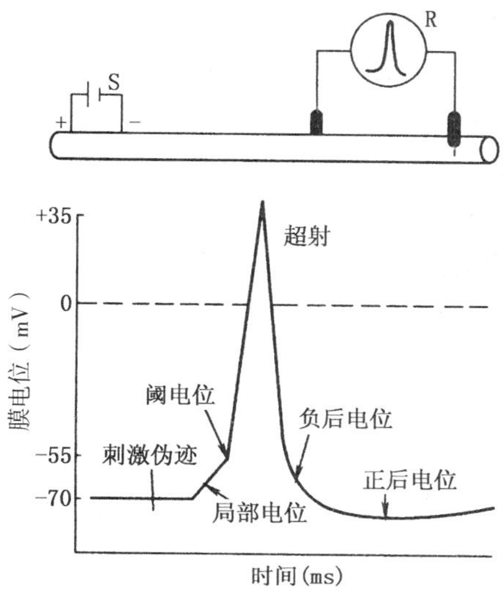

R 表示记录仪器，S 是一个电刺激器

图 2-3　测量单一神经纤维静息电位和动作电位的实验模式图

单一神经或肌细胞动作电位有以下特性：

（1）“全或无”（all or none）现象　当给予细胞的刺激强度太小时，动作电位不会出现，只有当刺激强度达到一定程度（阈值）时才可引发动作电位，且动作电位一旦产生，即使再增加刺激强度，动作电位的幅度也不再因刺激强度的增大而增大。

(2) 可扩布性　动作电位产生后并不局限于受刺激部位，而是迅速向周围扩散，直至整个细胞的细胞膜都依次产生动作电位。

(3) 不衰减传导　动作电位在扩布过程中其幅度不因传导距离的增加而减小，这种特性称为不衰减传导。

2. 动作电位与 Na^+ 的平衡电位　当细胞受到刺激发生兴奋时，膜电位发生迅速而短暂的波动，这时不仅膜内的负电位消失，而且出现膜内、外电位倒转的现象，即膜外出现负电位而膜内为正电位。根据这一事实，设想膜在受刺激时可能使膜对 Na^+ 的通透性突然增大，并暂时超过了对 K^+ 的通透性，使大量 Na^+ 由细胞外流入细胞内而形成动作电位。这一设想在神经和骨骼肌等可兴奋细胞上都得到了证实。由于细胞膜外 Na^+ 浓度大于膜内，浓度差的存在使 Na^+ 具有向膜内扩散的趋势，而且静息膜电位具有相当数量的电位差，外正内负的电场力也要吸引 Na^+ 向膜内移动。但是，在安静时膜上大多数钠通道处于关闭状态，膜对 Na^+ 相对不通透，因此 Na^+ 不可能大量内流。当细胞受到刺激发生兴奋时，钠通道蛋白由于被“激活”而发生变构，导致大量钠通道开放，使膜对 Na^+ 的通透性突然增大，并超过膜对 K^+ 的通透性，这时大量 Na^+ 迅速流入膜内，于是膜内负电位也随着正电荷的进入而迅速被抵消，直至膜内出现正电位，形成动作电位的上升支。在动作电位发生的过程中，细胞膜两侧 Na^+ 的浓度差以及静息时由 K^+ 外移造成的外正内负的电位差是 Na^+ 内流的动力，而 Na^+ 内流所造成的膜内正电位，则成为 Na^+ 进一步内流的阻力。随着 Na^+ 内流的增加，这种阻力也不断增大，当 Na^+ 内流的动力与阻力达到平衡时，Na^+ 的跨膜净通量为零，这时膜两侧的电位差达到了一个新的平衡点，即 Na^+ 的平衡电位。将膜内、外 Na^+ 的浓度代入 Nernst 公式可计算出 Na^+ 平衡电位的数值，这数值与实验中实际测得的动作电位的超射值很接近。动作电位的时程很短，当细胞膜内出现正电位后，并不停留在正电位状态，而是很快出现复极过程。这是因为膜上钠通道开放的时间很短，很快钠通道关闭，进入“失活”状态，从而使膜对 Na^+ 的通透性变小。与此同时，膜对 K^+ 的通透性则进一步增大，并很快超过对 Na^+ 的通透性，于是膜内 K^+ 又由于浓度差和电位差（膜内带正电）的推动而向膜外扩散，使膜内电位由正值向负值发展，直至恢复静息电位水平。此时，钠通道的失活状态解除，恢复到备用（可被激活）状态，膜对 K^+ 的通透性也恢复正常，细胞又能接受新的刺激。实验结果也证明动作电位的形成与 Na^+ 的内流有关。如果用不能透过细胞膜的蔗糖或氯化胆碱替代细胞浸浴液中的 Na^+，使细胞外液 Na^+ 浓度减小而渗透压不变，这时所发生的动作电位的幅度或其超射值减小，减小的程度和 Na^+ 平衡电位减小的预期值相一致。

综上所述，当神经和骨骼肌细胞受到刺激而兴奋时，细胞膜上的离子通道被激活而迅速开放，随即又关闭，从而导致 Na^+、K^+ 等先后跨膜移动，形成了动作电位的不同组成部分（图 2-4）。动作电位的上升支主要由细胞外 Na^+ 快速内流而产生。动作电位的幅度相当于静息电位绝对值与 Na^+ 平衡电位绝对值之和。这一过程可被 Na^+ 通道的阻滞剂河豚毒素（tetrodotxin，TTX）所阻滞。动作电位的下降支主要由细胞内 K^+ 外流而产生。K^+外流可被K^+通道阻滞剂四乙胺（TEA）所阻滞。

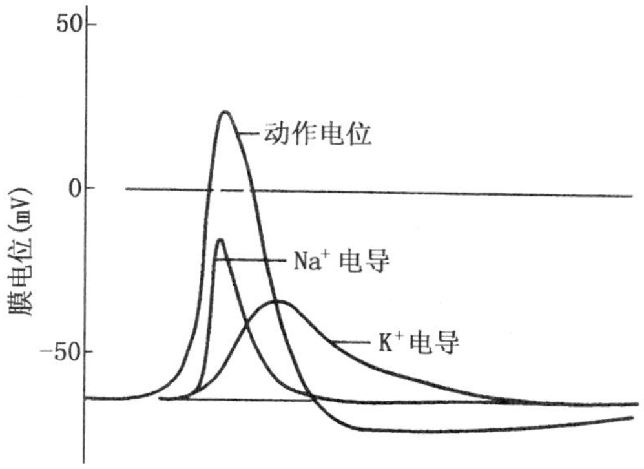

图2-4 神经（纤维）动作电位和与之有关的膜与离子通透性改变在时间上的相互关系

复极后膜电位已恢复到静息电位水平，细胞膜对Na^+、K^+的通透性也恢复到正常状态，但是膜内、外的离子分布尚未恢复。此时细胞内Na^+浓度、细胞外K^+浓度均有所增加（据估计，神经纤维每兴奋一次，进入细胞内的Na^+量大约使膜内Na^+浓度增加1/80000，逸出的K^+量也近似这个数值）。这种膜内Na^+增多，膜外K^+增多的状态激活了细胞膜上的钠泵，使之加速运转，将细胞内多余的Na^+运至细胞外，将细胞外多余的K^+摄回细胞内，使细胞膜内外的离子分布恢复到原初安静时的水平。

二、兴奋的引起和兴奋在同一细胞上的传导

随着电生理技术的发展和应用，以及研究资料的积累，人们对兴奋性和兴奋的概念又有了进一步的深化。三种可兴奋细胞虽然在兴奋时有不同的外部表现，但在受刺激处的细胞膜有一个共同的、最先出现的、可传导的跨膜电位变化，即动作电位。肌细胞兴奋时表现的机械收缩和腺细胞兴奋时表现的分泌活动，都是由细胞膜产生的动作电位触发和引起的，而神经细胞的兴奋则是以动作电位沿细胞膜传播形成的神经冲动作为其活动的特征。动作电位是可兴奋细胞受到刺激产生兴奋时共同的特征性表现，是细胞表现其功能的触发因素，而不是细胞其他功能变化时伴随发生的现象，因而在近代生理学术语中，兴奋性被理解为细胞在受刺激时产生动作电位的能力，而兴奋就是指产生动作电位的过程或动作电位本身。

（一）刺激引起兴奋的条件

刺激，是指能引起活的细胞、组织或机体发生反应的环境变化。刺激的种类很多，有化学、机械、温度以及声、光、电等。实验证明，并不是任何刺激都能引起组织细胞产生兴奋。作为刺激，要使组织细胞发生兴奋一般需要具备三个条件，即：一定的强度、一定的持续时间以及一定的强度-时间变化率，这三个条件的参数不是固定不变的，它们可以相互影响。由于提供电刺激的仪器操作方便，又可重复使用，各种刺激参

数易于控制，而且一般能引起组织兴奋的电刺激并不造成组织损伤，因此在实验室以及临床中常采用各种形式的电刺激。

比较不同组织细胞的兴奋性最简便的方法就是采用阈值作指标。一般所指阈值是强度阈值（threshold intensity），即在刺激作用时间和强度－时间变化率固定不变的条件下，能引起组织细胞兴奋所需的最小刺激强度，达到这种强度的刺激称为阈刺激（threshold stimulus）。阈值大，表示组织细胞的兴奋性低；阈值小，表示兴奋性高。强度小于阈值的刺激称为阈下刺激（subthreshold stimulus），它不能引起组织细胞兴奋。

实验观察到，用直流电刺激神经纤维，在阴极下细胞膜产生出膜电流（电流方向由膜内流向膜外），由于细胞膜具有一定的电阻，当电流通过时，在膜的两侧产生一个内正外负的电压降，这一电压降与膜两侧原有的外正内负（静息电位）的电位差方向相反，两者互相抵消，结果使阴极下方的细胞膜两侧的静息电位数值减小，即阴极下方细胞膜处于去极化状态，此去极化使膜电位达到某个临界值（即阈电位）时，细胞膜上的电压门控性 Na^+ 通道快速被激活，大量钠通道开放，使膜对 Na^+ 的通透性突然增大，Na^+ 大量内流，出现动作电位的上升支。动作电位的这个上升支实际上是膜的进一步去极化，而膜的这种去极化又导致更多的钠通道开放，有更多的 Na^+ 内流，这称为正反馈式或再生性循环。此过程使细胞膜迅速、自动地去极化，直至达到 Na^+ 的平衡电位数值。这里需要注意区分阈刺激和阈电位两个不同的概念。阈刺激是从外部施加给细胞的刺激，阈电位是细胞膜本身的膜电位。当膜电位去极化到某一临界值，就引起膜上的钠通道大量开放，Na^+ 大量内流而产生动作电位，膜电位的这个临界值称为阈电位（threshold potential）。因此，当膜电位去极达到阈电位水平后膜本身以其自身特性和速度进一步去极，此时去极与原来所给刺激强度大小、刺激是否继续存在都无关。因此对于某种细胞，一旦动作电位产生，其时程和波形都非常恒定。阈刺激和阈电位的概念不同，但对于导致细胞最后产生动作电位的结果是相同的，故两者都能反映细胞的兴奋性。阈电位一般比静息电位的绝对值小 10～20mV，在神经和肌肉细胞，阈电位约为 －50～－70mV。阳极下细胞膜的刺激电流是入膜电流（电流方向由膜外流向膜内），此电流通过膜所引起的膜电压降和原有静息电位的方向相同，结果使膜电位负值加大，即超极化（hyperpolarization）（图 2－5）。因此，阳极刺激处不但不能引发动作电位，而且膜电位更远离阈电位水平，使该处膜的兴奋性下降。

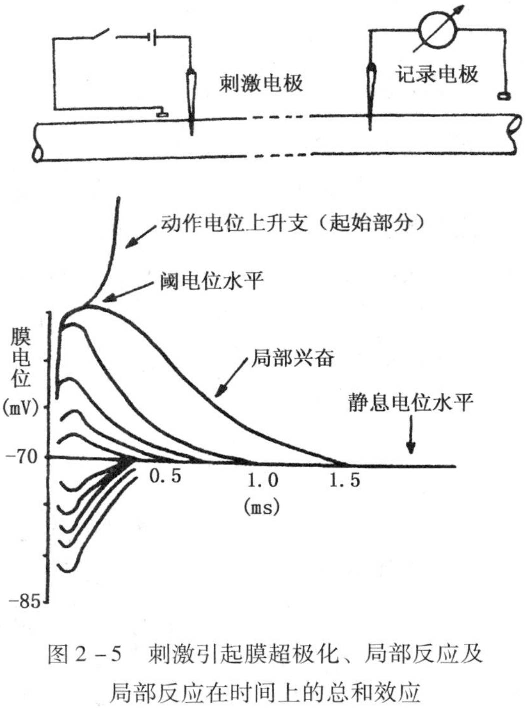

图 2－5　刺激引起膜超极化、局部反应及局部反应在时间上的总和效应

如果给予阈下刺激，细胞不能爆发动作电位，但可使受刺激局部的细胞膜上少量Na^+通道被激活，膜对Na^+的通透性轻度增加，少量Na^+内流和电刺激造成的去极化使静息电位有所减小。由于这种电变化较小，只限于受刺激局部的细胞膜而不能向远处传播，故被称为局部反应（local response）或局部兴奋。局部反应有如下特点：①局部反应不是“全或无”的，在阈下刺激的范围内，它可随刺激的增强而增大；②不能在膜上做远距离传播，这种局部膜电位变化只能向邻近细胞膜以电紧张方式扩布，且随着传导距离的增大电变化逐渐减小以至消失；③局部反应没有不应期，因此，几个阈下刺激所引起的局部反应可以叠加起来，称为总和。如果在细胞膜的同一部位先后给予两个阈下刺激，当第一个阈下刺激引起的局部反应尚未消失前，紧接着给予第二个阈下刺激，所引起的局部反应可与第一个局部反应叠加起来，这种局部反应的总和称为时间总和（temporal summation）；如果在细胞膜相邻的两个部位同时分别给予阈下刺激，这两个相邻的局部反应也可以叠加起来，这种局部反应的总和称为空间总和（spatial summation）。如果局部反应经过总和使静息电位减小（去极化）到阈电位时，细胞膜便可产生一次动作电位。

（二）细胞兴奋后兴奋性的周期性改变

细胞受到刺激发生兴奋，即爆发动作电位时，其本身的兴奋性会发生一系列的变化。首先，在细胞受到刺激而发生兴奋后的较短时期内，无论给予强度多大的刺激，都不会再发生兴奋，即兴奋性降低到零，这一时期称为绝对不应期（absolute refractory period）。此后，细胞的兴奋性逐渐恢复，给予阈上刺激可以产生新的兴奋，这一时期称为相对不应期（relative refractory period）。相对不应期后，细胞的兴奋性又稍高于正常水平，此时只要给予一定的阈下刺激就可能发生新的兴奋，这一时期称为超常期（supranormal period）。最后，细胞的兴奋性又转入低于正常的时期，称为低常期（subnormal period）。由此可见，细胞在一次兴奋后，其兴奋性要经历一个周期性的变化，之后细胞的兴奋性才完全恢复正常。

神经纤维或骨骼肌细胞的绝对不应期只有0.5～2.0ms，而心肌细胞则可达200～400ms。绝对不应期的长短决定了组织细胞在单位时间内所能接受刺激产生兴奋的次数。所以，神经纤维每秒的兴奋节律最大可达500次，而心肌每秒产生兴奋的次数则大为降低。

（三）兴奋在同一细胞上的传导

可兴奋细胞的细胞膜任何一处产生动作电位，都可沿着细胞膜向周围传布，使整个细胞膜都依次产生一个与被刺激部位相同的动作电位，此过程称为兴奋（或动作电位）的传导。

细胞膜已经兴奋的部位膜内带正电，膜外带负电，而邻旁的安静部位则是膜内带负电，膜外带正电。这样，在膜的已兴奋部位与邻旁的静息部位之间存在着电位差，从而驱使膜外正电荷由静息部位向已兴奋部位移动，膜内的正电荷由已兴奋部位向静息部位移动，形成局部电流（local current）。静息部位在局部电流的刺激下，膜发生去极化，使静息膜电位绝对值减小，当减小到阈电位时，该静息部位即可爆发动作电位，于是兴奋由原先部位传导到邻旁部位。这样的过程在膜上连续进行下去，使整个细胞膜都依次发生兴奋，完成兴奋在整个细胞上的传导。神经细胞具有较长的轴突，神经轴突髓鞘的有无使兴奋的传导又有其不同的特点，如有髓鞘神经纤维的轴突外面包有高电阻的髓鞘，电流不易通过，只有朗飞结处的轴突无髓鞘，与细胞外液直接接触，允许离子做跨膜移动。因此，有髓鞘神经纤维发生兴奋时，只有朗飞结处的轴突膜出现膜内外的离子移动，兴奋只能通过朗飞结处相继发生去极化而传导，这种传导方式称跳跃式传导（saltatory conduction）（图2-6）。所以，有髓鞘神经纤维的兴奋传导速度要比无髓鞘神经纤维快，这对于高等动物缩短对外界刺激做出反应的时间具有重要意义。

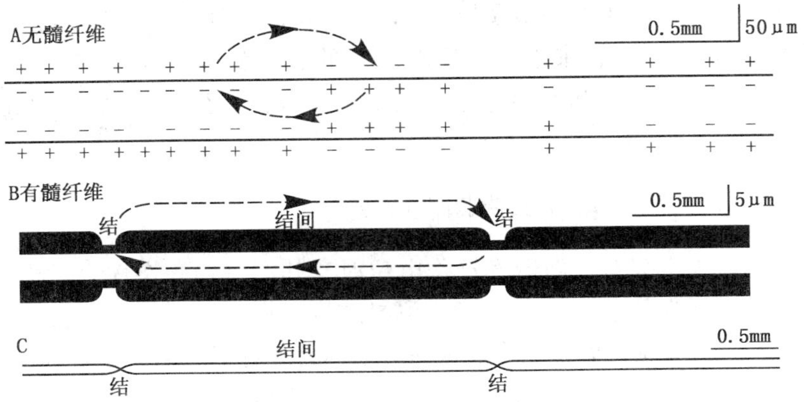

A：无髓鞘神经纤维的传导　B：有髓鞘神经纤维的"跳跃式"传导

C：为按比例绘制的有髓纤维　虚线箭头表示局部电流的方向

图2-6　神经冲动传导机制的模式

第三节　肌肉的收缩功能

通过肌肉的舒缩活动可以完成人体各种形式的运动。例如，心脏的射血活动由心肌的收缩来完成；一些中空脏器如胃肠道、膀胱、子宫、血管等内脏器官的运动，由平滑肌的收缩来完成；躯体的运动和呼吸动作则由骨骼肌的收缩来完成。不同肌肉组织在功能和结构上各有特点，故舒缩的形式和特点也有差别。本节主要讨论神经-肌接头处的兴奋传递、骨骼肌的兴奋-收缩偶联以及肌肉收缩的外部表现形式等内容。

一、神经-肌接头处的兴奋传递

人体骨骼肌受躯体传出神经（即运动神经）的支配。当运动神经纤维接近所支配的骨骼肌时，发出数根乃至百根以上的分支与肌纤维发生联系。这种运动神经末梢与骨骼肌细胞相接触的部位称为神经-肌接头（neuromuscular junction），又称运动终板。

（一）神经－肌接头的结构特点

在电镜下观察到，运动神经纤维在到达神经末梢时先失去髓鞘，以裸露的轴突末梢嵌入到相应的肌细胞膜上，这部分肌细胞膜称为终板膜。轴突末梢的膜（即接头前膜）和终板膜（即接头后膜）之间约有 15～50nm 的间隙，其间充满细胞外液。终板膜比一般的肌细胞膜要厚一些，并有规则地向肌细胞内凹入，形成许多皱褶，增加了接头后膜的面积（图2－7），终板膜上分布有 N_2胆碱受体与胆碱酯酶。在轴突末梢的轴浆中，除了有许多线粒体外，还含有大量直径约为 50nm 的囊泡，囊泡内含有 ACh。据测定，每个囊泡中贮存的 ACh 量通常是恒定的。

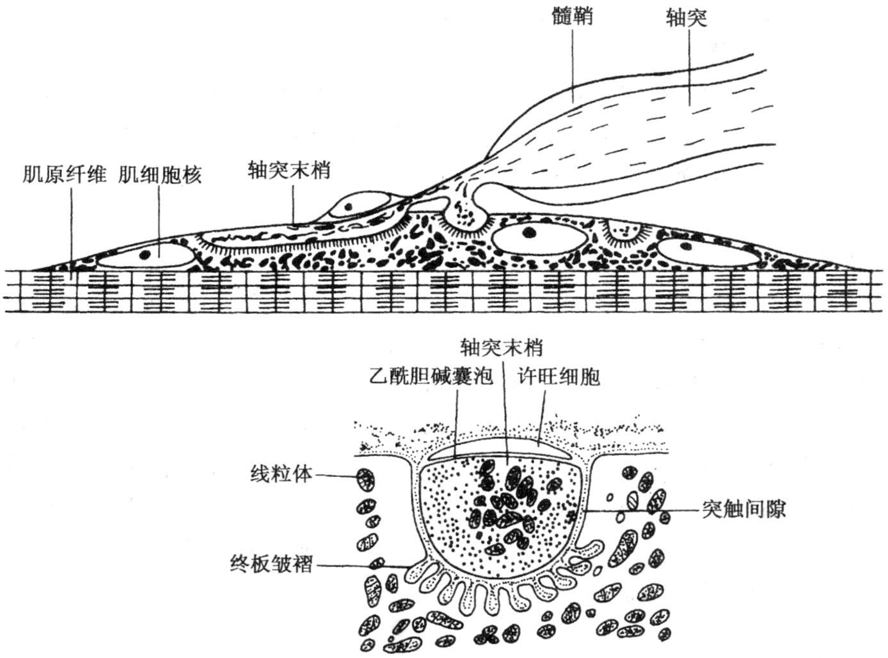

图2－7 神经－肌接头处的超微结构示意图

（二）神经－肌接头的兴奋传递过程

在安静状态下，一般只有少量的囊泡随机地进行释放，使少量的 ACh 进入接头间隙，因而不会对肌细胞产生明显的影响。当神经冲动沿轴突传导到神经末梢时，轴突膜上的电压门控性 Ca^{2+} 通道开放，细胞间隙中的一部分 Ca^{2+} 进入膜内，促使囊泡向轴突膜内侧靠近，并与轴突膜融合，通过胞吐作用，将囊泡中的 ACh 以囊泡为单位倾囊释放（量子式释放）入接头间隙。据推算，一次动作电位的到达，能使大约 200～300 个囊泡倾囊释放，约有 10^7个 ACh 分子释放出来，通过间隙扩散到达终板膜时，立即与 N_2胆碱受体结合，由此引起受体蛋白内部构象的变化，导致通道的开放，结果引起终板膜对 Na^+、K^+的通透性增加，但 Na^+的跨膜内流远大于 K^+的外流，其总的结果使终板膜去极化，这一电位变化称为终板电位（endplate potential）。终板电位以电紧张的形式扩布，可使邻旁的肌膜去极化，邻旁的肌膜去极化达到阈电位水平时激活该处膜的电压门控性 Na^+ 通道，引发一次沿整个肌细胞膜传导的动作电位，从而完成了神经纤维和肌细胞之间的信息传递。

（三）神经－肌接头的兴奋传递特点

终板电位与前述的局部兴奋有类似的性质：没有“全或无”的特点，其大小与接头前膜释放的 ACh 的量成比例；无不应期；可以总和等。正常情况下，一次神经冲动所释放的 ACh 引起的终板电位的大小，足以引起邻近肌膜去极化爆发动作电位。因此，在神经－肌接头处的兴奋传递通常是一对一的，即每次神经冲动到达末梢时，都能有效地使肌细胞兴奋和收缩一次。

神经－肌接头处的兴奋传递有如下特征：①化学性传递，即兴奋传递是通过神经末梢释放 ACh 这种化学递质进行的；②单向性传递，兴奋只能由运动神经末梢传向肌肉，而不能做相反方向的传递；③时间延搁，兴奋通过一个神经－肌接头，一般至少也需要 0.5～1.0ms；④易受药物或其他环境因素的影响，细胞外液的酸碱度、温度的改变和药物或其他体液性物质的作用等都可以影响神经－肌接头处的兴奋传递。

当细胞外液 Ca^{2+} 浓度降低或 Mg^{2+} 的浓度增高时，可减少 ACh 的释放量，从而影响神经－肌接头的兴奋传递。美洲箭毒和 α 银环蛇毒可与 ACh 竞争终板膜上的 N_2 型 ACh 受体，从而阻滞神经－肌接头处兴奋的传递而使肌肉不能兴奋收缩，起松弛肌肉的作用，称肌松剂，临床上使用的三碘季胺酚就属于这类药物。有机磷农药和新斯的明等胆碱酯酶抑制剂能灭活胆碱酯酶的活性，造成 ACh 在接头和其他部位的大量积聚，使肌细胞处于持续兴奋状态，出现肌肉痉挛等一系列中毒症状。一些自身免疫性疾病，由于自身免疫抗体破坏了终板膜上的 ACh 受体通道，可引起重症肌无力。另外，肉毒杆菌毒素能抑制接头前膜释放 ACh，因而也可导致肌无力。

二、骨骼肌细胞的微细结构与兴奋－收缩偶联

（一）骨骼肌细胞的微细结构

骨骼肌由大量成束的肌纤维组成，每一条肌纤维就是一个肌细胞。骨骼肌细胞在结构上最突出之点，是它们含有大量的肌原纤维和高度发达的肌管系统，而且这些结构在排列上是高度规则有序的。这是肌肉进行机械活动、耗能作功的基础。

1. 肌原纤维和肌小节 每个肌细胞都含有上千条直径为 1.5μm 左右，沿细胞长轴走行的肌原纤维（myofibril）。在光学显微镜下可见每条肌原纤维的全长都呈现规则的明、暗交替，分别称为明带和暗带；平行的各肌原纤维，明带和暗带又都分布在同一水平上，这就使骨骼肌细胞呈现横纹的外观，故骨骼肌又有横纹肌之称。暗带的长度比较固定，在暗带中央，有一段相对透明的区域，称为 H 带，它的长度随肌肉所处状态的不同而有变化；在 H 带中央，又有一条横向的暗线，称为 M 线。明带的长度是可变的，它在肌肉舒张时较长，并且在一定范围内可因肌肉受被动牵引而变长，但在肌肉因收缩

而缩短时可变短。明带中央也有一条横向的暗线，称为Z线。肌原纤维上相邻的两条Z线之间的区域，是肌肉收缩和舒张的最基本单位，称为肌小节（sarcomere）（图2-8），通常在体骨骼肌安静时肌小节的长度约为2.0~2.2μm，肌小节的长度在不同情况下可变动于1.5~3.5μm之间。

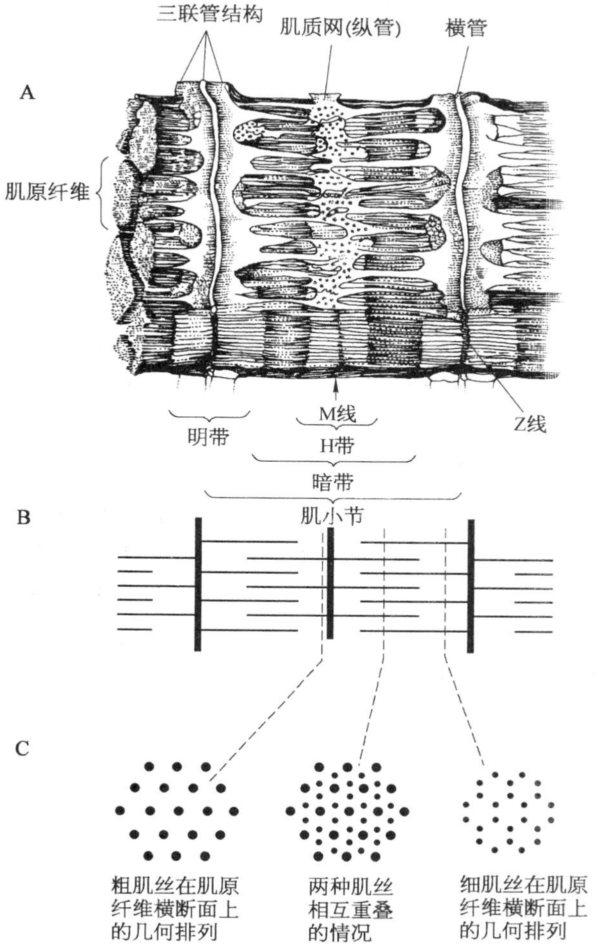

图2-8　骨骼肌细胞的肌原纤维和肌管系统

电子显微镜下可见，肌小节的明带和暗带包含有很细的、纵向平行排列的丝状结构，称为肌丝。暗带中的肌丝较粗，称为粗肌丝，其直径约10nm，长度与暗带相同；实际上暗带的形成就是由于粗肌丝的存在，M线则是把成束的粗肌丝固定在一起的结构。明带中的肌丝较细，直径约5nm，称为细肌丝；它们由Z线结构向两侧明带伸出，每侧的长度都是1.0μm，其游离端在肌小节总长度小于3.5μm的情况下，有一段伸入暗带，和粗肌丝相互重叠；如果两侧Z线伸入暗带的细肌丝未能相遇而隔有一段距离，这就形成了H带。肌肉被动拉长时，细肌丝由暗带重叠区被拉出，肌小节长度增大，同时明带的长度也增大，H带相应增宽。粗、细肌丝相互重叠时，在空间上也呈规则的排列，这可从肌原纤维的横断面上看出（图2-8）。这种几何形状的排列为粗细肌丝的相互作用提供了力学基础。

2. 肌管系统　包绕在每一条肌原纤维周围的膜性囊管状结构称为肌管系统。这些囊管状结构实际上由来源和功能都不相同的两组独立的管道系统所组成：一部分肌管的行走方向和肌原纤维相垂直，是由肌细胞的膜向内凹入而成，称为横管系统（T管）。它们穿行在肌原纤维之间，并在Z线的附近形成环绕肌原纤维的相互交通的管道；管腔通过肌膜凹入处的小孔与细胞外液相通，而不与胞浆相通。另一组肌管系统则包绕在肌原纤维周围，就是纵管系统，也称肌质网（L管）。它们的走行方向和肌小节平行，但主要包绕每个肌小节的中间部分；它们也相互沟通，但不与细胞外液或胞浆沟通，只是在接近肌小节两端的横管时管腔出现膨大，称为终末池，其中Ca^{2+}浓度较高，它是肌细胞安静时Ca^{2+}贮存的场所，使纵管以较大的面积和横管相靠近。每一横管和来自两侧肌小节的纵管终末池构成所谓三联管结构（图2-8）。横管和纵管的膜在三联管结构处并不接触，两管的内腔亦无直接相通，它们之间要进行某种形式的信息转导才能实现功能上的联系。

（二）骨骼肌细胞的兴奋-收缩偶联

当肌细胞发生兴奋时，首先在肌膜上出现动作电位，然后才发生肌丝滑行、肌小节缩短、肌细胞的收缩反应，这种把以膜的电变化为特征的兴奋和以肌纤维机械变化为基础的收缩联系起来的中介过程称为兴奋-收缩偶联（excitation - contraction coupling）。目前认为，这个过程至少包括三个主要步骤：电兴奋通过横管系统向肌细胞的深处传导；三联管结构处的信息传递；肌浆网中的 Ca^{2+} 释放入胞浆以及 Ca^{2+} 由胞浆向肌浆网的再聚积。

横管系统对肌细胞的兴奋-收缩偶联是十分重要的。当肌细胞膜兴奋而产生动作电位时，这一电信号沿着凹入细胞内部的横管膜传导，深入到三联管结构和每个肌小节，引起终末池中 Ca^{2+} 的释放。肌肉安静时肌浆中 Ca^{2+} 浓度低于 10^{-7}mol/L，当膜开始去极化后1~5ms内，Ca^{2+} 浓度可升高100多倍，达到 10^{-5}mol/L的水平。三联管结构处的电变化信息导致终末池 Ca^{2+} 释放的机制是：横管膜上存在一种L型的钙通道，它在胞浆侧的肽链结构正好和终末池膜上另一种 Ca^{2+} 释放通道胞浆侧的肽链部分两两相对，前者可能对后者的通道开口起堵塞作用，当兴奋沿横管膜扩布时，引起膜上的L-型钙通道发生变构，而消除对后者的堵塞，使终末池中的 Ca^{2+} 大量进入胞浆，触发肌丝滑行。

肌浆中的 Ca^{2+} 在引发肌丝滑行后，存在于肌浆网膜结构中的钙泵开始活动。钙泵逆浓度差将 Ca^{2+} 从肌浆转运到肌浆网中，由于肌浆中 Ca^{2+} 浓度降低，Ca^{2+} 即与肌钙蛋白解离，引起肌肉舒张。钙泵是一种 $Ca^{2+}-Mg^{2+}$ 依赖的ATP酶，占肌浆网膜蛋白质总量的60%，当肌浆中 Ca^{2+} 浓度升高时可被激活，通过分解ATP获得能量，驱动 Ca^{2+} 的逆浓度差转运。

三、骨骼肌收缩的外部表现形式

（一）等张收缩和等长收缩

当肌肉发生兴奋出现收缩时，根据肌肉的长度与张力的改变可分为等张收缩和等长收缩两种形式。肌肉出现何种收缩形式取决于肌肉本身的功能状态和肌肉所遇到的负荷条件。将肌肉标本一端固定，另一端处于游离状态，电刺激引起肌肉兴奋，于是肌肉开始以一定的速度缩短，这种收缩的特点是：肌肉收缩时长度明显缩短，但张力始终不变，这种收缩形式称为等张收缩（isotonic contraction）。等张收缩所消耗的能量主要转变为缩短肌肉及移动负荷而完成一定的物理功。如果在实验时将肌肉两端固定，肌肉收缩时，其长度不可能缩短，但肌肉张力增大，这种收缩形式称为等长收缩（isometric contraction）。肌肉等长收缩消耗的能量，主要转变为张力增加，并无移位和作功。在机体内，不同肌肉收缩时所遇到的负荷不同，故其收缩形式也不同。一些与维持身体固定姿势和克服外力（如重力）有关的肌肉，如项肌等收缩时以产生张力为主，近于等长收缩；一些与肢体运动有关的肌肉，则表现不同程度的等张收缩。在整体内骨骼肌的收缩多表现为既改变长度又增加张力的混合收缩形式。但由于不同部位肌肉的附着或功能特点不同，其收缩形式有所侧重。

（二）单收缩和强直收缩

根据所给肌肉的刺激频率不同，肌肉兴奋收缩时可呈单收缩和强直收缩两种形式。在实验条件下，给予骨骼肌一次单个电刺激，可发生一次动作电位，随后引起肌肉产生一次迅速而短暂的收缩，称为单收缩（single twitch）。单收缩整个过程可分为收缩期和舒张期。如果给肌肉以连续的短促刺激，随着刺激频率的不同，肌肉收缩会出现不同的形式。当频率较低时，后一个刺激落在前一个刺激引起的收缩过程结束之后，则只引起一连串各自分开的单收缩。随频率增加，若后一个刺激落在前一个刺激引起的收缩过程中的舒张期，则形成不完全强直收缩。若刺激频率再增加，每一个后续的刺激落在前一个收缩过程中的收缩期，则各次收缩的张力变化和长度缩短完全融合或叠加起来，就形成完全强直收缩。不完全强直收缩与完全强直收缩统称为强直收缩（tetanus）。

骨骼肌每次受刺激而兴奋时，其绝对不应期甚短，约为 1ms，故能接受较高频率的刺激而再次兴奋，而机械性收缩过程可持续 100ms 以上，因此有可能在收缩过程中接受新的刺激并发生新的兴奋和收缩，新的收缩可与前次尚未结束的收缩发生总和，这是强直收缩产生的基础。强直收缩较单收缩能产生更大程度的张力和缩短。在整体内，骨骼肌收缩都属于强直收缩，但其持续时间可长可短，这是由支配骨骼肌的传出神经冲动所决定的。

第三章　血　　液

血液（blood）是一种在心血管系统内周而复始循环流动的液体组织。它具有运输、缓冲、防御等多种生理功能，对于维持内环境稳态、实现机体各部分生理功能的正常进行起着极其重要的作用。

第一节　血液的组成和理化性质

一、血液的基本组成和血量

（一）血液的基本组成

血液由血浆和悬浮其中的血细胞组成。

1. 血浆　血浆的基本成分为水、蛋白质、小分子有机物、无机盐和 O_2、CO_2 等。其中水占血浆总量的91%～92%，血浆蛋白占6.2%～7.9%，无机盐绝大部分以离子的形式存在，约占0.9%，其余为小分子的有机化合物，如营养物质、代谢产物和激素等。

血浆蛋白（plasma protein）是血浆中多种蛋白质的总称。用盐析法可将血浆蛋白分为白蛋白（albumin）、球蛋白（globulin）和纤维蛋白原（fibrinogen）；用电泳法又可将球蛋白进一步分为 α_1、α_2、β、γ 球蛋白等。血浆蛋白的主要功能有：①运输功能：血浆蛋白可作为载体，运输激素、脂质、离子、药物和某些代谢产物。②缓冲功能：白蛋白及其钠盐组成缓冲对，参与保持血浆 pH 的相对恒定。③形成血浆胶体渗透压：白蛋白分子量小、数量多，是形成血浆胶体渗透压的主要成分。④免疫功能：免疫球蛋白 IgG、IgA、IgM、IgD 和 IgE，以及一些补体均为血浆球蛋白，参与机体的体液免疫。⑤参与凝血和抗凝血功能：绝大多数的血浆凝血因子、生理性抗凝物质和促纤溶物质都是血浆蛋白质。

2. 血细胞　取一定量的血液和抗凝剂混匀置于试管中离心，管内的血液发生分层：上层淡黄色、透明的为血浆，下层红色不透明的为红细胞，在红细胞层与血浆层之间有一薄层白色的为白细胞和血小板。血细胞在血液中所占的容积百分比称为血细胞比容（hematocrit）。正常成人血细胞比容为：男性40%～50%，女性37%～48%。血细胞比容反映血液中红细胞的相对值。

（二）血量

血量（blood volume）是指全身血液的总量，包括循环血量和储备血量。循环血量是指在心血管中循环流动的血量，占总血量的80%。其余的血液则贮存在肝、肺及腹腔静脉丛等处，流动缓慢，称为储备血量。当机体大失血、激烈运动时，这些储备血量可补充循环血量，维持正常血压及心、脑等重要脏器的血液供应。正常成年人血液总量占体重的7%～8%，即每千克体重有70～80ml的血液。

二、血液的理化特性

（一）血液的密度和血黏度

正常人全血的密度约为1.050～1.060，主要取决于血液中红细胞的数量。血浆密度约为1.025～1.030，主要取决于血浆中蛋白质的含量。

血液具有一定的黏滞性（viscosity），也称黏度。血黏度是血液黏稠度的简称，其来源于血液内部分子或颗粒之间的摩擦。血液的黏度是形成血流阻力的重要因素之一。如果以水的黏度为1计，血液的相对黏度为4～5，血浆为1.6～2.4。

（二）血浆渗透压

当用半透膜将两种不同浓度的同种溶液相分隔，可见水分子从浓度低的一侧通过半透膜向浓度高的一侧扩散，此现象称为渗透（osmotic）。产生渗透作用的力量称为渗透压，即溶液中的溶质分子吸引水分子的力量。渗透压的高低与溶液中溶质的颗粒数目成正比，而与溶质的种类和颗粒的大小无关。

正常情况下，血浆渗透压约为300mmol/L（即300mOsm/kgH_2O，约相当于5800mmHg）。血浆渗透压（plasma osmotic pressure）由晶体渗透压和胶体渗透压两部分组成。由血浆中的晶体物质形成的渗透压，称为晶体渗透压（crystal osmotic pressure），约为298.5mmol/L，主要由Na^+、Cl^-等晶体物质形成。由血浆中的蛋白质形成的渗透压，称为胶体渗透压（colloid osmotic pressure），约为1.5mmol/L，主要由白蛋白形成。

由于晶体物质不易通过细胞膜，故细胞外液晶体渗透压的相对稳定，对于保持细胞内外的水平衡、维持细胞的正常形态和功能有重要作用。血浆蛋白质一般不能通过毛细血管壁，故对血管内外的水平衡有重要作用。

（三）血浆酸碱度

正常人血浆pH值为7.35～7.45。在代谢过程中，血浆的pH值经常保持在一个相对稳定的范围内，这有赖于血液中缓冲系统的调节作用。如：$NaHCO_3/H_2CO_3$、蛋白质钠盐/蛋白质、$KHCO_3/H_2CO_3$、Na_2HPO_4/NaH_2PO_4等，其中最主要的是$NaHCO_3/H_2CO_3$。

第二节　血细胞生理

一、红细胞

（一）红细胞的形态和数量

正常红细胞（erythrocyte 或 red blood cell，RBC）呈双凹圆盘形，直径 7～8μm。成熟红细胞内无细胞核，充以大量血红蛋白（hemoglobin，Hb），因而使血液呈红色。

我国成年男性的红细胞数量为（4.5～5.5）$\times 10^{12}$/L，平均 5.0$\times 10^{12}$/L；成年女性为（3.8～4.6）$\times 10^{12}$/L，平均 4.2$\times 10^{12}$/L；新生儿可高达 6.0$\times 10^{12}$/L 以上。血红蛋白是红细胞的主要成分。我国成年男性血红蛋白浓度为 120～160g/L；成年女性为 110～150g/L。年龄、性别、机体功能状态和居住地的海拔高度均可影响红细胞数量和血红蛋白浓度。

（二）红细胞的生理特性

1. 可塑变形性　在血液循环中的红细胞通过小于其直径的毛细血管和血窦孔隙时，将会发生扭曲变形，通过后又恢复原状，此特性称为可塑变形性（plastic deformation of erythrocyte）。红细胞变形能力受许多因素的影响：如红细胞膜表面积与容积的比值变小、红细胞膜的弹性变差、膜流动性降低以及血红蛋白变性等，都会降低红细胞的变形能力。

2. 渗透脆性　红细胞在低渗盐溶液中发生膨胀、破裂、溶血的特性，称为红细胞的渗透脆性（osmotic fragility of erythrocyte），可反映红细胞对低渗盐溶液具有的抵抗能力。若抵抗力大，表示渗透脆性小，不易破裂；抵抗力小，表示渗透脆性大，易破裂。

正常情况下，红细胞的渗透压与血浆基本相等，约相当于 0.9%（153mmol/L）NaCl 溶液的渗透压。如果将红细胞悬浮于 0.9% NaCl 溶液中，则其形状和大小保持不变。正常人的红细胞一般在 0.42%（76.5mmol/L）的 NaCl 溶液中开始溶血，在 0.35%（59.5mmol/L）的 NaCl 溶液中完全溶血。

3. 悬浮稳定性　将血液与抗凝剂按一定比例混匀后置于一垂直竖立的血沉管内，红细胞因比重大于血浆而下沉，但正常时下沉速度非常缓慢，这表示红细胞具有悬浮于血浆中不易下沉的特性，称为悬浮稳定性（suspension stability of erythrocyte）。通常以第 1 小时末血沉管中出现的血浆柱的高度（mm）来表示红细胞沉降的速度，称为红细胞沉降率（erythrocyte sedimentation rate，ESR），简称血沉。成年男性血沉的正常值（魏氏法）为第 1 小时末0～15mm，女性 0～20mm。红细胞沉降率愈大，表示红细胞的悬浮稳定性愈差。

红细胞具有悬浮稳定性，是因为红细胞与血浆之间的摩擦力及红细胞彼此之间相同膜电荷所产生的排斥力阻碍了红细胞的下沉。血沉快主要是由于红细胞发生叠连，即多个红细胞彼此以凹面相贴重叠在一起。发生叠连后，红细胞的表面积/容积的比值减小，血沉加快。影响红细胞发生叠连的因素，主要是血浆而非红细胞本身。通常血浆中白蛋白增多，血沉减慢；而球蛋白、纤维蛋白原增多，血沉加快。

（三）红细胞的功能

红细胞的生理功能主要是运输 O_2和 CO_2（详见第五章）；其次红细胞内有许多缓冲对，它们有效缓冲体内过多的酸碱物质，维持血浆 pH 的相对稳定。

（四）红细胞的生成

1. 红细胞的生成过程 人出生后，红细胞的生成部位主要在红骨髓。红细胞的生成需要经历三个阶段：多能干细胞阶段、红系定向祖细胞阶段、红系母细胞阶段，然后进一步发育为成熟红细胞。

2. 红细胞生成所需原料 红细胞内的主要成分是血红蛋白，故红细胞生成的基本原料是蛋白质和铁。叶酸和维生素 B_{12}是幼红细胞在发育、成熟过程中所需要的辅助因子。此外，红细胞生成还需要氨基酸，维生素 B_6、B_2、E、C 和微量元素等。

铁是合成血红蛋白必需的原料。正常人每日合成血红蛋白需要 20～30mg 的铁。其中 5% 来自从食物中吸收的铁，95% 来自衰老红细胞破坏后释放的铁。体内缺铁或铁代谢紊乱，可导致血红蛋白合成障碍，生成细胞质不足（小红细胞）及血红蛋白含量减少（低色素）的成熟红细胞，故缺铁造成的贫血又称为小细胞低色素性贫血。

红细胞在发育成熟过程中还特别需要叶酸和维生素 B_{12}。叶酸在肠道吸收后，在肝内可转变为具有活性的四氢叶酸，后者参与嘌呤、嘧啶和 DNA 的合成。维生素 B_{12}参与叶酸的活化，增加叶酸在体内的利用率，叶酸和/或维生素 B_{12}缺乏可影响红细胞 DNA 的合成，使红细胞停留于幼稚阶段，出现巨幼红细胞性贫血。食物中的维生素 B_{12}必须在胃内与胃黏膜壁细胞分泌的内因子（intrinsic factor）结合，形成复合物才能在回肠上段被吸收。当内因子缺乏时可出现巨幼红细胞性贫血。

3. 红细胞生成的调节 红细胞的生成过程是由造血干细胞在造血微环境中经多种调节因子的作用逐渐完成的。不同发育阶段的红系祖细胞受不同调节因子的调控：一种是由白细胞产生的糖蛋白，称为爆式促进活性物质（burst promoting activity，BPA），它可加强早期红系祖细胞的增殖活动，晚期红系祖细胞对 BPA 不敏感；另一种是主要由肾脏合成，肝脏也少量合成的糖蛋白，称为促红细胞生成素（erythropoietin，EPO），主要促进晚期红系祖细胞的发育、增殖，它对早期红系祖细胞的增殖分化也有促进作用。

雄激素对红细胞生成也有促进作用，它既可促进肾脏产生 EPO，又能增加骨髓红系祖细胞的数量。另外，甲状腺激素、生长激素、肾上腺糖皮质激素等也可促进红细胞的生成。

（五）红细胞的破坏

循环血液中红细胞的寿命约 40～200 天不等，平均约 120 天。当衰老的红细胞通过比它直径小的毛细血管及微小孔隙时，易发生停滞而被巨噬细胞所吞噬，在血流湍急处，衰老的红细胞也可因机械冲击而破裂，而血管外红细胞破坏的主要场所在肝脏和脾。

二、白细胞

（一）白细胞的数量和分类

白细胞（leucocyte，white blood cell，WBC）是一类无色有核的细胞。在安静状态下，正常成年人白细胞总数为（4.0～10）$\times 10^9/L$。生理情况下，白细胞数目变动范围很大。如新生儿高于成年人；进食、情绪激动及剧烈运动时均可升高；女性在月经、妊娠和分娩期，白细胞也有所升高。

根据胞浆内有无特殊颗粒，白细胞可分为颗粒细胞和无颗粒细胞。无颗粒细胞又可分为单核细胞和淋巴细胞；颗粒细胞根据颗粒的嗜色特性的不同又可分为中性粒细胞、嗜酸性粒细胞和嗜碱性粒细胞。

各类白细胞数量在白细胞总数中均占一定比例，临床上用分类百分比来计数。各类白细胞的分类计数如下：

- 白细胞
  - 颗粒细胞
    - 中性粒细胞 50%～70%
    - 嗜酸性粒细胞 0%～7%
    - 嗜碱性粒细胞 0%～1%
  - 无颗粒细胞
    - 单核细胞 3%～8%
    - 淋巴细胞 20%～40%

（二）白细胞的功能

白细胞的功能是参与机体的防御和免疫反应，防止病原微生物的入侵。但各类白细胞的具体生理功能又有所不同。

1. 中性粒细胞 血液中的中性粒细胞（neutrophil）约有一半随血液循环，称为循环池；另一半则附着在血管壁上，称为边缘池。另外，骨髓中还储备了大量成熟的中性粒细胞。当机体需要时，边缘粒细胞和骨髓储备粒细胞可大量进入血液循环发挥其防御功能。中性粒细胞是血液中主要的吞噬细胞，其变形能力、趋化性（向某些化学物质游走的特性）以及吞噬能力都很强。当感染发生时，中性粒细胞首先到达炎症部位吞噬病原微生物，此外，还能清除抗原－抗体复合物，衰老、坏死的细胞和组织碎片等。

2. 嗜酸性粒细胞 嗜酸性粒细胞（eosinophile）其主要功能有：一是抑制嗜碱性粒细胞在速发型过敏反应中的作用；二是参与对蠕虫的免疫反应。

3. 嗜碱性粒细胞 嗜碱性粒细胞（basophile）的胞浆颗粒中含有多种生物活性物质，如肝素、组胺、嗜酸粒细胞趋化因子 A 等。当嗜碱性粒细胞被激活时，可释放过敏性慢反应物质和 IL－4 等细胞因子。如组胺、过敏性慢反应物质可使毛细血管通透性增加，支气管、胃肠道等处的平滑肌收缩，出现荨麻疹、哮喘、腹痛、腹泻等症状。释放的嗜酸性粒细胞趋化因子 A 可吸引嗜酸性粒细胞聚集于局部，减轻过敏反应。

4. 单核细胞　单核细胞（monocyte）也具有趋化性、变形运动和吞噬能力。它在血液中停留短暂时间后便穿出血管壁进入组织，发育转化成巨噬细胞（macrophage）。单核－巨噬细胞内含有更多的非特异性酯酶，故具有更强的吞噬能力。被激活了的单核－巨噬细胞还能合成和释放多种细胞因子，如白介素、干扰素、肿瘤坏死因子、集落刺激因子等，参与其他细胞活动的调控，对肿瘤和病毒感染的细胞具有强大的杀伤力。巨噬细胞作为一种重要的抗原呈递细胞，在特异性免疫应答的诱导和调节中起关键作用。

5. 淋巴细胞　淋巴细胞（lymphocyte）是白细胞中具有免疫功能的细胞。淋巴细胞在机体特异性免疫应答过程中起核心作用。根据发生过程、形态结构、表面标志与功能等不同，可将淋巴细胞分为T细胞、B细胞和自然杀伤（natural killer，NK）细胞三大类。T细胞主要执行细胞免疫（cellular immunity）功能；B细胞主要执行体液免疫（humoral immunity）功能；NK细胞则是机体天然免疫的重要执行者，可直接杀伤肿瘤细胞。

三、血小板

血小板（thrombocyte，或 blood platelet）是骨髓中成熟的巨核细胞胞浆脱落而成的具有生物活性的细胞质小片。血小板呈双凸扁盘形，当受到刺激时，可伸出小突起，变为不规则形。血小板直径 $2\sim4\mu m$，无核，表面有完整的细胞膜。电镜下可见血小板细胞质内含有大小不等的颗粒致密体、血小板储存颗粒等。

（一）血小板的数量

正常人的血小板数量是 $(100\sim300)\times10^9/L$。可有生理范围的波动：午后、进食、剧烈运动后、妊娠中/晚期血小板的数量均可升高；静脉血的血小板较动脉血数量多；冬季较春季多。当血小板的数量增加到 $300\times10^9/L$ 以上时，称为血小板增多。当血小板数量减少到 $50\times10^9/L$ 以下时，人体可出现异常出血现象，如皮肤、黏膜的瘀点、瘀斑，甚至大块紫癜，临床上称为血小板减少性紫癜。

（二）血小板的生理特性

血小板具有黏附、聚集和释放等生理特性，从而在促进凝血和止血过程中发挥重要作用。

当血管内膜受损，血小板便黏着在暴露的胶原组织上，称为血小板的黏附作用（adhesion of platelet）。血小板发生黏附后，又相互集合在一起，称为聚集（aggregation of platelet）。聚集可分为两个时相：第一聚集相主要由受损组织释放的ADP所致，发生迅速，为可逆性聚集；第二聚集相主要由血小板释放内源性ADP引起，发生缓慢，为不可逆性聚集。另外，胶原、凝血酶、血栓烷 A_2（TXA_2）等均可促使血小板发生聚集。当血小板黏附、聚集在血管壁时，便将贮存在胞浆内的各种颗粒中的活性物质释放出来，参与止血和凝血过程。释放的物质有ADP、Ca^{2+}、5－HT以及各种水解酶等。

（三）血小板的功能

1. 促进止血和加速凝血 止血是指出血状况得到制止。血小板参与生理性止血的全过程，有赖于其黏附、聚集、释放等生理特性（见本章第三节）。

血小板的促凝血作用表现为：①血小板质膜表面能吸附多种凝血因子；②血小板提供的磷脂表面，可促使凝血的发生。③血小板释放促凝物质，如因子Ⅰ、因子XⅢ、各种血小板因子。

2. 对血管壁的修复支持作用 正常情况下，血小板能够融合入血管内皮细胞，以填补内皮细胞脱落留下的空隙，从而维持血管屏障，使红细胞不能逸出血管外而发生出血倾向。

第三节 生理性止血

正常人小血管破损后引起的出血在数分钟内将自行停止，称为生理性止血（physiological hemostasis）。生理性止血包括三个过程：小血管收缩、血小板血栓形成、纤维蛋白血凝块的形成与维持。

一、生理性止血的基本过程

1. 小血管收缩 机体受伤时，局部的血管可迅速出现短暂的收缩，血管腔变窄或闭塞，使局部血流缓慢，从而减少受伤部位的出血或使出血停止。

2. 血小板血栓形成 血液循环中的血小板一般处于静止状态，只有当血管损伤，血管内膜下胶原被暴露时，血小板才迅速黏附并被激活。血小板一旦被激活，便会发生变形、黏附、聚集和释放等一系列反应，直到形成松软的血小板血栓，实现初步止血。最后血小板发挥促凝作用，促进血液凝固过程，形成纤维蛋白网，网罗血细胞形成凝血块，完成二期止血。此外，血块中的血小板可伸出伪足进入纤维蛋白网内，使血块收缩成为坚实的止血栓，达到永久性止血作用。

3. 纤维蛋白血凝块的形成与维持 血管受损也可启动凝血系统，在局部迅速发生血液凝固，使血浆中可溶性的纤维蛋白原转变成不溶性的纤维蛋白，并交织成网，以加固止血栓。最后，局部纤维组织增生，并长入血凝块，达到永久性止血。

二、血液凝固

血液凝固是一系列复杂的酶促反应过程，需要多种凝血因子的参与。血液从流动的溶胶状态变为不流动的凝胶状态的过程，称为血液凝固（blood coagulation）。血液凝固后数小时，血凝块发生收缩，挤出淡黄色的液体即为血清（blood serum）。同血浆相比，血清中缺乏因子Ⅰ及一些参与凝血的物质，但增添一些在凝血过程中产生的活性物质。

（一）凝血因子

血浆和组织中直接参与凝血的物质，统称凝血因子（blood coagulation factor）。国际命名法按照发现的先后顺序，用罗马数字编号，一共12种（表3－1）。此外，参与凝血的还有前激肽释放酶、高分子激肽原、血小板磷脂等。

这些凝血因子中，除因子Ⅳ（钙离子）和血小板磷脂外，其他凝血因子均为蛋白质，其中绝大多数在肝脏内合成；一些因子如因子Ⅱ、Ⅶ、Ⅸ、Ⅹ，在合成过程中需要维生素K的参与，又称维生素K依赖因子。

凝血因子在血液中均以无活性的酶原形式存在，必须通过有限的水解，暴露或形成活性中心后，才成为具有活性的酶，这一过程称为凝血因子的激活。习惯上在被激活的因子代号的右下角标上“a”（activated）。

（二）凝血过程

凝血过程实质是一连串的酶促生化反应过程。

表3－1　国际命名的凝血因子

编号	中文名	合成部位	编号	中文名	合成部位
因子Ⅰ	纤维蛋白原	肝细胞	因子Ⅷ	抗血友病因子	肝细胞
因子Ⅱ	凝血酶原	肝细胞（需VitK）	因子Ⅸ	血浆凝血激酶	肝细胞（需VitK）
因子Ⅲ	组织因子	内皮细胞和许多细胞	因子Ⅹ	Stuart－Prower因子	肝细胞（需VitK）
因子Ⅳ	钙离子		因子Ⅺ	血浆凝血激酶前质	肝细胞
因子Ⅴ	前加速素	内皮细胞和血小板	因子Ⅻ	接触因子	肝细胞
因子Ⅶ	前转变素	肝细胞（需VitK）	因子XⅢ	纤维蛋白稳定因子	肝细胞和血小板

注：因子Ⅵ被证实是活化的Ⅴ因子，故已被取消

理论上，可将凝血过程分为三个阶段：①凝血酶原激活物形成；②凝血酶原转变成凝血酶；③纤维蛋白原转变成纤维蛋白。其间关系如下：

凝血酶原激活物形成
↓
凝血酶原————→凝血酶
↓
纤维蛋白原————→纤维蛋白

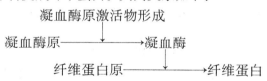

根据凝血酶原激活物生成的途径，将凝血过程分为内源性凝血途径和外源性凝血途径（图3－1）。

1. 内源性凝血途径　内源性凝血（intrinsic coagulation）途径是指由因子Ⅻ被激活所启动，参与凝血的因子全部都在血浆中。首先是由因子Ⅻ接触到异物表面而被激活成Ⅻa，Ⅻa转而使因子Ⅺ激活，成为Ⅺa。因子Ⅻ在体外可由带负电的物质所激活，如玻璃、白陶土、胶原纤维等；在体内以血管内皮下胶原组织的激活作用最为重要。形成的Ⅻa可裂解前激肽释放酶使之成为激肽释放酶，此酶反过来又能激活因子Ⅻ，以正反馈的效应形成大量的Ⅻa。Ⅻa激活因子Ⅺ，使之成为活性的Ⅺa。生成的Ⅺa在Ca^{2+}的参与下将因子Ⅸ转变为Ⅸa。此外，因子Ⅸ还能被因子Ⅶa和组织因子复合物所激活。接着，Ⅸa再与因子Ⅷa、Ca^{2+}、PF_3结合形成复合物，即可使因子Ⅹ激活成Ⅹa。

2. 外源性凝血途径　外源性凝血（extrinsic coagulation）途径是指由凝血因子Ⅲ所

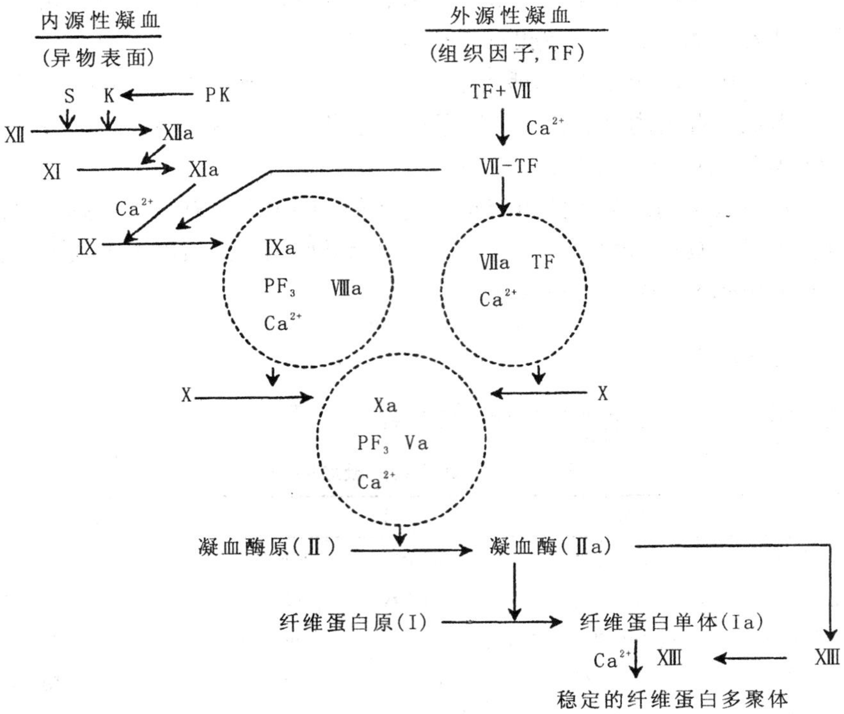

S：血管内皮细胞　K：激肽释放酶　PK：前激肽释放酶

图 3－1　凝血过程示意图

启动的凝血过程。因子Ⅲ也称组织因子（tissue factor，TF），它可由受损组织释放。在 Ca^{2+} 的存在下，因子Ⅲ与因子Ⅶ形成复合物，进一步激活因子Ⅹ成为Ⅹa。另外，因子Ⅶ和Ⅲ形成的复合物还能激活Ⅸ成为Ⅸa，从而将内、外源性凝血联系起来，共同完成凝血过程。

通过上述两条途径生成Ⅹa 后，Ⅹa、PF_3、Ca^{2+} 与因子Ⅴ形成凝血酶原激活物，后者进一步激活凝血酶原为凝血酶，凝血酶裂解纤维蛋白原形成纤维蛋白单体。在ⅩⅢa 和 Ca^{2+} 的作用下，纤维蛋白单体相互聚合、交联形成纤维蛋白多聚体，组成牢固的纤维蛋白网，网罗血细胞形成凝血块。

三、抗凝系统

正常情况下，血管内的血液始终保持流动状态。即使局部因损伤而发生血液凝固，也不会影响全身的血液循环，这是由于凝血系统、抗凝和纤溶系统经常保持平衡。若此平衡打破，便会造成出血倾向或血栓形成。

目前已知体内的抗凝物质有很多种，这里仅介绍几种主要抗凝物质。

（一）丝氨酸蛋白酶抑制物

主要有抗凝血酶Ⅲ（AT Ⅲ）、肝素辅助因子Ⅱ、α_2－抗纤溶酶等。其中最重要的是抗凝血酶Ⅲ，它由肝细胞和血管内皮细胞分泌。抗凝血酶Ⅲ抗凝机制是可与一些凝血因子（如因子Ⅺ、Ⅻ、Ⅸ、Ⅹ）分子中活性中心的丝氨酸残基结合，从而灭活这些凝血因子。正常情况下，抗凝血酶Ⅲ的直接抗凝作用非常弱，不能有效地抑制凝血，但它与肝素结合后，其抗凝作用可增加约200倍。

（二）肝素

肝素（heparin）是一种主要由肥大细胞和嗜碱性粒细胞产生的黏多糖，以肺、肝含量最多。无论在体内还是体外，肝素的抗凝作用都很强，故被临床上广泛用作抗凝剂。肝素的抗凝机制：①增强抗凝血酶Ⅲ与凝血酶的亲和力，加速凝血酶的失活；②抑制血小板的黏附、聚集；③增强蛋白质C的活性，刺激血管内皮细胞释放抗凝物质和纤溶物质。

（三）蛋白质C系统

蛋白质C是一种维生素K依赖因子，主要由肝脏合成。它以酶原的形式存在于血浆中，在凝血过程中被激活。蛋白质C主要是通过灭活因子Ⅴa和因子ⅤⅢa，阻碍因子Ⅹa与血小板磷脂膜的结合，刺激纤溶酶原激活物的释放，增强纤溶酶活性，促进纤维蛋白溶解。

（四）组织因子途径抑制物（tissus factor pathway inhibitor，TFPI）

组织因子途径抑制物是由小血管内皮细胞分泌的一种糖蛋白，是外源性凝血途径抑制物。TFPI与FⅩa和FⅦa组织因子复合物结合而抑制活性。

四、纤维蛋白溶解

纤维蛋白溶解（fibrinolysis）是指将凝血块中的纤维蛋白水解成可溶性小片段肽的过程，简称纤溶。生理情况下，纤维蛋白也可以自然在血管局部沉着，同时体内又不断地将这些沉着的纤维蛋白溶解、清除，以保持血流畅通，有利于损伤组织的修复、愈合以及血管的再生。

纤溶系统主要包括：纤维蛋白溶解酶原（简称纤溶酶原）、纤溶酶、纤溶酶原激活物和纤溶抑制物。

纤溶的基本过程有两个阶段：纤溶酶原的激活和纤维蛋白的降解。

（一）纤溶酶原的激活

纤溶酶原主要在肝、骨髓、嗜酸性粒细胞和肾脏中合成。它必须在纤溶酶原激活物（activator of plasminogen）的作用下，才能成为有活性的酶。

纤溶酶原激活物主要有三类：①血管激活物：主要由血管内皮细胞和血小板释放。它激活纤溶酶原的作用很强，是主要的激活物。②组织激活物：广泛存在于体内组织细胞中，特别是子宫、甲状腺、淋巴结和肺等组织含量较高，所以，当这些器官组织手术或外伤时，常有术后渗血或出血不易凝固的现象。临床上常用的尿激酶主要在肾脏中合成与释放，纤溶活性很强。③凝血因子和凝血物质：Ⅻa、Ⅺa、激肽释放酶等使纤溶酶原转变成纤溶酶。此类激活物可使凝血与纤溶相互配合，保持平衡。

（二）纤维蛋白降解

纤溶酶是血浆中活性最强的蛋白水解酶。它可将纤维蛋白裂解为许多可溶性的小肽，称为纤维蛋白降解产物。这些降解产物通常不再发生凝固，且部分还有抗凝血作用。

（三）纤溶抑制物

正常情况下，虽然有少量纤溶酶生成，但同时体内又存在抑制纤溶作用的物质，称为纤溶抑制物。其中 α_2 - 抗纤溶酶是血液中的主要抑制物。临床上常用的止血药如止血芳酸、6 - 氨基已酸和凝血酸等，就是抑制纤溶酶的生成及其作用。

第四节　血型与输血

一、血型

血型（blood group or blood type）是指血细胞膜上特异性抗原的类型。如果将两种不同血型的血液混合，会出现红细胞彼此凝集成簇，这种现象称为红细胞凝集（agglutination）。

通常所谓血型，主要指红细胞血型，即红细胞膜上特异性抗原的类型。故红细胞凝集的实质是红细胞膜上的特异性抗原（agglutinogen，凝集原）和相应的抗体（agglutinin，凝集素）发生的抗原 - 抗体反应。

白细胞和血小板除含有 A、B、H、MN、P 等红细胞血型抗原外，还有其本身特有的抗原。其中最重要的是人类白细胞抗原（human leukocyte antigen，HLA）系统。HLA 系统在体内分布广泛，抗原种类多，是一个极复杂的抗原系统，也是最强的同种抗原。它在器官组织移植的免疫排斥反应中起重要作用。

二、红细胞血型

目前已发现在人类红细胞膜上有 23 个血型系统，193 种抗原。如 ABO、Rh、MNSs、Kell 等，其中与临床关系密切的是 ABO 血型和 Rh 血型。

（一）ABO 血型系统

ABO 血型系统（ABO blood group system）是 Landsteiner 在 1901 年发现的第一个人类血型系统。它的分型是根据红细胞膜上 A、B 凝集原的分布不同将血液分为 4 种血型。凡红细胞膜上只有 A 凝集原称为 A 型，只含 B 凝集原为 B 型，A 和 B 凝集原都存在为 AB 型，两种凝集原都缺失为 O 型。

ABO 血型系统的凝集素是天然抗体，多属 IgM，一般不易通过胎盘屏障。不同血型人的血清中含有不同的凝集素，但不含与自身所含凝集原相对抗的凝集素。即在 A 型血的血清中，只含抗 B 凝集素，不含抗 A 凝集素；B 型血的血清中只含抗 A 凝集素；AB 型血的血清中一般不含抗 A 和抗 B 凝集素；而 O 型血则含有抗 A 和抗 B 凝集素（表 3－2）。但由于血型的基因存在遗传变异，可出现不同于一般遗传规律的血型类型。

表 3－2 ABO 血型系统中的凝集原和凝集素

血型	红细胞膜上的凝集原	血清中的凝集素
A 型	A	抗 B
B 型	B	抗 A
AB 型	A 和 B	无
O 型	无 A，无 B	抗 A 和抗 B

（二）Rh 血型系统

1940 年，Landsteiner 和 Wiener 首次在恒河猴红细胞表面发现一类凝集原，即 Rh 抗原（或 Rh 因子）。这种血型系统称为 Rh 血型系统（Rh blood group system），它是仅次于 ABO 血型的另一重要的血型系统。至今已发现 Rh 系统中的抗原有 40 多种 ，其中以 D 抗原的抗原性最强。通常将红细胞表面存在 D 抗原称为 Rh 阳性，无 D 抗原称为 Rh 阴性。我国汉族人和其他大部分民族的 Rh 阳性约占 99%，Rh 阴性占 1%。但在某些少数民族中，Rh 阴性的人数较多，如塔塔尔族 15.8%，苗族 12.3%。

人的血清中不存在抗 Rh 的天然抗体，抗 Rh 的抗体是经过免疫产生的。当 Rh 阴性的人首次接受 Rh 阳性的血液后，通过体液免疫才产生抗 Rh 抗体，一般不产生明显的反应；但当再次接受 Rh 阳性血液，就会发生凝集反应。因此临床上对于重复接受同一供血者的患者，输血前应特别注意。

另外，当 Rh 阴性的母亲怀有 Rh 阳性的胎儿时，胎儿的红细胞因某种原因（如分娩时胎盘剥离）一旦进入母体，就会刺激母体产生抗 D 抗体，此抗体可通过胎盘进入胎儿体内，发生红细胞凝集反应，引起胎儿死亡或新生儿溶血性贫血。在 ABO 血型系统，如果母子的 ABO 血型不合，母亲为 O 型，胎儿为 A 型或 B 型，也可引起新生儿溶血。

三、输血

输血（blood transfusion）是一种特殊而重要的治疗手段，它在恢复和维持有效循环血量、补充丢失的血液成分、增强机体的止血和抗凝血作用等方面具有重要意义。但如果错误输血，将会造成严重后果。所以为确保输血安全，必须严格遵守输血原则。

在输血之前，首先必须鉴定血型，其次是在同一血型系统中又需进行交叉配血试验（cross－match test）。交叉配血试验有主、次侧之分，将供血者的红细胞与受血者的血清进行配合试验为主侧；将受血者的红细胞与供血者的血清进行配合试验为次侧。若主、次侧均不出现凝集反应，则为配血相合，可以进行输血；若主侧出现凝集反应，则为配血不合，不能输血；如果主侧不出现凝集反应，而次侧出现，则只能在紧急情况下输血，且输血量不宜太多，速度不宜太快，因此，为了避免凝集反应的发生，输血原则为同型输血。

随着血液学及其相关学科技术的发展，输血疗法已从输注全血发展到成分输血。成分输血是用各种方法分离出红细胞、粒细胞、血小板及血浆的不同成分，进行再输入。另外，近年自体输血也得到迅速发展。

第四章　血液循环

血液在循环系统中按一定方向、周而复始地循环流动，称为血液循环（blood circulation）。循环系统由心脏和血管组成。心脏是推动血液流动的动力器官，主要完成泵血功能；血管是输送血液流动的管道。

近年研究发现，心肌细胞、心包、血管平滑肌细胞和内皮细胞可分泌心房钠尿肽、内皮素、一氧化氮等多种生物活性物质，说明心脏、血管还具有内分泌功能。

第一节　心脏的泵血功能

心脏是循环系统的动力器官。它以其节律性的收缩和舒张活动及瓣膜的导向作用，推动血液按一定的方向流动，起着“泵”的作用，故心脏主要功能是泵血。实际上，心脏是两个并列而相互串联的泵。从右心室收缩开始，将血液“泵”（射）入肺动脉，经肺部气体交换（静脉血变为动脉血）后，通过肺静脉进入左心房，再入左心室，并由左心室收缩将血液“泵”入主动脉，经体循环流向全身各处供组织器官代谢利用（动脉血变成静脉血），然后经静脉系统回至右心房，再入右心室。生理情况下，左、右心室在单位时间内射出的血液量基本相等。

一、心动周期与心率

（一）心动周期

心脏每收缩和舒张一次，构成一个心脏的机械活动周期，称为心动周期（cardiac cycle），也称一次心跳。心脏的机械活动就是由连续不断的，但过程基本相同的心动周期所组成的。一次心动周期中，心房和心室均经历一次收缩期（systole）和舒张期（diastole），因此心脏的一个心动周期包括心房收缩期、心房舒张期及心室收缩期、心室舒张期4个过程，其中，左右心房或左右心室同步收缩，而心房与心室交替收缩，从而保证血液入心与出心，完成心脏的泵血功能。

心动周期时程的长短与心率有关。以正常成年人心率平均为75次/分计，每个心动周期历时0.8s，其中心房收缩期0.1s，舒张期0.7s；心室收缩期0.3s，舒张期0.5s（图4-1）。在一个心动周期中，不论是心房还是心室，其舒张期均长于收缩期。从整个心脏分析，房室同处于舒张状态占半个心动周期，称为全心舒张期。舒张期心肌耗能较少，有利于心脏休息，心室舒张期又是血液充盈的过程，充盈足够量的血液才能保证正常的射血量。与心房相比，心室在心脏泵血过程中起着主要作用，故习惯上将心室收缩和舒张作为心动周期活动的标志，分别称为心缩期和心舒期。心动周期的长短与心率关系密切，心率越快，心动周期越短，收缩期和舒张期均相应缩短，但舒张期缩短更显著。因此，当心率过快时，心脏工作时间相对延长，而休息及充盈的时间更显缩短，使心脏泵血功能减弱。

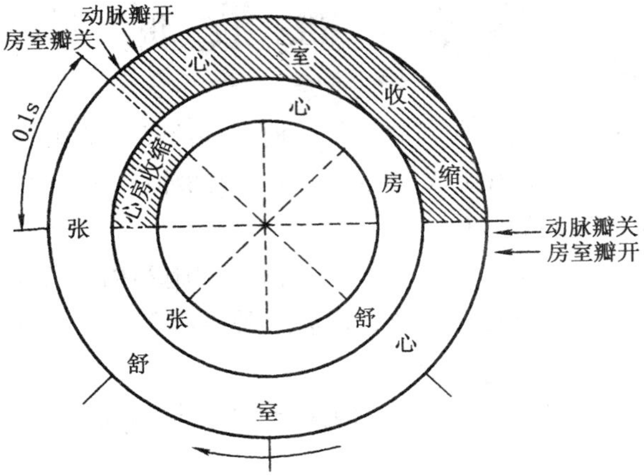

图 4－1　心动周期中心房、心室活动的顺序和时间关系

（二）心率

单位时间内心脏搏动的次数称为心跳频率，简称心率（heart rate，HR）。正常成年人安静状态下，心率约为 60～100 次/分，平均 75 次/分。心率因年龄、性别和生理情况不同而有差异。一般情况下，成年人安静时心率超过 100 次/分，为窦性心动过速；低于 60 次/分，为窦性心动过缓。

二、心脏泵血——射血与充盈过程

心脏泵血功能的完成，主要取决于两个因素：①心脏节律性收缩和舒张而造成心室和心房及动脉之间的压力差，形成推动血液流动的动力；②心脏内 4 套瓣膜的启闭控制着血流的方向。心脏泵血功能主要靠心室完成，包括两个方面：心室收缩完成射血（ejection）过程；心室舒张完成充盈（filling）过程。左右心室是同步收缩和舒张，故两心室的射血和充盈过程基本同时进行。现以左心室为例，分析射血和充盈过程，以便了解心脏泵血机制。

左心室的一个心动周期，包括收缩和舒张两个时期，每一个时期又可分为若干时相（图 4－2）。各期变化的内容和规律是：心室舒缩→心室内压力变化→形成室与房或室与动脉之间的压力差→推动房室瓣或动脉瓣的启闭→血液出心室（射血）或入心室（充盈）。

（一）心室收缩期——射血过程

每一心动周期是以心房收缩而开始，但泵血功能以心室活动为标志，故以心室收缩期（ventricular systole）开始分析其泵血过程。此过程可分为三个时期：等容收缩期、快速射血期、减慢射血期。

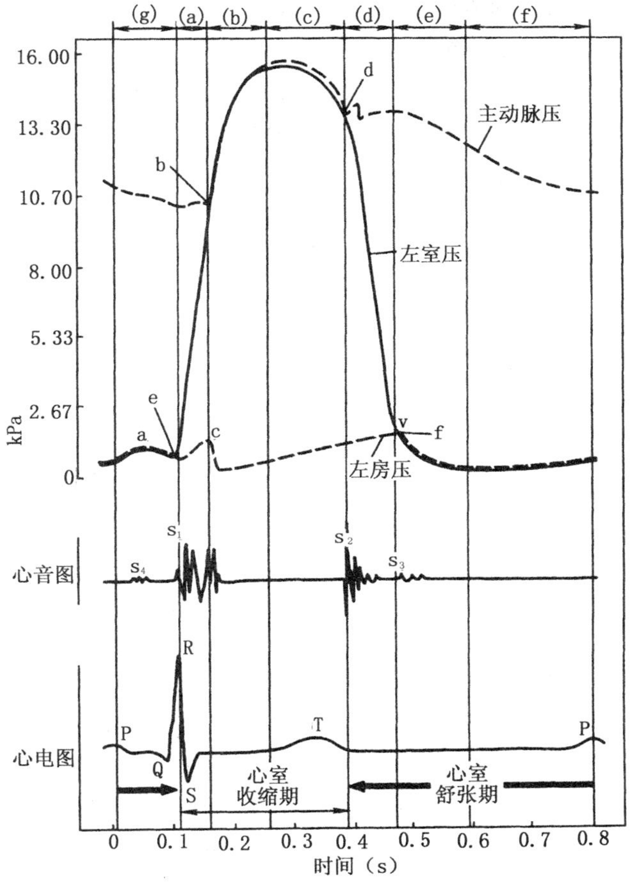

（a）等容收缩期　（b）快速射血期　（c）减慢射血期　（d）等容舒张期
（e）快速充盈期　（f）减慢充盈期　（g）房缩期

b 和 d 分别表示主动脉瓣开启和关闭；e 和 f 分别表示左房室瓣关闭和开启；a、c、v 为左房内压变化的三个正波；S_1、S_2、S_3、S_4 分别为第一、二、三、四心音

图 4－2　犬心动周期中左心室、主动脉、左心房内压力及瓣膜等变化和心音图、心电图

1. 等容收缩期　心室开始收缩后，室内压快速上升，很快超过房内压，心室内血液出现向心房反流的动力，从而推动房室瓣关闭，使血液不会逆流入心房。此时的室内压尚低于主动脉内压，故动脉瓣仍处于关闭状态，使心室成为一个封闭腔。当心肌收缩时，由于血液是不可压缩性液体，故心室容积不变，使肌张力及室内压急剧上升，故称等容收缩期（isovolumetric contraction phase），相当于从房室瓣关闭到动脉瓣开放之间的时程，历时约 0.06s。在等容收缩期内，心室肌做强烈的等长收缩，肌张力快速增加，

室内压急剧上升。

2. 快速射血期 等容收缩期末，室内压升高超过主动脉压，主动脉瓣被打开，心室开始射血。此时心室肌急剧收缩，室内压上升至峰值，血液被迅速大量射入主动脉，故称为快速射血期（rapid ejection phase）。此时期射出的血量约占总射血量的80%～85%，历时约0.11s，相当于整个收缩期的1/3左右。

3. 减慢射血期 快速射血期后，由于大量血液射入主动脉，心室内血液量减少，心室容积缩小，心室收缩力随之减弱，室内压开始下降，射血速度减慢，称为减慢射血期（slow ejection phase），历时约0.14s。在此期内，甚至从快速射血的中、后期开始，室内压已略低于主动脉压，但血液依靠原先心肌强烈收缩产生的动能，在惯性作用下逆压力梯度继续流入主动脉内，故主动脉瓣仍未关闭。减慢射血期末，心室容积缩至最小。

（二）心室舒张期——充盈过程

这一过程包括等容收缩期和充盈期，其中充盈期又分为快速充盈期、减慢充盈期及房缩期。

1. 等容舒张期 减慢射血期结束，心室舒张期（ventricular diastole）开始，心室肌开始舒张，室内压下降。此时主动脉内压高于室内压，主动脉内血液向心室方向逆流而推动主动脉瓣关闭，阻止血液倒流入心室；但此时室内压仍明显高于房内压，房室瓣仍关闭，心室又成为封闭腔。因心室容积没有改变，故称为等容舒张期（isovolumetric relaxation phase），此期内心室肌张力和室内压大幅度下降，历时约0.06s，相当于从动脉瓣关闭到房室瓣开放之间的时程。

2. 快速充盈期 心室肌继续舒张，室内压继续下降，当室内压低于房内压时，血液顺压力差冲开房室瓣，心房的血液迅速流入心室，称为快速充盈期（rapid filling phase），历时约0.11s。此期进入心室的血量约占总充盈量的2/3，心室容积相应增大。此时心房也处于舒张状态，心房内的血液快速向心室内流动，主要是由于心室舒张时，室内压下降所形成的“抽吸”作用；大静脉的血液也不断经心房流入心室。因此，心室有力地收缩和舒张，不仅有利于射血，也有利于静脉血回流入心房和心室充盈。

3. 减慢充盈期 随着心室充盈血量增多，心室和心房之间的压力差减小，血液流入心室的速度减慢，称为减慢充盈期（slow filling phase）。此期全心都处于舒张状态，房室瓣仍开放，大静脉的血液经心房缓慢流入心室，心室容积缓慢增大，历时约0.22s。然后进入下一个心动周期，心房开始收缩。

4. 房缩期 心室减慢充盈期后，房缩期（atrium systole）开始，房内压上升，血液由心房顺房-室压力梯度快速进入心室，使心室进一步充盈。房缩期历时短，约0.10s，故房缩期增加的心室充盈血量较少，仅占总充盈量的10%～30%。心室充盈过程至此完成，并立即开始下一次的心室收缩与射血过程。

从心脏射血与充盈的全过程可看出：心室收缩和舒张引起的心室内压变化是造成室内压与房内压、室内压与动脉压之间压力差变化的根本原因。血液顺压力差流动时推动瓣膜关闭或开放，是保证血液单向流动，即从心房流向心室，再从心室流向动脉的关键。

心脏射血是在心室活动的主导作用下进行的。但心房收缩时还可使心室充盈量再增加10% ~30%，有利于心脏射血和静脉回流，故称其为心房收缩的初级泵（primary pumps）作用。

左右心室的活动过程基本相同，但因肺动脉压较低，仅为主动脉内压的1/6。故右心室射血时所遇到的阻力远小于左心室。左心室内压的峰值可达17.3kPa（130mmHg），而右心室内压的峰值仅有3.2kPa（24mmHg）。

心动周期中，由于心肌收缩、瓣膜启闭、血流冲击心室壁和大动脉壁等因素引起机械振动，通过周围组织传到胸壁，利用听诊器可以听到，称心音。在一个心动周期中有4个心音，分别为第一、第二、第三和第四心音。使用听诊器一般只能听到第一和第二心音。心脏发生某些病理变化时，可听及杂音。因此听心音对心脏病的诊断有重要价值。

三、心脏泵血功能的评价

心脏不断泵血以保证机体代谢的需要，因此心脏泵出的血液量是衡量心脏功能的基本指标。

（一）心脏的输出量

1. 每搏输出量与射血分数 一侧心室一次收缩所射出的血液量，称为每搏输出量（stroke volume，SV），相当于心室舒张末期容积与心室收缩末期容积之差，是评定心脏泵血功能的重要指标。安静时，健康成年男性，每搏输出量约60 ~80ml。舒张末期心室腔内有血液约130 ~145ml，称为心舒末期容积。可见，每次心室收缩并没有将心室内血液全部射出。因此，在评定心脏泵血功能时，只考虑每搏输出量而不考虑心舒末期容积是不全面的。每搏输出量占心舒末期容积的百分比，称为射血分数（ejection fraction，EF）。

$$射血分数 = \frac{每搏输出量（ml）}{心输末期容积（ml）} \times 100\%$$

健康成年人，安静时，射血分数约为50% ~60%。心脏在正常范围内工作时，每搏输出量始终与心舒末期容积相适应。心舒末期容积增加，每搏输出量也相应增加，射血分数基本不变。但在心功能减退、心室扩大的情况下，每搏输出量虽可与正常人无明显差别，但已不能与扩大的心舒末期容积相适应，以致射血分数明显下降。因此，射血分数是评定心功能的另一项重要指标。

2. 每分输出量与心指数 每分钟由一侧心室射入动脉的血液总量，称为每分输出量（minute volume），简称心输出量（cardiac output，CO）。

$$心输出量 = 每搏输出量 \times 心率$$

健康成年男性在静息状态下，心率平均为75次/分，每搏输出量为60 ~80ml，则心输出量为4.5～6.0L/min。女性比同体重的男性的心输出量约低10%左右。心输出量随机体代谢和活动情况而变化，在剧烈运动时，心输出量比安静时可提高5～7倍，情绪激动时心输出量可增加50%～100%。心输出量随机体代谢需要而增加的能力，称心力储备（cardiac reserve），其大小反映心脏泵血功能对代谢的适应能力，包括心率储备和每搏输出量储备。

人体静息时的心输出量也和基础代谢一样，不与体重成正比，而与体表面积成正比。为便于比较，一般以安静和空腹状态下，每平方米体表面积的心输出量来表示，称为心指数（cardiac index）。

$$心指数（L/min \cdot m^2）= \frac{心输出量（L/min）}{体表面积（m^2）}$$

一般身材的成年人，体表面积约1.6～1.7m^2，安静空腹情况下，心输出量为5～6L/min，则心指数约为3.0～3.5L/min·m^2。心指数是分析比较不同个体心功能的常用指标。心指数可随性别、年龄及生理状况的不同而改变。

（二）心脏作功

单纯用心脏输出的血量评定心功能也有不足之处。因为心室射血入动脉，要克服动脉压所形成的阻力才能完成。在不同动脉压的条件下，心室射出相同血量所消耗的能量或作功量是不同的。因此，心脏作功（cardiac work）也是评价心功能的重要指标。

心室每收缩一次所作的功称为搏出功（stroke work）。为简化测算，常以平均动脉压代替射血期左室压，用平均心房压代替舒张末期左室内压。

左室搏出功＝每搏输出量×（平均动脉压－平均左心房压）

每分功（minute work）是指心室每分钟所作的功。

每分功＝搏出功×心率

正常情况下，左、右心室的每搏输出量基本相等，但肺动脉压仅为主动脉压的1/6，故右心室作功量只有左心室的1/6。

四、影响心脏泵血功能的因素

心脏泵血功能具体体现为心输出量，心输出量＝每搏输出量×心率，因此，凡能影响每搏输出量和心率的因素均可影响心输出量。

（一）影响每搏输出量的因素

每搏输出量取决于心室肌收缩的强度和速度。心肌和骨骼肌一样，其收缩的强度和速度也受前负荷、后负荷和心肌收缩能力的影响。

1. 前负荷对每搏输出量的影响（异长自身调节） 前负荷是指心室肌收缩前所承受的负荷，它决定着心肌的初长（initial length），而心室肌的初长又取决于心室舒张末期充盈血量或充盈压。因此，在一般情况下，心室肌的前负荷、心室肌的初长、心室舒张末期压力或容积，三者的含义可以看成是对同一种变量从不同角度测量时的不同表达形式。所以，可应用心室舒张末期压力或容积来表示心肌前负荷（初长），可通过动物实验，分析它对心脏泵血功能的影响。

进行动物实验时，将动脉血压维持于一稳定水平，逐渐改变心舒末期压力或容积，同时测算左心室射血的搏出功或搏出量。以左室舒张末期压为横坐标，左室搏出功为纵坐标所绘制的曲线称为心室功能曲线（ventricular function curve）（图4－3）。图中的左上方及右下方的曲线分别代表心肌收缩能力增强和减弱时的心室功能曲线。现以中间的正常心室功能曲线进行分析：左室舒张末期压力在1.6～2.0kPa（12～15mmHg）范围内是人体左心室的最适前负荷，此时心室肌细胞的长度为最适初长度。在最适前负荷左侧的一段曲线，相当于骨骼肌的长度－张力曲线的上升支，表明在心室肌初长度尚未达到最适前负荷之前，搏出功或每搏输出量随心肌初长度的增加而增加。在一般情况下，左室舒张末期压力约为0.7～0.8kPa（5～6mmHg），可见正常心室是在功能曲线的升支段工作，与最适前负荷之间尚有较大距离，这一特性表明心室肌具有较大程度的初长度储备。当前负荷增大时，心室肌可随其初长度的增加而增强其泵血功能的范围比较宽。

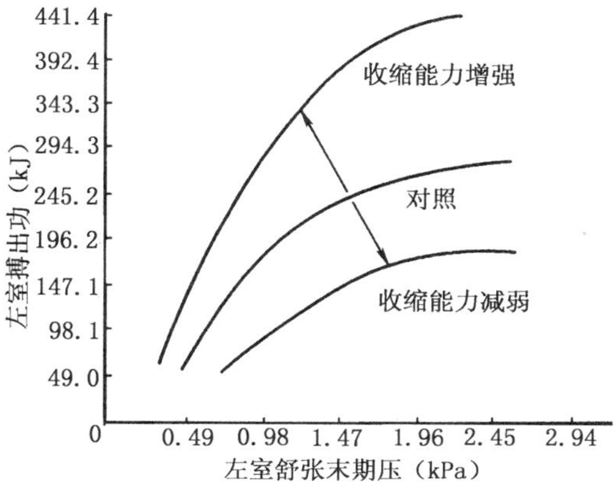

图4－3　心室功能曲线

这种不需要神经和体液因素参与，只是通过心肌细胞本身初长度的变化而引起心肌细胞收缩强度的变化过程，称为心肌细胞的异长自身调节（heterometric autoregulation）。

左室舒张末期压力超过左心室肌的最适前负荷，心室功能曲线逐渐平坦，但不出现如骨骼肌长度－张力曲线那样明显的下降支。这是因为心肌细胞外间质内含有大量的胶原纤维，其韧性较强，限制了心肌的伸展，再加之在整体内心包也有限制心脏扩大的作用。心肌的这种抗伸展的特性，对心脏泵血功能有重要生理意义，它可使心脏不至于在前负荷明显增加时发生每搏输出量和作功能力的下降。

由此可见，心室舒张末期充盈量（前负荷）是调节每搏输出量的一个重要因素。

在整体情况下，心室的其他条件（主要是心室肌的顺应性）不变，则心室前负荷－舒张末期压力是由心室舒张末期充盈的血液量所决定的，充盈量大，心舒末期容积或压力也大。故凡是影响心室充盈量的因素，都可通过异长调节机制使心搏出量发生改变。

心室充盈的血量，是静脉回心血量和心室射血后心室腔内剩余血量两者之和，后者取决于射血分数。在正常情况下，射血分数变化不大，同时心输出量与静脉回心血量总是相等的。因此，静脉回心血量就是决定前负荷大小的主要因素，也即每搏输出量很大程度上取决于静脉回心血量。在生理情况下，心脏可通过异长自身调节，将增加的回心血量及时泵出，不致使过多血液滞留于心腔中，从而维持静脉回心血量和每搏输出量之间的动态平衡。

2. 后负荷对每搏输出量的影响 后负荷是指肌肉收缩时所遇到的负荷。心室肌收缩时，必须克服动脉压的阻力，推开动脉瓣，才能将血液射入动脉。因此，动脉压是心室收缩射血时所承受的后负荷。如其他条件不变，动脉压升高，后负荷即增大，导致等容收缩期延长，射血期缩短，心肌缩短的程度和速度均减小，因而每搏输出量必然减少。但在正常情况下，每搏输出量减少会引起射血末期心室内剩余血量增加，如果此时静脉回心血量不变，则心舒末期充盈量将增加，心肌细胞初长度增加，通过心肌细胞的异长自身调节，心肌收缩强度就会增加，从而使每搏输出量逐步恢复到正常水平。若动脉压持续保持较高水平，心室肌长期加强收缩，将会引起心室肌肥厚等病理变化。反之，在其他条件不变时，动脉压降低时，则每搏输出量将增大。临床上用舒血管药降低动脉血压（即降低后负荷），从而改善心脏泵血功能，其理论依据即在于此。

3. 心肌收缩能力对每搏输出量的影响（等长自身调节） 人体在劳动或运动时，每搏输出量明显增加，但此时心舒末期充盈量不一定增大，甚至还有所缩小，动脉血压有所升高。可见机体内还存在一种与负荷无关的心脏泵血功能调节机制，即心肌收缩能力。心肌收缩能力（cardiac contractility）是指心肌不依赖于前、后负荷而能改变其力学活动的一种内在特性。这种特性形成的基础主要是心肌细胞兴奋-收缩偶联过程中活化的横桥数量和 ATP 酶的活性。心肌细胞的收缩能力可因活化的横桥数量而改变，活化的横桥增多，心肌细胞的收缩能力增强，每搏输出量即增加；反之则减少。神经、体液及药物等都可通过改变心肌收缩能力来调节心脏每搏输出量，如肾上腺素能使心肌收缩能力增强，乙酰胆碱则使心肌收缩能力减弱。由于这种调节方式与心肌初长度无关，故称为等长自身调节（homeometric autoregulation）。

（二）心率的影响

心率是决定心输出量的另一基本因素。在一定范围内，心率与心输出量成正比。但心率过快时，由于心室充盈期明显缩短，充盈量减少，可使每搏输出量减少，心输出量下降；反之，如心率过慢，低于每分钟 40 次，则可因为心舒期过长，心室充盈已接近最大限度（达到最适前负荷），心肌的伸展性小，充盈量不再增加，故每搏输出量不会再增加，从而导致心输出量明显下降。

心率受自主神经控制，交感神经活动增强时，心率加快；迷走神经活动增强时，心率减慢。影响心率的体液因素主要有肾上腺素、去甲肾上腺素和甲状腺激素，均可使心率加快。心率还受体温的影响，体温升高 1℃，心率可增加 10~18 次。

第二节 心肌的生物电现象

心脏是通过心肌细胞的节律性收缩和舒张而实现其泵血功能的。与骨骼肌一样，心肌细胞膜的兴奋是触发心肌细胞收缩的始动因素；心肌兴奋的本质同样是在静息电位的基础上产生的动作电位，其生物电的形成机制也是由于跨膜离子流而产生。与骨骼肌不同的是心脏具有起搏细胞和特殊传导系统，使心脏能自动产生节律性兴奋。心肌细胞动作电位的波形和形成的离子基础也与骨骼肌的动作电位有明显差异，故心脏的收缩也具有自身的特点，这些特点就形成了心肌不同于骨骼肌的生理特性。因此，掌握心肌的生物电活动的规律对于理解心肌的生理特性及心脏收缩的规律性均有重要意义。

一、心肌细胞的分类

心脏主要由心肌细胞组成。根据心肌细胞的组织学、功能和电生理特性，心肌细胞有不同的分类：

（一）工作细胞与特殊分化的心肌细胞

根据心肌细胞组织学及功能特点而分为工作细胞（working cell）及特殊分化的心肌细胞。

工作细胞包括心房肌和心室肌细胞。其胞浆中含有丰富的肌原纤维，具有较强的收缩性，是心脏泵血功能的动力，同时还具有兴奋性和传导性，但在正常情况下无自律性。

特殊分化的心肌细胞构成了心脏的特殊传导系统（specific conduction system）（图4－4），由窦房结、房室交界、房室束（希氏束）及左右束支、浦肯野纤维组成。它们含肌原纤维很少甚至完全缺如，故不具有收缩能力，但仍具有兴奋性和传导性。除结区细胞外，它们还具有自律性。房室交界包括房结区、结区和结希区三个功能区域。其中的结区相当于光学显微镜所见的房室结，既无自律性，也无收缩性，只保留了较低的兴奋性和传导性。

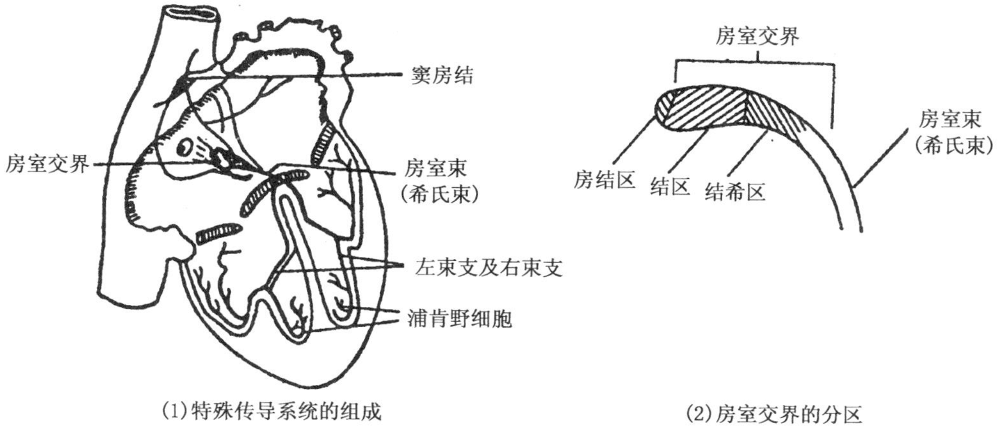

图4－4　心脏特殊传导系统

（二）自律细胞与非自律细胞

根据能否自动产生节律性兴奋，将具有自动产生节律性兴奋能力的心肌细胞称为自律细胞（autorhythmic cell），特殊传导系统中除去房室交界的结区，均属于自律细胞；不能自动产生节律性兴奋的心肌细胞，称为非自律细胞（non－rhythmic cell），它包括心房肌、心室肌及房室交界的结区细胞。

（三）快反应细胞和慢反应细胞

这是根据心肌细胞动作电位去极化速率的快慢而分类。能引起心肌细胞膜去极化的离子通道有两种：Na^+通道和Ca^{2+}通道。由于Ca^{2+}通道激活、失活的速度比Na^+通道慢得多，故将Na^+通道称为快通道，将Ca^{2+}通道称为慢通道。主要由快Na^+通道被激活，Na^+快速内流而引发动作电位的心肌细胞，其去极化速率快，称为快反应细胞；主要由慢Ca^{2+}通道被激活，Ca^{2+}缓慢内流而引发动作电位的心肌细胞，其去极化速率慢，称为慢反应细胞。

综上所述，心肌细胞按电生理特性又可细分为：①快反应非自律细胞，包括心房肌、心室肌细胞；②快反应自律细胞，包括房室束（希氏束）、左右束支及浦肯野纤维的浦肯野细胞；③慢反应自律细胞，包括窦房结细胞及房室交界的房结区、结希区细胞；④慢反应非自律细胞，包括房室交界的结区细胞。

二、心肌细胞的跨膜电位及其形成机制

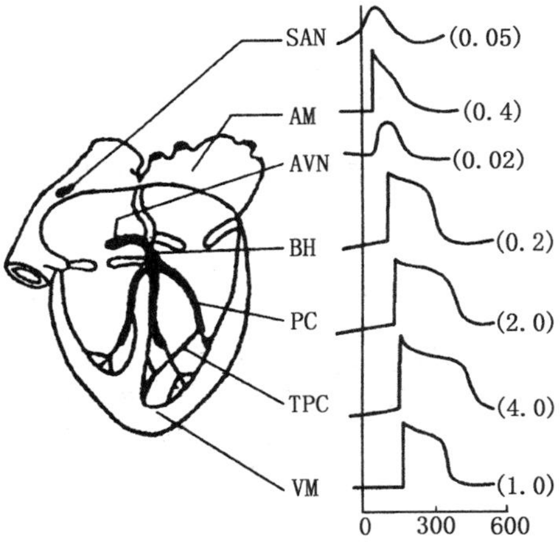

SAN：窦房结　AM：心房肌　AVN：房室结（结区）　BH：房室束（希氏束）　PC：浦肯野细胞　TPC：浦肯野纤维末梢　VM：心室肌

图4－5　心脏各部分心肌细胞的跨膜电位和兴奋的传导速度（m/s）

心肌细胞的跨膜电位变化的波形及其形成的机制比神经和骨骼肌复杂。心脏各部位不同类型的心肌细胞，其跨膜电位变化的幅度、波形、持续时间（图4－5）和形成的离子基础也有差别。各类心肌细胞电活动的不一致性，是不同类别心肌细胞在心脏功能活动中作用不同的基本原因。

以下介绍工作细胞（以心室肌为例）、自律细胞（以浦肯野细胞、窦房结为例）的跨膜电位及形成机制。

（一）心室肌细胞的跨膜电位及其离子基础

1. 心室肌细胞的静息电位　人和哺乳动物的心室肌，其静息电位约为－90mV，在无外来刺激时，此静息电位能持续维持于稳定水平。

心室肌细胞静息电位的形成机制与神经和骨骼肌基本相同，即在静息状态下，细胞膜对K^+的通透性较高，对其他离子通透性很低，因此，K^+顺浓度梯度向膜外扩散，形成K^+平衡电位是工作细胞静息电位的离子基础。

2. 心室肌细胞的动作电位　心室肌细胞与神经、骨骼肌细胞的动作电位明显不同。神经和骨骼肌细胞动作电位时程短，去极化和复极化的速度几乎相等，动作电位的升支和降支基本对称，呈尖锋状。心室肌细胞动作电位复极过程较复杂，持续时间较长，动

作电位的升支和降支不对称。为便于分析，一般将心室肌细胞动作电位分为0、1、2、3、4共5个时期（图4-6）。

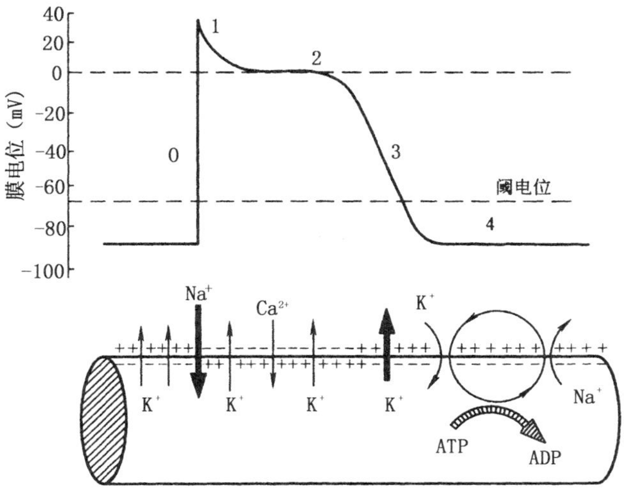

图4-6 心室肌细胞跨膜电位及其形成的离子基础

（1）0期（去极化期） 当心肌细胞兴奋时，膜内电位可从静息时的-90mV急速上升至+30mV左右，即膜两侧由原来的极化状态，变成反极化，上升的幅度达120mV，形成动作电位上升支，即为0期。其正电位部分称为超射。0期时程很短，约1~2ms。其去极化速度很快，膜电位的最大变化速率（Vmax）可达200~400V/s。0期膜电位变化的幅度亦即动作电位的振幅。

0期形成的机制和神经及骨骼肌的相似，是由于Na^+快速内流所致。决定0期去极化的Na^+通道是一种激活快、开放快、失活快的快通道。快钠通道有电压依赖性，并可被河豚毒素选择性阻滞。

（2）1期（快速复极初期） 当心肌细胞动作电位0期达峰值后，膜内电位由+30mV迅速下降至0mV左右，形成1期，1期的时程约10ms。

此期快Na^+通道已失活，Na^+内流已停止，同时激活一种主要由K^+负载的一过性外向电流（I_{to}），即K^+外流，从而使膜内电位迅速向负值转化，使膜快速复极至0mV左右。0期与1期构成锋电位。I_{to}可被K^+通道的阻滞剂四乙胺（TEA）或4-氨基吡啶（4-Ap）所阻滞，因此，K^+外流是形成1期的离子基础。

（3）2期（缓慢复极期、平台期） 此期表现为复极过程缓慢，膜电位稳定在零电位水平达100~150ms之久，形成复极过程的平台，故又称为平台期，是造成整个动作电位时程较长的主要原因，也是心肌细胞动作电位区别于神经和骨骼肌细胞动作电位的主要特征。本期与心肌细胞的兴奋-收缩偶联、心室肌不应期长等特性密切相关，也常是神经递质和化学因素调节及药物治疗的作用环节。

平台期的形成是由于此期内同时存在内向离子流和外向离子流。电压钳技术研究证明，其内向离子流主要由Ca^{2+}负载，外向离子流由K^+携带。2期复极之初，两种离子流处于相对平衡状态，随时间进展，Ca^{2+}内向离子流逐渐减弱，而K^+外向离子流逐渐增强，因而使膜电位缓慢地向复极化方向转化，形成平台期的晚期。

Ca^{2+}是通过L型Ca^{2+}通道（L type calcium channel）顺浓度梯度向细胞膜内扩散的。Ca^{2+}通道激活与失活过程均较缓慢，故又称慢通道。Ca^{2+}通道也是电压依赖性的（阈电位水平约为-35～-50mV）。它的专一选择性较差，主要对Ca^{2+}有通透性，对Na^+也允许少量通过。Ca^{2+}通道可被Mn^{2+}和多种Ca^{2+}阻滞剂如维拉帕米（verapamil）等所阻滞。

与平台期有关的外向离子流主要是I_{k1}和I_k通道。I_{K1}通道具有内向整流特性（K^+通透性因膜去极化而降低的现象），故I_{K1}通道在0期去极过程中关闭，并造成平台期K^+通透性较低，不能迅速复极化。I_k通道在+20mV时激活，-40～-50mV时失活，其激活和失活都很缓慢，可持续数百毫秒。因此，尽管I_k通道在0期去极末开始激活，但通透性增加缓慢，从而形成平台期逐渐增大的外向K^+离子流。

（4）3期（快速复极末期）　此期复极化速度较快，膜内电位由平台期0mV左右较快地恢复到-90mV，从而完成复极化过程。此期历时约100～150ms。从0期去极化开始到3期复极化完成的时间，称为动作电位时程（action potential duration，APD），历时250～300ms。

此期是由于Ca^{2+}通道失活，Ca^{2+}内向离子流完全停止，而K^+外向离子流进一步增强所致。3期复极化的K^+外流是再生性的，即K^+外流使膜内电位更负；而膜内电位越负，膜对K^+通透性就越增大，使K^+外流加快。这一正反馈过程导致膜的复极更为加速，直到复极完成。

（5）4期（静息期）　此期心室肌细胞已复极完毕，膜内电位恢复到静息水平并稳定在-90mV，但膜内、外离子分布尚未恢复。4期开始后，心肌细胞膜上Na^+-K^+泵的活动使离子主动转运增强，每消耗一个分子ATP，即可主动排出3个Na^+，摄回2个K^+。Ca^{2+}的主动转运主要通过细胞膜上的Na^+-Ca^{2+}交换体（Na^+-Ca^{2+} exchanger）进行。Na^+-Ca^{2+}交换体是Ca^{2+}的双向转运系统，按3∶1进行Na^+-Ca^{2+}交换。在生理情况下，每次顺Na^+浓度梯度转运入3个Na^+，就有一个Ca^{2+}逆浓度梯度外运出细胞。Ca^{2+}的逆浓度梯度外运与Na^+顺浓度梯度内流相偶合进行，形成Na^+-Ca^{2+}交换。由于Na^+的内向性浓度梯度是依靠Na^+-K^+泵的活动而实现的，所以Ca^{2+}的主动转运也是由Na^+-K^+泵间接提供能量。洋地黄类药物可抑制Na^+-K^+泵的活性，从而降低Na^+的跨膜电-化学梯度，使Na^+-Ca^{2+}交换减弱，Ca^{2+}的外运减少，心肌细胞内Ca^{2+}的浓度增加，从而使心肌收缩力加强。

心房肌细胞的跨膜电位与心室肌基本相似，但心房肌动作电位的时程较心室肌的短，约为150～200ms。

（二）自律细胞的跨膜电位及其离子基础

自律细胞动作电位的特点是：3期复极末期达最大值后，膜电位不能保持稳定水平，而是自动产生缓慢的去极化。自律细胞复极化达最大值的电位称为最大舒张（复极）电位（maximum diastolic potential，或 maximal repolarization potential）。自律细胞复极化达到最大舒张电位后，立即开始自动去极化，当去极化达阈电位时，则引起又一次动作电位，如此周而复始不断产生节律性兴奋发放。因此，4 期自动去极化是心肌自律细胞自动产生节律性兴奋的基础。

不同类型的自律细胞，其跨膜电位的波形及 4 期自动去极化的离子本质并不完全相同。现以浦肯野细胞和窦房结细胞为代表，分述如下：

1. 浦肯野细胞　浦肯野细胞的动作电位也可分为 0 期去极化和复极的 1、2、3、4 共 5 个时期，它所表现的动作电位形态和各期形成的离子基础也与工作细胞的基本相同。所不同的是浦肯野细胞 4 期的膜电位不稳定，当 3 期复极达最大复极电位（约 -90mV）后，即产生 I_f 内向离子流，内向电流的增强导致膜进行性自动去极化，进而产生另一次动作电位，故属于自律细胞。

浦肯野细胞膜电位 4 期可记录到一种随时间进展而增强的内向离子流，称为 I_f 内向电流，其主要离子成分是 Na^+，负载这种内向电流的膜通道当动作电位 3 期复极电位达 -60mV 左右开始被激活而开放，随着复极化程度增加，其开放程度也增加，至 -100mV 左右就充分被激活。I_f 内向电流有时间依从性，去极化程度随时间延长而增加，一旦达到阈电位水平，便又产生一次动作电位；同时，当去极化达到 -50mV 时，由于膜通道失活，该内向电流也停止。可见动作电位 3 期复极电位是引起 I_f 内向电流启动和发展的因素，I_f 内向电流的增强又导致膜进行性去极化，进而产生另一次动作电位，而此动作电位反过来又终止 I_f 内向电流，如此周而复始地启动浦肯野细胞不断产生自动节律性兴奋。

I_f 内向电流，也称起搏电流。I_f 的通道虽允许 Na^+ 通过，但不同于快钠通道，两者激活的电压水平不同，I_f 可被铯（Cs）所阻滞，而对河豚毒素不敏感。

2. 窦房结 P 细胞　窦房结 P 细胞是窦房结的起搏细胞，与浦肯野细胞相比，窦房结 P 细胞的动作电位有以下特点：①分期为 0、3、4 期，无明显的 1 期和 2 期。②最大复极电位（-70mV）和阈电位（-40mV）的绝对值均小于浦肯野细胞。③0 期去极化速度慢（约 10V/s），去极化幅度低（约 70mV）。④4 期自动去极化速度快（约 0.1V/s），明显快于浦肯野细胞（约 0.02V/s）。

窦房结 P 细胞 0 期去极化是由于 Ca^{2+} 内流而引起的。当膜电位由最大复极电位自动去极化达到阈电位时，膜上 L 型 Ca^{2+} 通道被激活，引起 Ca^{2+} 内流，导致膜 0 期去极化。由于 L 型 Ca^{2+} 通道激活和失活均缓慢，故窦房结 P 细胞 0 期去极化速度较慢，时程较长。随后，L 型 Ca^{2+} 通道逐渐失活，Ca^{2+} 内流减少，而 I_K 通道开放，引起 K^+ 外流，形成 3 期复极。

窦房结 P 细胞 4 期自动去极化的机制比较复杂，依赖于多种离子流参与，一旦总内向离子流大于总外向离子流时，就形成净内向离子流而引起窦房结 P 细胞 4 期自动去极化（图 4-7）。

主要有两种离子流：①进行性衰减的外向离子流 I_K 是由 K^+ 通道时间依赖性的逐渐失活而造成，是窦房结 P 细胞 4 期去极化的重要离子基础之一。外向电流的衰减，其效

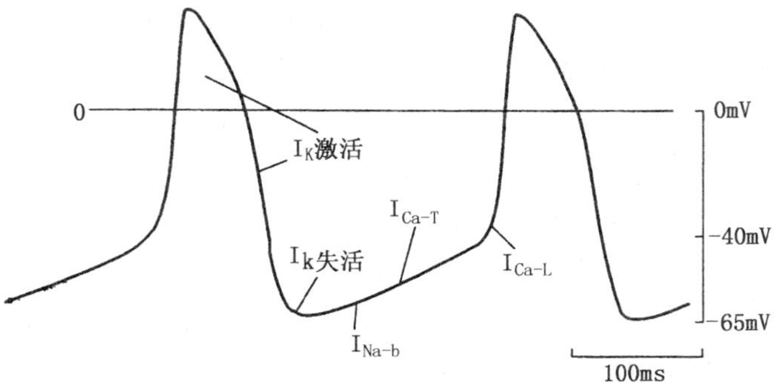

图 4－7 窦房结 P 细胞动作电位和起搏电位的离子机制

应为可使内向电流逐步增加，即形成背景内向电流（I_{Na-b}内流）。②T 型钙通道激活和 Ca^{2+}内流。窦房结 P 细胞上钙通道有两类：一类是 L（long lasting）型（I_{Ca-L}），另一类是 T（transient）型（I_{Ca-T}）。L 型钙通道是引起 P 细胞 0 期去极化的慢通道，也是形成心室肌细胞动作电位平台期的离子通道。T 型钙通道的阈电位较 L 型的低，为 －50 ～ －60mV。一般钙通道阻滞剂对其无阻滞作用，但可被镍阻滞。

综上所述，窦房结 P 细胞跨膜电位的变化过程如下：即窦房结 P 细胞膜 0 期去极化后，激活了 I_K通道造成 K^+外流和膜复极化（3 期），当复极化达最大复极电位时，I_K开始衰减，在背景内向电流 I_{Na-b}的作用下，开始自动去极化，在 4 期后半期，T 型钙通道（I_{Ca-T}）被激活，又引起钙内流和膜电位的绝对值进一步减小。当去极化达 －40mV 时，激活 L 型通道（I_{Ca-L}），又产生下一个动作电位的 0 期去极化。

此外，还有许多其他离子流参与窦房结 P 细胞的起搏活动。由于有众多的离子流参与窦房结 P 细胞的自律性活动，从而大大增加了窦房结起搏活动的安全性。

随着对心肌细胞的生物电研究的深入，心电图技术已广泛应用于临床工作中。所谓心电图是将测量电极置于体表一定部位，即可引导出心脏兴奋过程所发生电变化的波形。其反映整个心脏兴奋产生、传导和兴奋恢复过程中的生物电变化。心电图基本波型有一个 P 波，一个 QRS 波群和一个 T 波，有时 T 波后还可出现一个小 u 波。

第三节　心肌的生理特性

心肌细胞的生理特性包括自律性、传导性、兴奋性和收缩性。其中自律性、传导性、兴奋性是以心肌细胞膜的生物电活动为基础，故属心肌细胞的电生理特性；收缩性则属心肌细胞的机械特性。心肌细胞的这些特性共同决定着心脏的活动规律，实现心脏的泵血功能。

一、心肌细胞的电生理特性

（一）自动节律性

心肌细胞在无外来刺激的情况下，能自动发生节律性兴奋的特性，称为自动节律性

(autorhythmicity)，简称自律性。具有自律性的细胞或组织称为自律细胞或自律组织。单位时间内自动产生节律性兴奋的次数是衡量自律性高低的指标。生理情况下，心肌的自律性来源于心脏特殊传导系统的自律细胞，不同部位的自律细胞自律性高低不一。

1. 心脏的起搏点 心脏特殊传导系统的自律细胞均具有自律性，但不同部位自律细胞的自律性高低不同，其中窦房结P细胞的自律性最高（100次/分），房室交界（50次/分）和房室束（40次/分）及其分支次之，浦肯野细胞的自律性最低（25次/分）。整体内由于迷走神经的抑制作用，窦房结自律性每分钟约70次左右。由于窦房结自律性最高，它产生的节律性冲动按一定顺序传播，引起其他部位的自律组织和心房、心室肌细胞兴奋，产生与窦房结一致的节律性活动，因此窦房结是心脏的正常起搏点（normal pacemaker），所形成的心跳节律称为窦性心律（sinus rhythm）。其他自律组织的自律性较低，通常处于窦房结的控制之下，其本身的自律性并不表现，只起传导兴奋的作用，故称为潜在起搏点（latent pacemaker）。潜在起搏点的存在一方面是一种安全因素，即在异常情况下，如窦房结功能降低，或窦房结的兴奋下传受阻（传导阻滞），此时潜在起搏点则可作为备用起搏点以较低的频率维持心脏的兴奋和搏动，故具有重要的生理意义；但另一方面，它也是一种潜在的危险因素，当潜在起搏点的自律性增高并超过窦房结时，可引起心律失常，是临床心律失常发生的重要因素之一。当潜在起搏点控制部分或整个心脏的活动时，就成为异位起搏点（ectopic pacemaker）。如临床见到的交界性心律，就是由房室交界起搏而控制的心律，其心跳频率约40~70次/分，故房室交界是心脏的次级起搏点。室性心律，是指心搏起源于心室内的传导系统（房室束、左右束支和浦肯野细胞），其心率为15~40次/分，是心脏的三级起搏点。

2. 窦房结对潜在起搏点的控制方式 窦房结对潜在起搏点的控制通过以下方式实现：

（1）*抢先占领* 抢先占领（capture）也称夺获。由于窦房结的自律性最高，所以，在潜在起搏点4期自动去极化尚未达到阈电位水平之前，已被窦房结传来的兴奋抢先激动，使之产生与窦房结节律相一致的动作电位，从而使潜在起搏点自身的节律兴奋不能出现。这种抢先占领的方式是高自律性组织控制低自律性组织节律性兴奋的主要方式。

（2）*超速驱动阻抑* 窦房结的快速节律活动，对潜在起搏点较低频率的兴奋有直接抑制作用，称为超速驱动阻抑（overdrive suppression）。超速驱动阻抑具有频率依从性，即超速驱动频率与自律细胞固有的频率差别越大，抑制作用越强。超速驱动停止后，心脏停搏的时间也越长。因此，当窦房结停止发放冲动或下传受阻后，则首先由自律性相对较高、受超速驱动阻抑较轻的房室交界来替代，而不是由自律性更低的心室传导组织来替代。临床应用人工起搏，如要中断人工起搏器时，在中断前应逐渐减慢起搏频率，以免发生心搏骤停。

3. 决定和影响自律性的因素

（1）*4期自动去极化速度* 为最重要的影响因素。4期自动去极化速度快，到达阈电位的时间缩短，则单位时间内发生兴奋的次数多，即自律性高；反之，则自律性低（图4-8A）。

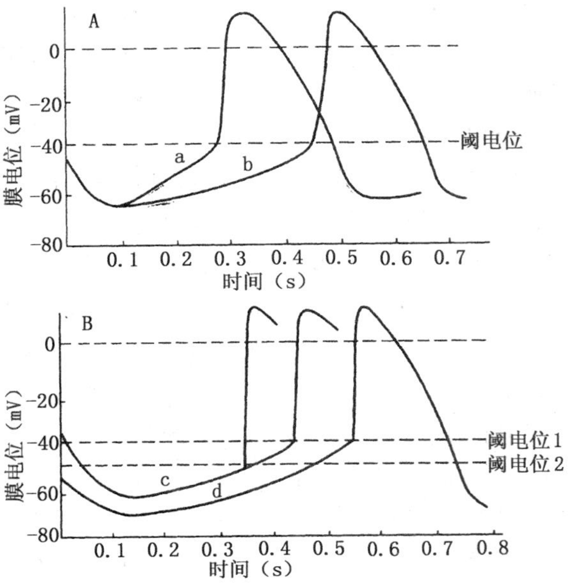

A：去极化速度（a、b）对自律性的影响

B：阈电位水平（1、2）和最大复极电位（c、d）对自律性的影响

图4-8 影响心肌自律性的因素

（2）最大舒张（复极）电位与阈电位之间的差距 最大舒张电位水平上移，或阈电位下移，均使两者差距缩小，如4期自动去极化速度不变，则达到阈电位所需的时间缩短，自律性增高；反之，则自律性降低（图4-8B）。

（二）兴奋性

心肌细胞和其他可兴奋细胞一样，都具有兴奋性。其兴奋性高低同样也可用刺激的阈值来衡量，阈值大表示兴奋性低，阈值小表示兴奋性高。

1. 决定和影响兴奋性的因素 心肌细胞的兴奋包括两个过程。即从静息电位去极化达到阈电位，以及激活 Na^+ 通道（快反应细胞）或 Ca^{2+} 通道（慢反应细胞）从而产生0期去极化，产生动作电位。凡能影响这两个过程的因素，都可影响心肌的兴奋性。

（1）静息电位（或最大舒张电位）与阈电位之间的差值 是决定刺激阈值的重要因素。如静息电位（或最大舒张电位）绝对值增大（膜呈现超极化），或阈电位水平上移，则二者之间的差值增大，引起兴奋所需的刺激阈值也增大，即兴奋性降低；反之，在一定范围内二者之间的差值减小，引起兴奋的刺激阈值也减小，则兴奋性升高。

（2）Na^+ 通道的状态 心肌细胞产生兴奋都是以 Na^+ 通道能够被激活为前提。以快反应细胞为例，Na^+ 通道具有备用（或静息，resting）、激活（activation）和失活（inactivation）三种状态。通道处于其中哪一种状态，则取决于当时的膜电位以及相关的时间进程。在静息状态下，静息电位为 -90mV 时，Na^+ 通道处于备用状态，细胞兴奋性正常。给予刺激使膜去极化达阈电位（约 -70mV），则 Na^+ 通道即被激活，大量 Na^+ 内流导致动作电位的产生。Na^+ 通道激活后很快失活而关闭，进入失活状态，而且暂时不能再次被激活，此时细胞的兴奋性为零。等到膜电位复极化回到静息电位水平时，Na^+ 通道即完全恢复到备用状态，细胞兴奋性也恢复正常。

2. 心肌兴奋时兴奋性的周期变化 与神经细胞相似，心肌细胞在一次兴奋过程中，其兴奋性也发生一系列的周期性变化，表现为对第二个刺激的反应能力发生规律性的改变。心肌细胞在发生一次兴奋后其兴奋性的周期变化可分为以下几个时期（图4-9）。

（1）绝对不应期和有效不应期 绝对不应期（absolute refractory period，ARP）相当于心肌发生兴奋后，从动作电位的0期去极化到复极3期膜电位达 -55mV 左右的时间。在这段时间内，膜的兴奋性完全丧失，无论给予多强的刺激，均不发生任何程度的去极化反应。这是由于膜电位过低，Na^+ 通道处于完全失活状态。复极从 -55mV 到 -60mV 这段时间内，由于 Na^+ 通道刚开始复活，如给予强刺激可使少量 Na^+ 通道开放，产生幅度很小的局部去极化反应，但远没有恢复到可被激活的备用状态，故仍不能全面去极化产生动作电位，此时期称为局部反应期。心肌细胞兴奋后不能立即再产生第二次兴奋的特性，称为不应性。不应性表现为可逆的、短暂的兴奋性缺失或极度下降。心肌细胞一次兴奋过程中，由 0 期开始到 3 期膜内电位复极到 -60mV 的时期内，无论给予多强刺激，均不能再次产生动作电位，这一段时期称为有效不应期（effective refractory period，ERP）。有效不应期包括绝对不应期和局部反应期。不应期的实质是由于膜电位过低，Na^+ 通道处于完全失活状态或复活的数目太少。

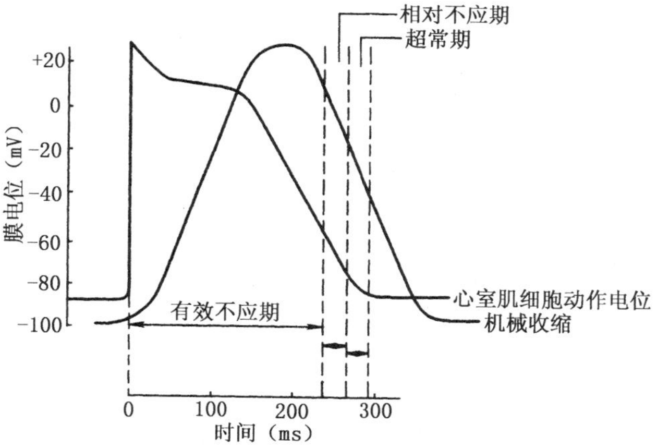

图 4-9 心室肌细胞动作电位期间兴奋性的周期变化及其与机械收缩的关系

（2）相对不应期 继有效不应期后，从膜电位 -60mV 复极到 -80mV 这段时间内，给予阈上刺激可引起动作电位，称为相对不应期（relative refractory period，RRP）。因为此期的膜电位已基本恢复，Na^+ 通道已部分复活，兴奋性有所恢复，但仍低于正常。施以高于阈值的刺激才能引起兴奋，所引起的动作电位，其 0 期去极化速度和幅度均小于正常，兴奋的传导速度也较慢。

（3）超常期 心肌细胞继续复极化，膜电位从 -80mV 到 -90mV 的时期内，阈下刺激就可使心肌细胞产生动作电位。可见，这一时期内心肌的兴奋性超过了正常，故称为超常期（supranormal period，SNP）。此期内，快 Na^+ 通道已基本复活到备用状态，膜电位的水平比静息电位更接近阈电位，故兴奋性高。但因膜电位尚未达到静息电位水平，所产生的动作电位 0 期去极化速度和幅度仍较正常为小，兴奋传导也比正常慢。

最后，复极化完毕，膜电位和细胞的兴奋性恢复到正常水平。

心肌兴奋性周期变化的特点是有效不应期长，约占时 200～300ms（骨骼肌的不应期约 2～3ms，神经仅约 1ms），相当于心肌整个收缩期和舒张早期，故心肌不会像骨骼肌那样产生完全强直收缩，而始终保持着收缩和舒张交替的节律活动，这是实现心脏泵血功能的重要前提。

3. 期前收缩与代偿间歇 正常情况下，心房肌和心室肌是接受由窦房结发放的兴奋而进行节律性收缩和舒张的。如果在心房肌和心室肌有效不应期之后，在下一次窦房结兴奋到达之前，受到一次人工刺激或异位节律点发放的冲动的作用，则心房肌和心室肌可产生一次期前兴奋，引起一次提前出现的收缩，称期前收缩（premature systole）或

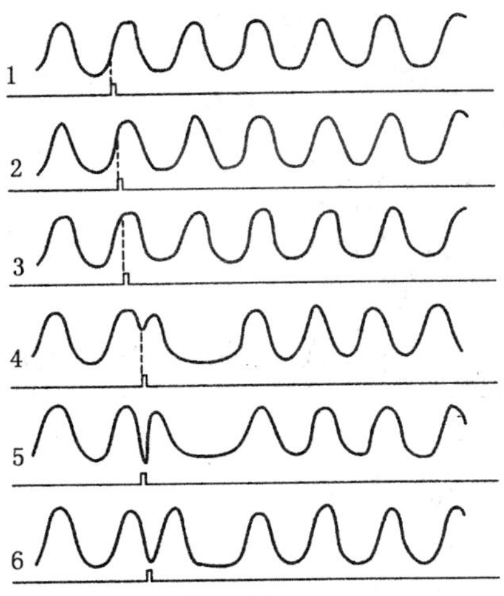

每条曲线下的电磁标记号指示给予电刺激的时间。曲线1～3：刺激落在有效不应期内，不引起反应；曲线4～6：刺激落在相对不应期内，引起期前收缩和代偿间歇

图4－10 期前收缩和代偿间歇

早搏，此刺激称为额外刺激。期前兴奋也存在有效不应期。当紧接在期前收缩后的一次窦房结的兴奋传至心室时，常恰好落在期前兴奋的有效不应期内，因而不能引起心室肌和心房肌的兴奋，要等窦房结兴奋再次传来时才发生兴奋和收缩。故在一次期前收缩之后，常伴有一段较长的心室舒张期，称为代偿间歇（compensatory pause）（图4－10）。但若窦性心律较慢，当期前兴奋的有效不应期结束后，随后的窦性兴奋传到心室，则可引起一次收缩而不出现代偿间歇。

（三）传导性

心肌细胞某处发生的兴奋，能沿细胞膜扩布到整个细胞，而且可通过闰盘传布到相邻的心肌细胞，从而引起整块心肌兴奋，即心肌细胞具有传导兴奋的能力，称为传导性（conductivity）。动作电位沿细胞膜传播的速度可作为衡量传导性快慢的指标。其传导原理与神经、骨骼肌相同，是以局部电流的方式传导。由于心肌细胞间相接触的闰盘部分存在着电阻较小的缝隙连接（gap junction），很有利于细胞间的兴奋传播，实现同步性活动。故心肌细胞在结构上虽互相隔开，但在功能上却如同一个细胞，构成一个功能性合胞体。由于心房和心室之间有结缔组织相隔离，二者间仅有房室交界相互连接，故心房和心室各自构成一个功能单位。

1. 心脏内兴奋传播的途径和特点

（1）心脏特殊传导系统　心脏特殊传导系统具有起搏和传导兴奋的功能。兴奋在心脏内的传播是通过心脏特殊传导系统完成的。窦房结位于上腔静脉和右心房的连接处，含有分化较原始的P细胞，是心脏的起搏细胞。窦房结的兴奋经过心房肌传至整个右心房和左心房，使两心房同步兴奋和收缩。窦房结和房室交界之间并未证实有传导束存在，但研究发现右心房有一部分心房肌纤维的排列方向较整齐一致，传导速度较其他心房肌快，这部分心房组织从功能上构成窦房结和房室交界之间的优势传导通路，窦房结的兴奋经此通路下传至房室交界，经房室束、左右束支传到浦肯野纤维网，引起心室肌兴奋。心室肌再将兴奋由心内膜侧向心外膜侧扩布，引起整个心室兴奋（图4－11）。

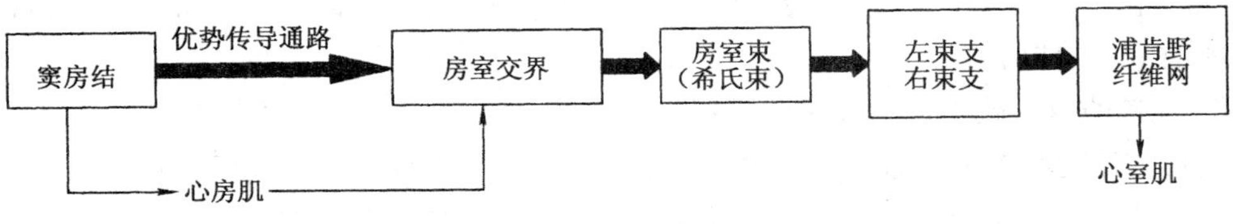

图4－11 心脏的兴奋传导途径示意图

（2）心脏内兴奋传导的特点　心脏各部位的心肌细胞传导性能并不相同，所以兴奋在各部位的传导速度也不相等。在心房，一般心房肌的传导速度较慢，约为0.4m/s，兴奋传遍左右心房约需0.06s，但心房肌的“优势传导通路”的传导速度较快，约1.0～1.2m/s，因此窦房结的兴奋可由此途径较快地传播到房室交界。在心室，心室肌的传导速度约为1m/s，末梢浦肯野纤维的传导速度约为2～4m/s，比心室肌的传导速度快得多，且末梢浦肯野纤维呈网状分布于心室壁，使由房室交界传入心室的兴奋能迅速传遍左、右心室，保证全部心室肌同步收缩。房室交界的细胞传导性很低，结区细胞的传导速度仅为0.02m/s。兴奋从窦房结开始传导到心室外表面为止，整个心内传导时间约为0.22s，其中心房内传导约需0.06s，心室内传导约需0.06s，而房室交界处传导占时约0.1s。由上述可知，心脏兴奋传导途径的特点和各处传导速度的不一致性，对于心脏各部分有序协调的收缩具有重要意义。

房室交界是兴奋由心房传向心室的唯一通道，兴奋在此传导较为缓慢，出现延搁一段时间（0.1s），称为房-室延搁（atrioventricular delay）。房-室延搁使心室收缩发生于心房收缩完毕之后，因而不至于产生房室收缩的重叠，有利于心室的充盈和射血。由于房室交界的传导速度较慢，故是临床上容易发生传导阻滞的部位。

2. 决定和影响心肌传导性的因素　心肌的传导性决定于心肌结构特点和电生理特性。与神经纤维一样，心肌细胞兴奋的传导速度与细胞直径大小有关。细胞直径与细胞内电阻呈反变关系，即细胞的直径越大，细胞内电阻越小，则传导速度越快；反之，则传导速度慢。心房肌、心室肌和浦肯野细胞的直径大于窦房结和房室交界的细胞，其中浦肯野纤维末梢的直径最粗，故其兴奋传导速度最快。窦房结细胞的直径很小，传导速度很慢，而结区细胞的直径更小，传导速度最慢。

心肌细胞的电生理特性是影响其传导性的主要因素。心肌细胞兴奋的传导也是通过形成局部电流而实现的。因此，可以从局部电流的形成和邻近未兴奋部位细胞膜的兴奋性来分析影响传导性的因素。

（1）动作电位0期去极化的速度和幅度　局部电流是兴奋部位膜0期去极化所引起的，0期去极化速度越快，局部电流的形成也就越快，使邻近未兴奋心肌细胞去极化达到阈电位所需的时间缩短，故传导速度也越快。另一方面，动作电位0期去极化幅度越大，它和邻近未兴奋心肌之间的电位差也越大，形成的局部电流越强，电流扩布的距离也远，故兴奋的传导也越快，反之则传导减慢。所以，快反应动作电位比慢反应动作电位的传导速度快。凡能改变动作电位0期去极化速度和动作电位幅度的生理、病理或药物等因素，都可能影响心肌的传导速度。

兴奋前静息电位水平与其所激发的0期最大去极化速度之间的关系，称为膜反应性。在快反应细胞，动作电位0期去极化的速度和幅度又取决于Na^+通道的效率。Na^+通道效率是指去极化时Na^+通道开放的速度和数量。实验证明，Na^+通道效率也是电压依从性的，它依从于受刺激前的静息电位。以静息电位为横坐标，以0期最大去极化速度（反映Na^+通道开放的速度）代表Na^+通道的效率为纵坐标，绘制出的曲线称为膜反应曲线（membrane responsive curve）（图4-12）。膜反应曲线定量地反映0期最大去极化

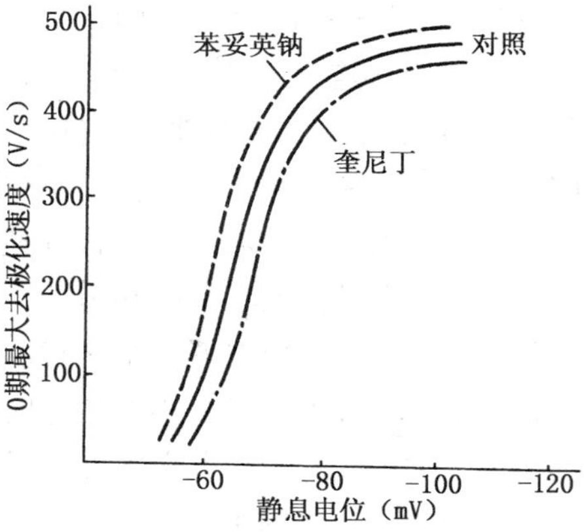

图4-12 膜反应曲线

速度和兴奋前膜电位水平的函数关系，曲线呈S形。膜电位负值低于-55mV时，膜对任何刺激不会发生反应，即Na^+通道已失活；在膜电位-55mV～-90mV之间给予刺激，则随膜电位负值增加，0期去极化速度也增大，最大速度达500V/s，传导性也相应提高；当膜电位在-90mV以上继续增大时，曲线趋于平坦，0期去极化速度不再增加，即Na^+通道已被充分激活和利用。临床所用某些抗心律失常药也是通过改变膜反应性而起到治疗作用的。如苯妥英钠可使膜反应曲线向左上方移位，即在相同的静息电位水平时，可使0期去极化的速度增加，提高了膜反应性，使传导性增强，故可改善病变区心肌的传导性。奎尼丁则相反，可使膜反应曲线向右下方移位，即抑制了膜反应性，使0期去极化的速度降低，传导速度减慢，临床上作为广谱抗心律失常药，可治疗各种快速型心律失常。

（2）邻近未兴奋部位膜的兴奋性　兴奋在心肌细胞上的传导，就是心肌细胞膜依次发生兴奋的过程。只有当邻近未兴奋部位膜的兴奋性正常时，兴奋才能正常传导。如邻近未兴奋部位的静息电位与阈电位之间的差距加大，兴奋性降低，此时膜去极化达到阈电位水平所需的时间延长，故传导性降低。若邻近部位因受额外刺激而发生期前兴奋，则起自兴奋部位的局部电流刺激可能落在期前兴奋的有效不应期内而不能引起兴奋，导致传导阻滞；若落在期前兴奋的相对不应期或超常期内，则可引起0期去极化，产生升支缓慢、幅度较小的动作电位，导致传导速度减慢。

二、心肌细胞的机械特性

心肌细胞和骨骼肌细胞一样，含有由粗、细肌丝构成的与心肌细胞长轴相平行的肌原纤维，其收缩原理也和骨骼肌相似，在受刺激发生兴奋时，首先是心肌细胞膜产生动作电位，然后通过兴奋-收缩偶联，引起肌丝滑行，从而使整个心肌细胞收缩。但是，心肌细胞的收缩与骨骼肌细胞相比还有其自身的特点。

（一）同步收缩（“全或无”式收缩）

心房和心室内特殊传导组织的传导速度快，且心肌细胞之间的闰盘电阻又低，因此兴奋在心房或心室内传导很快，几乎同时到达所有的心房肌或心室肌，从而引起全心房肌或全心室肌同时收缩，称为同步收缩。即兴奋从窦房结产生并沿特殊传导系统首先传至心房，使两心房发生同步兴奋和收缩，然后再下传而引起两心室的同步兴奋和收缩。同步收缩的效果好，力量大，有利于心脏射血。由于同步收缩的特性，使心脏或不发生收缩，或一旦产生收缩，则全部心房肌或心室肌都参与收缩，也称为“全或无”式收缩。

（二）不发生强直收缩

心肌细胞兴奋时兴奋性变化的特点是有效不应期特别长，约 200～300ms，平均 250ms，相当于心肌整个收缩期和舒张早期。在此时期内，任何刺激都不能使心肌再发生兴奋而收缩。因此，心肌不会出现如骨骼肌那样发生多个收缩过程的融合而形成强直收缩，故心肌能始终保持收缩后必有舒张的节律性活动，从而保证心脏射血和充盈过程的正常进行。

（三）对细胞外 Ca^{2+} 的依赖性

Ca^{2+} 是兴奋－收缩偶联的媒介。在骨骼肌，Ca^{2+} 主要来自骨骼肌肌质网终末池的内源性 Ca^{2+}，但心肌细胞的肌质网终末池很不发达，容积较小，Ca^{2+} 贮量比骨骼肌的少。因此，心肌兴奋－收缩偶联所需的 Ca^{2+} 除从终末池释放外，还需由细胞外液的 Ca^{2+} 通过肌膜和横管膜内流（心室肌动作电位 2 期的 Ca^{2+} 通道开放，Ca^{2+} 内流）补充。当心肌收缩完毕后，胞浆中 Ca^{2+} 水平的恢复也有其自身的特点，一方面，心肌和骨骼肌一样，可通过肌质网上的钙泵主动摄回 Ca^{2+}；另一方面，心肌可通过 Na^{+} －Ca^{2+} 交换将 Ca^{2+} 转运出细胞。此外，心肌膜上存在钙泵，也可将少量 Ca^{2+} 排出细胞外。

在一定范围内，细胞外液的 Ca^{2+} 浓度升高，兴奋时内流的 Ca^{2+} 增多，心肌收缩力增强；反之，细胞外液 Ca^{2+} 浓度降低，则收缩力减弱。当细胞外液中 Ca^{2+} 浓度降得很低，甚至无 Ca^{2+} 时，心肌肌膜虽仍能兴奋产生动作电位，但细胞内收缩成分却不能产生肌丝滑行，这一现象称为兴奋－收缩脱偶联（也称电－机械分离），临床上见到的心搏已停止，但还可记录到心电图的患者即属于此种情况。因此，临床上心电图不能作为判断心脏搏动是否停止的直接依据。

第四节 血管生理

一、各类血管的结构和功能特点

血管系统与心脏共同构成一个密闭的循环通道，主要发挥输送血液和物质交换的作用。血管可分为动脉（artery）、毛细血管（capillary）和静脉（vein）。在体循环中，供应各器官的血管相互间呈并联关系。各类血管在整个血管系统中所处的部位不同，各具有不同的结构和功能特点。根据各类血管的结构和功能特点，可将血管分为以下几类：

（一）弹性贮器血管

是指主动脉和肺动脉主干及其发出的最大分支，这些血管壁厚，壁内含丰富的弹性纤维，故壁坚韧而富有弹性和可扩张性，称弹性贮器血管（windkessel vessel）。大动脉血管的弹性发挥了缓冲收缩压和维持舒张压的作用。

（二）分配血管

指从弹性贮器血管至小动脉之间的动脉管道，其管壁主要由平滑肌组成，收缩性较强。其功能是将血液输送至各组织器官，称分配血管（distributing vessel）。

（三）阻力血管

指小动脉（直径1mm以下）和微动脉（直径20～30μm），其管壁富有平滑肌，收缩性好。在神经及体液调节下，通过平滑肌的舒缩活动可改变其管径大小，从而改变血流阻力。由于此段血管口径小，血流速度快，形成的血流阻力很大，故称为阻力血管（resistance vessel）。这类血管的阻力约占总外周阻力的47%。

（四）交换血管

指真毛细血管，因其管壁薄，通透性好，数量多，分布广，与组织细胞的接触面积大，有利于血液与组织液进行物质交换，故称为交换血管（exchange vessel）。

（五）容量血管

指静脉系统，与同级的动脉相比，静脉的数量多，口径大，管壁薄，易扩张，因此容量大。安静时，循环系统的血量约有60%～70%容纳于静脉系统中，故静脉系统称为容量血管（capacitance vessel），起贮血库的作用。

二、血管系统中的血流动力学

血液在血管内流动的一系列物理学问题属于血流动力学（hemodynamics）范畴。血流动力学的基本内容是血流量、血流阻力和血压及其相互的关系。

（一）血流量和血流速度

在单位时间内流过血管某一截面的血量称为血流量（blood flow），也称容积速度，通常以ml/min或L/min表示。血流量大小取决于两个因素，即血管两端的压力差和血管对血流的阻力。

根据流体力学规律，血流量（Q）与血管两端的压力差（ΔP）成正比，与血流阻力（R）成反比，即：

$$Q=\frac{\Delta P}{R}$$

在血流中，血液各个质点的流动方向均一致，并与血管长轴平行，这种血流方式称为层流。上面的公式适用于层流。

因为循环系统是一个密闭的管道系统，按照流体力学规律，各个截面的流量是相等的。因此，在体循环中，各段血管总的血流量也是相等的，即都等于心输出量。

对于某一器官，则公式中的Q即为器官血流量，ΔP为灌注该器官的平均动脉压和静脉压之差，R 为该器官的血流阻力。在整体内，供应不同器官血液的动脉血压基本相同，而供应该器官血流量的多少则主要取决于该器官对血流的阻力，因此，器官血流阻力的变化是调节器官血流量的重要因素。

血液在血管内流动的线速度，即一个质点在血流中的前进速度，称为血流速度。各类血管的血流速度与血流量成正比，与同类血管的总截面积成反比，因此血管各段的血流速度是不相等的。由于体内主动脉的横截面积最小，据估计，毛细血管的总截面积约是主动脉的 220 ~440 倍，因此血流速度在主动脉中最快，约为 189 ~220mm/s，毛细血管中的血流速度最慢，约为 0. 3 ~0. 7mm/s。动脉内的血流速度还受心脏活动的影响，心缩期的流速比心舒期的快。测定血流速度对判断心脏收缩功能有一定的参考意义。

（二） 血流阻力

血液在血管内流动所遇到的阻力称为血流阻力（blood flow resistance）。血流阻力来源有两方面：①血液内部的摩擦力；②血液与血管间的摩擦力。血流阻力一般不能直接测量，需计算得出。计算血流阻力的公式如下：

$$R=\frac{8\eta L}{\pi r^4}$$

此式中 R 为血流阻力，η 为血液黏滞度，L 为血管长度，r 为血管半径。一般而言，血管长度可看作不变的常数，故血流阻力与血液黏滞度成正比，与血管半径的 4 次方成反比。对于一个器官而言，如果血液黏滞度不变，器官的血流量主要取决于该器官阻力血管的口径大小，如果血管口径减小一半，则血流阻力将增加至原来的 16 倍。

（三） 血压

血压（blood pressure，BP ）是指血管内流动的血液对单位面积血管壁的侧压力，也即压强。根据国际标准压强的计量单位为 Pa（帕），Pa 的单位较小，故血压的单位通常用 kPa（千帕）。由于长期以来人们都用水银检压计测量血压，因此习惯上用 mmHg（毫米汞柱）为单位，1mmHg =0. 133kPa。血管系统各部分都具有血压，分别称为动脉血压、毛细血管血压和静脉血压。静脉血压很低，常用厘米水柱（cmH_2O）表示，$1cmH_2O$ =0. 098kPa。通常所指的血压系指动脉血压。

血压形成的基本因素有两方面：

1. 血液对血管系统的充盈 这是形成血压的前提。在整个循环系统内约有 5000ml 血液。在动物实验条件下使心搏停止，则血液停止流动，主动脉与右心房（即体循环）间压力差消失，体循环各段血管中压力相等，此时血管中的压力仍比大气压高 0. 93kPa（7mmHg）。在循环系统中这种单纯由于血液充盈所产生的压力，称循环系统平均充盈压（mean circulatory filling pressure）。人的循环系统平均充盈压估计接近这一数值。

2. 心脏射血释放能量 是产生血压的基本因素之一。心室肌收缩时所释放的能量分两部分，一部分表现为动能，用于推动一定量的血液进入动脉，另一部分形成对血管壁的侧压力，并使血管壁扩张，成为血液的势能。在循环过程中，随着血流动能的消耗，势能逐渐转变为推动血流前进的动能，使血液在血管中持续流动。所以，血液从大动脉经体循环流向右心房的全过程中，由于不断消耗能量而血压逐渐降低，最后由大静脉回右心房时，压力已近于零。但各部血压的降落是不均匀的，这是因为血液在各段血管中所遇到的阻力不等。血液流经小动脉、微动脉时，血压降落幅度最大，这是因为血液流经此处所遇阻力最大，故势能消耗最多。

心脏射血呈周期性间断，故在主动脉及中等以上动脉系统中，血压也随心脏间断射血而呈现周期性波动。但在小动脉以下部分，这种波动随着血压下降而减少，以至消失。

三、动脉血压和动脉脉搏

（一）动脉血压

1. 动脉血压及正常值 动脉血压（arterial blood pressure）一般是指主动脉的血压，是流动的血液对动脉管壁的侧压力。由于在大动脉内血压降低幅度较小，为测量方便，通常以肱动脉血压代表主动脉的血压。一个心动周期中，动脉血压随心室收缩和舒张而发生规律性波动。心室收缩射血时，动脉血压快速上升达最高值，称为收缩压（systolic pressure）。心室舒张，动脉血压降低，于心舒末期降至最低值，称为舒张压（diastolic pressure）。收缩压与舒张压的差值称为脉搏压（pulse pressure）。整个心动周期中各瞬间动脉血压的平均值，称为平均动脉压（mean arterial pressure）（图4－13）。

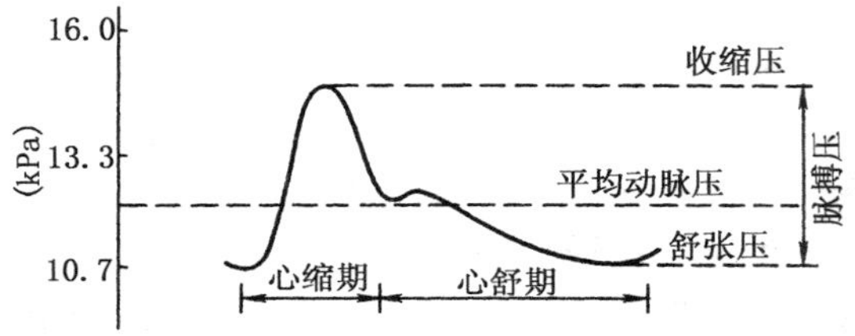

图4－13 主动脉血压波形图

由于心室收缩期比舒张期短，故平均动脉压值较接近于舒张压值，其计算公式为：

平均动脉压＝舒张压＋1/3 脉搏压

动脉血压的习惯写法是：收缩压/舒张压 kPa，如16.0/10.7kPa。通常以测量肱动脉血压为标准。我国健康成年人安静时的动脉血压正常值见表4－1。安静时，舒张压持续超过12.00kPa（90mmHg），则为高血压；如舒张压低于6.67kPa（50mmHg），收缩压低于12.00kPa（90mmHg），则为低血压。

表4－1 健康成人安静时动脉血压正常值

	kPa	mmHg	计算公式
收缩压	12.00～18.70	90～140	
舒张压	8.00～12.00	60～90	
脉搏压	4.00～5.33	30～40	收缩压－舒张压
平均动脉压	9.33～13.78	70～103	舒张压＋1/3 脉搏压

2. 动脉血压的形成　如前述，心血管系统是一封闭的管道系统。在这一系统中，有足量的血液充盈是形成血压的物质基础，心室射血和外周阻力是产生动脉血压的两个基本条件。如仅有心肌收缩作功，而无外周阻力，则心室收缩释放的能量将全部表现为动能，使血液全部迅速流至外周，因而不能维持动脉血压。可见动脉血压的形成是心室射血对血流的推动和外周阻力两者相互作用的结果。

大动脉的弹性贮器作用在血压形成中也起重要的缓冲作用。当心脏收缩射血时，由于大动脉的弹性贮器作用以及外周阻力的存在，仅有1/3射出血量流向外周，其余2/3暂时贮存在胸腔大动脉中，使大动脉血压升高，并使大动脉管壁弹性纤维被拉长而使管壁扩张。这样，心室收缩时释放的能量中有一部分以势能的形式被贮存在弹性贮器血管壁中。心室舒张时停止射血，于是大动脉管壁被拉长了的弹性纤维发生弹性回缩，将在心缩期贮存的那部分血液继续推向外周（图4－14），并且使动脉压在心舒期维持在较高水平。大动脉的弹性贮器作用一方面可使心室间断的射血变为动脉内持续的血液流动；另一方面，还能缓冲血压的波动，使收缩压不致过高，并维持舒张压于一定的水平。

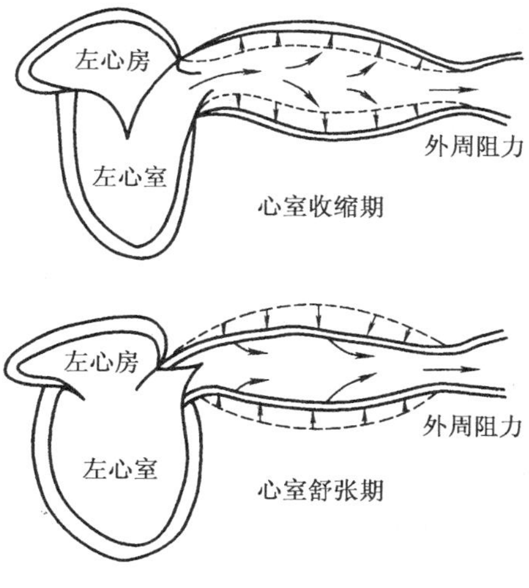

图4－14　主动脉弹性对血流和血压的作用示意图

3. 影响动脉血压的因素

（1）心输出量　在整体内其他调节方式不变的情况下，动脉血压与心输出量成正比。心输出量增加时，射入动脉的血量增多，动脉血压升高；反之，则动脉血压下降。心输出量＝每搏输出量×心率，故凡能影响每搏输出量或心率的因素都可影响动脉血压。

当心率不变而每搏输出量增加时，射入动脉的血量增多，管壁的张力加大，故收缩压升高明显。由于收缩压升高使血流加速，致使舒张期末大动脉内存留血量增加不多，故舒张压增高不明显，从而使脉搏压增大。反之，当每搏输出量减少时，则收缩压降低。因此，收缩压高低主要反映心脏每搏输出量的多少。

在一定范围内，心率加快则心输出量增加，动脉血压升高；反之，心率减慢则动脉血压降低。如每搏输出量和外周阻力不变，心率加快时，则由于心舒期缩短，在心舒期流至外周的血量减少，心舒期末主动脉内存留的血量增多，故舒张压升高。由于动脉血压升高可使血流加速，使在心缩期内可有较多血液流向外周，故收缩压升高不如舒张压升高显著，脉搏压比心率增加前减小。相反，心率减慢时，舒张压降低的幅度较收缩压降低幅度大，故脉搏压增大。心率过快或过慢，都可使心输出量减少，血压下降。

（2）外周阻力　如心输出量不变而外周阻力改变时，对收缩压、舒张压都有影响，以舒张压所受影响更显著。这是因为在心舒期血液流向外周的速度主要取决于外周阻力。当外周阻力增大时，动脉血流向外周的速度减慢，心舒期留在动脉内的血量增多，故舒张压升高；反之，外周阻力减小时则舒张压降低。因此，舒张压主要反映外周阻力的大小。

（3）*大动脉管壁的弹性* 大动脉管壁的弹性具有缓冲动脉血压变化的作用，即可使脉搏压减小。大动脉管壁弹性在短期内不会有明显变化，但老年时，血管壁中胶原纤维增生逐渐取代平滑肌和弹性纤维，使血管的可扩张性和弹性减弱，因此老年人可表现为收缩压升高、舒张压降低、脉搏压增大。

（4）*循环血量与血管容量的关系* 循环血量与血管容量相适应，才能使血管有足够的血量充盈，这是形成动脉血压的物质基础。正常机体内，循环血量与血管容量相适应，故血管系统的充盈情况变化不大。但在失血时，循环血量可减少。若失血量不超过总血量的20%，可通过小动脉、微动脉收缩以增加外周阻力，通过小静脉收缩以减小血管容量，经此调节后，仍可维持血管充盈，使动脉血压不致显著降低。若失血量超过30%，体内调节作用已不能保持血管系统的正常充盈状态，血压将急剧下降，可引起休克；如果循环血量不变，而血管容量大大增加，则血液将充盈在扩张的血管中，造成回心血量减少，心输出量也减少，动脉血压也将下降。

（二）动脉脉搏

在每一心动周期中，随着心脏的收缩和舒张，动脉内压力发生周期性波动。这种周期性的压力变化可引起动脉血管产生搏动，称为动脉脉搏（arterial pulse），简称脉搏。动脉脉搏所反映的压力变化能以波的形式从主动脉开始沿着动脉管壁依次向外周传播，一般在身体的浅表动脉均可摸到。

四、微循环

微循环（microcirculation）是指微动脉和微静脉之间的血液循环，是心血管系统与组织细胞直接接触并进行物质交换的场所。

（一）微循环的组成及血流通路

由于各组织器官的形态与功能不同，其微循环的组成和结构也不相同。典型的微循环一般由微动脉、后微动脉、毛细血管前括约肌、真毛细血管、通血毛细血管、动－静脉吻合支和微静脉等7个部分组成（图4－15）。微动脉管壁含有完整的平滑肌成分，后微动脉平滑肌成分已不连续，分支出许多真毛细血管。毛细血管前括约肌是围绕在毛细血管入口处的平滑肌细胞。真毛细血管是由单层内皮细胞组成的管道，各真毛细血管彼此互相连接成网状，称为真毛细血管网。微静脉有较薄的平滑肌组织。

微循环的血液可通过3条途径从微动脉流向微静脉（图4－15）。

1. 直捷通路 直捷通路（thoroughfare channel）是指血液从微动脉→后微动脉→通

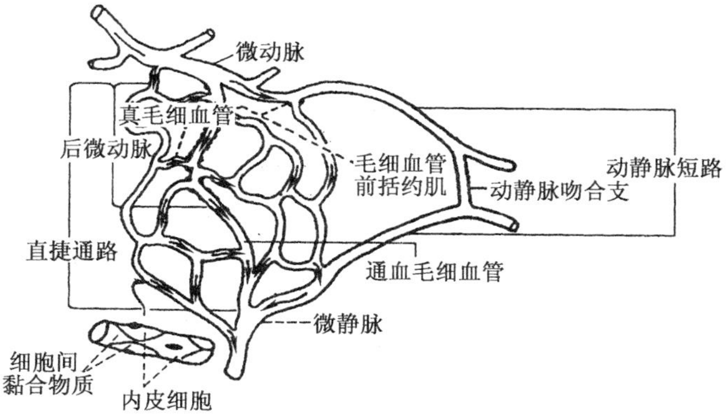

图 4-15 肠系膜微循环模式图

血毛细血管→微静脉的通路。这一通路途径较短，血流快并经常处于开放状态，主要是促使血液迅速通过微循环由静脉回流入心。在骨骼肌中这类通路较多。

2. 动静脉短路 血液从微动脉→动静脉吻合支→微静脉的通路称为动静脉短路（arteriovenous shunt）。这一通路管壁较厚，途径最短，血流速度快，但经常处于关闭状态。当环境温度升高时，动-静脉短路开放，皮肤血流量增加，促进散热；当环境温度降低时，动-静脉短路关闭，皮肤血流量减少，有利于保存体热，故具有体温调节作用。在人的皮肤，特别是手掌、足底、耳郭等处，动静脉短路分布较多。

3. 迂回通路 血液从微动脉→后微动脉→毛细血管前括约肌→真毛细血管网→微静脉的通路称为迂回通路（circuitous channel）。这一通路管壁薄，途径长，血流速度慢，通透性好，有利于物质交换，故又称营养通路（nutritional channel），是血液与组织细胞进行物质交换的主要场所。

（二）经毛细血管的物质交换

毛细血管的结构很适宜血液与组织液之间的物质交换。组织细胞之间的空隙为组织间隙，其中充满组织液。血液与细胞之间的物质交换必须通过组织液这个中间环节才能进行。

经毛细血管壁进行的物质交换主要有以下几种方式：

1. 扩散 扩散是血液与组织液之间进行物质交换的最主要方式。其扩散动力是该溶质在毛细血管壁两侧的浓度差，即溶质由浓度高的一侧向浓度低的一侧发生净移动。扩散的速率与溶质的浓度差、毛细血管壁对该溶质的通透性及毛细血管壁的有效交换面积成正比，与毛细血管壁的厚度（扩散距离）成反比。脂溶性物质如 O_2、CO_2，可以直接通过毛细血管壁的内皮细胞进行扩散；水溶性物质，如 Na^+、Cl^-、葡萄糖、尿素等，则通过毛细血管壁的孔隙进行扩散。由于扩散速度很快，大于血流速度数十倍之多，因此血液流经毛细血管的时间虽然很短，但各种物质的交换仍然很充分。

2. 滤过和重吸收 滤过是指由于管壁两侧压力差而引起的液体和小分子溶质由毛细血管内向组织间隙移动的过程。在毛细血管壁两侧存在着静水压和胶体渗透压，由于管壁两侧静水压差和胶体渗透压差而引起的液体及小分子物质从毛细血管向组织液移动，称为滤过；液体及小分子物质从组织液向毛细血管移动，则称为重吸收。在滤过和重吸收的同时，液体中能通过毛细血管壁的溶质分子也随之移出或进入毛细血管。在血液和组织液间的物质交换中，以滤过和重吸收方式进行交换的量远比以扩散方式交换的量为少，但滤过和重吸收方式在组织液的生成中起很重要的作用。

3. 胞纳和胞吐 毛细血管的内皮细胞可将其一侧的液体物质包围和吞入细胞内，形成吞饮小泡，运送至另一侧，通过胞吐排出细胞外。一般认为大分子物质，如蛋白质，可通过这种方式进行交换。

五、组织液和淋巴液的生成与回流

存在于组织细胞间隙内的细胞外液，称为组织液（interstitial fluid）。机体每个细胞都浸润在组织液之中，所以组织液是细胞和血液进行物质交换的中介。部分组织液进入毛细淋巴管成为淋巴液。淋巴液经淋巴循环最后又回流入血液。

（一）组织液的生成与回流

组织液存在于组织细胞的间隙中，绝大部分呈胶冻状，它的基质是胶原纤维和透明质酸，不能自由流动。因此，组织液不会因重力作用而流至身体的低垂部分。组织液也有一小部分（约占组织液的1%）呈液态，可自由流动。自由流动的组织液与不能自由流动的组织液经常保持动态平衡。

毛细血管血浆中的水和营养物质透过血管壁滤过进入组织间隙的过程，称为组织液生成。组织液中的水和代谢产物透过毛细血管壁重吸收入毛细血管的过程，称组织液回流。

在组织液生成和回流的过程中，毛细血管壁对液体的通透性是滤过条件；滤过的动力则取决于血管内血液和组织液两方面4个因素，即毛细血管血压、血浆胶体渗透压、组织液静水压和组织液胶体渗透压。按这些因素的作用方向不同而归类为两种力量：①毛细血管血压和组织液胶体渗透压是组织液生成的动力；②血浆胶体渗透压和组织液静水压是阻止滤过、促进组织液回流的力量。这两种力量的对比，决定着组织液进出的方向和流量。滤过力量和回流力量之差称为有效滤过压（effective filtration pressure），其关系可用下列公式表示：

有效滤过压 =（毛细血管血压 + 组织液胶体渗透压）-（血浆胶体渗透压 + 组织液静水压）

当有效滤过压为正值时，液体就由毛细血管滤出生成组织液；有效滤过压为负值时，液体从组织间隙中被吸收回毛细血管，则组织液回流（图4-16）。

有效滤过压各组成因素的数值见表4-2。

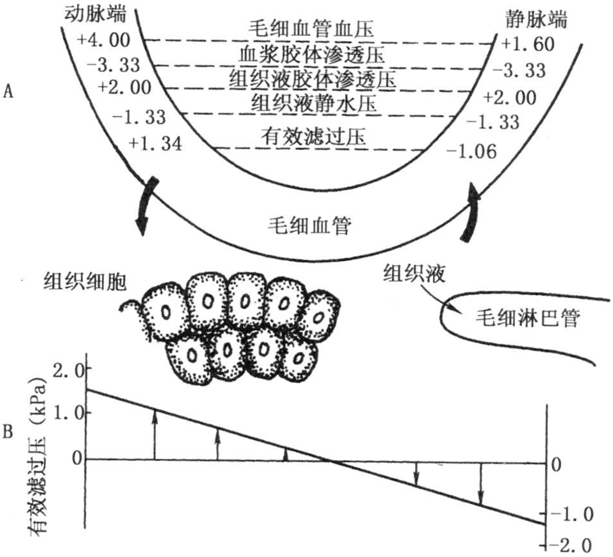

A：形成有效滤过压的因素和作用方向　B：有效滤过压在毛细血管内的变化　+：表示促液体滤出毛细血管的力　-：表示阻止液体滤出毛细血管的力（图中数字的单位均为 kPa）

图 4-16　组织液的生成与回流

表 4-2　有效滤过压的组成及其数值

生成压		(kPa)	(mmHg)	回流压	(kPa)	(mmHg)
毛细血管血压	A 端	4.00	30	血浆胶体渗透压	3.33	25
	V 端	1.60	12			
组织液胶体渗透压		2.00	15	组织静水压	1.33	10

有效滤过压 = 生成压 - 回流压 = （A 端）　1.33kPa（10mmHg）　组织液生成；（V 端）　-1.00kPa（-8mmHg）　组织液回流

上表数值说明，在毛细血管动脉端有效滤过压为正值，液体被滤出毛细血管；而毛细血管静脉端有效滤过压为负值，液体回流进入毛细血管。血液流过毛细血管时，血压从动脉端向静脉端逐步下降，因此有效滤过压也逐渐变化，即从动脉端的正值逐渐下降到零，再向负值变化。所以毛细血管中液体的滤出和回流是一个渐变过程，没有明显的界线。

组织液如上述不断生成，又不断回流，形成动态平衡。在回流中，约 90% 的组织液由毛细血管静脉端回流，约 10% 的组织液流入毛细淋巴管形成淋巴液，再经淋巴系统汇入静脉。如因某些原因使组织液生成过多或组织液回流障碍，则生成与回流的动态平衡被破坏，以致组织间隙中潴留过多液体，导致组织水肿（edema）。

（二）影响组织液生成与回流的因素

上述决定有效滤过压的各种因素以及毛细血管通透性和淋巴循环的变化，都可影响组织液的生成和回流。

1. 毛细血管血压 毛细血管血压是促进组织液生成、阻止组织液回流的主要因素。其他条件不变，毛细血管血压增高，有效滤过压增大，组织液生成增多，回流减少，从而引起水肿。如炎症时，炎症部位小动脉扩张，毛细血管前阻力减小，毛细血管血压升高，引起局部水肿；右心衰竭时，静脉回流受阻，静脉淤血，使毛细血管后阻力增大，毛细血管血压逆行性升高，组织液生成增多，导致全身性水肿。

2. 血浆胶体渗透压 血浆胶体渗透压是促进组织液回流、阻止组织液生成的因素，它由血浆蛋白分子（主要是白蛋白）形成。某些肾脏疾病，由于大量蛋白随尿排出，使血浆蛋白含量减少；或肝脏疾病时，肝合成血浆蛋白减少，都可导致血浆胶体渗透压降低，有效滤过压增大，组织液生成增多，造成全身性水肿。

3. 毛细血管壁的通透性 正常情况下，血浆蛋白不易通过正常毛细血管壁，这就使血浆胶体渗透压和组织液胶体渗透压总能保持正常水平和一定的差值。在烧伤、过敏反应时，组织释放大量组胺，使毛细血管壁通透性显著升高，部分血浆蛋白渗出毛细血管，使病变部位组织液胶体渗透压升高，组织液生成增多而回流减少，导致局部水肿。

4. 淋巴回流 正常时约有10%的组织液经淋巴管回流入血液，从而保持组织液生成量和回流量的平衡。如果淋巴回流受阻，在受阻淋巴管远心端的组织液回流受阻而积聚，也可引起局部浮肿，如丝虫病引起的下肢水肿等。

（三）淋巴循环

从毛细血管动脉端滤过而生成的组织液中，约有10%进入毛细淋巴管，形成淋巴液（lymph）。淋巴液在淋巴系统内流动称为淋巴循环。

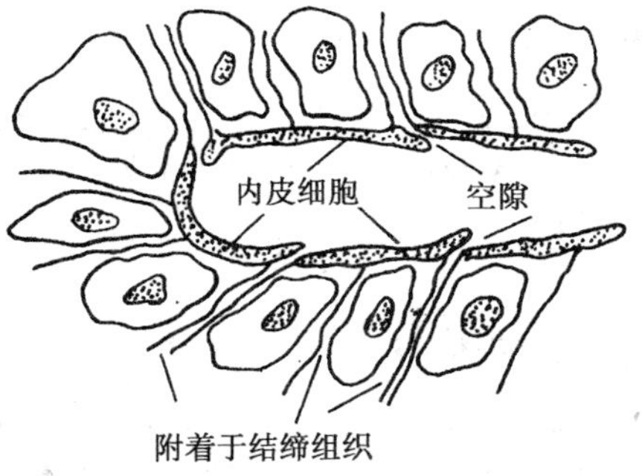

图4－17 毛细淋巴管盲端结构示意图

1. 淋巴液的生成与回流 毛细淋巴管末端为袋状盲管，管壁由单层内皮细胞构成，没有基膜。相邻内皮细胞的边缘像瓦片状互相重叠覆盖，形成向管腔内开放的单向活瓣样结构（图4－17）。组织间隙中的液体和大分子物质，如蛋白质，甚至侵入组织间隙的细菌、血细胞等都可通过内皮细胞间隙的活瓣进入毛细淋巴管。毛细淋巴管内皮细胞有收缩性，每分钟能收缩若干次，推送淋巴液向大的淋巴管流动。毛细淋巴管弛缓时，由于瓣膜作用使淋巴液不能逆流。在淋巴液汇入淋巴管的途中经过淋巴结而获得淋巴细胞，最后汇聚至胸导管和右淋巴管注入静脉。

2. 淋巴循环的功能 淋巴循环是血液循环的辅助和补充，具有回收组织液中的蛋白质，运输脂肪及其他营养物质，调节血浆和组织液之间的液体平衡，清除组织中的红细胞、细菌及其他微粒等功能。

六、静脉血压和静脉回心血量

静脉系统容量大，血管壁薄，又能收缩，因此，静脉不仅是血液回流入心脏的通道，还起着贮存血液的作用。静脉的舒缩可有效地调节回心血量和心输出量。

（一）静脉血压

静脉系统位于毛细血管网与右心房之间，因此，静脉血压（venous pressure）既能影响毛细血管的功能，又能影响心脏的功能。

1. 中心静脉压 胸腔大静脉或右心房的压力通常称为中心静脉压（central venous pressure，CVP），其正常值为0.4～1.2kPa（4～12cmH_2O）。中心静脉压的高低取决于两个因素：①心脏射血能力：如心脏功能良好，能及时将回心的血液射入动脉，则中心静脉压较低；如心脏射血功能减弱（心肌损伤、心力衰竭时），右心房和腔静脉淤血，则中心静脉压升高。②静脉回心血量：在心脏射血能力不变时，静脉回心血量增多或减少，中心静脉压会相应升高或降低。心室充盈度也受中心静脉压的影响，中心静脉压过低，则心室充盈不足，心输出量将会减少。但中心静脉压过高又不利于静脉血回流入心房。因此，测定中心静脉压可以反映静脉回心血量和心脏的功能状态，也可用作控制补液速度和补液量的指标。中心静脉压过低，常提示血量不足或静脉回流障碍；如中心静脉压高于正常或呈进行性上升趋势，常提示输液过多、过快或心脏射血功能不全。中心静脉压常用心导管法直接测定。

2. 外周静脉压 各器官静脉的血压称为外周静脉压（peripheral venous pressure），通常以人体平卧时的肘静脉压为代表，正常值为0.5～1.4kPa（5～14cmH_2O）。当心功能减弱导致中心静脉压升高时，静脉回流减慢，血液滞留于外周静脉内而使外周静脉压升高。

（二）静脉回心血量及其影响因素

单位时间内静脉回心血量（venous return）的多少取决于外周静脉压与中心静脉压之差，以及静脉对血流的阻力。此外，由于静脉管壁薄、易扩张，静脉血流还受重力和体位的影响。现分述如下：

1. 体循环平均充盈压 体循环平均充盈压是反映血管系统内血液充盈程度的指标。当血容量增加或容量血管收缩时，体循环平均充盈压升高，静脉回心血量也增多；反之，当血容量减少或容量血管舒张时，体循环平均充盈压降低，静脉回心血量就减少。

2. 心肌收缩力 心肌收缩力加强时，射血速度快、射血量多，使心室排空比较完全，在心舒期中心室内压较低，对心房和大静脉中血液的抽吸力量较大，故使静脉回心的血流速度加快，回心血量增加。反之，如心力衰竭患者，由于心肌收缩力减弱，不能及时将静脉回流的血液射入动脉，心舒期心室内压较高，以致大量血液淤积于心房和大静脉，造成心脏扩大、静脉高压和静脉回流受阻。如果发生于右心（右心衰竭），则患者出现颈静脉怒张、肝脾肿大、下肢浮肿等体循环静脉淤血的症状；若心力衰竭发生于左心（左心衰竭），则引起肺循环高压、肺淤血和肺水肿等。

3. 骨骼肌的挤压作用 下肢运动，骨骼肌收缩，位于肌肉内或肌肉间的静脉受到挤压，使静脉回流加快。同时由于四肢的静脉内存在向心方向的静脉瓣，肌肉收缩时，静脉内的血液只能向心脏方向流动而不能逆流。因此，骨骼肌与静脉瓣共同发挥推动静脉血向心流动的泵作用，称为肌肉静脉泵或肌肉泵。长期站立工作的人，不能发挥肌肉泵的作用，易引起下肢静脉淤血，乃至形成静脉曲张。

4. 呼吸运动 胸膜腔内压低于大气压，称为胸膜腔负压。吸气时，胸廓扩大，胸膜腔负压值加大，胸腔内的大静脉和右心房被牵拉而扩张，中心静脉压降低，静脉回流加快。呼气时虽然胸膜腔负压值减小，但由于回心的血液及时被心室射入动脉以及外周静脉瓣的作用，血液不能向外周反流。因此，呼吸运动对静脉回流也起着泵的作用。

5. 重力和体位 由于静脉壁薄，易扩张，故静脉血压和静脉血流易受重力的影响。人体平卧时全身静脉基本与心脏处于同一水平，重力对静脉压和静脉血流不起重要作用。当由平卧转为站立时，由于重力影响，使心脏水平以下的容量血管扩张，可多容纳500ml 血液，故静脉回心血量减少，心输出量降低。这种变化在健康人由于神经系统迅速调节而不被察觉；但长期卧床患者，可因为心输出量减少，引起动脉血压下降，导致脑供血不足而发生晕厥等症状。一般人由卧位或蹲位突然站立时，偶尔也会发生眩晕、眼前发黑等现象，但很快就可通过调节得以恢复。

第六节 心血管活动的调节

人体在不同的生理状况下，各器官组织的代谢水平不同，对血流量的需要也不同。机体可对心脏和各部分血管的活动进行调节，使它随组织器官或机体代谢水平的变化而改变。对心脏主要是改变心肌收缩力和心率以调节心输出量，对血管则是改变阻力血管和容量血管的口径以调节外周阻力和回心血量。

一、神经调节

心肌和血管平滑肌接受交感和副交感神经双重支配。机体对心血管活动的神经调节是通过各种心血管反射而实现的。

（一）心脏的神经支配及其作用

支配心脏的传出神经为心交感神经和心迷走神经。前者加强心脏活动，后者抑制心脏活动，两者对心脏的作用是相互拮抗的。

1. 心交感神经及其作用 心交感神经（cardiac sympathetic nerve）的节前纤维起自脊髓胸段 1 ~ 5 节的灰质侧角，在星状神经节或颈交感神经节中更换神经元。节后神经在心脏附近形成心脏神经丛，支配窦房结、心房肌、房室交界、房室束和心室肌。两侧心交感神经在心脏的分布有差别，支配窦房结的交感神经纤维主要来自右侧心交感神经，支配房室交界的主要来自左侧的心交感神经。

心交感节后纤维属肾上腺素能纤维，其末梢释放的递质为去甲肾上腺素（norepinephrine，NE），与心肌细胞膜上的β_1受体结合，产生大量的cAMP，使心肌细胞膜上的Ca^{2+}通道激活，使心率加快（正性变时作用）、心缩力加强（正性变力作用）、房室交界传导性加强（正性变传导作用）。心交感神经对心脏的兴奋作用可被β受体阻滞剂如普萘洛尔（心得安）等阻滞。

2. 心迷走神经及其作用　心迷走神经（cardiac vagus nerve）的节前神经元位于延髓的迷走神经背核和疑核区域。节前纤维下行进入心脏，在心内神经节换元，节后纤维支配窦房结、心房肌、房室交界、房室束及其分支，只有少量纤维支配心室肌。右侧心迷走神经主要影响窦房结的活动，左侧心迷走神经主要影响房室传导的功能。

心迷走神经的轴突末梢释放的神经递质是乙酰胆碱。当迷走神经兴奋时，纤维末梢释放的乙酰胆碱与心肌细胞膜上M型受体结合，使细胞膜对K^+的通透性增大，K^+外流增多，并降低了对Ca^{2+}的通透性，Ca^{2+}内流减少，从而导致心率减慢（负性变时作用）、房室传导速度减慢（负性变传导作用）、心房肌收缩力减弱（负性变力作用）。心迷走神经和乙酰胆碱对心脏的作用可被M受体阻滞剂如阿托品等药物所阻滞。

一般而言，心迷走神经和心交感神经对心脏的作用相互拮抗。但当两者同时对心脏发挥作用时，在多数情况下，心迷走神经的作用比心交感神经占有更大优势。

（二）血管的神经支配及其作用

支配血管平滑肌的神经纤维称为血管运动神经纤维，分为缩血管神经纤维和舒血管神经纤维两类。人体大多数血管只受缩血管神经的单一支配，只有一小部分血管兼受缩血管和舒血管两类神经的支配。

1. 交感缩血管神经　其节前神经元位于脊髓第1胸段至第2~3腰段灰质侧角，节后神经元位于椎旁和椎前神经节内，发出的节后纤维分布到除真毛细血管以外的所有的血管平滑肌，末梢释放去甲肾上腺素，它主要与血管平滑肌细胞膜上的α受体结合，产生缩血管效应。α受体阻滞剂是酚妥拉明。

在安静状态下，交感缩血管纤维持续发放低频率（1~3次/秒）的神经冲动，称为交感缩血管神经的紧张性活动。这种紧张性活动使血管平滑肌维持一定程度的收缩。当交感缩血管神经的紧张性加强时，血管平滑肌可进一步收缩，口径更小；反之，当紧张性减弱时，血管平滑肌的收缩程度减弱，血管舒张。

体内几乎所有的血管都受交感缩血管神经支配，但不同部位的血管中交感缩血管神经纤维的分布密度不同。皮肤血管中交感缩血管神经纤维分布最密，骨骼肌和内脏的血管次之，冠状血管和脑血管中分布较少。在同一器官中，动脉中缩血管纤维的密度高于静脉，而动脉中又以微动脉分布最密，但在毛细血管前括约肌中缩血管纤维分布很少。

2. 舒血管神经　舒血管神经分布较为局限，有两种类型：①交感舒血管神经，主要分布于骨骼肌血管。其节后纤维释放的递质是乙酰胆碱，与血管平滑肌的M型胆碱能受体结合，使血管舒张。交感舒血管神经纤维在平时没有紧张性活动，当情绪激动、恐慌或进行防御性反应时才发放冲动，使骨骼肌血管舒张、血流量增多，对平时的血压调节作用较小。②副交感舒血管神经，仅分布于少数器官如脑膜、唾液腺、胃肠道腺体和外生殖器等的血管平滑肌，作用范围较局限。其末梢释放的递质是乙酰胆碱，与血管平滑肌细胞上 M 受体结合，引起血管舒张。舒血管神经一般无紧张性活动，只对所支配器官的血流起调节作用，对循环系统的总外周阻力影响不大。

（三）心血管中枢

在中枢神经系统中，与调节心血管活动有关的神经细胞群，称为心血管中枢（cardiovascular center）。它分布于中枢神经系统从脊髓到大脑皮层的各个部位，它们各具有不同功能，又密切联系，使整个心血管系统功能协调统一，并与整体活动相适应。

1. 延髓心血管中枢 延髓是调节心血管活动的最基本中枢。实验观察到，如果在延髓上缘横断脑干后，动物的血压并无明显的变化，刺激坐骨神经引起的升血压反射也仍存在；但如果将横断水平逐渐向脑干尾端移动，则动脉血压就逐渐降低，刺激坐骨神经引起的升血压反射也减弱；若在延髓后 1/3 水平横断脑干，破坏了延髓结构的完整性，血压降至脊椎动物水平。这些结果说明，心血管正常的紧张性活动起源于延髓。许多基本的心血管反射都在延髓完成，高位中枢的作用也是通过延髓中枢下传到脊髓交感节前神经元而产生效应。

延髓心血管中枢平时均有紧张性活动，分别称为心迷走紧张、心交感紧张和交感缩血管紧张。心交感中枢与心迷走中枢之间存在相互拮抗的作用。在机体处于安静情况下，这些神经元的紧张性活动表现为心迷走神经纤维、心交感神经纤维和交感缩血管神经纤维维持持续的低频放电活动。紧张性活动起源于延髓心血管中枢。

2. 延髓以上的心血管中枢 在延髓以上的脑干部分以及大脑和小脑中，都存在与心血管活动有关的神经元。它们在心血管活动调节中所起的作用较延髓心血管中枢更为复杂，特别表现在对心血管活动和机体其他功能之间复杂的整合方面。

（四）心血管活动的反射性调节

神经系统对心血管活动的调节是通过各种心血管反射而实现的。机体内、外环境中的各种变化可以被机体各种相应的内外感受器所感受，通过反射引起各种心血管效应。

1. 颈动脉窦和主动脉弓压力感受器反射

（1）*反射弧* 在颈动脉窦和主动脉弓血管壁的外膜下有丰富的感觉神经末梢，其分支末端膨大呈卵圆形，分别称颈动脉窦压力感受器和主动脉弓压力感受器。动脉的压力感受器并不是直接感受血压的变化，而是感受血管壁受机械牵张的程度，因此它们是机械感受器或血管壁牵张感受器。颈动脉窦压力感受器传入神经为窦神经，它与舌咽神经合并进入延髓，主动脉弓的压力感受器传入纤维称为主动脉神经，走行于迷走神经而后进入延髓。兔的主动脉弓神经在颈部自成一束，与迷走神经和颈交感神经伴行，称为降压神经，在颅底并入迷走神经干。压力感受器反射的传出神经为心迷走神经、心交感神经和交感缩血管神经，效应器为心脏和血管。

（2）*反射效应* 当动脉血压突然升高时，颈动脉窦和主动脉弓压力感受器受到的牵张刺激加强，使其发放冲动的频率增高，分别经窦神经与主动脉神经传至延髓心血管中枢，使心迷走中枢紧张性增强，心交感中枢和交感缩血管中枢紧张性减弱，分别通过各自的传出神经作用于心脏和血管，使心率减慢、心缩力减弱、心输出量减少，同时使血管舒张、外周阻力下降。由于心输出量减少和外周阻力减低，因而动脉血压降低。反之，当动脉血压降低时，则发生相反的效应，使心率加快，心缩力加强，心输出量增加；血管收缩，外周阻力增加，则使动脉血压回升。由于正常血压对动脉管壁已具有一定的牵张作用，因此，颈动脉窦和主动脉弓压力感受器经常发放一定数量的传入冲动，使心迷走中枢紧张性加强，心交感中枢和交感缩血管中枢紧张性减弱，其效应使血压下降，故颈动脉窦和主动脉弓压力感受器反射又称降压反射（depressor reflex）。

（3）反射的特点及生理意义　颈动脉窦和主动脉弓压力感受器反射（baroreceptor reflex）的作用特点：①窦内压在 8.0～24.0kPa（60～80mmHg）范围内，压力感受器的传入冲动频率与动脉管壁的扩张程度成正比，且对搏动性的压力变化要比稳定的压力变化更为敏感。这一特征与正常机体动脉血压随心动周期而波动的特点相适应。②窦内压在 13.33kPa（100.0mmHg）左右时，窦内压的轻微变化即可引起主动脉血压的明显改变（图 4－18）。这表明窦内压在这一段范围内变动时，压力感受器反射的调节最为灵敏。③当窦内压在 8.00kPa（60mmHg）以下时，压力感受器无传入冲动，即压力感受器反射不发挥作用，表明颈动脉窦压力感受器的刺激阈值为 8.00kPa（60mmHg）。当灌注压超过 24.00kPa（180mmHg）时，压力感受器的传入冲动不再增加，主动脉血压也不再出现明显降低，说明压力感受器的兴奋已达饱和。可见降压反射在血压正常波动范围内反应最为灵敏，因此降压反射对于维持正常血压的相对稳定起重要作用。④血压持续升高时，反射可以重新调定点，如高血压患者的压力感受器已产生适应现象，对牵张刺激的敏感性降低，此时反射的调节范围上移，使血压在较高的水平上维持稳定。

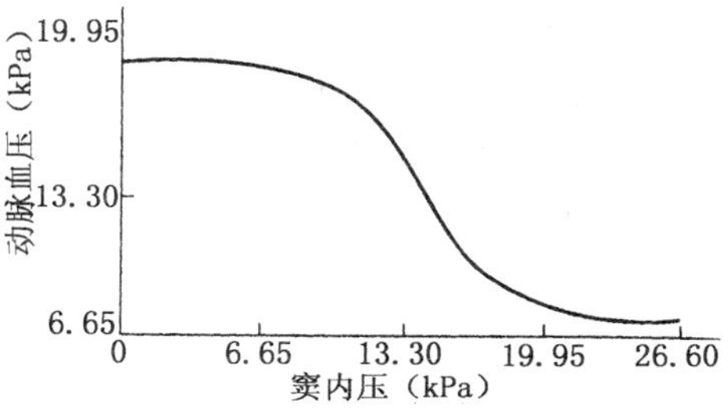

图 4－18　犬颈动脉窦内压力变化对动脉血压的反射性影响

颈动脉窦和主动脉弓压力感受器反射是一种负反馈调节机制，其生理意义在于使动脉血压保持相对稳定。由于颈动脉窦和主动脉弓压力感受器正好位于脑和心脏供血通路的起始部，因此，此反射对于维持脑和心脏等重要脏器的正常血供具有特别重要的意义。

2. 颈动脉体和主动脉体化学感受器反射　位于颈总动脉分叉处的颈动脉体及主动脉弓下方的主动脉体是化学感受器，对血液内化学成分（低氧、CO_2分压升高及 H^+ 浓度升高等）的变化特别敏感，尤其对低氧动脉血的感受更为重要。该反射通常对心血管不起调节作用，只调节呼吸运动。只有在低氧、窒息、动脉血压低于 8.0kPa（60mmHg）或酸中毒等情况下，才发挥比较明显的作用，其效应是心率加快、心输出量增加、心脏和脑的血流量增加，而腹腔内脏和肾脏的血流量减少。

3. 心肺感受器反射 在心房、心室和肺循环大血管壁存在许多感受器，总称为心肺感受器。当压力升高或血容量增加，使心脏或血管壁受牵张时，即可刺激心肺感受器。当心房、心室和肺循环大血管内压力升高或血容量增多使心脏和血管壁受到牵拉刺激，感受器兴奋，引起交感紧张性降低，心迷走紧张性加强，导致心率减慢，心输出量减少，外周血管阻力降低，故血压下降；也可通过肾交感神经活动的抑制，导致肾素和血管升压素释放减少，使肾血流量增加，肾排水和排钠量增多。这表明心肺感受器引起的反射在血量及体液量和成分的调节中有重要的生理意义。

4. 其他感受器对心血管活动的影响 躯体感受器引起的心血管反射，如疼痛、冷热等刺激往往引起心率加快和血管收缩，血压升高；上呼吸道感受器兴奋引起的反射，如有时上呼吸道受刺激可导致心跳停止，临床上偶尔可见由于麻醉下进行呼吸道插管而致患者心跳停止。压迫眼球可反射性引起心率减慢称为眼心反射，故当阵发性心动过速时，可压迫眼球缓解心率过快的现象。扩张肺、胃、肠、膀胱等器官，常可引起心率减慢、外周血管扩张等反应。

二、体液调节

心血管活动的体液调节是指血液和组织液中所含的化学物质对心脏和血管平滑肌活动的调节。这些体液因素主要通过血液运输广泛作用于心血管系统，有些则主要作用于局部的血管平滑肌，对局部组织的血流量起调节作用。

（一）肾上腺素和去甲肾上腺素

肾上腺素（epinephrine，E）和去甲肾上腺素（norepinephrine，NE）在化学结构上都属儿茶酚胺（catecholamine）类。循环血液中的肾上腺素和去甲肾上腺素主要由肾上腺髓质分泌，其中肾上腺素约占80%，去甲肾上腺素约占20%。交感神经节后纤维末梢释放的去甲肾上腺素一般均在局部发挥作用，仅少量进入血液。

肾上腺素和去甲肾上腺素对心血管的作用既有共性，又有特殊性。

1. 对心脏的作用 在心肌细胞膜上分布有β_1受体，E与NE都可与它结合，使心率加快，心缩力加强，心输出量增加。但在整体内，静脉注射NE常出现心率减慢，这是因为NE主要作用于血管平滑肌上的α受体，使多数血管收缩，血压升高，再通过降压反射使心率减慢，从而掩盖了NE对心脏的直接兴奋效应。

2. 对血管的作用 在血管壁平滑肌上分布有α和β_2受体，兴奋α受体可使血管收缩，兴奋β_2受体则使血管舒张。E与α和β_2受体的结合能力都很强，因此，对血管的效应取决于两种受体在血管上的分布情况。在皮肤、肾脏、胃肠道等器官的血管平滑肌细胞膜上，α受体数量占优势，故E可使这些器官的血管收缩；而在骨骼肌、肝脏和冠状血管中β_2受体分布占优势，因此E可使这些血管舒张。所以E对血管的作用主要在于重新分配血量，而无明显改变外周阻力和升压作用。NE与α受体结合能力较强，可使全身各器官的血管广泛收缩，外周阻力明显加大，动脉血压升高。

鉴于E有明显的强心作用，故临床常作为强心急救药。NE有明显的升压作用，临床上常用作升压药。

（二）肾素－血管紧张素系统

肾脏近球细胞释放肾素（renin）进入血液后，可将血浆中的血管紧张素原水解为血管紧张素Ⅰ（angiotensin Ⅰ），经肺循环时，在肺血管紧张素转换酶的作用下，转变为血管紧张素Ⅱ（angiotensin Ⅱ），后者又在氨基肽酶作用下转变为血管紧张素Ⅲ。

血管紧张素Ⅱ是一种活性很高的升血压物质，其主要作用有：

1. 强力收缩全身小动脉和静脉 前者可加大外周阻力；后者可增加静脉回心血量，使心输出量增加，两者共同作用使动脉血压升高。

2. 促进肾上腺皮质分泌醛固酮增加 醛固酮作用于肾远曲小管和集合管，促进对 Na^+ 和水的重吸收，使血容量增加，血压升高。

此外还有促进交感神经末梢递质释放和提高交感缩血管中枢紧张性的作用。

由于肾素、血管紧张素和醛固酮之间功能上相连续而密切相关，因此特称肾素－血管紧张素－醛固酮系统（renin－angiotensin－aldosterone system，RAAS）。此系统也是动脉血压长时程稳定调节的重要因素之一。血管紧张素Ⅲ的缩血管作用只有血管紧张素Ⅱ的1/5左右，但它刺激肾上腺皮质合成和释放醛固酮的作用较强，使血浆中醛固酮的浓度升高。血管紧张素Ⅰ的作用不明显，但对肾上腺髓质分泌肾上腺素和去甲肾上腺素有一定的刺激作用。

（三）血管升压素

血管升压素（vasopressin，VP）是由下丘脑视上核和室旁核神经元合成，经下丘脑－垂体束轴浆运输到神经垂体储存，平时少量释放入血液循环。正常情况下，血管升压素在调节血压中不起明显作用，而主要是促进肾远曲小管和集合管对水的重吸收，使尿量减少，起抗利尿作用，故又称为抗利尿激素（antidiuretic hormone，ADH）。在禁水、外科手术、大失血等情况下，血管升压素浓度明显高于正常，此时才能引起血管收缩和血压升高。

（四）心房钠尿肽

心房钠尿肽（atrial natriuretic peptide，ANP）是由心房肌细胞合成和释放的一类多肽。它具有强烈的利尿排钠的作用，并使血管平滑肌舒张，外周阻力降低，使心率减慢，每搏输出量减少，心输出量减少，血压降低。此外，它还有抑制肾素－血管紧张素－醛固酮系统的作用，间接地促进 Na^+ 的排泄和抑制血管升压素的作用。当血容量增加和血压升高时，心房肌细胞释放心房钠尿肽，引起利尿和排钠效应。因此，它是体内调节水盐平衡的一种重要体液因素。

（五）血管内皮细胞生成的血管活性物质

血管内皮细胞可生成和释放若干种血管活性物质，引起血管平滑肌的舒张和收缩。

比较重要的有以下两种。

1. 内皮舒张因子 大多数学者认为内皮舒张因子（endothelium-derived relaxing factor，EDRF）是一氧化氮（nitric oxide，NO）。NO 也是乙酰胆碱引起血管舒张的中介物质。NO 可使血管平滑肌细胞内 Ca^{2+} 浓度降低，导致血管舒张；还可与前列环素等舒血管物质共同对抗交感神经末梢释放的去甲肾上腺素及其他缩血管物质的作用，保证正常血压与器官灌流量。

2. 内皮缩血管因子 内皮缩血管因子（endothelium - derived vasoconstrictor factor，EDCF）是由血管内皮细胞产生的多种缩血管物质，其中研究得较深入的是内皮素（endothelin，ET）。ET 是目前已知血管活性物质中最强的缩血管物质。

（六）激肽释放酶 - 激肽系统

激肽释放酶 - 激肽系统（kallikrein - kinin system）在体内参与多种功能活动，在此主要讨论其对心血管活动的作用。

1. 激肽的生成和降解 激肽是由激肽原在激肽释放酶作用下生成的。体内有两种来源的激肽释放酶。一种存在于血浆中，称血浆激肽释放酶；另一种存在于组织（肾、唾液腺、胰腺）中，称为组织激肽释放酶。前者可将高分子量激肽原（存在于血浆中）转变为缓激肽；后者可将低分子量激肽原转变为血管舒张素，血管舒张素在氨基肽酶作用下转变为缓激肽。缓激肽在激肽酶作用下水解失活。

2. 激肽对血管的作用 激肽可使血管平滑肌舒张和毛细血管通透性增强，但对其他平滑肌则引起收缩。缓激肽和血管舒张素是已知的最强烈的舒血管物质，可使局部血管舒张，血流量增加。

（七）组胺

组胺（histamine）是组氨酸在脱羧酶的作用下生成的，广泛存在于各种组织中，特别是皮肤、肺、肠黏膜的肥大细胞中。当组织受损伤发生炎症或过敏反应时，均可引起组胺释放。组胺有强烈的舒血管作用，并能使毛细血管和微静脉的管壁通透性增强，血浆漏入组织，形成局部组织水肿。

（八）前列腺素

前列腺素（prostaglandin，PG）是一类活性强、种类多、功能各异的脂肪酸衍生物。对心脏的作用，前列腺素 E、前列腺素 A、前列腺素 F 均起加强作用，使心输出量增加；对血管的作用，前列腺素主要是使血管舒张，只有前列腺素 F 通常引起血管收缩。

三、自身调节

心肌和血管平滑肌不依赖神经和体液因素的影响，对环境的变化产生一定的适应性反应，称为心血管自身调节。在实验排除神经、体液调节的条件下，血压在一定范围内变化时，各器官血流量仍能通过局部血管自身的舒缩活动而得到适当的调节，心脏的自身调节表现为心脏在一定范围内收缩时产生的张力或缩短速度随心肌纤维初长的增加而增加。

第七节 心、肺和脑的血液循环

体内每一器官的血流量与进出该器官的动、静脉血压差成正比，与该器官对血流的阻力成反比。但由于各器官的结构和功能各不相同，因此，其血流量的调节除具有共性的一般规律外，还有其本身的特点。本节将讨论心、肺、脑等主要器官的血液循环特点。

一、冠脉循环

（一）冠脉循环的解剖特点

冠脉循环（coronary circulation）是营养心脏本身的血液循环。冠状动脉（简称冠脉）的主干行走于心脏表面，其小分支常以垂直于心脏表面的方向穿入心肌，并在心内膜下层分支成网。这种分支方式使血管在心肌收缩时容易受到压迫。通常一根心肌纤维有一根毛细血管供血，使心肌和冠脉之间的物质交换能很快进行。如心肌发生病理性肥厚时，肌纤维直径增加，但毛细血管数量则不能相应增加，故肥厚的心肌容易发生供血不足。冠脉之间有吻合支，但很细小，如突然发生阻塞时，则不易很快产生侧支循环，因此极易导致心肌梗死。

（二）冠脉循环的血流特点

1. 途径短、血压高、流速快、血流量大 左右冠状动脉起自主动脉根部，故冠脉循环血压较高，流速快，血流量大。安静时，人体冠脉血流量为每100g心肌60～80ml/min。心脏占人体体重的0.5%左右，但中等体重的人安静时，全部冠脉的血流量约为200～250ml/min，占心输出量的4%～5%。当心肌活动加强，冠脉达到最大舒张状态时，血流量可增加到安静状态时的4～5倍。

2. 心舒期供血为主 一是因为心舒期，心室肌舒张，解除了对冠脉的挤压，血流阻力明显降低；二是因为在心动周期中，舒张期较长。

3. 动、静脉血的氧差大 一般情况下，100ml动脉血含氧量20ml，经过组织气体交换后，成为静脉血，含氧量降低。安静情况下，动脉血流经骨骼肌后，100ml静脉血的含氧量约为15ml，即被骨骼肌摄取和利用了5ml氧；在同样条件下，100ml动脉血流经心脏后，被摄取和利用的氧近12ml，静脉血的氧含量仅剩下8ml左右。因此，冠脉循环供血不足时，极易出现心肌低氧的症状。

（三）冠脉循环血流量的调节

调节冠脉血流量的各种因素中，最重要的是心肌本身的代谢水平，神经调节作用较为次要。

1. 心肌代谢水平对冠脉血流量的调节 心肌收缩的能量来源几乎唯一地依靠氧化代谢。在剧烈活动时，心肌耗氧量增加时，主要通过冠脉血管舒张，增加冠脉血流量而实现。引起冠脉舒张的原因并不是低氧本身，而是心肌的某些代谢产物，其中最重要的是腺苷（adenosine）。心肌其他的代谢产物如 H^+、CO_2、乳酸等，也能使冠脉舒张，但作用较弱。在冠状动脉硬化时，心肌代谢的增加难以使冠脉舒张，故较易发生心肌缺血。

2. 神经调节 冠状动脉受迷走神经和交感神经的双重支配。交感神经末梢释放去甲肾上腺素，可与冠脉上的α、β受体结合，前者可使冠脉收缩，后者则使冠脉舒张。在整体内，交感神经兴奋常表现为血管舒张。迷走神经在冠脉上分布较少，在整体内刺激迷走神经，对冠脉血流量影响较小。

二、肺循环

肺循环（pulmonary circulation）是指从右心室至左心房的血液循环。肺的血液供应还有另一条途径，即体循环中的支气管循环，其功能是供给气管、支气管以及肺的营养需要。

（一）肺循环的特点

1. 途径短、阻力小、血压低 肺动脉分支较短而管径较大，管壁薄而可扩张性较大，故血流阻力小，约为体循环的1/10～1/8。肺动脉血压远较主动脉血压为低，约只有体循环压力的1/6～1/4。因此肺循环是一个低压系统，极易受心功能的影响。如发生左心衰竭，可逆行性引起肺静脉和肺毛细血管血压升高，导致肺淤血和肺水肿。

2. 肺血容量波动大 通常肺部血容量约为450ml，约占全身血量的9%。由于肺组织和肺血管的可扩张性很大，故肺部血容量的波动范围很大。用力呼气时，肺部血容量可减至200ml左右，而深吸气时，则可增大到1000ml；卧位较坐、立位增加400ml左右。因此，肺循环血管也起着贮血库的作用。

3. 无组织液存在 肺循环毛细血管血压平均仅0.93kPa（7mmHg），血浆胶体渗透压平均为3.33kPa（25mmHg），故将组织中的液体吸收入毛细血管的力量较大。一般认为肺部组织液的压力为负压，这一负压使肺泡膜和毛细血管壁紧密相贴，有利于肺泡和血液之间的气体交换，并有利于吸收肺泡腔内的液体，故肺泡内一般没有液体积聚。

（二）肺循环血流量的调节

1. 肺泡气低氧的作用 肺泡气低氧对肺循环血流量的调节具有明显的作用。低氧可引起肺血管收缩，使局部血流阻力增大，血流量减少。其生理意义是当某部分肺泡通气不足而使局部 O_2分压降低时，该部分的血管收缩，血流减少，使较多血液流至通气充足的肺泡，有利于气体在血液和肺泡之间进行有效的交换。

2. 神经体液调节 肺循环血管受交感神经和迷走神经双重支配。刺激交感神经使肺部血管收缩，刺激迷走神经使肺部血管舒张，但作用均较弱。在体液因素中，肾上腺素、去甲肾上腺素、血管紧张素Ⅱ、组胺、5－羟色胺等可使肺血管收缩，乙酰胆碱则引起肺血管舒张。

三、脑循环

脑循环（cerebral circulation）的血液供应来自颈内动脉和椎动脉。两侧椎动脉在颅腔内先合成基底动脉，再与两侧颈内动脉的分支合成颅底动脉环，由此分支，分别供应脑的各个部位。脑静脉血进入静脉窦，主要通过颈内静脉流回腔静脉。

（一）脑循环的特点

1. 血流量大、耗氧量多 安静时脑的血流量约为750ml/min，约占心输出量的15%，而脑的重量只占体重的2%左右。人体安静时，全身耗氧量为250ml/min，每100g脑耗氧量约3～3.5ml/min，整个脑的耗氧量约占全身耗氧量的20%。这说明脑组织代谢水平很高，耗氧量大，因此，脑对缺血、低氧的耐受性很低。

2. 血流量变化小 脑位于颅腔内，头颅为骨性结构，容积固定，颅腔为脑、脑血管和脑脊液所充满，三者容积的总和也是固定的，且与颅腔容积相等。由于脑组织是不可压缩的，故脑血管的舒缩受到相当限制，血流量的变化较小。因此，要增加脑的血液供应主要靠提高脑循环的血流速度。

3. 血－脑脊液屏障和血－脑屏障 在毛细血管血液和脑脊液之间存在限制某些物质交换功能的结构，称为血－脑脊液屏障（blood－cerebrospinal fluid barrier，blood－CSF barrier）。脑脊液形成的原理与组织液不完全相同，它主要由脑室脉络丛分泌而产生。脑脊液的成分不同于血浆，其蛋白质含量极微，葡萄糖含量也较血浆少，Na^+、Mg^{2+}和Cl^-浓度较血浆高，K^+、HCO_3^-和Ca^{2+}则较血浆低。可见血液与脑脊液之间的物质交换不是被动转运过程，而是主动运输过程。这种屏障对不同物质通透性不同，如O_2和CO_2等脂溶性物质很易通过屏障，而许多离子的通透性较低。在血液和脑组织之间也存在着类似的屏障，可限制物质在血液和脑组织之间的自由交换，称为血－脑屏障（blood－brain barrier）。脂溶性物质如O_2、CO_2、乙醇及某些麻醉药易于通过血－脑屏障，而青霉素、胆盐、H^+、HCO_3^-和非脂溶性物质则不易透入脑组织。

血－脑脊液屏障和血－脑屏障的存在，对于保持脑组织周围稳定的化学环境和防止血液中有害物质侵入脑内具有重要意义。

（二）脑血流量的调节

1. 脑血流量的自身调节 由于脑血管的舒缩受限制，故脑的血流量主要取决于脑的动脉和静脉之间的压力差。当平均动脉压在8.00～18.62kPa（60～140mmHg）范围内变动时，脑血管的自身调节机制可发挥很好的作用，使脑血流量保持相对稳定。血压在此范围内波动时，血压升高则脑血管收缩，血压降低则脑血管舒张。当血压超过18.62kPa（140mmHg）时，脑血流量将随血压升高而明显增加，若血压过高时，可因毛细血管血压过高而引起脑水肿。当血压低于8.00kPa时（60mmHg），则脑血流量减少，可引起脑功能障碍。

2. 体液调节 影响脑血管舒缩活动的最重要因素是脑组织局部的化学环境，其中，CO_2起着主导作用。当血液CO_2分压升高时，CO_2可进入脑组织，引起H^+浓度增加，使脑血管舒张，脑血流量增加。如过度通气时，CO_2呼出过多，动脉血CO_2分压降低，脑血流量明显减少，可引起头晕等脑缺血症状。此外，脑的各个部分的血流量和脑组织的代谢程度有关。当脑某部分活动加强时，由于代谢产物如H^+、K^+、腺苷等增多，该部分的血流量就增加。

3. 神经调节 脑血管也接受交感、副交感神经支配，但由于其分布少，故对脑血管活动调节作用很小。

第五章 呼 吸

机体与外界环境之间的气体交换过程称为呼吸（respiration）。

呼吸过程是通过三个环节来完成的：①外呼吸（external respiration），是指外界空气与肺泡之间的气体交换和肺泡与肺毛细血管血液之间的气体交换，前者称为肺通气，后者称为肺换气。②气体在血液中的运输，即氧和二氧化碳在血液中的运输。③内呼吸（internal respiration），是指细胞通过组织液与血液之间的气体交换过程，又称为组织换气，有时也将细胞内的氧化过程包括在内。

第一节 肺通气

肺通气（pulmonary ventilation）是指肺与外界环境之间的气体交换过程。实现肺通气的结构包括呼吸道、肺泡和胸廓等。呼吸道是沟通肺泡与外界的通道，肺泡是气体交换的场所，胸廓则以其节律性的呼吸运动产生肺通气的动力。

一、呼吸道的结构特征和机能

呼吸道包括鼻、咽、喉、气管和支气管，是气体进出肺脏的管道。临床上通常以环状软骨下缘为界，把鼻、咽、喉称为上呼吸道，气管、支气管及其在肺内的分支称为下呼吸道。通气功能是呼吸道的主要功能。呼吸道黏膜内壁有丰富的血管网，并有黏液腺分泌黏液，它的这些结构特征，使吸入的空气在到达肺泡之前就得到湿润和加温，并对吸入气体中的尘埃或以鼻毛阻挡其进入，或通过黏膜上皮的纤毛运动将其排出，从而使肺泡获得较为洁净的空气。

气管是由许多不完全的环状软骨、平滑肌和弹性纤维所组成的。呼吸时，气管的管腔容积变化很小，也不因平滑肌收缩而有显著改变。但在支气管和细支气管，却因软骨组织减少，平滑肌的舒缩对管腔口径的影响较大，从而成为影响气道阻力的主要部位。

呼吸道的平滑肌受迷走神经和交感神经的双重支配。迷走神经兴奋时，节后纤维末梢释放乙酰胆碱，与M型胆碱能受体结合，使气管平滑肌收缩，细支气管口径缩小，气道阻力增加；交感神经的作用与此相反，当交感神经兴奋时，其节后纤维末梢释放去甲肾上腺素，与β_2型肾上腺素能受体结合，使气管平滑肌舒张，气道阻力减小。

还有一些体液因素如组织胺、5-羟色胺和缓激肽等，可以引起呼吸道平滑肌的强烈收缩。此外，某些过敏原在支气管黏膜上发生抗原抗体反应时，产生一种“慢反应物质”，能引起平滑肌痉挛。

二、肺泡的结构和机能

肺泡是由肺泡上皮细胞所构成的，与肺泡管相连，是肺的基本结构和功能单位。

（一）肺泡的结构

肺泡直径为 80～250μm。两肺约有 3 亿个肺泡。肺泡上皮细胞分为两型：Ⅰ型细胞（又称扁平细胞）呈鳞状，覆盖约 95% 的肺泡表面；Ⅱ型细胞（又称分泌上皮细胞）呈圆形或立方形，分散存在于Ⅰ型细胞之间，约占肺泡总面积的 5%，具有分泌功能，合成和分泌肺泡表面活性物质。肺泡与肺泡之间的结构称肺泡隔，隔内有丰富的毛细血管网、弹力纤维及少量的胶原纤维等，使肺具有一定的弹性，对维持肺泡、气道稳定的开放具有重要意义。

（二）呼吸膜

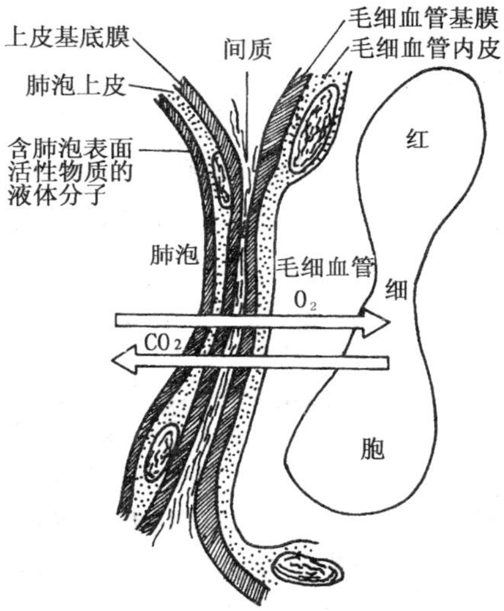

图 5－1 呼吸膜结构示意图

肺泡气体与肺毛细血管血液之间进行气体交换所通过的组织结构，称为呼吸膜（respiratory membrane）。其平均厚度不到 1μm，具有很大的通透性。人两肺呼吸膜的总面积可达 $70m^2$。呼吸膜在电子显微镜下可分为 6 层，自肺泡内表面向外依次为：含表面活性物质的液体层、肺泡上皮层、上皮基底膜层、肺泡与毛细血管之间的间质层、毛细血管基膜层和毛细血管内皮层（图 5－1）。

（三）肺泡表面活性物质

肺泡壁上的Ⅱ型细胞分泌的肺泡表面活性物质（pulmonary surfactant），是一种复杂的脂蛋白混合物，其主要成分是二棕榈酰卵磷脂（dipalmitoylecithin，DPL；或 dipalmitoyl phosphatidyl choline，DPPC），其密度随肺泡的张缩而改变。

肺泡表面活性物质的作用是降低肺泡表面张力。肺泡内表面液体层与肺泡气形成液－气界面，因而产生表面张力。肺泡表面张力是使肺泡缩小的力量，肺扩张后的回缩力，除小部分来自肺弹性组织外，约 2/3 来自肺泡表面张力。

肺泡表面活性物质降低肺泡表面张力的作用具有重要的生理意义：

1. 维持肺泡容积的相对稳定 据 Laplace 定律，吹胀的液泡的内缩压（P）与液泡表面张力（T）成正比，与液泡的半径（r）成反比，即：$P = 2T/r$。因此，吹胀两个大小不等而有孔道相连的液泡后，小泡的内缩压较高，其中的气体势必流入大泡，终致小泡萎缩。但通常这种情况并不发生，其原因在于肺泡表面活性物质降低表面张力的能力，与其在肺泡内表面的分子分布密度成正比，而肺泡表面活性物质在肺泡内表面分布的密度又随着肺泡张缩发生相应的改变。

2. 防止体液在肺泡积聚 既然肺泡表面张力使肺泡回缩，肺组织间隙势必会扩大，导致组织间隙静水压降低，使自毛细血管滤出的液体过多而形成肺水肿。但由于肺泡表面活性物质的存在，肺泡表面张力引起的液体自肺毛细血管滤出的滤过压力，据计算可减少约 2.7kPa（20mmHg），从而有效防止了液体在肺泡的积聚，以保证肺换气的正常进行。

3. 降低吸气阻力，减少吸气作功 由于肺泡表面活性物质能有效降低使肺泡回缩的肺泡表面张力，使肺泡易于扩张，从而降低了吸气阻力，减少吸气作功。成年人患肺炎、肺血栓等疾病时，可因肺泡表面活性物质减少而发生肺不张，表现为吸气困难。早产儿也可因缺乏肺泡表面活性物质发生肺不张和肺泡内表面透明质膜形成，造成呼吸困难，称为呼吸窘迫综合征，可导致死亡。

三、肺通气动力

气体之所以能进出肺是靠压力差推动其流动的，肺与外界的压力差是靠胸廓与肺的张缩使肺内压改变而引起的，呼吸肌收缩舒张产生的呼吸运动是肺通气的原动力。

（一）呼吸运动

呼吸肌收缩舒张引起的胸廓扩大和缩小称为呼吸运动（respiratory movement），包括吸气运动和呼气运动。

呼吸时，吸气运动主要是由膈肌和肋间外肌收缩完成的。吸气时膈肌收缩，膈顶下移，膈肌收缩愈强，膈肌下移的位置也愈低，使胸廓的上下径增大，扩大了胸腔容积，产生吸气运动。当肋间外肌收缩时，肋骨沿肋脊关节旋转轴上举，胸骨也随之上移，使胸腔前后径增大；同时肋骨向上移位时，其下缘也略向外侧偏转，从而使胸腔的左右径也增大，产生吸气运动。

人呼吸运动的频率和深度，经常随着机体活动而变化。在安静状态下呼吸运动平稳缓和，频率为 12～18 次/分，这种安静状态下的呼吸称为平静呼吸（eupnea）。在平静呼吸时，吸气动作主要通过膈肌和肋间外肌的收缩，使胸腔上下径、左右径和前后径增大；呼气动作则是膈肌与肋间外肌舒张，肋骨和胸骨借重力作用而恢复原位，膈肌也被腹腔器官的推挤和胸腔负压吸引而恢复原位，胸腔随之缩小，产生呼气。可见，在平静呼吸过程中，吸气运动是主动的，而呼气运动则是被动的。

当人体活动增强、新陈代谢加快而用力呼吸（forced breathing）时，呼吸明显加深、加快，吸气动作不仅是膈肌和肋间外肌的收缩，还有吸气的辅助肌（如斜角肌、胸锁乳突肌、胸肌及背肌等）也参与吸气运动，呼气时则有肋间内肌和腹肌等参与。肋间内肌的肌纤维是从前上到后下，当其收缩时，肋骨和胸骨则是下移并向前偏斜，使胸腔前后径和左右径缩小，以加强呼气运动。可见，用力呼吸时，无论吸气还是呼气都是主动的过程。

在呼吸运动中，以肋间肌舒缩、胸部起伏为主的呼吸运动称为胸式呼吸（thoracic breathing），以膈肌舒缩、腹部起伏为主的呼吸运动称为腹式呼吸（abdominal breathing）。小儿及男性以腹式呼吸为主，女性在妊娠时，膈肌活动受限，以胸式呼吸为主。但一般情况下，人以腹式和胸式混合式呼吸为多见。

（二）肺内压

肺内压（intrapulmonary pressure）是指气道和肺泡内气体的压力。吸气之初，由于肺随着胸廓扩大而增大了容积，肺泡内原有气量未变，致使肺内压力下降而低于大气压，空气即借此压力差通过呼吸道从外界进入肺泡；到吸气末期，进入的空气已充满了扩大的肺，故肺内压又与大气压相等。呼气时，肺容积缩小，气体被压缩，于是肺内压高于大气压，肺泡内气体遂通过呼吸道流向外界；至呼气末期，肺内压又与大气压相等。

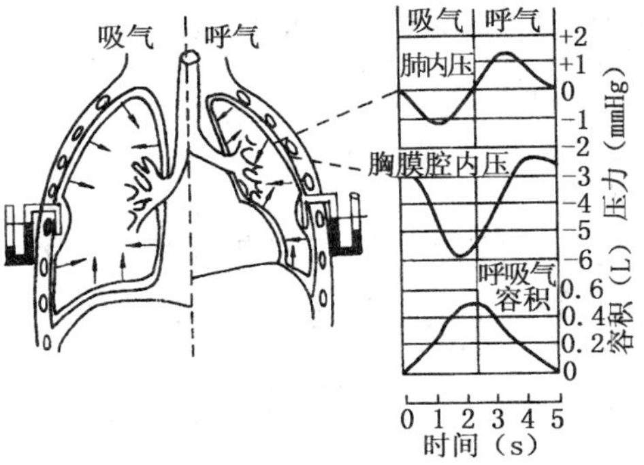

图5-2　吸气和呼气时肺内压、胸膜腔内压、呼吸气容积的变化以及胸膜腔内压直接测量示意图

平静呼吸时，呼吸和缓，进出气量较少。吸气之初，肺内压低于大气压，约为-0.13～-0.27kPa（-1～-2mmHg）；呼气之初，肺内压则高于大气压，约为0.13～0.27 kPa（1～2mmHg）（图5-2）。

在用力呼吸时，呼吸运动加深加快，肺内压的升降幅度也随之增大。如果呼吸道不通畅或阻塞时，肺内压变化就更大。如故意紧闭声门而尽力做强烈的呼吸运动，则吸气时肺内压可降低到-4.0～-13.3kPa（-30～-100mmHg），而呼气时则可高于大气压8.0～18.6kPa（60～140mmHg）。

（三）胸膜腔内压

胸膜腔内压（intrapleural pressure）是指胸膜腔内的压力，简称胸内压。胸膜腔是由脏层胸膜和壁层胸膜紧密相贴形成的一密闭的潜在腔隙，其内有少量的浆液。浆液有润滑和吸附作用。

胸内压可用连有检压计的针头刺入潜在的胸膜腔内测得。在平静呼吸过程中，胸内压较大气压低，故称为负压。胸内负压实际上是由加于胸膜表面的压力间接形成的。胸膜外层的表面受到胸廓组织的保护（骨骼和肌肉），故不受大气压的影响。胸膜内层表面的压力有两个：其一是肺泡内的压力，吸气末或呼气末与大气压相等，它使肺扩张；其二是肺组织由于被动扩张而产生的弹性回缩力，其作用方向与肺内压相反，因此胸膜腔内的实际压力是：

胸内压=肺内压（大气压）-肺回缩力

若以大气压力为0，则：

胸内压 = －肺回缩力

由于胸内负压是肺回缩力造成的，故当吸气时胸廓扩大，肺被扩张，回缩力增大，胸内负压也增大。呼气时相反，胸内负压减小。正常人平静呼气末胸内压为－0.4～－0.7kPa（－3～－5mmHg），平静吸气末为－0.7～－1.3kPa（－5～－10mmHg），用力吸气时可达－4.0～－10.7kPa（－30～－80mmHg），紧闭声门用力呼气，胸内压也可以成为正值。

胸内负压有重要的生理意义：①使肺和小气道维持扩张状态，不致因回缩力而使肺完全塌陷。②有助于静脉血和淋巴的回流。位于胸腔内的腔静脉、胸导管等由于管壁薄，胸内负压可使其被动扩张，管内压下降，有利于回流。

当胸膜腔的密闭性遭到破坏时，空气立即进入胸膜腔，形成气胸（pneumothorax）。气胸时，胸内负压减小或消失，两层胸膜彼此分开，肺将因回缩力而塌陷，严重影响通气功能；胸腔大静脉和淋巴回流也将受阻，甚至因呼吸、循环功能严重障碍而危及生命。

四、肺通气阻力

呼吸时，呼吸肌运动所产生的动力必须克服肺通气的阻力才能实现肺的通气功能。肺通气的阻力包括弹性阻力和非弹性阻力两种。

（一）弹性阻力

呼吸器官的弹性阻力包括肺的弹性阻力和胸廓的弹性阻力两方面，是平静呼吸时的主要阻力，约占总阻力的70%。

1. 肺的弹性阻力 肺的弹性阻力有2/3左右来自肺泡表面液－气界面所产生的肺泡表面张力，1/3左右来自肺内弹力纤维，两者共同形成阻止肺扩张的力量。在正常情况下，肺总是处于一定的扩张状态，因此肺总是表现有弹性阻力。

2. 胸廓的弹性阻力 胸廓的弹性阻力来自胸廓的弹性成分，胸廓处于自然位置时的肺容量，相当于肺总容量的67%左右，此时胸廓无变形，不表现有弹性阻力。只有当它扩张或缩小发生弹性变形时，才具有回到原来自然位置的力出现，表现出弹性阻力。当肺容量小于肺总容量的67%时，胸廓被牵引向内而缩小，其弹性阻力向外，是吸气的动力、呼气的阻力；当肺容量大于肺总容量的67%时，胸廓被牵引向外而扩大，其弹性阻力向内，成为吸气的阻力、呼气的动力。所以，胸廓的弹性阻力既可能是吸气或呼气的阻力，也可能是吸气或呼气的动力，这要视胸廓的位置所定，这与肺的情况不同，肺的弹性阻力总是吸气的阻力。

（二）非弹性阻力

非弹性阻力（non－elastic resistance）主要是指气流通过呼吸道时产生的气道阻力和呼吸运动中呼吸器官移位的惯性阻力以及组织的黏滞阻力。非弹性阻力的大小主要与呼吸运动的速度和深度有关，平静呼吸时，气流速度缓慢，非弹性阻力很小。

五、肺容积和肺容量

（一）肺容积

肺容积（pulmonary volume）是指四种互不重叠的呼吸气量，全部相加后等于肺总容量。

1. 潮气量 平静呼吸时每次呼吸时吸入或呼出的气量称为潮气量（tidal volume，TV）。因一吸一呼，似潮汐涨落，故名潮气量。平静呼吸时约 400～600ml，平均约 500ml。

2. 补吸气量 平静吸气末，再尽力吸入的气量称为补吸气量（inspiratory reserve volume，IRV），也称吸气储备量。正常成年人约 1500～2000ml。

3. 补呼气量 平静呼气末，再尽力呼出的气量称为补呼气量（expiratory reserve volume，ERV），也称呼气储备量。正常成年人约为 900～1200ml。

4. 残气量 残气量（residual volume，RV）指最大呼气末存留于肺内不能再呼出的气量。正常成年人约为 1000～1500ml。

（二）肺容量

肺容量（pulmonary capacity）是肺容积中两项或两项以上的联合气量（图 5－3）。

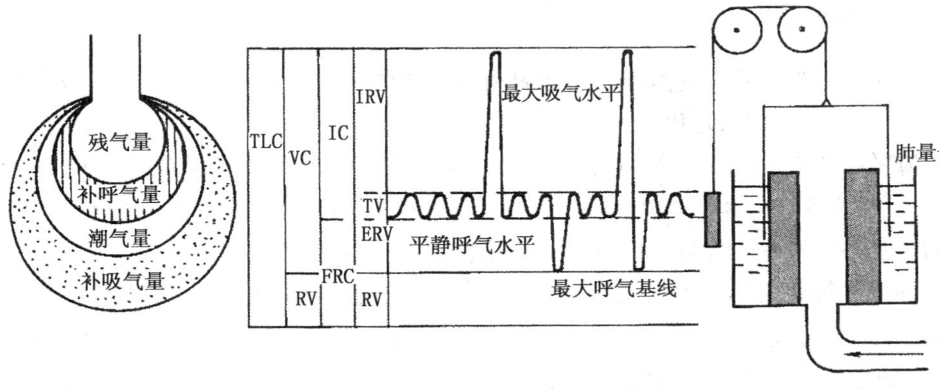

TV：潮气量 TLC：肺总容量 RV：残气量 IC：深吸气量 VC：肺活量
FRC：功能残气量 IRV：补吸气量 ERV：补呼气量

图 5－3 肺容量的组成

1. 深吸气量 从平静呼气末做最大吸气时所能吸入的气量为深吸气量（inspiratory capacity，IC）。补吸气量加潮气量为深吸气量，是衡量最大通气潜力的一个重要指标。胸廓、胸膜、肺组织和呼吸肌等的病变可使深吸气量减少，而降低最大通气潜力。

2. 功能残气量 功能残气量（functional residual capacity，FRC）指平静呼气末肺内存留的气量，即补呼气量和残气量之和。功能残气量代表了吸气肌处于松弛状态时的肺容量，它对每次呼吸时肺泡内 P_{O_2} 和 P_{CO_2} 变化起着缓冲作用，有利于在呼吸运动过程中保持气体交换的持续进行。肺弹性降低、呼吸道狭窄致通气阻力增大时可使功能残气量增加。

3. 肺活量和时间肺活量　肺活量（vital capacity，VC）是指在最大吸气后，用力呼气所能呼出的气量。它是补吸气量、潮气量和补呼气量三者之和。正常成年男性平均约为3500ml，女性约为2500ml。肺活量可反映一次呼吸的最大通气量，同一个体重复性好，误差不超过5%。但由于测定肺活量时不限制呼气的时间，且个体间差异较大，因此该项指标尚不能充分反映肺通气功能的好坏，为此，人们进一步提出用力肺活量（forced vital capacity，FVC）、时间肺活量（timed vital capacity，TVC）和用力呼气量（forced expiratory volume，FEV）的概念。FVC是指在最大吸气后，以最快速度呼气所能呼出的最大气量（图5-4），正常时略小于没有时程和速度要求的肺活量。在临床最为常用的是用力呼气量，也称为时间肺活量。它是在测定用力肺活量的基础上，再分别测定呼气的第1s、2s、3s末所呼出气体量（分别用FEV_1、FEV_2、FEV_3表示），及占FVC的百分数（分别用$FEV_1\%$、$FEV_2\%$、$FEV_3\%$表示）。正常成年人$FEV_1\%$约为83%，$FEV_2\%$约为96%，$FEV_3\%$约为99%。$FEV_1\%$临床意义最大，$FEV_1\%$如低于65%，则提示有一定程度的气道阻塞。

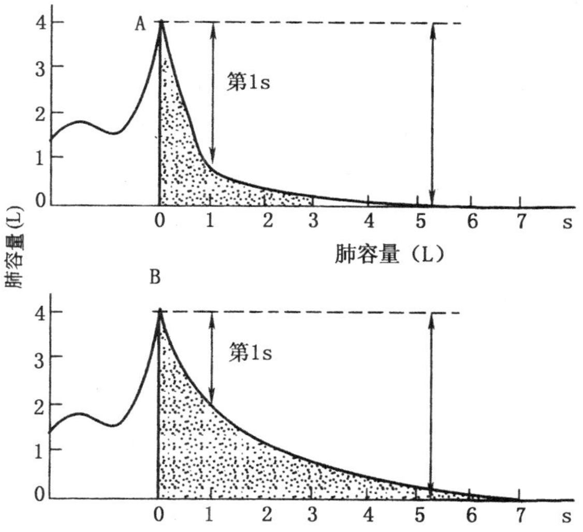

A：正常人　B：气道狭窄患者　纵坐标的“0”等于残气量

图5-4　时间肺活量

4. 肺总容量　肺所能容纳的最大气量，即为肺总容量（total lung capacity，TLC），它等于肺活量与残气量之和。正常成年男性平均约5000ml，女性约3500ml。

六、肺通气量

肺通气量是指单位时间内进出肺的气体量。与肺容量变化相比，肺通气量能更好地反映肺通气的功能。

（一）每分通气量

每分通气量（minute ventilation volume）是指每分钟呼出或吸入的气体量。每分通气量的多少取决于呼吸深度（潮气量大小）和呼吸频率。即：

$$每分通气量（L/分）= 潮气量（L/分）\times 呼吸频率（次/分）$$

平静呼吸时，呼吸频率随年龄、性别的不同有所不同。新生儿 60～70 次/分，随着年龄增长逐渐减慢，正常成人为 12～18 次/分。每分通气量随体内新陈代谢率而变化，成人在平静呼吸时为 6～8L/min。

人体以最大的呼吸深度和呼吸速度所达到的每分通气量称为最大通气量（maximal voluntary ventilation）。正常成人最大通气量可达 70～120L/min。

（二）无效腔和肺泡通气量

上呼吸道至呼吸性细支气管以前的呼吸道内的气体，因不参与气体交换过程，故将这部分呼吸道容积称为解剖无效腔（anatomical dead space），成年人其容积约为 150ml。因此从气体交换的角度考虑，真正有效的通气量是肺泡通气量。肺泡通气量（alveolar ventilation）是指每分钟进入肺泡或由肺泡呼出的气体量，由下式表示：

$$肺泡通气量 =（潮气量 - 无效腔气量）\times 呼吸频率$$

如果某人潮气量为 500ml，解剖无效腔气量为 150ml，则每次吸入肺泡的新鲜空气量是 350ml，若呼吸频率为 12 次/分，则肺泡通气量为 4.2L/min。

浅快呼吸时的肺泡通气量比深慢呼吸时明显减少，从气体交换的效果看，适当深而慢的呼吸，肺泡通气量较大，有利于气体交换。

第二节　呼吸气体的交换

呼吸气体的交换是指肺泡和血液之间、血液和组织之间的氧和二氧化碳的交换过程，这种交换是通过扩散完成的。所谓扩散是指气体分子从分压高处向分压低处发生的净转移，气体分压差是气体扩散的动力。

一、气体交换的原理

（一）气体的扩散

按照物理学的规律，两个含有不同浓度气体的容器如果相互交通，浓度较高一侧的气体就向浓度较低的一侧扩散。肺泡和血液之间的呼吸膜厚度仅 0.2～0.6μm，能让脂溶性的 O_2、CO_2 和 N_2 等气体分子自由扩散，扩散的方向只决定于各气体本身的分压差，而不受其他气体或其分压的影响。

（二）气体扩散速率及影响因素

单位时间内气体扩散的容积为气体扩散速率（D），它受下列因素的影响：

1. 气体分压差 分压（P）是指混合气体中，某一种气体所具有的压力。混合气体的总压力等于各气体的分压。气体分压也等于总压力乘以该气体的容积百分比。空气是混合气体，在标准状态下大气压力约为 101.3kPa（760mmHg），空气中氮（N_2）约占 79%，氧（O_2）约占 20.96%，二氧化碳（CO_2）约占 0.04%，其中氮分压（P_{N_2}）为 80kPa（600mmHg），氧分压（Po_2）为 21.2kPa（159mmHg），二氧化碳分压（Pco_2）为 0.04kPa（0.3mmHg）。两个区域之间的某一种气体的分压差（ΔP）是该气体扩散的动力。分压差大，则扩散快，扩散速率大；分压差小，则扩散慢，扩散速率小。

2. 气体的分子量和溶解度 分子量小的气体扩散较快，在相同条件下，气体扩散速率和气体分子量（MW）的平方根成反比。在液体中或气体与液体的交界面上，气体的扩散速率还与它在液体中的溶解度成正比。一般以 1 个大气压、38℃时、100ml 液体中溶解的气体的毫升数来表示。溶解度与分子量的平方根之比（S/MW）为扩散系数，它取决于气体分子本身的特性。CO_2在血浆中的溶解度（51.5ml）比 O_2（2.14ml）大 24 倍，但 CO_2的分子量（44）略大于 O_2（32）的分子量，两者分子量平方根之比为 1.14∶1，所以 CO_2的扩散系数约为 O_2的 21 倍（24/1.14）。

3. 扩散面积和距离 气体扩散速率与扩散面积（A）成正比，与扩散距离（d）成反比。

4. 温度 气体扩散速率与温度（T）成正比。

综上所述，气体扩散速率与诸因素的关系是：

$$扩散速率（D）\propto = \frac{分压差（\Delta P）\times 扩散面积（A）\times 温度（T）\times 气体溶解度（S）}{扩散距离（d）\times \sqrt{分子量（MW）}}$$

二、肺泡气体交换和组织气体交换

（一）肺泡气、血液及组织中的氧分压和二氧化碳分压

人吸入的空气，主要成分是 O_2和 N_2，其中 O_2占 20.96%，N_2占 79.00%，CO_2只占约 0.04%。N_2既不是动物组织需要的气体，也对机体无害，可视为无关气体。

肺泡气与呼出气的成分不同，因为呼出气除来自肺泡气外，还混有上次吸入的存留于解剖无效腔中的新鲜空气，故含 O_2量较肺泡气高，而 CO_2量则低于肺泡气。干燥肺泡气总压力为 95kPa（713mmHg），按各气体所占容积计算，则 Po_2 为 13.83kPa（104mmHg），Pco_2为 5.32kPa（40mmHg）。

流经肺毛细血管的静脉血，可以不断从肺泡气中获得 O_2并释放出 CO_2成为动脉血；而动脉血在流经组织毛细血管时，O_2可被组织细胞摄取利用，而组织代谢产生的 CO_2则扩散进入血中，使动脉血又成为静脉血。动脉血中 Po_2约为 13.3kPa（100mmHg），Pco_2约为 5.32kPa（40mmHg）；混合静脉血中 Po_2 约为 5.32kPa（40mmHg），Pco_2 约为 6.12kPa（46mmHg）。

组织代谢消耗 O_2 的同时产生 CO_2，所以，组织中的 Po_2 仅为 4.0kPa（30mmHg），Pco_2则可达 6.65kPa（50mmHg），详见表 5-1。

表 5－1 海平面空气、肺泡气、血液和组织内 O_2 和 CO_2 的分压 kPa（mmHg）

	空气	肺泡气	混合静脉血	动脉血	组织
Po_2	21.15（159）	13.83（104）	5.32（40）	13.3（100）	4.0（30）
Pco_2	0.04（0.3）	5.32（40）	6.12（46）	5.32（40）	6.65（50）

（二）肺泡气体交换过程

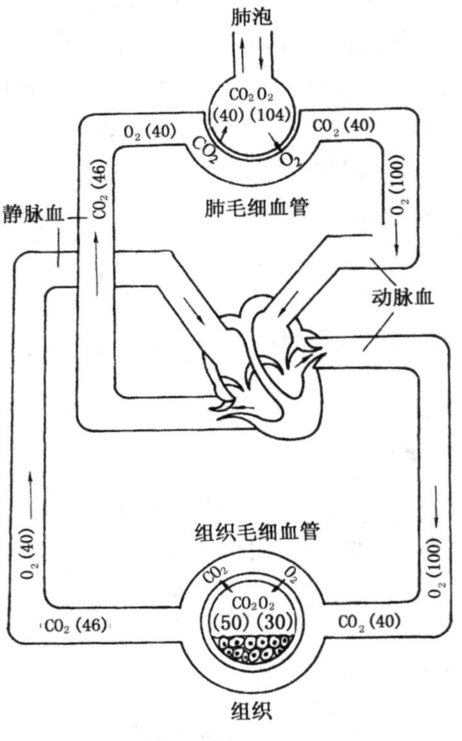

数字为气体分压 mmHg（1mmHg＝0.133kPa）

图 5－5 肺换气和组织换气示意图

混合静脉血流经肺毛细血管时，其 Po_2 为 5.32kPa（40mmHg），比肺泡气 Po_2 低，肺泡气中的 O_2 便顺此分压差由肺泡向血液扩散；混合静脉血的 Pco_2 约为 6.12kPa（46mmHg），肺泡气的 Pco_2 为 5.32kPa（40mmHg），所以，CO_2 由血液扩散进入肺泡。O_2 和 CO_2 的扩散都极为迅速，仅需约 0.3s 即可达到平衡。通常情况下，血液流经肺毛细血管的时间约 0.7s，所以当血液流经肺毛细血管全长约 1/3 时，静脉血就已变成了动脉血（图 5－5）。

（三）影响肺泡气体交换的因素

影响肺泡气体交换的因素除气体分压差外，还有气体溶解度、扩散面积、扩散距离、气体分子量及温度等。其中气体溶解度、温度和分子量的影响，前文已述及，现扼要介绍扩散面积和扩散距离等因素的影响。

1. 呼吸膜的面积 在肺部，扩散面积是指与毛细血管血液进行气体交换的呼吸膜面积。单位时间内气体扩散量与扩散面积成正比。正常成人约有 3 亿多个肺泡，总面积达 60～100m^2。安静状态下，呼吸膜的扩散面积约为 40m^2，而在运动或劳动时，则因肺毛细血管舒张和开放数量增多，扩散面积可增大到 70m^2 以上。扩散面积可因肺本身的病变而减少（如肺不张、肺实变和肺气肿等），也可因毛细血管关闭和阻塞而减少。

2. 呼吸膜的厚度 呼吸膜的厚度即是气体的扩散距离，肺泡气透过呼吸膜与血液进行气体交换。气体扩散速率与呼吸膜的厚度成反比，正常呼吸膜的厚度为 0.2～0.6μm，小于 1.0μm，故气体扩散速度很快。在病理情况下，任何因素使呼吸膜增厚即气体扩散距离增加都会降低气体扩散速率，使气体扩散量减少，如肺纤维化和肺水肿等。

3. 通气/血流比值 通气/血流比值（ventilation/perfusion ratio，V_A/Q）是指每分

钟肺泡通气量（V_A）与每分钟肺血流量（Q）的比值。因为肺泡气体交换是在肺泡和肺毛细血管之间通过呼吸膜来完成的，因此其交换效率不仅受呼吸膜的影响，而且也受肺泡通气量、肺血流量以及两者比值的影响。正常人安静时肺泡通气量约为4.2L/min，心输出量（右心输出量也就是肺血流量）约为5L/min，则通气/血流比值（V_A/Q）为0.84，此时的匹配最为合适，即流经肺部的混合静脉血能充分地进行气体交换，全部变成动脉血。如果通气/血流比值增大，说明通气过度或血流减少，表示有部分肺泡气不能与血液充分进行气体交换，使生理无效腔增大；如果因通气不良或血流过多，导致通气/血流比值减小，则表示有部分静脉血未能充分进行气体交换而混入动脉血中，如同发生动－静脉短路一样。以上两种情况都使气体交换的效率或质量下降，因此V_A/Q比值可作为评价肺换气功能的指标。

（四）组织气体交换过程

在组织内由于O_2被细胞利用，Po_2降到4.0kPa（30mmHg）以下，组织代谢产生的CO_2可使Pco_2上升至6.65kPa（50mmHg）以上。当动脉血流经组织毛细血管时，O_2便顺分压差由血液向组织扩散，CO_2则由组织向血液扩散，动脉血因失去O_2和得到CO_2而变成了静脉血（图5－5）。CO_2分压差虽不如O_2的分压差大，但它的扩散速度比O_2快，故仍能迅速完成气体交换。

第三节　气体在血液中的运输

通过肺泡气体交换，O_2扩散到肺毛细血管中，经血液循环运至全身各组织；与此同时，细胞内氧化代谢所产生的CO_2，经过组织气体交换，进入体毛细血管，经血液循环运至肺。因此，无论是O_2或CO_2，在完成各自的气体交换过程中都存在靠血液运输的过程，血液循环通过对气体的运输将肺泡气体交换和组织气体交换联系起来。

一、氧和二氧化碳在血液中的存在形式

O_2和CO_2在血液中都有两种存在形式，即物理溶解和化学结合。其溶解和结合的量见表5－2。

表5－2　血液中O_2和CO_2的含量（ml/L）

	动脉血			静脉血		
	物理溶解	化学结合	合计	物理溶解	化学结合	合计
O_2	3.0	200.0	203.0	1.2	152.0	153.2
CO_2	26.2	464.0	490.2	30.0	500.0	530.0

从表中数量上看，血液中运输O_2和CO_2的主要形式是化学结合，物理溶解的量较小，但从气体交换的角度来看，物理溶解却起着十分重要的作用。因为气体交换时，气体进入血液，首先要溶解于血浆提高自身的张力，而后才进一步发生化学结合。相反，血液中的气体释放时，也首先从物理溶解的部分开始，使其在血浆中的张力下降，再由

结合状态的气体分离出来加以补充，以便继续释放。此外，这部分溶解的气体，在呼吸的化学感受性调节中起着至关重要的作用。在生理范围内，气体在溶解状态和结合状态之间保持着动态平衡。

二、氧的运输

血液运输的 O_2 主要是与血红蛋白（Hb）以化学结合形式存在于红细胞内（占总量的 98.5%），物理溶解的量极少（占总量的 1.5%），故每 100ml 血液中，血红蛋白结合 O_2 的最大量即可以认为是血液的氧容量（oxygen capacity）。每 100ml 血液中血红蛋白实际结合 O_2 的量称为氧含量（oxygen content），血红蛋白氧含量占氧容量的百分比称为氧饱和度（oxygen saturation）。例如：人正常每 100ml 血液中血红蛋白含量约为 15g，每克血红蛋白可结合 1.34ml 的 O_2，故氧容量是（15 × 1.34）= 20ml。每 100ml 动脉血中，氧含量为 20ml，其氧饱和度即为 100%；在静脉血中，氧含量减少到 15ml，其氧饱和度相应下降 1/4，为 75%。

（一）血红蛋白与 O_2 的可逆结合

血液中的 O_2 主要是以氧合血红蛋白（HbO_2）的形式存在。O_2 与血红蛋白的结合和解离是可逆反应，可以用下式表示：

$$Hb + O_2 \underset{Po_2\text{低（组织）}}{\overset{Po_2\text{高（肺部）}}{\rightleftharpoons}} HbO_2$$

这一反应很快，不需酶的催化，是可逆的。当红细胞经过氧分压较高的肺部时，其中的 Hb 与 O_2 迅速结合成氧合血红蛋白；在氧分压较低的组织处，氧合血红蛋白又迅速解离释放出 O_2，成为去氧血红蛋白。氧合血红蛋白呈鲜红色，去氧血红蛋白呈紫蓝色，当皮肤浅表毛细血管中去氧血红蛋白含量达 50g/L 时，皮肤或黏膜会出现青紫色，称之为发绀（cyanosis）或紫绀，是缺氧的表现。另外，一氧化碳（CO）也能与 Hb 结合成 HbCO，使 Hb 丧失运输 O_2 的能力，而且 CO 的结合力比 O_2 大 210 倍。但由于 HbCO 呈樱桃红色，患者虽严重缺氧却不出现紫绀。

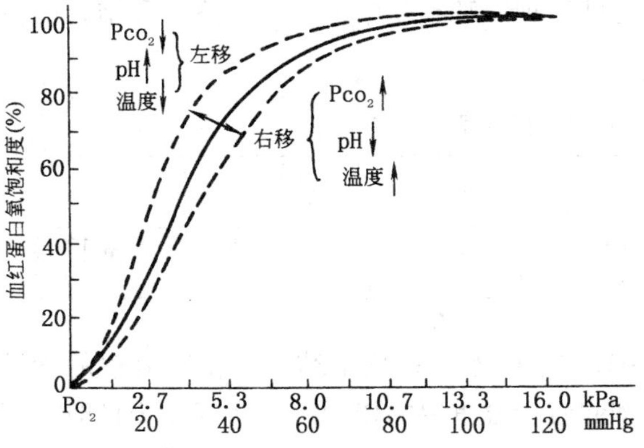

图 5-6　氧解离曲线及其主要影响因素

（二）氧解离曲线

表示血红蛋白氧饱和度与氧分压之间关系的曲线称为氧解离曲线（oxygen dissociation curve）。图 5-6 的纵坐标代表 Hb 氧饱和度，100% 表示 Hb 最高的氧饱和度。百分比愈低，表示 O_2 的饱和度愈小，亦即 O_2 的解离愈多。横坐标代表氧分压。从氧解离曲线可以看出，氧分压和 Hb 氧饱和度之间，并非是直线关系，而是呈现

“S”形的曲线。

曲线呈“S”形与 Hb 的变构效应有关。Hb 的 4 个亚单位无论在结合 O_2 或释放 O_2 时，彼此间都有协同效应，即 1 个亚单位与 O_2 结合后，由于变构效应，其他亚单位更易与 O_2 结合；反之，当 HbO_2 的 1 个亚单位释放出 O_2 后，其他亚单位更易释放出 O_2。这种变构效应，对结合或释放 O_2 都具有重要意义。在氧分压高的肺部由于变构效应，Hb 迅速与 O_2 结合达到氧饱和；而在氧分压低的组织部位，变构效应却又能促使 O_2 的释放。

氧解离曲线各段的特点及其功能意义：

1. 曲线上段 当 Po_2 在 8.0～13.3kPa（60～100mmHg）之间时，曲线较为平坦，Po_2 虽有较大变化，但血氧饱和度变化不大，显示出人对空气中 O_2 含量降低或呼吸性缺氧有很大的耐受能力。如在高原、高空或某些呼吸系统疾病时，吸入气或肺泡气的 Po_2 将会降低，但只要不低于 8.0 kPa（60 mmHg），Hb 氧饱和度仍能保持在 90% 左右，血液仍能保证有较高的氧含量。还有，氧解离曲线上段平坦，还意味着当 Po_2 超过 13.3kPa（100mmHg）以上时，Hb 氧饱和度的增加也极为有限。

2. 曲线中段 当 Po_2 在 5.3～8.0kPa（40～60mmHg）之间时，曲线坡度较陡。在这一范围内 Po_2 下降时，O_2 与 Hb 的解离加速。安静时，混合静脉血的 Po_2 为 5.3kPa（40mmHg），Hb 氧饱和度为 75%，血氧含量约 14.4ml/dl，即每 100ml 动脉血流经组织时，释放出了约 5ml 的 O_2。

3. 曲线下段 当 Po_2 在 2.0～5.3kPa（15～40mmHg）之间时，曲线坡度最陡。也就是说，在这一范围内只要血中的 Po_2 稍有下降，血氧饱和度就会大幅度下降，释放出大量的 O_2 供组织利用。组织活动加强时，Po_2 可降至 2.0kPa（15mmHg），HbO_2 进一步解离，血氧饱和度下降到 22% 左右，血氧含量降到 4.4ml/dl，即每 100ml 动脉血能供给组织 15ml 的 O_2，为安静时的 3 倍，显然具有重要的生理意义。

（三）影响氧解离曲线的因素

血红蛋白与 O_2 的结合和解离，还受下列因素的影响：

1. pH 和二氧化碳分压的影响 当 pH 降低 H^+ 增多时，H^+ 与 Hb 多肽链的某些氨基酸残基的集团结合，促进盐键形成，从而降低 Hb 对 O_2 的亲和力；相反，当 pH 升高时，促使盐键断裂释放出 H^+，Hb 对 O_2 的亲和力增加。Pco_2 的影响，一方面是 Pco_2 改变时，pH 会发生相应的改变；另一方面 CO_2 与 Hb 结合可直接影响 Hb 与 O_2 的亲和力。pH 和 Pco_2 对 Hb 氧亲和力的这种影响称为波尔效应（Bohr effect）。例如在 Pco_2 为 5.3kPa（40mmHg）的氧解离曲线上，Po_2 为 6.7kPa（50mmHg）时，氧饱和度为 85% 左右；如在 Pco_2 为 12.0kPa（90mmHg）的氧解离曲线上，同样的 Po_2（6.7kPa）其相应的氧饱和度不足 70%。可见血液中 Po_2 不变，单纯 Pco_2 升高，就能使血红蛋白释放出较多的 O_2。波尔效应有利于 O_2 的运输，因为肺泡中 Po_2 高，Pco_2 低，血红蛋白很快达到氧饱和。当动脉血流入组织时，组织的 Po_2 低，Pco_2 高，则使 Hb 与 O_2 的亲和力降低，将更多的 O_2 解离出来以供组织利用。

2. 温度的影响 温度变化对氧解离曲线亦有影响，这可能与温度影响了 H^+ 活度有关。温度升高，H^+活度增加，降低了 Hb 与 O_2的亲和力。组织代谢活跃时，局部组织温度升高，CO_2和酸性代谢产物增加，都有利于 HbO_2解离出 O_2，使组织获得更多的 O_2以适应其代谢的需要。温度降低，H^+活度降低，Hb 对 O_2的亲和力增加而不易释放 O_2。暴露在寒冷空气中的耳朵之所以会呈鲜红色，是因为寒冷时 HbO_2 不易解离释放 O_2的缘故。

3. 2,3－二磷酸甘油酸的影响 2,3－二磷酸甘油酸（2,3－DPG）是红细胞无氧糖酵解的中间产物。2,3－DPG 浓度升高，Hb 与 O_2的亲和力降低，使氧解离曲线右移；反之，2,3－DPG 浓度降低，使氧解离曲线左移。贫血和缺 O_2等情况下，可刺激红细胞产生更多的 2,3－DPG，在相同 Po_2下，Hb 可解离出更多的 O_2供给组织。人到达高海拔地区两三天后其红细胞 2,3－DPG 含量即开始增加，这是对缺氧的一种适应反应。

三、二氧化碳的运输

（一）二氧化碳的运输形式

从组织进入血液的 CO_2，也是以物理溶解和化学结合两种方式来运输的。物理溶解的量只占总量的5%左右，化学结合的量占95%。化学结合的方式有两种，一是碳酸氢盐形式，另一是氨基甲酰血红蛋白形式。

1. 碳酸氢盐形式 当血液流经组织时，CO_2扩散进入血液，先溶解于血浆，使血浆中的 Pco_2升高。进入血浆中的 CO_2可以直接与水结合生成碳酸，但此反应进行得非常缓慢，血流经过毛细血管时间很短，这一反应是来不及完成的。故当血液中 Pco_2升高时，即迅速扩散进入红细胞内。进入红细胞的 CO_2，除去少量直接溶解的部分外，在红细胞内较高浓度的碳酸酐酶催化下，CO_2与水生成碳酸（碳酸酐酶使这一反应增快约 5000 倍），形成的碳酸又迅速解离成 H^+和 HCO_3^-：

$$CO_2 + H_2O \xrightleftharpoons{\text{碳酸酐酶}} H_2CO_3 \rightleftharpoons HCO_3^- + H^+$$

与此同时，O_2从血液扩散进入组织，释放出 O_2的血红蛋白与碳酸解离出来的 H^+结合，成为 HHb，小部分 HCO_3^- 与 K^+结合生成 $KHCO_3$，大部分 HCO_3^- 则顺浓度梯度通过红细胞膜扩散进入血浆。CO_2不断进入红细胞，上述反应也不断进行，于是 HCO_3^- 也不断增多。HCO_3^- 易于透过红细胞膜，当 HCO_3^- 浓度高于血浆时，就向血浆扩散。这时，为了保证膜两侧的电平衡，血浆中 Cl^-则向红细胞内转移，此现象称为氯转移（chloride shift）。在红细胞膜上有特异的 HCO_3^-－Cl^-载体，运载这两种离子跨膜交换，它有利于上述的系列反应继续进行。进入血浆的 HCO_3^-，则与 Na^+结合形成 $NaHCO_3$。

综上所述，由组织进入血液的大部分 CO_2，最后要以 $KHCO_3$的形式（存在于红细胞）和 $NaHCO_3$的形式（存在于血浆），即以碳酸氢盐的形式由血液运输至肺部，其过程可概括如图5－7。当静脉血流经肺泡时，静脉血 Pco_2高于肺泡气，于是血浆中 CO_2向肺泡内扩散，上述反应向相反方向进行。此时，碳酸酐酶的作用则是促进 H_2CO_3分解为 CO_2和 H_2O。

2. 氨基甲酰血红蛋白形式 CO_2能直接与血红蛋白的氨基结合，形成氨基甲酰血红

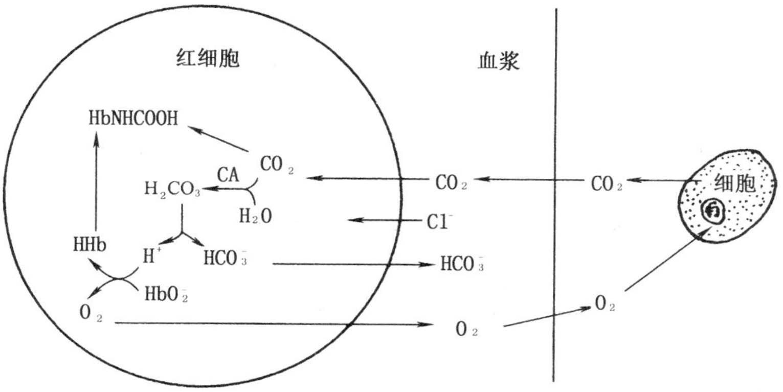

图 5-7 CO_2在血液中的运输示意图

蛋白（carbaminohemoglobin），并能迅速解离出 H^+：

$$HbNH_2O_2 + H^+ + CO_2 \underset{在肺}{\overset{在组织}{\rightleftharpoons}} HbNHCOOH + O_2$$

这一反应无需酶的催化，也是可逆反应，调节它的主要因素是氧合作用。HbO_2 与 CO_2结合成氨基甲酰化合物的能力比 Hb 小，因此，在组织部位，Hb 含量多，结合的 CO_2量就多。在肺部，由于 Hb 与 O_2结合成 HbO_2，就迫使 CO_2解离扩散入肺泡。这种形式运输 CO_2的效率很高，虽然以氨基甲酰血红蛋白形式运输的 CO_2仅占总运输量的 7% 左右，但在肺部排出的 CO_2总量中，却有 17.5% 左右是从氨基甲酰血红蛋白释放出来的。

（二）二氧化碳解离曲线

血液中 CO_2的运输量，直接决定于 Pco_2，Pco_2升高，运输 CO_2的量也相应增多，两者基本呈直线关系。表示二氧化碳分压与血液中 CO_2含量之间关系的曲线，称为 CO_2解离曲线（carbon dioxide dissociation curve）。图 5-8 的 A 点是静脉血 Po_2为 5.32kPa（40mmHg），Pco_2为 6.0kPa（45mmHg）时的 CO_2含量，约为 52ml/100ml 血液；B 点是动脉血 Po_2为 13.3kPa（100mmHg），Pco_2为 5.32kPa（40mmHg）时的 CO_2含量，约为 48ml/100ml 血液。可见，静脉血液流经肺部时每 100ml 血液释放出了 4ml 的 CO_2。

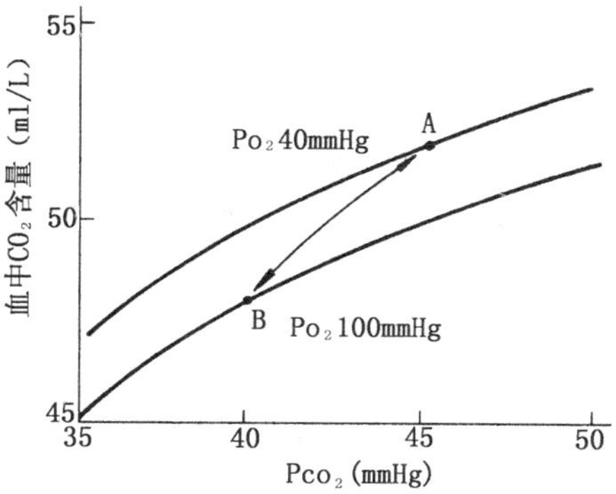

A：静脉血 B：动脉血

图 5-8 CO_2解离曲线

第四节 呼吸运动的调节

呼吸运动是靠呼吸肌的舒缩来完成的，呼吸肌虽受大脑皮层的控制，在一定限度内可以随意舒缩，但呼吸运动主要不受意识支配而具有自动节律的性质。应用分段横截脑干的办法，可以证明调节呼吸运动的基本中枢在低位脑干即延髓和脑桥。正常呼吸运动是在各级中枢相互配合共同调节下进行的，当受到各种因素影响时，可反射性地引起呼吸频率和深度的变化，从而改变肺的通气量以适应机体代谢的需要。

一、呼吸中枢与呼吸节律的形成

呼吸中枢（respiratory center）是指在中枢神经内产生呼吸节律和调节呼吸运动的神经细胞群。大量的实验研究证明，呼吸中枢分布在大脑皮层、间脑、脑桥和延髓等部位。其中延髓呼吸中枢最为重要，是呼吸节律起源的关键部位。

（一）呼吸中枢

1. 脊髓 脊髓中支配呼吸肌的运动神经元位于第3~5颈段（支配膈肌）和胸段（支配肋间肌和腹肌）脊髓前角。但是，在延髓和脊髓之间截断脊髓，呼吸就停止。所以可以认为节律性呼吸运动不是在脊髓产生的，脊髓只是联系上位脑和呼吸肌的中继站和整合某些呼吸反射的初级中枢。

2. 低位脑干

（1）延髓 实验证明基本呼吸节律产生于延髓。用微电极记录神经元的电活动表明，在低位脑干内有一些神经元呈节律性放电，并和呼吸周期有关，称为呼吸相关神经元或呼吸神经元。在吸气时相放电的为吸气神经元，在呼气时相放电的为呼气神经元。在延髓，呼吸神经元主要集中在背侧和腹侧两组神经核团内，分别称为背侧呼吸组和腹侧呼吸组（图5-9）。①背侧呼吸组（dorsal respiratory group，DRG）：其呼吸神经元主要集中在孤束核的腹外侧部，主要含吸气神经元，其轴突交叉到对侧下行至脊髓颈段和胸段，支配膈肌和肋间外肌运动神经元，兴奋时产生吸气。②腹侧呼吸组（ventral respiratory group，VRG）：其呼吸神经元主要集中于后疑核、疑核和面神经后核附近的包钦格复合体（Botzinger complex，Bot C）。后疑核内主要含呼气神经元，其轴突交叉下行至脊髓胸段，支配肋间内肌和腹肌运动神经元，兴奋时产生主动呼气。疑核内主要含吸气神经元，其轴突交叉下行至脊髓颈段和胸段，也支配膈肌和肋间外肌运动神经元，兴奋时产生吸气。包钦格复合体内主要含呼气神经元，其轴突投射到脊髓和延髓内侧部，抑制吸气神经元的活动。

近来有实验证明在位于疑核和外侧网状核之间的前包钦格复合体（pre-Botzinger complex，pre-Bot C或PBC）有起搏样放电活动，认为它可能起呼吸节律发生器的作用，是呼吸节律起源的关键部位。

（2）脑桥 在脑桥前部，呼吸神经元相对集中于臂旁内侧核（NPBM）和相邻的

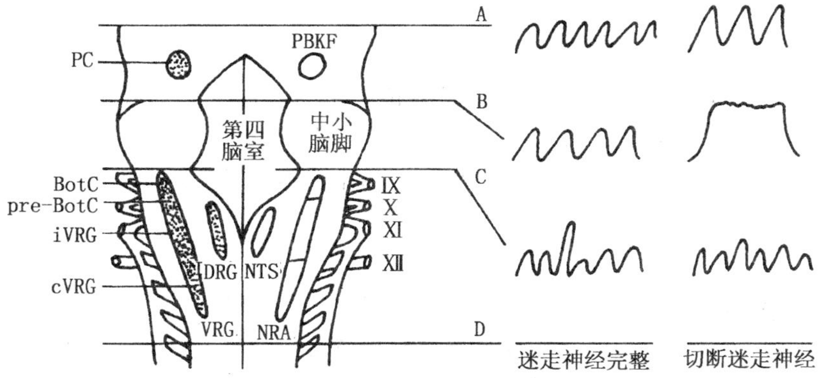

Bot C：包钦格复合体 pre－Bot C：前包钦格复合体 cVRG：尾段 VRG iVRG：中段 VRG
DRG：背侧呼吸组 VRG：腹侧呼吸组 NRA：后疑核 NTS：孤束核
PBKF：臂旁内侧核和 Kolliker－Fuse 核 PC：呼吸调整中枢
A、B、C、D 为不同平面横切

图 5－9 脑干与呼吸有关的核团（左）和在不同平面横切脑干后呼吸的变化（右）

Kolliker－Fuse（KF）核，合称 PBKF 核群，其中含有一种跨时相神经元，其表现在吸气相与呼气相转换期间发放冲动增多。PBKF 核群和延髓的呼吸神经核团之间有双向联系，形成调控呼吸的神经元回路。将猫麻醉后，切断双侧迷走神经，损坏 PBKF 核群，可出现长吸式呼吸，这说明脑桥上部有抑制吸气的中枢结构，称此为脑桥呼吸调整中枢（pneumotaxic center）。该中枢主要位于 PBKF 核群，其作用为限制吸气，促使吸气向呼气转换，防止吸气过长过深。

（3）*大脑皮层* 呼吸运动在一定范围内可以随意进行，并能按自身主观意志在一定限度内停止呼吸或用力加快呼吸，在饮水、进食、说话、唱歌等与呼吸相关的活动中，尽管人们并没有意识到同时存在呼吸运动的变化，但这些活动和呼吸运动的协调变化都是在大脑皮层严密控制和协调下完成的。大脑皮层运动区通过皮质脊髓束和皮质脑干束控制呼吸运动神经元的活动，是一随意调节呼吸的系统，而低位脑干呼吸中枢是一不随意的自主呼吸节律调节系统。

（二）呼吸节律的形成

基本呼吸节律起源于延髓。关于呼吸节律的形成，目前有起步细胞学说和神经元网络学说。起步细胞学说认为，延髓内有与窦房结起搏细胞相类似的具有起步样活动的呼吸神经元，产生呼吸节律。并有实验证明前包钦格复合体（PBC）有起搏样放电活动，认为它可能起呼吸节律发生器的作用，是呼吸节律起源的关键部位。神经元网络学说认为，延髓内呼吸神经元通过相互兴奋和抑制而形成复杂的神经元网络，在此基础上产生呼吸节律。这两种学说中，哪一种起主导作用尚无定论，普遍看法是 PBC 的起步细胞固然重要，但神经元网络对于正常节律性呼吸活动的样式和频率的维持也是必不可少的。

二、呼吸运动的反射性调节

节律性呼吸运动还受到来自各种感受器传入信息的反射性调节，使呼吸运动的频率、深度和形式等发生相应的改变。这些反射可分为机械感受性反射、化学感受性反射和防御性反射三类。本节主要讨论肺牵张反射和化学感受性反射。

（一）肺牵张反射

麻醉动物在肺充气或肺扩张时，均能抑制吸气；在肺缩小萎陷时，则引起吸气。切断迷走神经，上述反应消失，说明这是一反射性反应。这种由肺扩张引起吸气抑制或肺缩小萎陷引起吸气的反射称为肺牵张反射（pulmonary stretch reflex），也叫黑－伯反射（Hering－Breuer reflex）。它包括肺扩张反射与肺萎陷反射。

1. 肺扩张反射 肺扩张反射是肺充气或扩张时抑制吸气的反射。其感受器位于气管至细支气管的平滑肌中，是一种牵张感受器，阈值低，属于慢适应感受器。当肺扩张牵拉呼吸道使之扩张时，感受器兴奋，冲动经迷走神经中的粗纤维传入延髓，加强了吸气和呼气的交替，使呼吸频率增加。当切断迷走神经后，吸气延长、加深，呼吸变慢。

平静呼吸时，肺扩张反射不参与呼吸调节过程。但在中度到剧烈运动时，该反射在调节呼吸深度和频率中起重要的作用。病理情况下，肺顺应性降低，肺扩张时使气道扩张较大，刺激较强，可以引起该反射，使呼吸变浅变快。

2. 肺萎陷反射 肺萎陷反射是指肺缩小萎陷时引起吸气的反射。其感受器也在气道平滑肌内，传入神经纤维走行于迷走神经干中。肺萎陷反射在肺明显缩小时才出现，它在平静呼吸时调节意义不大，但在阻止呼气过深时起一定作用，并可能与气胸时发生的呼吸增强有关。

（二）呼吸肌本体感受性反射

呼吸肌的本体感受器是肌梭，当呼吸肌被动拉长或梭内肌收缩时，肌梭都将因牵拉刺激而发生兴奋，冲动通过传入纤维到达脊髓，反射性使感受器所在的肌肉收缩加强。

呼吸肌本体感受性反射参与正常呼吸运动的调节，在维持呼吸深度上有重要意义。当肺顺应性变小或气道阻力增大使呼吸肌负荷增大时，该反射使呼吸肌的收缩力量增强以与呼吸阻力的改变相适应。

（三）化学感受性反射

血液中化学成分的改变，特别是缺氧及二氧化碳和氢离子浓度的增加，可刺激化学感受器，引起呼吸中枢活动的改变，从而调节呼吸运动的频率和深度，增加肺的通气量，以保证动脉血氧分压、二氧化碳分压及 pH 值的相对恒定。

1. 外周和中枢化学感受器 化学感受器是指能感受血液中化学物质刺激的感受器，因其所在部位的不同，分为外周化学感受器（peripheral chemoreceptor）和中枢化学感受器（central chemoreceptor）。

（1）外周化学感受器　是指颈动脉体和主动脉体化学感受器。外周化学感受器感受动脉血中 P_{CO_2}、P_{O_2}和［H^+］变化的刺激，颈动脉体由窦神经、主动脉体经迷走神经将冲动传入延髓。对呼吸调节来说，颈动脉体作用远大于主动脉体。颈动脉体的血液供应极其丰富，如猫的颈动脉体重仅 2mg，但在正常血压下平均血流量多达 0.04ml/min，远较其他组织高。需要指出的是外周化学感受器感受的是动脉血 P_{O_2}的刺激，而不是动脉血的 O_2含量，因为在贫血或 CO 中毒时，血 O_2含量虽然下降，但 P_{O_2}正常，只要血流量充分，外周化学感受器的传入冲动便不增加。

（2）中枢化学感受器　现已证明在延髓腹外侧浅表部位存在一种化学感受器，与延髓呼吸中枢截然分开，称为中枢化学感受器。中枢化学感受器的生理刺激是脑脊液和局部细胞外液中的［H^+］。

血液中的 CO_2能迅速透过血－脑脊液屏障，与脑脊液中的 H_2O 结合成 H_2CO_3，然后解离出［H^+］，对中枢化学感受器起刺激作用。如果只提高脑脊液中的 CO_2浓度，保持 pH 不变，则刺激作用不明显。任何提高脑脊液中［H^+］的因素，都能加强呼吸，并与［H^+］的增加呈平行关系。血液中的［H^+］本身不易透过血－脑脊液屏障，故血液中［H^+］对中枢化学感受器的作用不及 CO_2。

中枢化学感受器与外周化学感受器不同，它不感受缺氧刺激，但对 CO_2的敏感性比外周化学感受器高，反应潜伏期比较长。

2. P_{CO_2}、［H^+］和 P_{O_2}对呼吸的调节

（1）P_{CO_2}对呼吸的调节　P_{CO_2}是促进呼吸的最重要的生理性刺激因素，一定水平的 P_{CO_2}对维持呼吸中枢的兴奋性是必要的。如人在过度通气后，由于呼出较多 CO_2，使呼吸中枢的兴奋减弱，结果可出现呼吸运动的减弱或暂停，直到 P_{CO_2}升高至正常水平，才会恢复正常呼吸。吸入气中 CO_2浓度升高后，肺泡气和动脉血中 P_{CO_2}也随之升高，呼吸加深加快，肺通气量增加。但是，吸入气中 CO_2浓度超过 7% 时，通气已不能再相应增加，动脉血中 P_{CO_2}陡然升高，抑制中枢神经系统包括呼吸中枢的活动，引起呼吸困难，甚至昏迷，如果 CO_2达 15% 以上就会丧失意识，出现肌肉强直和震颤，称此为 CO_2麻醉。

CO_2刺激呼吸是通过两条途径实现的：一是通过刺激中枢化学感受器再兴奋呼吸中枢，二是刺激外周化学感受器反射性调节呼吸中枢的活动，但主要是通过中枢化学感受器而起作用。如切断外周化学感受器的传入神经，CO_2对呼吸运动的调节作用仅略有下降，而且动脉血中 P_{CO_2}要比正常高 1.33kPa（10mmHg）时，刺激外周化学感受器提高肺通气的效应才会表现出来，而对中枢化学感受器只要升高 0.4kPa（3mmHg）就可以引起呼吸的改变。

（2）P_{O_2}对呼吸的调节　动脉血 P_{O_2}降低时，能反射性地引起呼吸加深加快，肺通气量增加。缺 O_2完全是依靠刺激外周化学感受器使呼吸加强的，动脉血 P_{O_2}愈低，则传入冲动愈多。如果切断颈动脉体的窦神经，P_{O_2}下降就不能引起呼吸加强，这说明颈动脉体化学感受器不但能对 P_{O_2}下降发生反应，而且在引起呼吸加强中起重要作用。

缺 O_2刺激外周化学感受器使呼吸加强，但是缺 O_2对呼吸中枢的直接作用则是抑制作用。在外周化学感受器不起作用的情况下，逐步提高缺 O_2 的程度，呼吸中枢逐渐被抑制，最后使呼吸停止。正常安静状态下，动脉血中 Po_2 的波动可能不直接参与呼吸运动的调节，因为动脉血 Po_2 下降到 80mmHg 以下时，才见到肺通气量增加。

（3）［H^+］对呼吸的调节　当动脉血中［H^+］增加时，可引起呼吸加强；动脉血中［H^+］下降时，则引起呼吸抑制。［H^+］对呼吸的影响是通过外周化学感受器和中枢化学感受器两条途径实现的。因为［H^+］不易透过血脑屏障，所以对中枢化学感受器的作用较小，而以外周化学感受器的途径为主。如实验中切断动物的双侧窦神经，原来血液在 pH7.3～7.5 之间变动所引起的肺通气反应就会消失。由此可以说明，［H^+］对呼吸的调节主要是通过外周化学感受器特别是颈动脉体而起作用的。

另外，在以上三个因素中，如果使其中两个因素保持不变，只改变其中一个因素，对通气量的影响各有不同。其中 Po_2 的波动对呼吸的影响最小。在一般动脉血 Po_2 变动范围内（10.7～18.7kPa，即 80～140mmHg），通气量变化不明显，只在 Po_2 低于 10.7kPa 以后，通气量才逐渐增大。Pco_2 和［H^+］则不然，只要略有波动，就能出现肺通气量明显变化，尤其是 Pco_2 作用更明显。可见在正常呼吸的调节中 Pco_2 起着重要作用，而 Po_2 只在缺 O_2 情况下才起作用。

第六章　消化和吸收

消化器官的主要生理功能是对食物进行消化和吸收，为人体提供营养物质、水和电解质，以保证新陈代谢的需要。消化（digestion）是指食物在消化道内被分解为可吸收的小分子物质的过程。吸收（absorption）是指食物消化后的小分子物质通过消化道黏膜进入血液和淋巴的过程。消化和吸收两大过程相辅相成、紧密联系，受神经和体液因素的调节。

第一节　概　述

一、消化的方式

消化有两种方式：一是机械消化（mechanical digestion），即通过消化道肌肉的运动，将食物磨碎，使之与消化液充分混合，并不断向消化道远端推送。二是化学消化（chemical digestion），即通过消化液中消化酶的作用，将食物分解为小分子物质。

二、消化道平滑肌的特性

（一）一般特性

消化道平滑肌具有肌肉组织的共同特性，如兴奋性、传导性和收缩性等，但还有其自身的功能特点。

1. 对化学、机械牵张和温度刺激较为敏感　消化道平滑肌对电刺激较不敏感，但对化学、牵张和温度刺激特别敏感，如微量乙酰胆碱可使它收缩，肾上腺素可使它舒张，轻度的突然拉长可引起平滑肌强烈收缩。

2. 紧张性收缩　指消化道平滑肌经常保持在一种微弱的持续收缩状态，对保持胃、肠的形状和位置，以及维持消化道腔内一定的基础压力有重要意义。平滑肌的各种收缩活动是在此基础上发生的。

3. 自动节律性运动　消化道平滑肌在体外适宜环境内，仍能发生节律性收缩与舒张，但其收缩缓慢，节律性远不如心肌规则。

4. 伸展性　消化道平滑肌能适应需要做较大的伸展。对于一个中空的容纳器官，这一特性使消化道可容纳数倍于自身体积的食物。

（二）电生理特性

1. 静息电位 消化道平滑肌的静息电位为 $-50\sim-60mV$，波动较大。静息电位主要由 K^+ 外流形成，但也与 Na^+、Cl^- 及 Ca^{2+} 等离子的扩散和生电性钠泵的作用有关。

2. 基本电节律 消化道平滑肌细胞可产生自发性去极化，因其决定着消化道平滑肌的收缩节律，故称基本电节律（basic electrical rhythm，BER）（图 6－1），由于发生频率较慢又称慢波（slow wave）电位。BER 波幅变动在 5～15mV 之间，频率随部位不同而异，人胃部的 BER 为 3 次/分钟，十二指肠为 11～12 次/分钟，回肠末端为 8～9 次/分钟。关于慢波产生的离子机制尚未完全阐明：一般认为慢波的起步点（pacemaker）存在于环行肌和纵行肌之间的 Cajal 细胞。

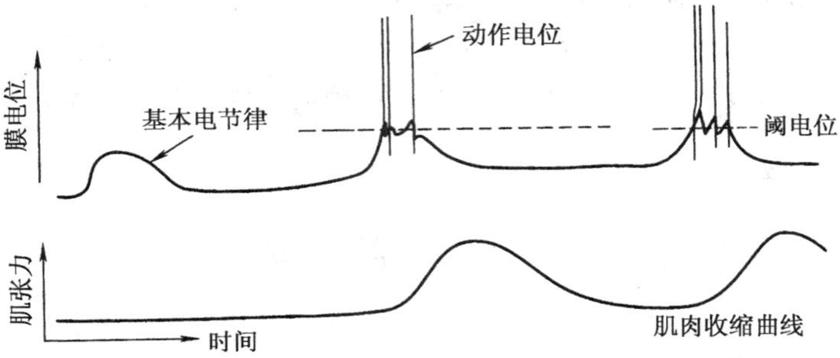

图 6－1　小肠平滑肌的生物电活动

慢波本身不引起肌肉收缩，但可使静息电位接近于阈电位，一旦达到阈电位，膜上的电压依赖性离子通道便开放而产生动作电位。

3. 动作电位 当 BER 的电位波动使细胞膜去极化达到阈电位时（如 $-40mV$），就可触发一个或多个动作电位，随后出现肌肉收缩。动作电位的数目越多，肌肉收缩的幅度就越大。

综上所述，平滑肌的收缩是继动作电位之后产生的，而动作电位则是在 BER 基础上发生的。因此，BER 是胃肠运动的起步电位，控制着平滑肌收缩的节律，并决定蠕动的方向、节律和速度。

4. 消化间期复合肌电 在消化间期或禁食期间，人胃肠道能周期性爆发多个动作电位，并伴有平滑肌运动，这种电活动称为消化间期复合肌电（interdigestive myoelectric complex，IMC）。

三、消化腺的分泌功能

消化道的不同部位都存在消化腺，人体各种消化腺（唾液腺、胃腺、肠腺、肝等）每日分泌的消化液总量达 6～8L。消化液主要由水、有机物（酶和黏液等）及各种电解质组成。

消化液的主要功能为：①稀释食物，使之与血浆的渗透压相等，以利于吸收；②改变消化道内的 pH，使之适应于消化酶活性的需要；③水解复杂的食物成分，使之成为小分子物质便于吸收；④通过分泌黏液、抗体和大量液体，保护消化道黏膜，防止物理性和化学性的损伤。

分泌过程是腺细胞主动活动的过程，它包括由血液内摄取原料、在细胞内合成分泌物，以及将分泌物由细胞内排出等一连串的复杂活动。

四、消化道的内分泌功能

（一）胃肠激素的作用

胃肠激素（gastrointestinal hormone）的生理作用极为广泛，概括起来，主要有以下三方面：

1. 调节消化腺的分泌和消化道的运动　不同的胃肠激素对不同的消化腺、平滑肌和括约肌产生不同的调节作用。三种主要胃肠激素的作用见表 6－1。

表 6－1　三种胃肠激素对消化腺分泌和消化管运动的作用

	胃酸	胰 HCO_3^-	胰酶	肝胆汁	小肠液	食管－胃括约肌	胃平滑肌	小肠平滑肌	胆囊平滑肌
促胃液素	+	+	+	+	+	+	+	+	+
促胰液素	−	+	+	+	+	−	−	−	+
缩胆囊素	+	+	+	+	+	−	+ −	+	+ +

注：+：兴奋；+ +：强兴奋；−：抑制；+ −：依部位不同既有兴奋又有抑制

2. 调节其他激素释放　例如抑胃肽有很强的刺激胰岛素分泌的作用。食物对消化道的刺激引起抑胃肽的分泌，可使葡萄糖在被吸收后很快就引起胰岛素分泌，这对防止血糖过高而从尿中丢失具有重要的生理意义。此外，生长抑素、胰多肽、血管活性肠肽等对生长激素、胰岛素、胰高血糖素和促胃液素等激素的释放均有调节作用。

3. 营养作用　一些胃肠激素具有促进消化道组织的代谢和生长的作用，称为营养作用（trophic action）。例如，促胃液素能刺激胃泌酸部位黏膜和十二指肠黏膜的 DNA、RNA 和蛋白质的合成。缩胆囊素则具有促进胰腺外分泌组织生长的作用。

（二）脑－肠肽的概念

有些肽类激素在消化道和中枢神经系统中同时存在，此类激素被称为脑－肠肽（brain－gut peptide）。已知的脑－肠肽有促胃液素、缩胆囊素、P 物质、生长抑素、血管活性肠肽、脑啡肽等 20 余种。这些肽类物质双重分布的生理意义值得深入探讨。

第二节　口腔内消化

一、唾液及其作用

唾液（saliva）是三对大唾液腺和口腔黏膜中许多散在的小唾液腺分泌的混合液，为无色无味、近中性（pH6.7～7.1）、低渗的黏稠液体，比重为1.002～1.012，成年人每日分泌量约 1 ~ 1.5L。唾液中水分占 99%，有机物有黏蛋白、唾液淀粉酶（salivary amylase）、溶菌酶和免疫球蛋白（IgA、IgG、IgM）等；无机物主要有 K^+、HCO_3^-（此二者量较多）、Na^+、Cl^- 等。

唾液具有多种生理作用：①湿润食物，便于吞咽，溶解食物以产生味觉。②唾液淀粉酶可将食物中的淀粉分解为麦芽糖。③对口腔起清洁和保护作用：如唾液可清洁口腔，唾液中的溶菌酶和免疫球蛋白有杀灭细菌和病毒的作用。

二、咀嚼和吞咽

咀嚼（mastication）是随意运动，是咀嚼肌群按一定顺序收缩而完成的。它的作用是：①将食物切碎；②将切碎的食物与唾液充分混合，形成便于吞咽的食团；③使食物与唾液淀粉酶充分接触而产生化学消化作用。咀嚼还可反射性引起胃、胰、肝、胆囊等的消化活动及胰岛素分泌，为后续消化过程准备条件。

吞咽（deglutition）是把口腔内的食团经咽和食管送入胃的过程，由一系列高度协调的反射活动组成。

吞咽反射的基本中枢在延髓，传入神经来自软腭、咽后壁、会厌和食管，传出神经在第Ⅴ、Ⅸ、Ⅹ、Ⅻ对脑神经中。当吞咽反射发生障碍时，食物易误入气管。

当食管下 2/3 部的肌间神经丛受损时，食管下括约肌不能弛缓，导致食管推送食团入胃受阻，从而出现食物吞咽困难、胸骨下疼痛、反流等症状，称为食管失弛缓症。

第三节　胃内消化

胃是消化管道中最膨大的部分，具有暂时贮存食物、消化食物和内分泌的功能。成人胃一般可容纳 1 ~ 2L 食物。食物入胃后，经过胃壁肌肉运动的机械性消化和胃液中酶的化学性消化，对蛋白质进行初步分解，使胃内容物与胃液充分混合成半流体的食糜，并少量地、慢慢地通过幽门排入十二指肠。

一、胃液及其作用

胃液（gastric juice）为无色透明的酸性液体，pH 0.9 ~ 1.5。正常成年人每日分泌量为 1 ~ 2.5L。胃液中除含大量水外，主要成分包括无机物和有机物。无机物含有盐酸、钠和钾的氯化物；有机物含有胃蛋白酶原、黏蛋白及内因子等。

1. 盐酸　也称胃酸，由胃腺的壁细胞分泌。它有两种形式：一种呈解离状态，称游离酸；另一种与蛋白质结合，称结合酸，两者合称为总酸。胃液酸度约为 125 ~ 165mmol/L。正常人空腹时胃酸排出量每小时约 0 ~ 5mmol（基础酸排出量）。在食物或某些药物（组胺或促胃液素）刺激下，胃酸的最大排出量可达 20 ~ 25mmol。胃酸排出量还与壁细胞数量和功能状态密切相关。

盐酸分泌是耗能的主动过程，能量主要来自 ATP 的分解。研究表明，H^+ 的主动分泌与细胞顶膜上的质子泵（proton pump）的作用有关。质子泵是一种镶嵌于膜内的转

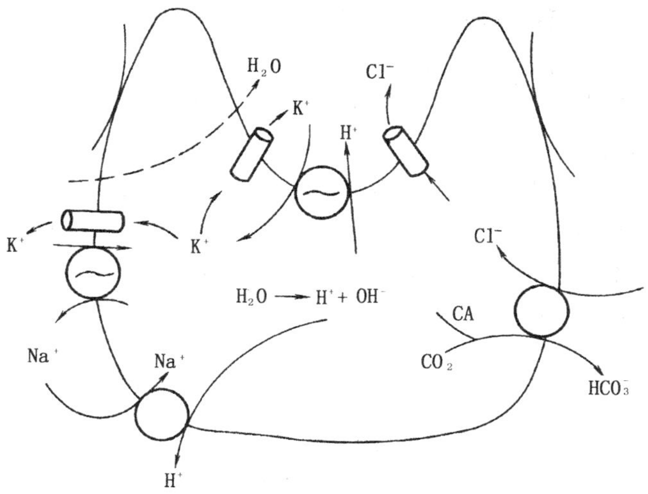

图 6-2　壁细胞分泌盐酸的一种假设

运蛋白，具有转运 H^+、K^+ 和催化水解 ATP 的功能。一般认为，壁细胞分泌的 H^+ 来自胞浆中 H_2O 的解离，生成 H^+ 和 OH^-。H^+ 在质子泵的作用下，主动转运到小管腔内；而留在细胞内的 OH^- 在碳酸酐酶的催化下，与 CO_2 结合生成 HCO_3^-。在细胞的基底侧，HCO_3^- 与 Cl^- 进行交换，HCO_3^- 进入血液，而 Cl^- 则进入细胞内；在细胞顶膜，Cl^- 通过膜上特异的 Cl^- 通道进入小管腔，与 H^+ 形成 HCl。当需要时，HCl 由壁细胞分泌入胃腔。小管腔内存在 K^+，是质子泵主动转运 H^+ 的先决条件。质子泵每降解 1 分子 ATP 所获得的能量，可把一个 K^+ 从小管腔转入到细胞内，同时把一个 H^+ 从细胞内主动转运到小管腔内；而小管腔内的 K^+ 是壁细胞受刺激时通过细胞顶膜上的 K^+ 通道从胞浆转运而来。为了不断补充这部分丢失到小管腔内的 K^+，在细胞底侧膜上的 Na^+-K^+ ATP 酶可通过细胞外的 K^+ 与细胞内的 Na^+ 逆浓度差转运，将 K^+ 摄回到细胞内（图 6-2）。

现已证实，质子泵是各种因素引起胃酸分泌的最后通路。临床上，选用质子泵抑制剂（如奥美拉唑）可有效抑制胃酸分泌。

盐酸的主要生理作用：①能激活胃蛋白酶原使之变成有活性的胃蛋白酶；②为胃蛋白酶的作用提供最适 pH；③促进食物中蛋白质变性，使之易于消化；④高酸度有抑菌和杀菌作用；⑤盐酸进入小肠后，引起促胰液素、缩胆囊素等激素的释放，促进胰液、胆汁和小肠液的分泌；⑥酸性环境有助于钙和铁在小肠的吸收。若胃酸分泌过少，常引起腹胀、腹泻等消化不良症状；但胃酸过多，对胃和十二指肠黏膜有侵蚀作用，是溃疡病发病的原因之一。

2. 胃蛋白酶原　除主细胞能合成和分泌胃蛋白酶原（pepsinogen）外，黏液颈细胞、贲门腺和幽门腺的黏液细胞及十二指肠近端的腺体也能分泌胃蛋白酶原。无活性的胃蛋白酶原在胃酸或已有活性的胃蛋白酶（pepsin）作用下，被激活成有活性的胃蛋白酶。胃蛋白酶属内切酶，能水解食物中的蛋白质，形成胨及少量的氨基酸和多肽。胃蛋白酶的最适 pH 为 2.0～3.5，当 pH 升高时，胃蛋白酶的活性便随着降低，当 pH 大于 5.0 即失去活性。

3. 黏液及胃的屏障　由胃黏膜表面的上皮细胞、黏液颈细胞、贲门腺和幽门腺共同分泌，是以糖蛋白为主要成分的黏液，覆盖在胃黏膜表面形成一层厚约 500μm 的凝胶保护层，有润滑作用，能保护胃黏膜免受粗糙食物的机械性损伤。

在胃黏膜表面黏液层中的HCO_3^-有中和H^+的作用。黏液具有较强的黏滞性和形成凝胶的特性，其黏滞度为水的30～260倍，当胃液中的H^+通过黏液层向胃黏膜上皮细胞扩散时，其扩散速度将显著减慢，并不断地被从黏液底层向表面扩散的HCO_3^-中和，形成一个跨黏液层的pH梯度。图6-3示黏液层靠近胃腔侧pH约为2.0，而靠近上皮细胞侧pH约为7.0。这样的pH梯度不仅避免了H^+对胃黏膜的直接侵蚀作用，也使胃蛋白酶原在上皮细胞侧不能被激活，可有效地防止胃蛋白酶对胃黏膜的消化作用。这种由黏液和HCO_3^-共同构筑的抗损伤屏障，被称为黏液-碳酸氢盐屏障（mucus-bicar bonate barrier）（图6-3）。

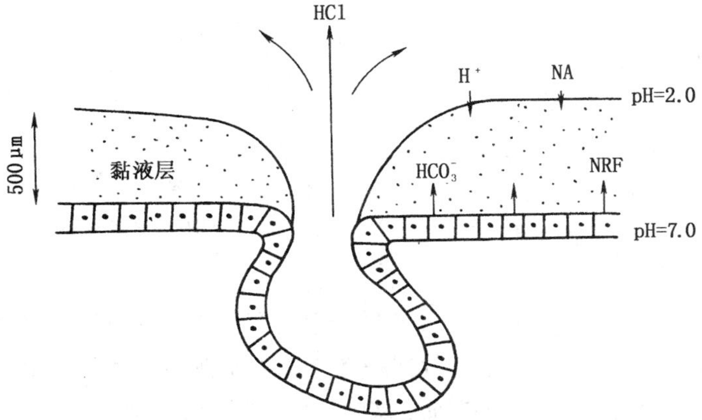

图6-3 胃黏液-碳酸氢盐屏障模式图

4. 内因子 是由壁细胞分泌，分子量约6万的糖蛋白。它具有保护维生素B_{12}并促进其吸收的作用。内因子（intrinsic factor）有两个活性部位：一个部位可与食物中的维生素B_{12}结合，形成复合体，保护维生素B_{12}不被水解酶破坏；另一部位可与远端回肠上皮细胞膜上的受体结合而促进维生素B_{12}的吸收。若内因子缺乏（如胃大部切除或泌酸功能降低等），则维生素B_{12}吸收不良，导致红细胞发育障碍而引起巨幼红细胞性贫血。

二、胃运动

胃运动的生理功能：头区（胃底和胃体的前部）容纳和贮存食物，调节胃内压及促进液体排空；尾区（胃体的远端和胃窦）混合、研磨并加快固体食物的排空。

（一）胃运动的主要形式

1. 容受性舒张 当吞咽食物时，食物刺激咽、食管、胃壁牵张感受器，反射性引起胃底和胃体部肌肉舒张，称为容受性舒张（receptive relaxation）。它能使胃容量由空腹时约50ml增加到进食后的1.5L，而胃内压变化不大，以完成容纳和贮存食物的功能。

胃容受性舒张由迷走-迷走反射完成。迷走神经的传出末梢释放的抑制性递质可能是某种肽类物质或一氧化氮（NO）。

2. 紧张性收缩 是指胃壁平滑肌经常处于一定程度的持续收缩状态，这对维持胃的位置与形态及促进化学性消化具有重要的生理作用。如胃的紧张性收缩降低过度，会引起胃下垂或胃扩张，导致消化功能障碍。

3. 蠕动 食物入胃后5分钟，蠕动（peristalsis）从胃中部开始，约每分钟3次，需1分钟左右到达幽门。越近幽门，蠕动越强，可将约1~2ml食糜推入十二指肠。当幽门关闭和前进的蠕动波引起远端胃窦内压升高时，进入胃窦的内容物被挤压而返回，这有助于胃内容物的磨碎和与胃液充分混合。迷走神经兴奋、促胃液素和胃动素等可使胃蠕动增强；而交感神经兴奋、促胰液素和抑胃肽等则使之减弱。

胃蠕动的主要生理作用是：磨碎固体食物；促进食物与胃液混合，加强化学消化；将食糜从胃体向幽门部推进，并排入十二指肠。

（二）胃排空及其控制

胃内食糜进入十二指肠的过程称为胃排空（gastric emptying）。胃排空一般在食物入胃后5分钟开始，排空的速度与食物的理化性状和化学组成有关。一般而言，稀的、流体食物比稠的、团块食物快；三种主要营养食物中，糖类最快，蛋白质次之，脂肪最慢。对于混合食物，胃完全排空的时间通常需要4~6小时。

胃排空是间断进行的，它受来自胃内和十二指肠内两方面因素的控制：胃内因素可促进胃排空，十二指肠内因素可抑制胃排空。

1. 胃内因素 胃运动是产生胃内压的根源，也是促进胃排空的动力。当幽门括约肌松弛、胃运动加强、胃内压大于十二指肠内压时，食糜即可排入十二指肠。胃内食物量对胃壁扩张的机械刺激，通过壁内神经反射或迷走-迷走神经反射（vago-vagal reflex），引起胃运动加强；胃内食物量的扩张刺激和某些化学成分引起胃窦黏膜释放促胃液素，使胃运动增强，促进胃排空。一般来说，胃排空的速度与食物量的平方根成正比。

2. 十二指肠内因素 十二指肠内因素对胃排空的抑制起重要作用。食糜的充胀作用以及酸、脂肪、渗透压等刺激十二指肠壁上机械和化学感受器，反射性地抑制胃运动，延缓胃排空。这种反射称为肠-胃反射（entero-gastric reflex），其传出冲动可通过迷走神经、壁内神经，甚至还可能有交感神经等几条途径到达胃。肠-胃反射对胃酸的刺激特别敏感，当小肠内pH降到3.5~4.0时，反射即可引起，它抑制胃的运动和胃排空，从而可延缓酸性食糜进入十二指肠。

食糜，特别是胃酸和脂肪进入十二指肠后，还可引起小肠黏膜释放多种激素，例如缩胆囊素、促胰液素、抑胃肽等，抑制胃的运动和胃排空。当盐酸在肠内被中和、食物的消化产物被吸收，它们对胃的抑制性影响便渐渐消失，胃运动又逐渐增强，推送另一部分食糜进入十二指肠。在上述胃内因素促使排空和十二指肠因素抑制排空双重控制下，使胃内容物的排空较好地适应十二指肠内消化和吸收的速度。

（三）呕吐

呕吐（vomiting）是通过一系列复杂的反射活动，把胃肠的内容物从口腔排出的过程。

呕吐是一种具有保护意义的防御反射，可将胃内有害的物质排出。临床上对食物中毒的患者，可借助催吐方法把胃内有毒物质排出。但剧烈而频繁的呕吐会影响进食和正常的消化功能，并由于大量的消化液丢失，会导致体内水盐代谢和酸碱平衡失调。

第四节 小肠内消化

小肠内消化是整个消化过程中最重要的阶段。食糜在小肠内停留的时间随其性质而有不同，一般为 3 ~8 小时。在这里，食糜受到胰液、胆汁和小肠液的化学消化和小肠运动的机械消化后，变成小分子物质而被小肠吸收，未被消化的食物残渣则进入大肠。

一、小肠内的消化液

（一）胰液及其作用

胰液（pancreatic juice）由胰腺外分泌部（主要由腺泡细胞和导管细胞组成）分泌，为无色透明、无味的碱性液体，pH7. 8 ~8. 4，渗透压与血浆相等。正常成年人每天分泌量为 1 ~2 L。胰液由无机成分和有机成分组成，无机成分主要有水、碳酸氢盐和多种离子，主要由导管细胞分泌；有机成分主要有多种消化酶，由腺泡细胞分泌。

1. 胰液的无机成分和作用 胰液的无机成分中，水占的比例最大，约为 97. 6%。胰液中的主要负离子为 HCO_3^- 和 Cl^-。

HCO_3^- 主要作用为：①中和进入十二指肠的胃酸，使肠黏膜免受胃酸侵蚀，若此功能降低，则易导致十二指肠溃疡；②为小肠内各种消化酶的活动提供最适 pH。

胰液中的主要正离子是 Na^+ 和 K^+，它们在胰液中的浓度比较稳定，不随分泌速率而改变，与血浆中的浓度相近。

2. 胰液的有机成分和作用 胰液的有机成分主要是由胰腺腺泡细胞分泌的多种消化酶，还有一些抑制因子。主要的消化酶如下：

（1）*胰淀粉酶* 胰淀粉酶（pancreatic amylase）以活性形式分泌，是一种 α－淀粉酶，能水解淀粉、糖原和大部分其他碳水化合物（纤维素除外），为双糖和少量的三糖。胰淀粉酶作用的最适 pH 为 6. 7 ~7. 0。

（2）*胰脂肪酶* 胰脂肪酶（lipase）在辅脂酶（colipase）的帮助下，可分解甘油三酯为脂肪酸、甘油一酯和甘油。胰脂肪酶作用的最适 pH 为 7. 5 ~8. 5。

胰腺还分泌胆固醇酯酶和磷脂酶 A_2，它们分别水解胆固醇酯和磷脂。

（3）*蛋白质水解酶* 胰液中主要的蛋白质水解酶是胰蛋白酶（trypsin）和糜蛋白酶（chymotrypsin）。胰腺腺泡细胞分泌的是无活性的酶原。胰液流入肠腔后，经小肠液中肠激酶（enterokinase）的激活，使胰蛋白酶原变为具有活性的胰蛋白酶；此外，胰蛋白酶本身也能使胰蛋白酶原活化，并可激活糜蛋白酶原。

胰蛋白酶和糜蛋白酶的作用极相似，能分解蛋白质为多种大小不等的多肽，当两种酶同时作用时，可消化蛋白质为小分子多肽和氨基酸。

胰腺还分泌胰蛋白酶抑制物（trypsin inhibitor），它可与胰蛋白酶结合，抵抗由于少量胰蛋白酶原在腺体内活化所发生的自身消化作用，从而保护胰腺。但由于其浓度较低，不能阻止病理情况下大量胰蛋白酶原的活化。

正常胰液中除以上几种主要消化酶外，还有羧基肽酶、弹性蛋白酶等蛋白分解酶，以及核糖核酸酶、脱氧核糖核酸酶等。

由于胰液中含有水解三大类主要营养物的消化酶，因而胰液是所有消化液中消化食物最全面、消化力最强的一种。临床上，若胰液分泌障碍，即使其他消化腺分泌正常，也会影响脂肪和蛋白质的消化和吸收以及脂溶性维生素 A、D、E 和 K 的吸收，但糖的消化和吸收一般不受影响。

（二）胆汁及其作用

胆汁（bile）由肝细胞持续分泌，称为肝胆汁，在非消化期间流入胆囊贮存。消化期间，胆汁由肝细胞或由胆囊中大量排至十二指肠。由胆囊排出的胆汁称为胆囊胆汁（gallbladder bile）。

胆汁味苦有色。肝胆汁呈金黄色，透明清亮，偏碱性（pH7.4），成年人每天分泌量约 1L。胆囊胆汁因浓缩，颜色变深为黄绿色，pH6.8（因 HCO_3^- 被吸收）。胆汁中的无机物为 Na^+、K^+、Cl^- 和 HCO_3^- 等，有机物主要是胆盐、胆色素、胆固醇和卵磷脂，不含消化酶。与消化功能有关的是胆盐，它是结合胆汁酸（bile acid）所形成的钠盐。

胆盐对于脂肪的消化和吸收具有重要意义：①胆盐可降低脂肪的表面张力，使脂肪乳化成微滴，分散于水溶液中，从而增加胰脂肪酶与脂肪作用的面积；②胆盐达到一定浓度后，可聚合成微胶粒（micelles），脂肪酸、甘油一酯等掺入到微胶粒中形成水溶性复合物，能促进胆固醇和脂肪酸的吸收，因而也能促进脂溶性维生素 A、D、E、K 及胆固醇的吸收。若缺乏胆盐，将影响脂肪的消化和吸收，甚至引起脂肪性腹泻。

（三）小肠液的分泌

小肠内有两种腺体：十二指肠腺和小肠腺。十二指肠腺分布于十二指肠黏膜下层，又称勃氏腺（Brunner gland），它分泌碱性液体，内含黏蛋白，因而黏稠度很高，具有保护十二指肠免受胃酸侵蚀的作用。小肠腺分布于全部小肠黏膜层内，又称李氏腺（Liberkuhn crypt），其分泌液构成小肠液的主要成分。

小肠液为一种弱碱性液体，pH7.6，渗透压与血浆相等。其分泌量大，变动范围也大，有时较稀，有时较稠。成年人每天分泌量约 1～3L。

小肠液的主要作用是：①保护作用：十二指肠分泌的碱性黏稠黏液，可起润滑作用，并保护十二指肠黏膜免受胃酸侵蚀；肠上皮细胞分泌的 IgA 可使小肠免受有害抗原物质的侵害；溶菌酶可溶解肠壁内的细菌。②消化作用：十二指肠腺受到促胰液素作用时，可分泌富含 HCO_3^- 的分泌液，这些 HCO_3^- 与肝胆汁等可中和十二指肠内的胃酸，造成弱碱性环境，为小肠内多种消化酶提供适宜的 pH 环境。正如前述，肠激酶可激活胰蛋白酶原为具有活性的胰蛋白酶，促进蛋白质的消化和分解。另外，肠上皮细胞内所含有的肽酶、肠酯酶、蔗糖酶、麦芽糖酶、异麦芽糖酶、乳糖酶等分别对多肽、脂肪、碳水化合物起化学性消化作用。③稀释作用：大量的小肠液可稀释肠内消化产物，使其渗透压降低，有利于消化产物的消化和吸收。

二、小肠运动

（一）小肠的运动形式

1. 紧张性收缩 平滑肌的紧张性收缩是小肠保持其基本形状，进行其他形式运动的基础。当小肠平滑肌的紧张性收缩增强时，有利于小肠内容物的混合和运送；相反，小肠平滑肌的紧张性收缩减弱时，肠腔易于扩张，肠内容物的混合和运送减慢。

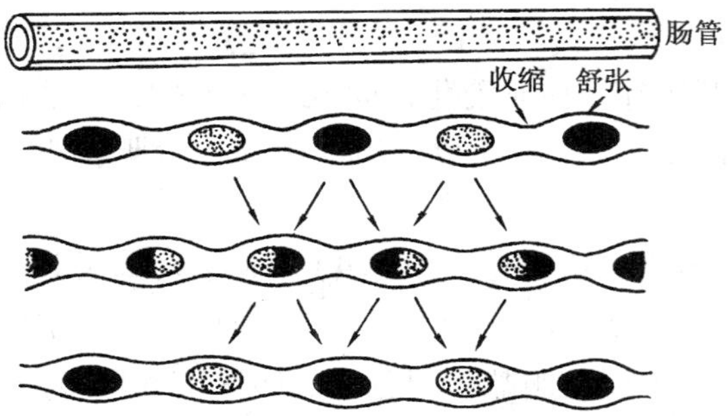

图6-4 小肠分解运动模式图

2. 分节运动 分节运动（segmentation contraction）是小肠环行肌的节律性收缩和舒张运动，空腹时几乎不存在，进食后分节运动才逐步增强。在有食糜的一段肠管上，环行肌以一定的间隔在许多点同时收缩或舒张，因此把有食糜的肠管分成许多节段。数秒钟后，收缩处与舒张处交替，原收缩处舒张，而原舒张处收缩，使原来的节段又分为两半，邻近的两半又混合成一新的节段，如此反复循环（图6-4）。分节运动的作用是：①使消化液与食糜充分混合，有利于消化酶对食物进行消化；②使食糜与小肠壁紧密接触，促进消化分解产物的吸收；③挤压肠壁，可促进血液和淋巴液回流，有助于吸收。分节运动本身对食糜的推动作用很小，但由于小肠分节运动存在由上而下的活动梯度（十二指肠的分节运动频率11次/分，回肠末端8次/分），此活动梯度与肠平滑肌的基本电节律有关，因此这种活动梯度对食糜有一定的推进作用。

当肠神经系统的兴奋性活动被阿托品阻滞后，分节运动减弱。这一结果提示：即使平滑肌的慢波与分节运动有关，但如果没有肠神经系统，特别是肌间神经丛的参与，分节运动仍不能启动。

3. 蠕动 蠕动是由小肠的环行肌和纵行肌由上而下依次发生的推进性收缩运动。在小肠的任何部位均可发生蠕动，其速度约为0.5～2.0cm/s，近端小肠的蠕动速度快于远端。小肠蠕动的意义在于推进食糜，使受分节运动作用过的食糜到达一个新的肠段，再继续开始分节运动。

小肠还有一种强有力、快速（约2～25cm/s）、传播远的蠕动，称为蠕动冲，它可将食糜从小肠始段推送到末端，甚至到达大肠。

（二）回盲括约肌的功能

在回肠末端与盲肠交界处，环行肌明显增厚，起着括约肌的作用，称为回盲括约肌。当食物进入胃后，引起胃 - 回肠反射，回肠蠕动增强。平时回盲括约肌保持轻度的收缩，可防止回肠内容物过快进入大肠，延长食糜在小肠内的停留时间，有利于小肠内容物的完全消化和吸收。当蠕动波到达回肠末端时，回盲括约肌便舒张，约有 4ml 食糜从回肠排入结肠。此外，回盲括约肌还具有活瓣样作用，可阻止大肠内容物向回肠倒流，这将保护小肠免遭细菌过度繁殖、生长所产生的有害作用。

第五节 大肠内消化

一、大肠液及其作用

大肠黏膜分泌少量黏稠的碱性（pH8.3～8.4）大肠液，其主要成分是黏液和碳酸氢盐。大肠液的主要作用是保护肠黏膜和润滑粪便。

二、大肠运动和排便反射

（一）大肠运动的形式

大肠的运动少而慢，对刺激反应也迟缓，这一特点有利于粪便在大肠内暂时贮存。大肠运动形式基本与小肠相似，除蠕动外，还有两种运动形式：①分节推进运动：是一个结肠袋或一段结肠收缩，其内容物被推移至下一肠段的运动。进食后运动增多，可将肠内容物向肛门端推进。②袋状往返运动：由环行肌无规律收缩引起。它可使结肠黏膜折叠成袋，并使袋内容物向两个方向做短距离运动，但不向前推进。这种运动可使肠内容物得到充分混合，是空腹时的一种常见运动形式。

大肠还有一种进行很快且前进很远的蠕动，称为集团蠕动。它通常开始于横结肠，将一部分大肠内容物推送至降结肠或乙状结肠。集团蠕动常见于进食后，最常发生在早餐后 60 分钟内，可能是食物充胀胃或十二指肠，通过胃 - 结肠反射或十二指肠 - 结肠反射所致。其作用是将结肠内容物迅速向肛门端推进，当推至直肠时，可产生便意。

（二）排便反射

食物残渣在大肠内停留时间可达 10 小时以上，其中大部分水分被大肠黏膜吸收，同时经过大肠内细菌的发酵与腐败作用，最后形成粪便。粪便除食物残渣外，还包括脱落的肠上皮、粪胆色素、大量的细菌和一些盐类。

人直肠内，通常没有粪便。当粪便进入直肠时，刺激直肠壁内机械感受器，冲动经盆神经和腹下神经传至脊髓腰骶段初级排便中枢，同时上传到大脑皮层，引起便意和排便反射。这时，传出冲动经盆神经使降结肠、乙状结肠和直肠收缩，肛门内括约肌舒张；与此同时，阴部神经冲动减少，肛门外括约肌舒张，使粪便排出体外。此外，排便时腹肌和膈肌也发生收缩，腹内压增加，促进粪便排出。

由于排便动作受大脑皮层控制，人们可以用意识来加强或抑制排便。若对便意经常予以抑制，则可使直肠壁对粪便压力刺激失去正常的敏感性。如果粪便在大肠内停留时间过久，水分吸收过多而变干硬，则引起排便困难，这是产生便秘的最常见原因之一。

三、大肠内细菌的作用

大肠内有许多细菌，它们来自空气和食物，主要有大肠杆菌、葡萄球菌等，总称为“肠道常居菌种”。细菌产生的酶能分解食物残渣。细菌对糖和脂肪的分解称为发酵，对蛋白质的分解称为腐败。细菌还能利用食物残渣合成维生素 B 复合物和维生素 K，它们经肠壁吸收后被人体利用。长期应用抗生素可导致肠内菌群紊乱和维生素缺乏。

第六节　吸　收

食物的消化过程为吸收做好准备，养分的吸收为机体提供营养物质，以保证新陈代谢的正常进行。

一、吸收的部位

消化道不同部位吸收的物质及能力并不相同，这主要取决于该部分消化道的组织结构以及食物在此处被消化的程度和停留的时间。

口腔和食管内，食物基本上不能被吸收，但某些药物，如硝酸甘油含在舌下可被口腔黏膜吸收。胃的吸收能力很弱，仅能吸收乙醇、少量水分和某些药物（如阿司匹林）等。大肠主要吸收水分和无机盐，此外还能缓慢吸收某些药物。

小肠是吸收的主要部位。因为在小肠中食物已被消化为适于吸收的小分子物质；食物在小肠内停留时间较长，约 3 ~ 8 小时，有充分的吸收时间；小肠有巨大的吸收面积，总面积可达 $200m^2$。这是由于小肠较长，小肠黏膜有大量的环状襞、绒毛以及每个绒毛上皮细胞游离面上的微绒毛，因此极大地增加了小肠的吸收面积；绒毛节律性伸缩和摆动可加速血液和淋巴流动。这些都是小肠在吸收中的有利条件。

糖类、蛋白质和脂肪的消化产物，大部分在十二指肠和空肠内被吸收，当到达回肠时，通常已吸收完毕。回肠可主动吸收胆盐和维生素 B_{12}。

二、小肠内主要营养物质的吸收

（一）水的吸收

消化道中的水分绝大部分在小肠吸收。水分主要靠渗透作用而被动吸收，各种溶质，尤其是 NaCl 的主动吸收所产生的渗透压差是促进水分吸收的主要动力。

在十二指肠和空肠上部，水的吸收量很大，但消化液的分泌量也很大。在回肠，净吸收的水分较大。结肠吸收水的能力很强，但到达结肠的内容物中水分已很少。

（二）无机盐的吸收

小肠对不同盐类的吸收率不同，NaCl 吸收最快，$MgSO_4$吸收最慢，故可用作泻药。

1. 钠的吸收 成人每日摄入约 5～8g 的 Na^+，每日分泌入消化液中 Na^+ 为 20～30g，而每日吸收的 Na^+ 为 25～35g，说明肠内容物中 95%～99% 的钠都被吸收。

小肠和结肠均可吸收钠，但吸收量不同，单位面积吸收的钠量以空肠为最大，回肠其次，结肠最小。

Na^+ 的吸收通过钠泵做主动转运。在黏膜上皮细胞底－侧膜上的钠泵，逆电－化学梯度不断将 Na^+ 转运至细胞外液。Na^+ 的吸收与葡萄糖、氨基酸一起协同转运，肠腔中的葡萄糖也可易化 Na^+ 的吸收。因此临床上治疗 Na^+、水丢失的腹泻时，在口服的 NaCl 溶液中需添加葡萄糖。

2. 钙的吸收 钙在小肠和结肠全长都可逆电－化学梯度主动吸收。在肠黏膜细胞的微绒毛上有一种与钙有高度亲和性的钙结合蛋白，它参与钙的主动转运而促进钙吸收。维生素 D 可促进小肠对钙的吸收。脂肪食物对钙的吸收也有促进作用。只有可溶性的钙（如氯化钙、葡萄糖酸钙）才能被吸收，离子状态的钙最易吸收。进入小肠的胃酸可促进钙游离，有助于钙吸收。脂肪酸对钙吸收也有促进作用。而钙一旦形成不易溶解的钙盐，则不能被吸收。

3. 铁的吸收 铁主要在十二指肠和空肠被吸收。铁的吸收为主动吸收。人每日吸收的铁约为 1mg，仅为食物中铁含量的 1/10。对铁的吸收能力与机体对铁的需要有关。当机体缺铁时（如缺铁性贫血）吸收铁的能力增强。铁主要在小肠上部被吸收。食物中的铁绝大部分是三价的高铁，不易被吸收，需还原为亚铁后方被吸收。维生素 C 能将高铁还原为二价铁；酸性环境易使铁溶解为自由的 Fe^{2+}，故胃酸和维生素 C 都可促进铁的吸收。胃大部切除后易伴发缺铁性贫血。

4. 负离子的吸收 在小肠内吸收的负离子主要有 Cl^- 和 HCO_3^-。肠腔内 Na^+ 被吸收所造成的电位变化可促进负离子向细胞内移动。但也有证据表明，负离子可独立地转运吸收。

（三）糖类的吸收

糖类只有分解为单糖时，才能被小肠上皮细胞所吸收。吸收的主要部位在十二指肠和空肠。吸收的单糖中，葡萄糖约占 80%，半乳糖和果糖各占 10%。各种单糖的吸收率相差很大，己糖的吸收比戊糖（木糖）快；己糖中又以葡萄糖和半乳糖吸收最快，果糖次之，甘露糖最慢。

单糖的吸收是耗能的主动转运过程，能量来自钠泵，属继发性主动转运。当载体蛋白与 Na^+结合后，则对葡萄糖的亲和力增大，于是载体蛋白又与葡萄糖结合而转运入细胞。转运体每次可将 2 个 Na^+ 和 1 分子单糖同时转运入胞内，在细胞内，它们各自分离，Na^+通过钠泵运至细胞间隙，葡萄糖被动扩散入血。由此可见，载体蛋白在主动转运单糖时，需要 Na^+的存在，用抑制钠泵的哇巴因或根皮素等代谢抑制剂，能抑制葡萄糖的主动吸收。

半乳糖和葡萄糖的吸收过程基本相同。果糖则不能逆浓度差主动转运，其吸收是通过扩散而被动转运。果糖被吸收后经毛细血管进入血液循环。

（四）蛋白质的吸收

蛋白质需分解为氨基酸后才被吸收。十二指肠和空肠吸收较快，回肠较慢。氨基酸的吸收是主动转运过程，和葡萄糖相似，即通过与 Na^+ 偶联协同转运。在小肠壁上已经证实有七种不同的氨基酸特殊载体系统。氨基酸几乎完全经毛细血管进入血液循环。

曾经认为蛋白质只有被水解为氨基酸后才能被吸收，但现已证明，小肠内的寡肽也可被上皮细胞摄取。小肠刷状缘上存在二肽和三肽转运系统，称为 H^+ -肽同向转运体。这类转运系统也是继发性主动转运，动力来自于 H^+ 的跨膜转运。进入细胞内的二肽和三肽可被胞内的二肽酶和三肽酶进一步分解为氨基酸，再进入血液循环。

（五）脂肪和胆固醇的吸收

食物中的脂类95%以上是甘油三酯，此外还有胆固醇酯和磷脂。甘油三酯的消化产物是脂肪酸、甘油一酯和甘油。

脂肪的水解产物有不同的吸收方式。甘油因溶于水，同单糖一起被吸收。中、短链甘油三酯水解产生的脂肪酸和甘油一酯是水溶性的，可以直接进入肝门静脉而不进入淋巴。长链脂肪酸、甘油一酯和胆固醇等则必须和胆盐结合形成混合微胶粒才能被吸收。由于胆盐有亲水性，它携带脂肪的消化产物通过覆盖在小肠绒毛表面的不流动水层（即生物膜表面所附着的一层静水层）而到达纹状缘。其中胆盐返回肠腔在回肠主动重吸收，其余物质通过微绒毛的脂质膜进入肠上皮细胞。在细胞内质网中脂肪消化产物又重新合成甘油三酯，并与细胞中生成的载脂蛋白合成乳糜微粒（chylomicron）。乳糜微粒形成后即进入高尔基复合体中，在那里，许多乳糜微粒被包裹在一个囊泡内。囊泡移行到细胞侧膜时，便与细胞膜融合，并被释出胞外，进入细胞间质，再扩散入淋巴。

由于膳食中的动、植物油中含有15个以上碳原子的长链脂肪酸很多，所以脂肪的吸收途径仍以淋巴为主。

（六）维生素的吸收

水溶性维生素通过扩散方式被吸收。维生素 B_{12} 则必须与胃黏膜分泌的内因子结合成复合物，才能在回肠末端被吸收。

脂溶性维生素因溶于脂肪，其吸收机制可能与脂类物质相似。它们大部分吸收后通过淋巴而进入血液循环。

第七章　能量代谢与体温

第一节　能量代谢

机体为了维持各器官、组织功能的正常运行，必须不断地从外界摄取糖、脂肪、蛋白质等营养物质，并在体内通过代谢获得能量。通常把生物体内伴随物质代谢过程而产生的能量的释放、转移、贮存和利用过程，称为能量代谢（energy metabolism）。

一、机体能量的来源与利用

机体一切活动所需要的能量主要来源于体内糖、脂肪和蛋白质的分解氧化。其中糖是供给机体生命活动所需要能量的主要物质，约占70%左右；脂肪除了供给能量外，主要是能量贮存的一种形式；蛋白质的作用主要在于重新合成细胞、激素、酶等活性物质，提供能量是次要的。只有在糖和脂肪供能不足时，才以蛋白质的分解加速提供的能量来维持生命活动。虽然机体所需要的能量来源于食物，但机体不能直接利用食物中的能量。直接提供给机体利用的能量是三磷酸腺苷（adenosine triphosphate，ATP），它是由三大营养物质通过三羧酸循环释放的能量供给ADP所生成的。

机体摄取的能量在体内最终去路有：转变成热能；肌肉收缩完成机械外功；细胞合成代谢中贮备的化学能。

二、能量代谢的测定

能量代谢测定主要是指计算单位时间内每平方米体表面积的产热量，即能量代谢率。它是衡量机体代谢水平高低的客观指标之一，通常与以下三方面关系最为密切。

（一）食物的热价

1g某种食物氧化（或在体外燃烧）时所释放的热量，称为该种食物的热价（thermal equivalent of food）。热价有生物热价和物理热价之分，它们分别指食物在体内氧化和在体外燃烧时释放的热量（表7－1）。

（二）食物的氧热价

通常把某种食物氧化时消耗1L氧所产生的热量，称为该种食物的氧热价（thermal

equivalent of oxygen）。可根据机体在一定时间内的耗 O_2 量计算出三种主要营养物质的能量代谢率（表 7-1）。

表 7-1 三种营养物质氧化时的相关数据

营养物质	产热量（kJ/g）			耗 O_2 量	CO_2 产量	氧热价	呼吸商
	物理热价	生物热价	营养学热价 *	（L/g）	（L/g）	（kJ/L）	（RQ）
糖	17.15	17.15	16.7	0.83	0.83	21.00	1.00
蛋白质	23.43	17.99	16.7	0.95	0.76	18.80	0.80
脂　肪	39.75	39.75	37.7	2.03	1.43	19.70	0.71

* 营养学中常用该数据计算食物的热价

（三）呼吸商

单位时间内机体呼出的 CO_2 量与吸入的 O_2 量的比值（CO_2/O_2）称呼吸商（respiratory quotient，RQ）。糖、脂肪和蛋白质氧化时产生的 CO_2 量和耗 O_2 量各不相同，它们具有不同的呼吸商（表 7-1）。糖的呼吸商等于 1，脂肪和蛋白质的呼吸商则分别为 0.71 和 0.8。在日常生活中，进食的是混合食物，所以，整体的呼吸商通常变动在 0.71 ~ 1.00 之间。平均在 0.85 左右。

三、影响能量代谢的主要因素

（一）肌肉活动

机体任何轻微的活动都可提高代谢率，肌肉活动对于能量代谢的影响最为显著。因此，测定能量代谢时，应避免肌肉运动。

（二）精神活动

人在平静思考问题时，能量代谢受到的影响并不大，产热量增加一般不超过 4%。但在精神激动、恐惧和焦虑等紧张状态时，尽管中枢神经系统本身的代谢率无明显改变，由于肌紧张增强以及甲状腺、肾上腺髓质等分泌的激素增多，使机体代谢水平增高，产热量显著增加。

（三）食物的特殊动力效应

进食之后 1 小时左右以及延续到 7 ~ 8 小时，机体即使同样处于安静状态，但所产生的热量却比进食前有所增加。这种由食物引起机体产生“额外”热量的现象，称为食物的特殊动力效应（specific dynamic effect）。其中蛋白质的食物特殊动力效应最为显著，糖和脂肪及混合性食物次之。

（四）环境温度

人在安静状态下，环境温度为 20℃ ~ 30℃ 时，能量代谢最为稳定。当环境温度低于 20℃时，代谢率即开始增加；在 10℃以下时由于寒冷刺激反射性地引起战栗等，则显著增加。当环境温度超过 30℃时，由于出汗、循环、呼吸功能的增强，致使代谢率也会增加。

四、基础代谢

基础代谢（basal metabolism）是指基础状态下的能量代谢。基础状态是指清醒、安静、空腹 12 小时以上、室温保持在 20℃～25℃时人体的状态。此时由于排除了肌肉活动、精神活动、食物的特殊动力效应及环境温度等因素对能量代谢的影响，体内能量的消耗只用于维持一些基本的生命活动，能量代谢比较稳定。基础代谢率（basal metabolism rate，BMR）是指基础状态下单位时间内的能量代谢。其单位通常以 kJ/（m^2・h）来表示（表 7－2）。

在一般情况下，基础代谢率的实测值与正常平均值比较，相差在 ±10%～±15% 以内属于正常，相差值超过 20% 时，视为病理性改变。甲状腺激素对基础代谢的影响最明显。甲状腺功能亢进时 BMR 可比正常值高出 25%～80%；甲状腺功能低下时，BMR 可比正常值低 20%～40%。因此，BMR 的测量是临床诊断甲状腺疾病的重要辅助方法。

表 7－2　我国人正常 BMR 平均值［kJ/（m^2・h）］

年龄	11～15	16～17	18～19	20～30	31～40	41～50	51 以上
男性	195.5	193.4	166.2	157.8	158.6	154.0	149.0
女性	172.5	181.7	154.0	146.5	146.9	142.4	138.6

第二节　体温及其调节

一、人体正常体温及其生理变动

（一）体温的概念及其正常值

人体的温度分为体表（壳）温度（shell temperature）和体核温度（core temperature）。体表温度是指体表及体表下结构的温度。由于易受环境温度或机体散热的影响，体表温度波动幅度较大。体核温度是人体深部的温度，比体表温度高，且相对稳定，但随着器官的代谢水平不同也有所差异。常说的体温（body temperature）是指机体深部的平均温度，即体核温度。体表与体核温度仅是一个功能的概念，并不是解剖的定位。随着环境温度的改变，体表和体核的范围的相对比例也会发生相应的变化。在寒冷环境中，体核温度范围缩小；在炎热环境中，体核温度可扩展到四肢（图 7－1）。

正常人的体温，通常用检测直肠、口腔和腋下等处的温度来代表。直肠温度（rectal temperature）正常值为 36.9℃～37.9℃，此处的温度值比较接近体核温度。口腔温度（oral temperature）正常值 36.7℃～37.7℃。腋下温度（axillary temperature）的正常值为 36.0℃～37.4℃。临床上多采用测定腋下温度。

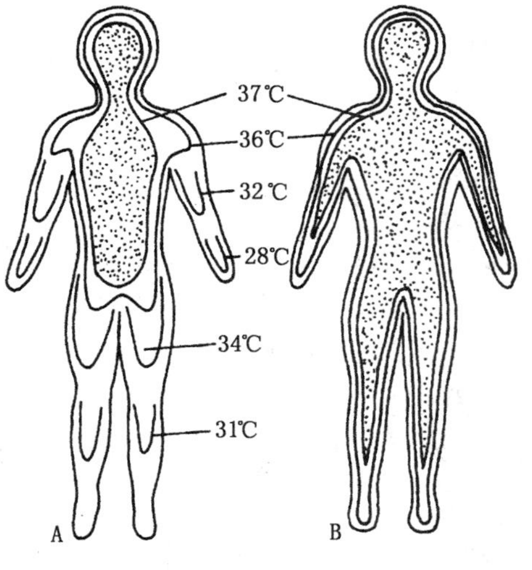

A:环境温度20℃； B：环境温度35℃

图7－1 不同环境温度时体温分布模型

（二）体温的生理变动

人的体温虽然是相对稳定的，但在生理情况下，可随昼夜、年龄、性别等因素的不同而变化。

1. 昼夜波动 人体体温具有日周期性波动。清晨2～6时体温最低，午后3～8时最高，但日差不应超过1℃。体温这种昼夜周期性波动称为昼夜节律（circadian rhythm）。其昼夜节律变动与下丘脑的生物钟功能有关，是一种内在的生物节律（biorhythm）。一般2岁以后体温昼夜节律才开始出现。

2. 性别 成年女子的体温平均比男子约高0.3℃，这与女性皮下脂肪较多、散热较少有关。女性体温随月经周期而发生变动（图7－2）。月经期和排卵前期较低，排卵日最低，排卵后又复升高。因此，测定成年女子的基础体温有助于了解有无排卵和推算排卵日期。排卵后的体温升高可能是孕激素作用的结果。

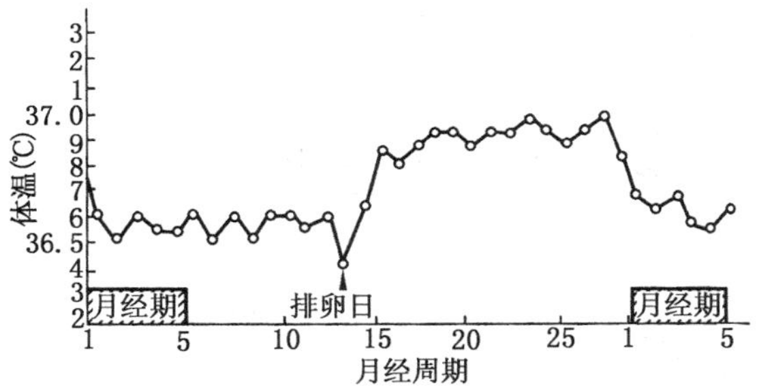

图7－2 女子月经周期中基础体温曲线

3. 年龄 儿童、青少年的体温较高，老年人因基础代谢率低，所以体温低于青壮年人。新生儿特别是早产儿，由于其体温调节结构发育还不完善，调节体温的能力差，体温极容易受环境因素的影响而变动，因此应注意保温。

4. 情绪和体力活动 情绪紧张时，由于肌张力增加和激素的作用，使产热量增多，体温升高。运动时代谢增强，体温升高。

二、机体的产热与散热

体温的相对稳定，是在体温调节机制的控制下，由产热和散热两个生理过程达到动态平衡的结果。

（一）产热过程

1. 主要产热器官 体内的热量是由三大营养物质在各组织器官中进行分解代谢时产生的。安静时，人体主要的产热器官是内脏，尤以肝的代谢水平最旺盛，产热量最大；运动和劳动时，骨骼肌代谢明显增加，其产热量可占机体总产热量的90%（表7-3）。

表7-3 几种组织器官的产热百分比

组织器官	占体重百分比（%）	产热量（%）	
		安静状态	劳动或运动
脑	2.5	16	1
内脏	34.0	56	8
骨骼肌	56.0	18	90
其他	7.5	10	1

2. 产热的形式 主要包括战栗产热（shivering thermogenesis）和非战栗产热（non-shivering thermogenesis）两种形式。

（1）战栗产热 战栗是骨骼肌发生不随意的节律性收缩。战栗的特点是屈肌和伸肌同时收缩，所以不作外功，但是代谢率可增加4~5倍，产生大量的热。这样有利于维持机体在寒冷环境中的体热平衡（body heat equipoise）。

（2）非战栗产热 非战栗产热又称代谢产热，是由于机体内各器官的代谢增强而产热增加。这种非战栗产热以褐色脂肪组织的产热量为最大，约占非战栗产热总量的70%。新生儿褐色脂肪贮存较多，很少发生战栗，所以非战栗产热对新生儿来说意义尤为重要。

3. 产热活动的调节 产热活动接受神经和体液的调节。

（1）体液调节 甲状腺激素是调节产热活动的最重要的体液因素。甲状腺激素分泌增加，使代谢率加快，产热增多。甲状腺激素作用的特点是作用缓慢，持续时间长。肾上腺素和去甲肾上腺素以及生长激素等也可促进产热，其特点是作用迅速，但维持时间短。

（2）神经调节 寒冷刺激可通过兴奋交感神经系统，继而引起肾上腺髓质活动增强，最终导致肾上腺素和去甲肾上腺素释放增多，而使产热增加。

（二）散热过程

人体散热主要由皮肤以物理方式进行，同时呼吸，尿、粪等排泄物也可散发部分热量。

1. 辐射散热 人体以热射线的形式将体热发散给外界的散热形式称为辐射散热（thermal radiation），是机体在常温和安静状态下最主要的散热方式，大约占总散热量的60%。影响辐射散热的主要因素是皮肤和周围环境的温度差、有效辐射面积等。如皮肤温度高于环境温度，其差值越大，散热量越多；裸露的体表面积越大，其散热效果越好。反之亦然。

2. 传导散热 传导散热（thermal conduction）是指机体的热量直接传递给予其接触物体的一种散热方式。传导散热量的多少与所接触物体面积、温度和导热性有关。如果所接触物体温度低，导热性较好，则散热量大，否则减少。由于脂肪导热性差，如果皮下脂肪厚，机体深部的热量难以传导到皮肤，从而减少散热。水的导热性较好，据此原理，临床上常用冰帽、冰袋等给高热患者降温。

3. 对流散热 对流散热（thermal convection）是指通过气体及液体的流动交换热量的散热方式，是传导散热的一种特殊形式。靠近人体皮肤周围的空气被体热加温后，由于空气不断流动，热空气被带走，冷空气则填补其位置，体热便不断散发到空间。对流散热受空气对流速度和温度的影响较大。夏天扇扇子或用电风扇则使空气对流速度加快，散热量增多。冬天着棉衣，由于棉毛纤维间的空气不易流动，可在体表形成不流动的空气层，则散热量减少。

4. 蒸发散热 蒸发散热（thermal evaporation）是通过体表水分的蒸发带走热量的散热方式。在常温下，1g 水分蒸发可带走 2.43kJ 热量。当环境温度等于或高于皮肤温度时，辐射、传导和对流等物理方式已无法进行散热，蒸发散热便成了唯一有效的散热形式。蒸发分为不感蒸发（insensible evaporation）和发汗（sweating）两种形式。不感蒸发是指不为人们所觉察，水分直接从机体不同途径被蒸发的现象。人体每日不感蒸发量一般为 1000ml 左右，其中经皮肤约为 600～800ml，随呼吸约有 200～400ml。发汗是通过汗腺主动分泌汗液的过程。因汗腺分泌汗液是可以感觉到的，所以又称可感蒸发（sensible evaporation）。发汗受环境温度、空气速度和湿度等因素的影响。环境温度高、空气流速快、湿度低，汗液易蒸发，则散热快；反之蒸发慢而散热减慢。临床上对高温患者进行酒精擦浴，就是基于蒸发散热原理。

（三）散热的调节反应

机体散热的调节反应主要有发汗和皮肤血流量的改变两种形式。

1. 发汗 人体的汗腺有大汗腺和小汗腺，与蒸发散热有关的是小汗腺，遍布于全身皮肤。分布到小汗腺上的神经是交感神经胆碱能纤维，末梢释放乙酰胆碱。温热刺激以及交感神经兴奋均可引起小汗腺分泌以发散体热，称为温热性发汗（thermal sweating）。大汗腺主要集中于腋窝、外阴部，手足掌、前额等处也有分布，但与蒸发散热无关。受交感神经肾上腺素能纤维支配，其末梢释放去甲肾上腺素。在情绪激动、精神紧张时，反射性引起交感神经肾上腺素能纤维兴奋，使大汗腺分泌增多，称为精神性发汗（mental sweating）。以上两种形式的发汗并不能截然分开，而经常以混合形式出现。

汗液中水分占 99%，不到 1% 的溶质成分中，大部分为 NaCl，也有少量 KCl、尿素等。汗腺细胞分泌出的汗液的渗透压与血浆渗透压相等，当汗液流经汗腺导管时，在醛固酮的作用下 NaCl 被重吸收，最后排出的汗液是低渗的。大量发汗时，易造成高渗性脱水。

2. 皮肤血流量的改变 皮肤血流量与散热的关系十分密切。在炎热的环境中，交感神经紧张性降低，皮肤小动脉舒张，动-静脉吻合支开放，皮肤血流量增加，大量的体热通过血流从机体深部被带到机体表层，使皮肤温度升高，散热作用加强。反之，在寒冷环境中，交感神经紧张性增强，皮肤血管收缩，动-静脉吻合支关闭，皮肤血流量剧减，皮肤温度降低，散热作用减弱，以防止体热散失。

三、体温调节

恒温动物的体温之所以保持相对稳定，是由于在体温调节系统的控制下，通过调节产热和散热过程，始终维持其平衡而实现的。但是，由于产热的过程明显滞后于散热的过程，因此散热的调节显得更加重要。通过增减皮肤的血流量、发汗、战栗等生理调节反应，维持体温相对稳定的过程，称自主性体温调节（autonomic thermoregulation）。另一方面，机体在不同环境中的姿势和行为，特别是人为保温或降温所采取的措施，如增减衣着等，则称为行为性体温调节（behavioral thermoregulation）。后者以前者为基础，而且两者不能截然分开，行为性体温调节是对自主性体温调节反应的补充。

自主性体温调节是一个反射的过程。如图7-3所示，下丘脑体温调节中枢（thermotaxic center），包括调定点（set point）是体温调节的反射中枢；内外环境的改变，如代谢率、气温、湿度、风速等因素变化的干扰，则通过外周及中枢温度感受器，将信息反馈到中枢，经过体温调节中枢的整合作用，其传出信息通过调控产热器官和散热系统的活动，使体温维持在一个稳定的水平。

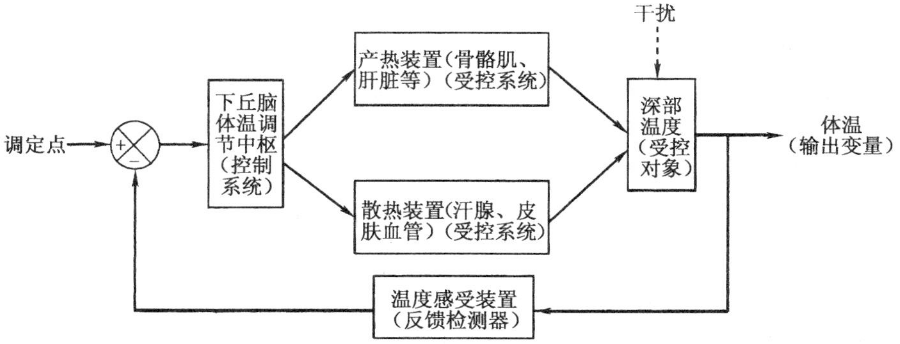

图7-3 体温调节自动控制示意图

（一）温度感受器

温度感受器按其感受的刺激不同可分为冷感受器和热感受器两类；按其分布的位置又可分为外周温度感受器和中枢温度感受器。

1. 外周温度感受器 此种感受器广泛分布于皮肤、黏膜以及内脏、大静脉周围。当局部温度升高时，热感受器兴奋；反之，冷感受器兴奋。这两种感受器各自对一定范围的温度敏感。皮肤温度在30℃以下时使人产生冷觉，皮肤温度在35℃左右则引起温觉。

2. 中枢温度感受器 中枢温度感受器指分布于脊髓、延髓、脑干网状结构以及下丘脑等处对温度变化敏感的神经元。其中有些神经元在局部组织温度升高时冲动的发放频率增加，称为热敏神经元（warm - sensitive neuron）；有些神经元在局部组织温度降低时冲动的发放频率增加，称为冷敏神经元（cold - sensitive neuron）。实验研究表明，在脑干网状结构和下丘脑的弓状核中以冷敏神经元居多，而在视前区 - 下丘脑前部（pre-optic - anterior hypothalamus area，PO/AH）中，热敏神经元较多。

（二）体温调节中枢

从脊髓到大脑皮层的整个中枢神经系统内均存在与体温调节有关的神经元，但是体温调节的基本中枢位于下丘脑。实验表明，PO/AH 是体温调节中枢的关键部位。其根据如下：①广泛破坏 PO/AH 区，体温调节的散热和产热反应都将明显减弱或消失；②PO/AH区既能感受局部温度的微小变化，也能会聚来自机体各个部位传入的温度信息，并引起相应的体温调节反应；③致热原等化学物质直接作用于 PO/AH 区的温度敏感神经元时，可引起体温调节反应。

由 PO/AH 区发出的传出信号可通过自主神经系统参与血管舒缩、发汗等反应；通过躯体神经系统参与行为性调节活动和骨骼肌紧张性的改变；通过内分泌系统参与代谢性调节反应，以维持体温的稳定。

（三）体温调定点学说

体温调定点学说认为，在 PO/AH 区中有一个控制体温的调定点，即规定的温度值，一般为 37℃。当体温处于这一温度值时，热敏神经元和冷敏神经元的活动处于暂时的对立统一状态，机体的产热和散热过程也处于平衡，体温能维持在调定点设定的温度值水平。当细菌感染后或体内某些生物活性物质产生时，由于致热原的作用，PO/AH 区热敏神经元对热刺激的反应阈值升高，而冷敏神经元的阈值则下降，调定点因而上移。因此，先出现恶寒战栗等产热反应，直到体温升高到新的调定点水平以上时才出现散热反应。临床上，患者在发热初期出现的战栗现象就是这一原因。如果致热原不消除，产热和散热过程就继续在此新的体温水平上保持平衡。只有在致热原被清除后，调定点下移，散热过程加强，体温才能恢复正常。

第八章 尿的生成与排出

排泄（excretion）是指机体将新陈代谢过程中产生的终产物、多余的物质以及进入体内的异物等经血液循环由相应途径排出体外的过程。

机体主要的排泄途径有：①呼吸道：通过呼吸排出二氧化碳和少量水分；②消化道：随粪便排出胆色素，和一些无机盐类如钙、镁、铁等；③皮肤：以汗腺分泌形式排出水分、少量氯化钠和尿素等；④肾脏：以尿的形式排出水分、各种无机盐和有机物等。其中以肾脏排泄物种类最多、量最大，而且可随着机体的需要选择性排出和保留各种物质。由于肾脏在调节体液的容量和成分、血浆渗透压、电解质以及酸碱平衡中均起着重要的作用，因此是机体内最重要的排泄器官。

此外，肾脏还具有内分泌功能，能合成和分泌多种激素，主要有促红细胞生成素、肾素、羟化维生素 D_3 和前列腺素等生物活性物质。

第一节 肾脏结构与血流特点

一、肾脏的结构

（一）肾单位和集合管

肾单位（nephron）是肾脏最基本的结构和功能单位，与集合管共同完成尿的生成过程。肾单位是由肾小体和肾小管两部分构成，肾小体包括肾小球和肾小囊两部分，主要分布于肾皮质。肾小管长而弯曲，可深入到肾髓质内。根据其结构和功能分为近端小管、髓袢细段和远端小管三部分。远端小管末端与集合管相连。

集合管不包括在肾单位内，但在功能上和远端小管密切联系，特别是在尿的浓缩与稀释过程中起着重要作用。

（二）皮质肾单位和近髓肾单位

肾单位按其所在部位及结构特点不同，可分为皮质肾单位（cortical nephron）和近髓肾单位（juxtamedullary nephron）（图 8－1）。

皮质肾单位的肾小体主要分布于肾皮质的中外层，在人约占肾单位总数的 85% ~

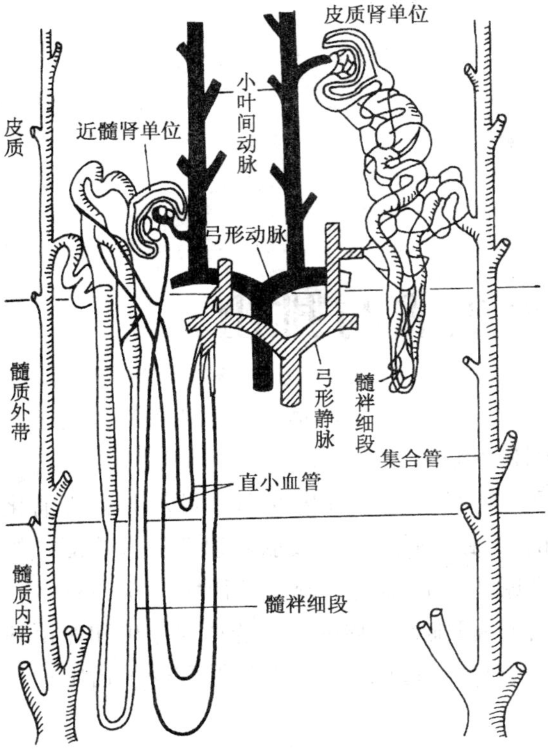

图 8-1　两类肾单位和肾血管示意图

90%。其特点是：肾小球体积较小；入球小动脉的口径比出球小动脉粗，出球小动脉几乎全部分布于皮质部分的肾小管周围；髓袢较短，只局限于外髓质层。其主要功能是生成尿液。近髓肾单位的肾小体主要分布于近髓的内皮质层，约占肾单位总数的 10% ~15%。其特点是：肾小球体积较大；入球小动脉和出球小动脉的口径无明显差异，甚至比出球小动脉还细；出球小动脉不仅形成网状毛细血管，缠绕于邻近的近端小管或远曲小管周围，而且还形成细而长的 U 字形直小血管，管与管之间具有网状吻合支，血流直接相通；髓袢较长，可深入到内髓质层。其主要功能是浓缩与稀释尿液。

（三）球旁器

球旁器（juxtaglomerular apparatus）主要分布在皮质肾单位，由球旁细胞、球外系膜细胞和致密斑三种特殊细胞群组成（图 8-2）。球旁细胞位于入球小动脉中膜内，适宜刺激可促使肾素分泌；致密斑位于远曲小管起始部，在贴近球旁细胞处呈斑状隆起，细胞核聚集且染色较深，故称为致密斑。致密斑可感受小管液流量及其中 NaCl 含量的变化，进而影响肾素的释放；球外系膜间质细胞，是指入球、出球小动脉和致密斑三者构成的三角区之间的一群细胞，具有收缩和吞噬功能。

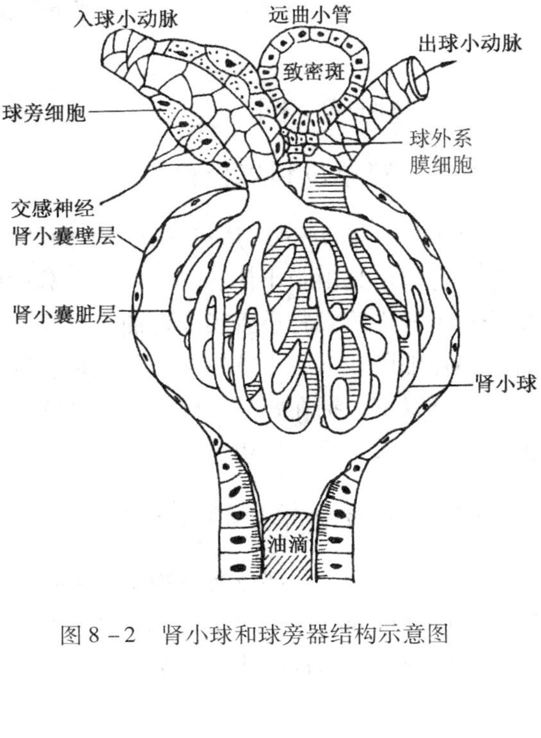

图 8-2　肾小球和球旁器结构示意图

二、肾脏的血液循环

（一）肾脏血流特点

1. 肾血流量大，分布不均　肾脏的血液供应很丰富，正常成人安静时每分钟约有1200ml血液流经两侧肾脏，约占心输出量的1/5～1/4左右。其中94%左右的血液分布在肾皮质，5%～6%分布在外髓，其余不到1%供应内髓。通常所说的肾血流量主要是指肾皮质血流量。

2. 两次毛细血管网，压力差异大　肾动脉由腹主动脉垂直分出经肾门进入肾内后，分支成为入球小动脉。入球小动脉进入肾小体后，分支形成肾小球毛细血管网，后者汇集成出球小动脉之后，再次分支形成毛细血管网，缠绕于肾小管和集合管的周围，供应该部位的血液，然后再汇入静脉。肾小球毛细血管网介于入球和出球小动脉之间。皮质肾单位入球小动脉的口径大于出球小动脉，入口血流阻力小而出口阻力大，肾小球内压明显高于同级血管内压力，有利于肾小球滤过；肾小管周围的毛细血管网则不然，其血压较低而胶体渗透压较高，有利于肾小管的重吸收。

（二）肾脏血流量的调节

1. 自身调节　实验观察到，肾动脉血压在10.7～24.0kPa（80～180mmHg）范围内变动时，肾血流量和肾小球滤过率能保持相对稳定。上述现象即使在去除神经或离体肾脏中仍然存在，表明这是一种自身调节。关于此种调节的机制，目前仍以肌源学说予以解释。该学说认为，当肾脏血压增高时，血管壁受到牵张刺激，平滑肌的紧张性随之加强，血流阻力增大；当血压降低时则发生相反的变化，以保持肾血流量的相对恒定。当血压低于或超出上述范围时，因肾血管平滑肌舒张、收缩已达到极限，所以其血流量再不能维持相对恒定（图8－3）。

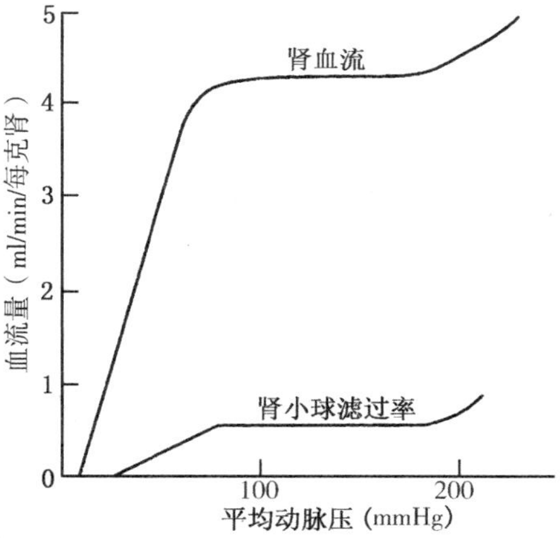

图8－3　肾血流和肾小球滤过率的自身调节

2. 神经和体液调节　分布到肾脏的神经主要是交感神经，其末梢释放去甲肾上腺素，调节肾血流量、肾小球滤过率及肾小管的重吸收，并与皮质肾单位的肾素分泌有关。肾上腺素与去甲肾上腺素、血管升压素和血管紧张素等体液因素均能使肾血管收缩，肾血流量减少；血管内皮细胞通过旁分泌释放一氧化氮和前列腺素等物质则可使肾血管扩张。

第二节 肾小球的滤过功能

进入肾小球毛细血管的血液，除了血细胞和血浆中大分子蛋白质外，其他物质均经滤过进入肾小囊内形成原尿。由于各种血细胞和血浆蛋白被滤掉，所以这是一种超滤过过程，原尿即是血浆的超滤液（ultrafiltrate）。

单位时间内（每分钟）两肾生成的超滤液量称为肾小球滤过率（glomerular filtration rate，GFR）。GFR 与体表面积有关，体表面积为 $1.73m^2$ 的正常人，GFR 为 125ml/min 左右。依此计算，两侧肾脏每昼夜从肾小球滤出的超滤液总量高达 180L 左右。肾小球滤过率和肾血浆流量（renal plasma flow，RPF）的比值称滤过分数（filtration fraction，FF）。若肾血浆流量为 660ml/min，滤过分数则为 $125/660 \times 100 \approx 19\%$。这表明，流经肾脏的血浆约有 1/5 由肾小球滤过进入了肾小囊，形成原尿。肾小球滤过率和滤过分数是衡量肾小球滤过功能的重要指标。肾小球滤过率的大小取决于有效滤过压（effective filtration pressure）、滤过膜的面积及其通透性等因素。

一、肾小球有效滤过压

肾小球有效滤过压是滤过的动力（图 8－4），该压是由肾小球毛细血管血压（glomerular capillary pressure）、血浆胶体渗透压和囊内压三者构成。其中肾小球毛细血管血压是推动滤出的主要动力；血浆胶体渗透压和囊内压是对抗肾小球毛细血管内物质滤过的阻力。因肾小囊内超滤液中蛋白质浓度极低，故胶体渗透压可忽略不计。因此根据上述 3 种力量作用方向的不同：

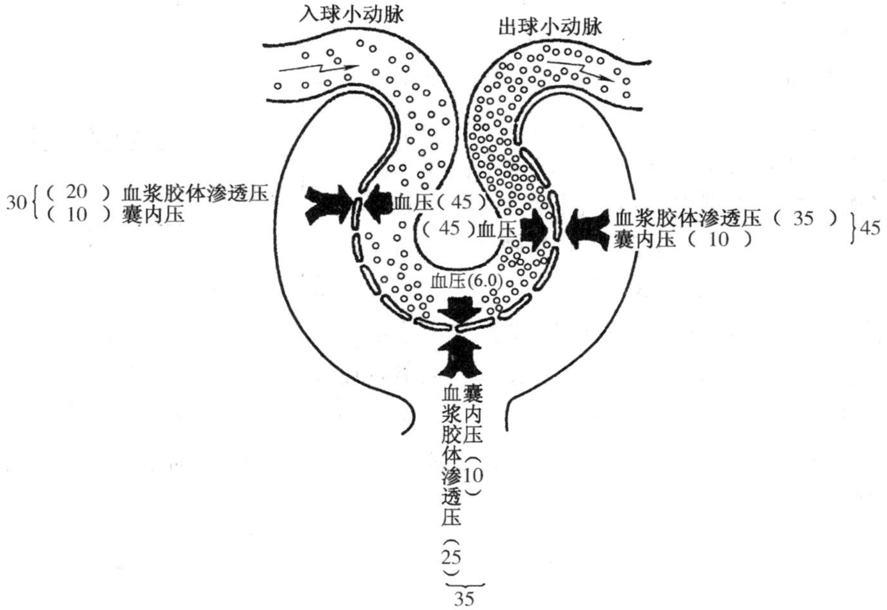

图 8－4 大鼠肾小球有效滤过压的变化示意图（单位：mmHg）

有效滤过压 = 肾小球毛细血管血压 - （血浆胶体渗透压 + 肾小囊内压）

用微穿刺法直接测得的慕尼黑大鼠肾小球毛细血管血压平均值约为 45mmHg，肾小球毛细血管的入球端到出球端，血压下降不多，即两端的血压几乎是相等的；血浆胶体渗透压约为 25mmHg，但肾小球毛细血管内血浆胶体渗透压在血液流经肾小球毛细血管全程时，由于血管内的水分不断生成超滤液而减少，相反血液中血浆蛋白浓度则逐渐增加，所以胶体渗透压呈递增性升高。当肾小球的滤过推动力量与对抗滤过的力量相当时，滤液生成停止，称此现象为滤过平衡（filtration equilibrium）。据测定，在大鼠的肾小球毛细血管入球端，血浆胶体渗透压为 20mmHg，而出球端可上升到 35mmHg 左右。肾小囊内压（hydrostatic pressure in Bowman's space）与近端小管内的压力相近似，约为 10mmHg。根据以上数据：

$$\text{入球端有效滤过压} = 45 - (20 + 10) = 15\ (\text{mmHg})$$

$$\text{出球端有效滤过压} = 45 - (35 + 10) = 0\ (\text{mmHg})$$

由此可见，肾小球毛细血管入球端和出球端的有效滤过压是一个递降过程，在靠近入球端侧，有效滤过压为正值，故有滤过作用。当毛细血管由入球端移行到出球端一侧时，由于有效滤过压已达到了滤过平衡，滤过则停止。如果不出现滤过平衡则全段毛细血管均会有滤液生成。

二、滤过膜及其通透性

滤过膜是肾小球毛细血管内的血液与肾小囊中超滤液之间的结构屏障。由内向外依次由毛血血管内皮细胞、基膜、肾小囊上皮细胞三层组织构成。

在电镜下观察，血管内皮细胞层可见有缺乏细胞质的部分，称为窗孔。其孔径约为 50～100nm，可防止血细胞通过，但对血浆蛋白的滤出不起阻留作用。基膜是滤过膜的主要屏障，是由水合凝胶构成的微纤维网，并有 4～8nm 的多角形网孔，其网孔的大小决定着分子大小不同的溶质能否滤过。滤过膜的外层，即上皮细胞层，该细胞具有足突，足突之间形成裂隙，裂隙表面附有一层滤过裂隙膜，膜上有直径约 4～14nm 的小孔。它是物质滤出的最后一道屏障，该层与内皮细胞层、基膜层共同构成了肾小球滤过的机械屏障。

近年来的研究发现，滤过膜的通透性还取决于它对电荷的选择性。正常时滤过膜各层表面覆盖着一层酸性糖蛋白，是一种带负电荷的唾液蛋白，又称涎蛋白，能排斥带负电荷的物质通过，形成了肾小球滤过的电学屏障。

正常成人两侧肾脏全部肾小球毛细血管总面积约在 1.5m^2以上，通常情况下肾小球的滤过面积是比较稳定的。血浆中的物质通过滤过膜时，既受滤过膜机械屏障结构的影响，又受电学屏障状态的控制。对于电荷中性的物质来说，通透性主要取决于物质的有效半径大小；对于带有正负电荷的物质来说不但取决于该物质有效半径大小，而且还取决于其带有的电荷性质。因此，肾脏发生病理改变时，由于滤过膜上带有负电荷的糖蛋白减少使其电学屏障作用降低，故带负电荷的血浆蛋白滤过增多而出现蛋白尿。

三、影响肾小球滤过的因素

（一）滤过膜的通透性和面积

1. 滤过膜通透性 生理情况下肾小球滤过膜的通透性比较稳定。但是在发生肾小球肾炎时，滤过膜会肿胀变厚，孔隙变小，机械屏障作用增加而滤过率下降，超滤液生成量减少。同时因为滤过膜各层的糖蛋白减少，静电屏障作用减弱，使原来不能滤过的大分子血浆蛋白质大量滤出，可出现蛋白尿。

2. 滤过膜面积 滤过膜面积指肾小球滤过膜的总面积，在生理情况下人的两肾全部肾小球都在活动，足以保证肾小球持续而稳定滤过。但在急性肾小球肾炎时，由于肾小球毛细血管管腔变窄或完全阻塞，以致活动的肾小球数目减少，有效滤过面积减少，因而使肾小球滤过率降低，结果造成少尿或无尿。

（二）有效滤过压的改变

1. 肾小球毛细血管血压变化 肾血流具有自身调节机制，肾小球毛细血管血压维持相对稳定，从而使肾小球滤过率保持不变（图 8 -3）。但当动脉血压降到 80mmHg 以下时，肾小球毛细血管血压下降，有效滤过压则降低，肾小球滤过率也减少或滤过停止，出现少尿和无尿现象。

2. 血浆胶体渗透压的改变 机体血浆胶体渗透压正常情况下变动不大。但是在血浆蛋白的浓度明显降低时，血浆胶体渗透压则降低。此时有效滤过压升高，肾小球滤过率也随之增加。例如经静脉快速注入大量生理盐水时，由于大量的液体使血浆蛋白稀释，血浆胶体渗透压下降而肾小球有效滤过压升高，滤液生成增多。

3. 囊内压的改变 当肾盂或输尿管结石、肿瘤压迫或其他原因引起输尿管阻塞时，由于压力逆集合管上行，可致使囊内压升高，导致有效滤过压降低，肾小球滤过率因而减少。

（三）肾血浆流量

肾血浆流量改变主要影响滤过平衡的位置。如前所述，肾小球毛细血管的全长并不都生成滤液，通常仅在滤过平衡前具有滤液生成作用。如果肾的血浆流量增多，血浆胶体渗透压的上升速度减慢，滤过平衡则会靠近出球小动脉端，具有滤过作用的毛细血管段得以延长，肾小球滤过率将随之增加。相反，肾血浆流量减少时，具有滤过作用的毛细血管段缩短，肾小球滤过率将降低。在严重缺氧、中毒性休克等病理状态下，由于交感神经兴奋致使血管收缩，肾血浆流量减少，肾小球滤过率也因之而降低。

第三节 肾小管和集合管的重吸收功能

一、肾小管和集合管重吸收的方式和特点

肾小管重吸收（tubular reabsorption）功能是指超滤液中的物质流经肾小管和集合管时，被重新转运回到血液中的过程。

（一）重吸收的方式

重吸收可分为被动重吸收和主动重吸收两种形式。

1. 被动重吸收 肾小管管腔侧细胞膜内外的物质浓度、电位和渗透压差是各种离子及水分子被动重吸收的动力。对于溶质来说，主要是膜两侧的浓度差和电位差，是顺电－化学梯度进行扩散的过程；水的重吸收主要是依赖于溶质重吸收后所形成的渗透压梯度进行的。除此之外，重吸收量取决于肾小管细胞膜对该物质的通透性。

2. 主动重吸收 是指肾小管上皮细胞消耗能量，逆着电－化学梯度将小管液中溶质转运到肾小管上皮细胞内的过程。根据主动转运过程中能量的来源不同，可分为原发性主动转运和继发性主动转运两种。

（二）重吸收的特点

1. 重吸收的选择性 比较原尿和终尿的质和量可以发现，成人每天生成的原尿量约有 180L，但终尿每天只有 1.5L 左右，表明肾小管的重吸收率高达99%，排出量只占原尿的1%左右。原尿中葡萄糖和氨基酸全部被重吸收，水和电解质，如 Na^+、K^+、Cl^-等大部分被重吸收，尿素只有小部分被重吸收，肌酐则完全不被重吸收。

2. 重吸收的差异性 由于近端小管、髓袢、远端小管及集合管的管壁上皮细胞在组织学上存在着差别，因此其重吸收的能力也不尽相同。例如近端小管上皮细胞的管腔膜上有大量密集的微绒毛，形成刷状缘，这种结构大大增加了重吸收的面积。所以，与其他各段肾小管相比，近端小管对各种物质的重吸收能力占首位。

髓袢主要重吸收部分水和 NaCl。由于髓袢与近端小管重吸收基本不受神经和体液因素影响，所以该处的重吸收量对终尿基本不产生影响。远端小管和集合管重吸收量虽比近端小管少，但由于此段的重吸收量分别受到神经和体液因素的调节，故在决定终尿的量和质方面起着十分重要的作用。

3. 重吸收的有限性 肾小管和集合管对不同物质的重吸收具有一定的限度，例如对葡萄糖的重吸收，当血浆中葡萄糖浓度升高到一定浓度值时，原尿中葡萄糖的含量也明显增多，如果超过了肾小管的重吸收限度，终尿中则出现葡萄糖。

二、各段肾小管和集合管重吸收功能

（一）近端小管重吸收功能

超滤液中的葡萄糖、氨基酸、维生素及微量蛋白质等，几乎全部在近端小管被重吸收；Na^+、K^+、Cl^-、HCO_3^-等无机盐以及水也绝大部分在此段被重吸收；H^+则被分泌到肾小管中。多种物质包括水在近端小管的重吸收的机制，均与上皮细胞基侧膜上的Na^+泵活动有着密切关系。

1. Na^+、Cl^-和水的重吸收 近端小管重吸收Na^+、Cl^-和水的量最大，约为滤液总量的65%～70%。近端小管的前段Na^+的重吸收主要伴随着葡萄糖、氨基酸同向转运为主；而后段Na^+则主要与Cl^-一起被重吸收。水的重吸收是伴随着溶质的重吸收而被动重吸收。由于近端小管液与血浆渗透压基本相等，所以该段是等渗性重吸收。

在近端小管的前半段，管周膜和侧膜上存在钠泵，Na^+的重吸收是由钠泵活动开始的。首先钠泵将膜内的Na^+泵入细胞间隙，使细胞内Na^+的浓度降低，负电荷数目增多，因此小管液中Na^+顺着电－化学梯度通过管腔膜不断地进入细胞内。进入细胞内的Na^+又迅速被泵入细胞间隙，使细胞间隙中Na^+的浓度和渗透压不断升高，在渗透压差的驱动下通过管腔膜进入细胞内的水也随之进入细胞间隙，使细胞间隙容积增大、压力升高。一方面促使了Na^+和水通过基膜进入毛细血管而被吸收；同时也可以通过紧密连接再返回小管内。后一现象称为回漏（back－leak），此模式称为泵－漏模式（pump－leak model）。由于该部位水的重吸收多于Cl^-的重吸收，以及HCO_3^-重吸收速率明显大于Cl^-的重吸收，所以近端小管液中Cl^-的浓度高于管周的组织间液。

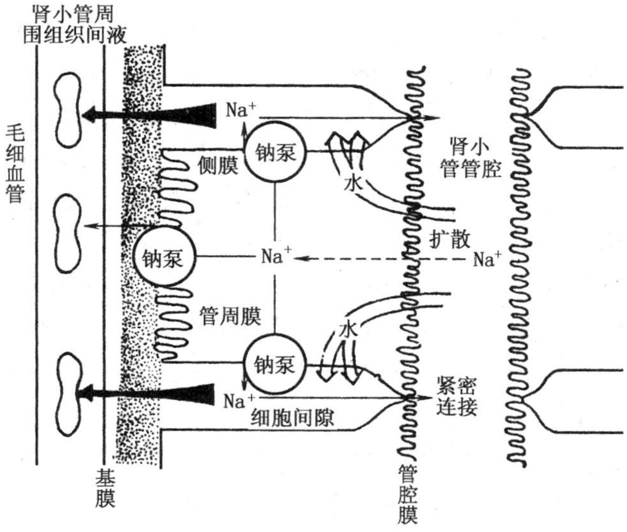

图8－5 近端小管对Na^+重吸收的泵－漏模式

在近端小管的后半段NaCl的重吸收主要通过细胞旁途径进行。小管液流入近端小管后半段时，其中葡萄糖等重吸收已经基本完毕，同时该部位小管液中Cl^-的浓度明显高于小管周围间质，因此 Cl^- 顺着浓度梯度经紧密连接，即细胞旁路而被重吸收。由于 Cl^- 的重吸收使小管周围组织间隙中负电荷的数目急剧增加，Na^+ 顺着电位梯度经细胞旁路而被动重吸收。可见该部位 NaCl 的重吸收属于被动转运。

水的重吸收主要是靠渗透压差被动进行的。这是因为 Na^+、HCO_3^-、Cl^-、葡萄糖等在此段被大量重吸收，降低了小管液的渗透压，而提高了细胞间隙的渗透压，于是水在渗透压差的驱动下通过紧密连接和跨上皮细胞两条途径进入细胞间隙，直到管内外渗透压达到平衡为止。

2. HCO_3^- 的重吸收　HCO_3^- 是体内重要的碱储备，小管液中的 HCO_3^- 85%以上在近端小管被重吸收，其余部分在远端小管和集合管重吸收。在近端小管 HCO_3^- 的重吸收主要是以 Na^+-H^+ 交换形式进行的。由于管腔膜对 HCO_3^- 通透性较低，所以其重吸收是以 CO_2 和 H_2O 的形式进行的。管周膜一侧对 HCO_3^- 的通透性较高，HCO_3^- 可以顺电－化学梯度随 Na^+ 一起吸收回血液（图 8－6）。具体过程参见 H^+ 的分泌部分。

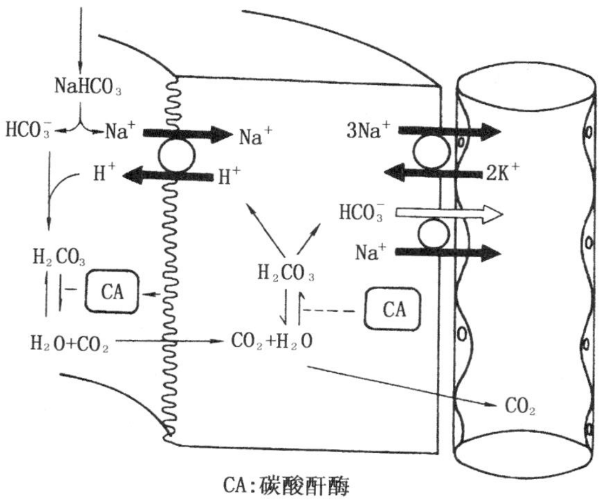

图 8－6　近端小管重吸收 HCO_3^- 的机制

3. K^+ 的重吸收　K^+ 的重吸收量主要随每天 K^+ 的摄取量而变动。机体在缺 K^+ 的情况下，肾小管各段都能够重吸收 K^+，但绝大部分在近端小管被重吸收回血，而终尿中的 K^+ 主要是由远端小管和集合管分泌的。近端小管重吸收 K^+ 是一个主动转运过程，因为小管液中 K^+ 浓度低于细胞内 K^+ 浓度，同时管腔内电位较管周液低，所以 K^+ 重吸收是逆电位差和逆浓度差进行的。管腔膜是主动重吸收 K^+ 的关键部位，其主动重吸收的机制尚不清楚。而细胞内的 K^+ 浓度比细胞外液高 30～40 倍，故 K^+ 通过管周膜入血是顺浓度梯度转运。

4. 葡萄糖的重吸收　小管液中的葡萄糖全部被重吸收。葡萄糖重吸收的部位仅限于近端小管，尤其是近曲小管的前半段，其他各段重吸收葡萄糖的能力极低。葡萄糖的重吸收与 Na^+ 同向协同转运（cotransport）进行。首先位于刷状缘上的载体蛋白分别与葡萄糖、Na^+ 相结合形成复合体后，迅速地将葡萄糖和 Na^+ 从管腔膜侧转向内侧。由于钠泵转运造成了管腔膜内外 Na^+ 的浓度差，促进了小管液中的 Na^+ 进入细胞内，葡萄糖则伴随着被转运进入细胞。进入细胞内的葡萄糖，则顺着浓度差透过管周膜，经易化扩散进入组织间液或血液（图 8－7）。

近端小管对葡萄糖的重吸收具有一定的限度。当血液中葡萄糖浓度超过 9～10mmol/L，此时尿中即可出现葡萄糖，称为糖尿。尿中开始出现葡萄糖的最低血糖浓度，称为肾糖阈（renal glucose threshold）。超过肾糖阈后血糖浓度再继续增高，尿中葡

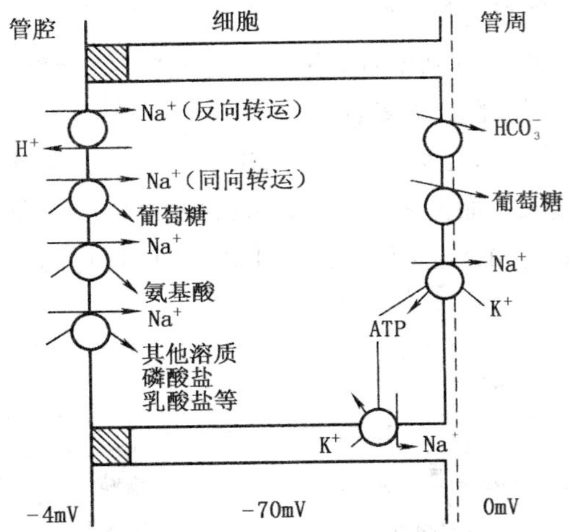

图 8-7　Na^+转运与其他溶质转运之间的伴联关系

葡萄糖含量也将随之上升；当增高到肾小球的葡萄糖滤过量与尿中的排出量之差值保持不变时，则表示全部肾小管对葡萄糖的重吸收均已达到极限，此差值为葡萄糖重吸收极限量。人肾脏的葡萄糖重吸收极限量，在体表面积为 1.73m^2 的个体，男性为 375mg/min，女性为 303mg/min。肾脏之所以对葡萄糖重吸收有极限量，可能是位于近端小管刷状缘上的载体蛋白数量有限的缘故。

5. 氨基酸及其他物质的重吸收　小管液中氨基酸的重吸收与葡萄糖的重吸收机制相同，也是与 Na^+ 重吸收相伴联的继发性协同转运（图 8-7）。但是，转运葡萄糖和转运氨基酸的载体蛋白可能不同，即载体蛋白具有特异性。Ca^{2+}、HPO_4^{2-}、SO_4^{2-} 的重吸收可能也是以与 Na^+ 重吸收相伴联同向转运形式进行。有时进入到小管液中的少量蛋白质，可通过肾小管上皮细胞的吞饮作用重吸收。

（二）髓袢细段的重吸收功能

在髓袢重吸收的物质约占肾小球滤过液的 15%～20%，该部位的重吸收与尿的稀释和浓缩关系极为密切。

髓袢升支细段对水的通透性很低，而对 Na^+ 的通透性较高。髓袢降支细段对水通透性较高而对 Na^+ 的通透性较低。上述的重吸收特点对肾髓质内高渗区的建立，进而对尿的浓缩和稀释具有重要意义。

（三）远端小管和集合管重吸收功能

远端小管及集合管重吸收约占滤过 Na^+ 和 Cl^- 的 12%，并且在重吸收 Na^+ 和 Cl^- 的同时多伴有 K^+ 和 H^+ 的分泌、交换以促进其重吸收。研究认为，Na^+、K^+、Cl^- 在髓袢升支粗段是以同向转运模式进行继发性主动重吸收。在髓袢升支粗段上皮细胞的管腔膜上有 $Na^+-2Cl^--K^+$ 同向转运体，能够形成 $Na^+-2Cl^--K^+$ 同向转运体复合物，顺着 Na^+ 电-化学梯度将 $2Cl^-$ 和 K^+ 一起转运到细胞内。其后 Na^+ 和 Cl^- 经过管周膜进入组织间隙，而 K^+ 顺着浓度梯度经管腔膜返回小管腔内继续参与 Na^+、K^+、Cl^- 的同向转运。由于 K^+、Cl^- 的反向运动造成了管腔内呈现出正电位，此正电位进一步促使管腔液中的 Na^+ 等正离子顺电位差从细胞旁路进入组织间液（图 8-8）。由于远端小管及集合管的重吸收功能可被体液因素调节，所以该处的离子及水的重吸收是依据机体内环境状态而决定的。远端小管上皮细胞间隙的紧密连接对 Na^+ 的通透性较低，回漏入小管腔的 Na^+ 量较少，因此，建立起来的管内外 Na^+ 的浓度差和电位差也大。管内外电位差在远端小管起始段前1/3处平均为 -10mV（管内为负），管的后段为 -45mV。这表明 Na^+ 在远端小管的重吸收是逆着电-化学梯度进行的。有人认为，在远端小管的管腔膜和管周膜上都分布有钠泵，依靠这些钠泵将 Na^+ 主动重吸收回血。

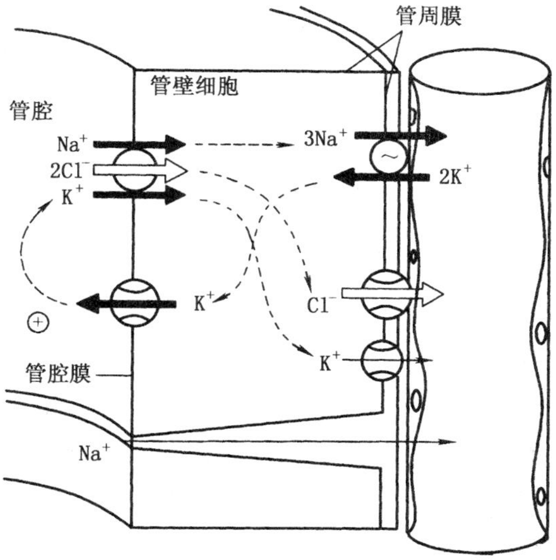

图8-8 髓袢升支粗段重吸收 Na^+、K^+、Cl^- 的机制

第四节 肾小管和集合管的分泌与排泄功能

肾小管和集合管的分泌功能是指管壁上皮细胞新陈代谢的产物释放到小管液中的过程，排泄是指将血液中原有的某些物质排入小管液的过程，两者统称为肾小管的分泌功能。其分泌的主要物质有 H^+、NH_3 和 K^+ 等。

一、H^+ 的分泌

肾小管各段和集合管上皮细胞均能分泌 H^+，80% 由近曲小管分泌。由小管上皮细胞代谢或由小管液进入肾小管细胞内的 CO_2 和 H_2O 在碳酸酐酶的催化下生成 H_2CO_3，而 H_2CO_3 又解离成 H^+ 和 HCO_3^-。H^+ 被管腔膜分泌到小管液中，与小管液中 Na^+ 进入小管上皮细胞同步进行，形成 H^+-Na^+ 交换（hydrogen-sodium exchange）。HCO_3^- 经管周膜转运回血。因此 H^+ 的分泌和 HCO_3^- 的重吸收与体内酸碱平衡的调节有关。

在远曲小管和集合管处，除 H^+-Na^+ 交换外还有 K^+-Na^+ 交换，且两者之间存在竞争抑制作用。在酸中毒情况下，小管细胞内碳酸酐酶活性增强，H^+ 生成量因而增加，于是 H^+-Na^+ 交换增加而 K^+-Na^+ 交换减少，从而出现高血 K^+。如果用乙酰唑胺抑制碳酸酐酶活性时，则 H^+ 生成量减少，于是 H^+-Na^+ 交换减少而 K^+-Na^+ 交换增加，出现低血 K^+。

二、NH_3的分泌

远曲小管和集合管的上皮细胞在代谢过程中不断生成 NH_3，这些 NH_3 主要由谷氨酰胺脱氨而来。NH_3具有脂溶性，所以 NH_3 较易向 pH 值低的小管液中扩散。分泌的 NH_3 能与小管液中的 H^+ 结合并生成 NH_4^+，小管液中 NH_3浓度因而下降，于是管腔膜两侧形成了 NH_3浓度差，此浓度差又加速了 NH_3 向小管液中扩散。由此可见，H^+ 分泌增加促使 NH_3 的分泌增多。NH_3 与 H^+ 结合并生成 NH_4^+ 后，可进一步与小管液中强酸盐如 NaCl 的负离子结合，生成酸性铵盐随尿排出。强酸盐的正离子如 Na^+ 则与 H^+ 交换而进入肾小管细胞，而后和细胞内 HCO_3^- 一起转运回血。所以肾小管细胞分泌 NH_3，不仅由于铵盐的生成促进了排 H^+，而且也促进了 $NaHCO_3$ 的重吸收。

三、K^+的分泌

尿中排出的 K^+ 一般认为主要是由远曲小管和集合管所分泌的，因为原尿中的 K^+ 绝大部分已在近端小管部位被重吸收回血。K^+ 的分泌是一种被动分泌过程。K^+ 的分泌与 Na^+ 的主动重吸收有密切的联系。因为 Na^+ 主动重吸收时在小管内外建立起了电位差，小管腔内为负，管壁外为正，此电位差可促使 K^+ 从组织间液被动扩散入管腔内。由于 K^+ 的分泌与 Na^+ 的重吸收相关联，所以将这种离子交换称为 K^+-Na^+ 交换。

四、其他物质的排泄

肌酐及对氨基马尿酸，既能从肾小球滤过，又能由肾小管排泄。进入体内的某些物质如青霉素、酚红等，则主要通过近端小管主动排泄完成。因此，临床上常用酚红排泄试验来检查肾小管的排泄功能是否正常。

第五节　尿液的浓缩和稀释

肾脏对尿的浓缩与稀释主要在肾脏髓质进行，尿的浓缩、稀释与肾髓质保持高渗状态和肾髓质渗透压梯度（medullary osmotic pressure gradient）有着密切关系。

一、肾髓质高渗梯度现象

用冰点降低法测定大鼠肾脏从皮质向髓质分层切片的组织液体（包括细胞内液和细胞外液）渗透压，发现肾皮质与血浆渗透压相等。由皮质向髓质逐步深入时，分别比血浆高出 2、3、4 倍，这种现象称为肾髓质高渗梯度，表明肾髓质的组织液为高渗状态，而且由外向内，越接近肾乳头处，渗透压越高。微穿刺技术（micropuncture technique）研究证明，小管液的变化与组织液的渗透压变化一致，由皮质到髓质也呈渗透压梯度变化。

二、肾髓质高渗梯度的形成与维持

有关肾髓质高渗梯度状态的形成与维持，根据肾小管的特殊结构和各段小管对水和溶质的通透性不同，大多学者以物理学中的逆流交换（counter－current exchange）和逆流倍增（counter－current multiplication）现象加以解释。

（一）逆流交换和逆流倍增

物理学中逆流的含义是指两个下端相连通而并列的U形管道，其中液体流动的方向相反。U形管的升、降支之间不能进行热量交换，所以冷水流过U形管时，使热源的热量损失较多。如果上述的U形管下端相通，且升降支相接触，即此U形管升、降支之间能够进行热量交换，如此，冷水流过U形管时，从热源带走的热量就很有限，因此热源损失掉的热量也很少。这种升、降支管壁相接触并能够相互进行热能交换的现象称为逆流交换。

如果上述的U形管管壁是由细胞构成，而且管壁细胞又能够主动将升支中的溶质单向转运入降支，则降支溶液浓度由上而下逐渐升高，到达U形管折返处达最高值；而升支中的小管液则因为失去了溶质，使小管液内溶液浓度自下而上逐渐降低。于是，U形管中的溶液浓度沿着管的长轴出现成倍增加现象，称为逆流倍增。

髓袢、集合管的结构排列与上述的逆流倍增的模型很相似，且管壁细胞对水和溶质有选择性通透的特点；而直小血管的结构排列则非常像逆流交换的模型。因此认为肾髓质高渗梯度的形成是通过髓袢的逆流交换和逆流倍增来实现的。

（二）肾髓质高渗梯度的形成原理

肾髓质高渗梯度的形成主要与各段肾小管对Na^+、水和尿素的通透性各异有着直接关系（图8－9）。

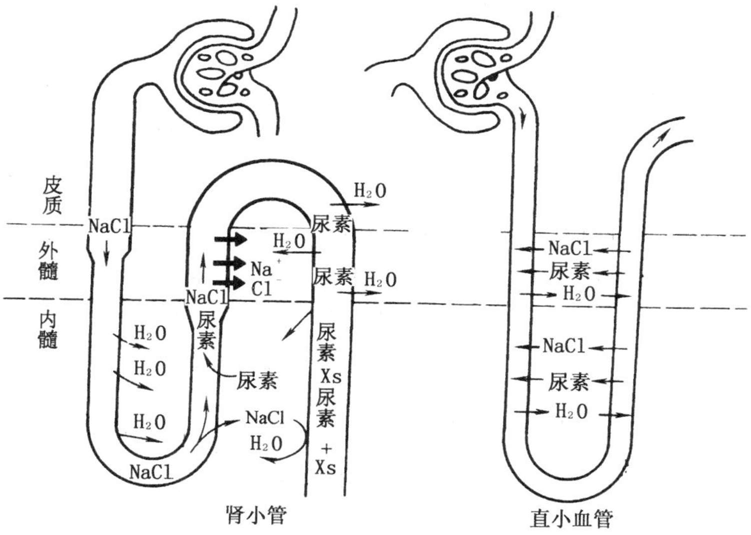

粗箭头表示升支粗段主动重吸收Na^+和Cl^-；粗线表示髓袢升支粗段和远曲小管前段对水不通透；Xs表示未被重吸收的溶质

图8－9　肾髓质高渗透压梯度的形成示意图

1. 外髓部高渗梯度的形成机制 由于位处外髓部的髓袢升支粗段主动重吸收 Cl^- 和 Na^+，而对水不易通透，因此，升支粗段内小管液流向皮质时，管腔内 NaCl 浓度逐渐降低，成为低渗液；而升支粗段外周组织间液则因为重吸收 Cl^- 和 Na^+ 变成高渗。所以外髓部的组织间液渗透压梯度主要是由升支粗段 NaCl 的重吸收所形成，并且愈靠近皮质部，渗透压愈低，愈靠近内髓部，渗透压梯度愈高。

2. 内髓部高渗梯度的形成机制 髓袢降支细段对水通透而对 NaCl 不易通透，当小管液流过时，水在渗透压作用下不断被重吸收，管内 NaCl 浓度逐渐升高，至髓袢底部转折处达最高值。位于内髓部的髓袢升支细段对 NaCl 易通透，于是小管液中的 NaCl 顺浓度差扩散进入内髓部组织间液，参与该处渗透压梯度形成。远曲小管、皮质和外髓部集合管对尿素不易通透，而在 ADH 的作用下，该处小管液中的水被大量重吸收，于是滞留在小管液中的尿素浓度逐渐升高。由于内髓部集合管对尿素易通透，小管液中高浓度的尿素便扩散出管外，也参与了内髓渗透压梯度的形成。进入内髓部的尿素可再次进入升支细段，而后通过升支粗段、远曲小管、皮质和外髓部集合管，又回到内髓部集合管外再扩散到内髓部组织间液中，形成尿素再循环（urea recirculation）（图 8－9）。

综上所述，肾髓质渗透压梯度的形成，在外髓部是由髓袢升支粗段主动重吸收 NaCl 形成，在内髓部是由髓袢升支细段被动重吸收 NaCl 和尿素在集合管与髓袢升支细段间的再循环形成。

（三）直小血管在保持肾髓质高渗梯度中的作用

肾髓质的直小血管也呈 U 形排列，形成逆流系统，但其血管壁对水和电解质的通透不具选择性。因此，直小血管降支流经肾髓质时，周围组织间液中的 Na^+ 和尿素顺着浓度差不断扩散进入降支，而降支中的水则顺着渗透压差渗出到组织间液。因此，越深入内髓部，直小血管降支中的 Na^+ 和尿素浓度越高。当血液折返流入直小血管升支时，由于血管内 Na^+ 和尿素的浓度比同一水平组织间液高，故 Na^+ 和尿素又反向逐渐扩散到组织间液，并且再进入直小血管降支，而组织间液中的水则渗透入直小血管升支内，并随血流返回体循环。这样，Na^+ 和尿素就可不断地在直小血管降支和升支之间循环运行，不致被血流带走过多而保存在肾髓质内；同时组织间液中的水分能不断随血液返回体循环，不会过多停留于肾髓质中，使肾髓质始终保持在高渗透压梯度状态。可见，直小血管的逆流交换作用对保持肾髓质高渗（hypertonicity in the medulla）状态具有重要作用（图 8－9）。

三、尿液浓缩和稀释机制

肾髓质高渗梯度的存在，是促进远曲小管和集合管重吸收水分，使尿液得以浓缩的生理学基础。在 ADH 作用下，远曲小管和集合管对水的通透性增高，小管液中的水分被髓质高渗不断吸出管外，管内溶质浓度不断增高而形成高渗的浓缩尿。若 ADH 分泌减少，远曲小管和集合管对水的通透性降低，水不易被重吸收，同时由于 Na^+ 不断被主动重吸收，则使尿液渗透压下降，形成稀释尿。因此，肾髓质高渗梯度及 ADH 的存在，是尿液浓缩的基本条件。正常情况下，ADH 的释放量是决定尿液浓缩程度的关键因素。

四、影响尿浓缩和稀释的因素

（一）肾髓质组织结构的改变

肾髓质结构是决定尿浓缩能力的重要原因之一，如前所述，髓质越发达，髓袢越长则尿浓缩能力越强，反之则弱。人类肾髓袢长度随个体发育而逐渐延长。婴儿时期由于髓袢尚未发育完全，所以不能排出较高的浓缩尿。此外，当肾脏疾患损害到髓质内部，特别是损及乳头部组织时，尿的浓缩能力下降。如慢性肾盂肾炎引起肾髓质纤维化、肾囊肿引起肾髓质萎缩、血 Ca^{2+} 过高和尿 Ca^{2+} 过多引起钙盐在肾髓质组织间隙沉积等，均会不同程度损坏肾髓质的逆流系统，因而降低肾脏浓缩尿液的能力。

（二）肾小管和集合管对 Na^+ 及尿素重吸收的改变

肾上腺皮质分泌醛固酮增多时，能促进远曲小管和集合管对 Na^+ 的重吸收，同时伴随水的重吸收增多，从而加强尿的浓缩，故可排出浓缩尿。髓袢升支粗段对 Na^+ 和 Cl^- 有主动重吸收作用，如果该部位 Na^+ 和 Cl^- 主动重吸收作用被抑制时，尿的浓缩作用降低，而排出大量低渗尿。某些利尿药如呋喃苯胺酸、利尿酸等，因能抑制髓袢升支粗段对 Na^+ 和 Cl^- 的主动重吸收，抑制肾髓质高渗梯度的形成，故有强大的利尿作用。

（三）直小血管逆流交换作用的改变

当直小血管中血流过快时，将会过多地带走肾髓质组织间液中的溶质，主要是 NaCl，以致肾髓质组织间液不能保持高渗梯度状态，使尿浓缩能力降低。失血性休克发展到一定程度时，由于交感神经兴奋，引起肾内血流量重新分布，肾皮质血管收缩，血流量减少；而肾髓质内血管受神经影响较小，故直小血管血流量相对较多，血流减慢，水分不能及时被血液带走，渗透压梯度也不易保持，则尿浓缩能力降低。

（四）集合管上皮细胞对水通透性的改变

当集合管管壁对水的通透性增加时，集合管内的水向组织间隙扩散量增多，使尿液浓缩，以致排出浓缩尿；反之，则排出稀释尿。

第六节　尿生成的调节

机体对尿生成的调节主要通过对滤过、重吸收及分泌环节的影响而实现。影响肾小球滤过的诸因素在此前已论述，以下仅对肾小管和集合管重吸收、分泌的调节进行论述。

一、肾内自身调节

（一）小管液中溶质的浓度

小管液中溶质所呈现的渗透压，是对抗肾小管重吸收水分的力量。如果小管液溶质浓度高，渗透压增大，则肾小管对水的重收吸减少，结果可使终尿量增多。这种由于渗透压升高而对抗肾小管重吸收水分所引起的尿量增多现象，称为渗透性利尿（osmotic diuresis）。例如糖尿病患者的多尿，就属于渗透性利尿的一种。临床上利用渗透性利尿的原理，给患者以不被肾小管重吸收的物质如甘露醇等，提高小管液中溶质的浓度，从而达到利尿的目的。

（二）球－管平衡

近端小管始终按肾小球滤过率一定的比例进行重吸收，称此为恒定比率重吸收（constant fraction reabsorption）。其恒定比率重吸收率始终占肾小球滤过率的65%～70%左右，此现象称为球－管平衡（glomerulotubular balance）。球－管平衡的生理意义在于使终尿量不致因肾小球滤过率的增减而出现大幅度的变动。

二、体液性调节

虽然肾交感神经可通过影响肾小管和集合管重吸收，而且还可以通过影响体液环节间接地调节尿生成过程，但是，在正常状态下肾小管和集合管的功能主要受体液因素的影响。以下仅对体液调节予以论述。

（一）抗利尿激素的生理作用及分泌调节

1. 抗利尿激素的分泌部位及生理作用 抗利尿激素（antidiuretic hormone，ADH），又称血管升压素，是由9个氨基酸组成的肽类神经激素，由下丘脑视上核和室旁核的神经细胞合成，并经下丘脑－垂体束纤维的轴浆流运输到神经垂体储存。

ADH的主要作用是提高远曲小管和集合管上皮细胞对水的通透性，从而促进水的重吸收；增加内髓部集合管对尿素的通透性，以提高肾髓质组织间液的渗透压梯度，使尿液浓缩，排出尿量减少。

2. 抗利尿激素合成和释放的调节 调节ADH合成和释放的有效刺激是血浆晶体渗透压和循环血量以及动脉血压的改变。

（1）*血浆晶体渗透压的改变* 血浆晶体渗透压是生理条件下调节ADH合成、释放的最重要刺激因素。下丘脑视上核附近有渗透压感受器（osmoreceptor），它对血浆晶体渗透压的改变十分敏感。当机体大量出汗、严重呕吐或腹泻等造成体内水分不足时，血浆晶体渗透压升高，对渗透压感受器的刺激增强，使下丘脑－神经垂体系统合成、释放的ADH增多，促进了远曲小管和集合管对水的重吸收，排出尿量减少，从而使血浆晶体渗透压恢复正常。反之，大量饮水后，降低了血浆晶体渗透压，对渗透压感受器的刺激作用减弱，从而抑制了ADH的合成和释放，可引起尿量增多。这一现象称为水利尿

（water diuresis）。如果饮用等渗盐水则血浆晶体渗透压基本不变，不出现饮清水后明显的利尿现象，只是在饮水半小时左右后尿量稍有增多（图8－10）。

（2）循环血量及血压改变 当循环血量增多时，存在于心房（主要是左心房）和胸腔内大静脉处的容量感受器（volume receptor）因被扩张或牵拉刺激而发生兴奋，其冲动沿迷走神经传入到中枢，反射性抑制下丘脑－神经垂体系统合成和释放ADH，从而引起尿量增多。当严重失血致使循环血量减少时，对左心房和大静脉容量感受器的刺激减弱，ADH的合成和释放则增多，促进远曲小管和集合管对水的吸收，使循环血量得到一部分代偿。动脉血压升高时，通过刺激颈动脉窦的压力感受器，也可以反射性抑制ADH的释放。当下丘脑病变累及视上核、室旁核或下丘脑－垂体束时，ADH的合成和释放发生障碍，尿量则可出现明显增加。

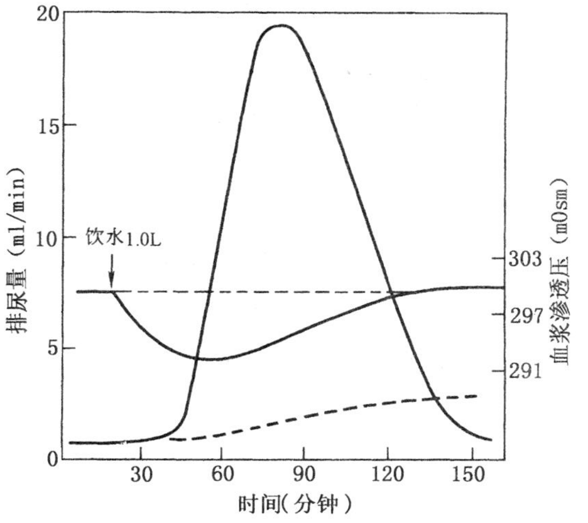

图8－10 饮清水（实线）和饮等渗盐水（虚线）的排尿量及血浆渗透压变化

（二）醛固酮的生理作用及分泌调节

1. 醛固酮分泌部位及生理作用 醛固酮（aldosterone）是肾上腺皮质球状带所分泌的一种激素，具有保Na^+排K^+作用，即促进远曲小管和集合管对Na^+的主动重吸收，同时促进K^+的排出。由于对Na^+重吸收增强的同时，Cl^-和水的重吸收也增加，导致细胞外液量增多。

2. 醛固酮分泌的调节 醛固酮的分泌主要受肾素－血管紧张素－醛固酮系统以及血K^+、Na^+浓度等因素的影响。

（1）肾素－血管紧张素－醛固酮系统 肾素主要由球旁细胞分泌，能催化血浆中的血管紧张素原，使之生成血管紧张素Ⅰ（10肽）。血管紧张素Ⅰ有刺激肾上腺髓质激素分泌的作用。血液和组织中，特别是在肺组织中存在着丰富的血管紧张素转换酶，可使血管紧张素Ⅰ降解，生成血管紧张素Ⅱ（8肽）。血管紧张素Ⅱ主要作用有二：一是直接使血管收缩，升高血压；二是刺激肾上腺皮质球状带，促进醛固酮合成和分泌。血管紧张素Ⅱ进一步被氨基肽酶水解为血管紧张素Ⅲ（7肽），它也能刺激球状带醛固酮的合成和分泌。但血中血管紧张素Ⅲ浓度较低，因此，机体内刺激醛固酮合成和分泌起主要作用的是血管紧张素Ⅱ。此外，血管紧张素Ⅱ还能直接刺激近端小管对NaCl的重吸收，同时促进血管升压素的分泌，增强远曲小管和集合管对水的重吸收（图8－11）。

由于肾素－血管紧张素－醛固酮三者在血浆中的水平变动是保持一致的，因此将这三者看成是相互关联的功能系统，称为肾素－血管紧张素－醛固酮系统。

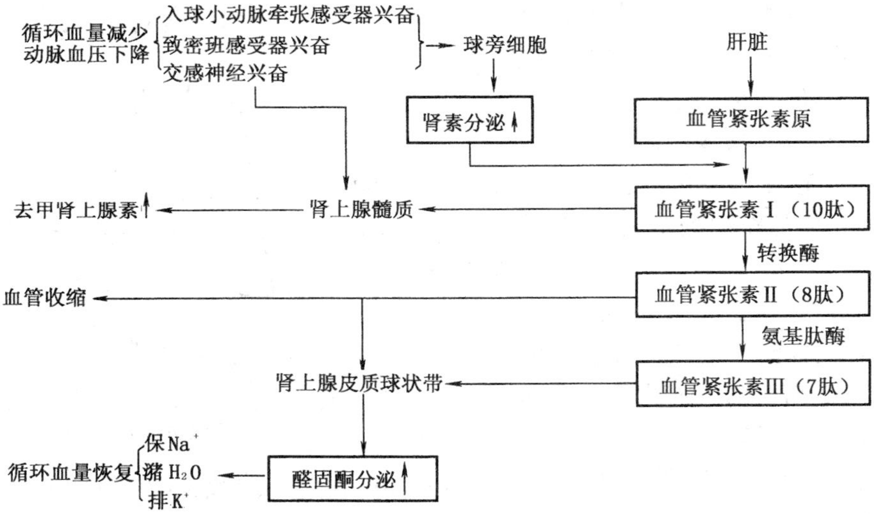

图8－11　肾素－血管紧张素－醛固酮系统示意图

肾素的分泌受多方面因素的调节。肾内有两种感受器与肾素分泌的调节有关：一是入球小动脉处的牵张感受器，另一是致密斑感受器。当动脉血压降低时，肾入球小动脉的压力随之下降，血流量减少，对小动脉壁的牵张刺激减弱，而激活了球旁细胞，促使肾素释放量增加；同时，由于肾小球滤过率减少，通过致密斑的小管液和 Na^+ 量均减少，于是激活了致密斑感受器，间接地增加了肾素释放量。

（2）血浆中 K^+、Na^+ 的浓度　当血 K^+ 浓度升高或血 Na^+ 浓度降低时，醛固酮的合成与分泌增加，从而促进肾脏保 Na^+ 排 K^+，以恢复血 Na^+ 和血 K^+ 的浓度；反之，血 K^+ 浓度降低或血 Na^+ 浓度升高时，则抑制醛固酮分泌，保 Na^+ 排 K^+ 作用减弱，血中 Na^+ 和 K^+ 的水平得以恢复正常。血中的 Na^+、K^+ 浓度与醛固酮分泌的关系属于负反馈调节。

（三）心房钠尿肽

心房钠尿肽（atrial natriuretic peptide，ANP）是心房肌合成、分泌的激素，它有明显的促进 NaCl 和水的排出作用。其作用机制可能包括：①抑制集合管对 NaCl 的重吸收，心房钠尿肽与集合管上皮细胞基侧膜上的心房钠尿肽受体结合，激活鸟苷酸环化酶，造成细胞内 cGMP 含量增加，后者使管腔膜上的 Na^+ 通道关闭，抑制 Na^+ 重吸收，增加 NaCl 的排出；②使入球小动脉和出球小动脉，尤其是入球小动脉舒张，增加肾血浆流量和肾小球滤过率；③抑制肾素的分泌；④抑制醛固酮的分泌；⑤抑制血管升压素的分泌。因此，心房钠尿肽是体内调节水盐代谢、维持血容量、保持内环境相对稳定的重要激素之一。

第七节　排尿活动

尿生成是个连续不断的过程，进入肾盂的尿液由于压力差以及肾盂的收缩被送入输尿管，通过输尿管的周期性蠕动被运送到膀胱。膀胱的排尿（micturition）是间歇地进行的。

正常尿液呈淡黄色而透明，每昼夜所排出的尿量约在1000～2000ml之间，平均约为1500ml。尿的比重一般介于1.015～1.025之间，最大变动范围为1.001～1.035；其渗透压可在50～1200mOsm/（kg·H_2O）之间波动；pH值变动范围为4.5～8.0。

一、膀胱与尿道的神经支配及作用

支配膀胱逼尿肌和内括约肌的是盆神经和腹下神经，支配外括约肌的是阴部神经。这些神经分别含有传出神经纤维和传入神经纤维（图8－12）。

盆神经中含有副交感神经纤维，它从脊髓骶段2～4节的侧角发出。当该神经兴奋时，使膀胱逼尿肌收缩，尿道内括约肌松弛，从而促使排尿。腹下神经属于交感神经纤维，它从脊髓腰段的侧角发出。当腹下神经兴奋时，使膀胱逼尿肌松弛，尿道内括约肌收缩，从而阻止排尿。阴部神经属躯体神经，其活动受意识控制，它从脊髓骶段2～4节的前角发出，支配尿道外括约肌。当它兴奋时，能使外括约肌收缩，阻止排尿。当阴部神经受到反射性抑制时，外括约肌则松弛，有利于排尿。

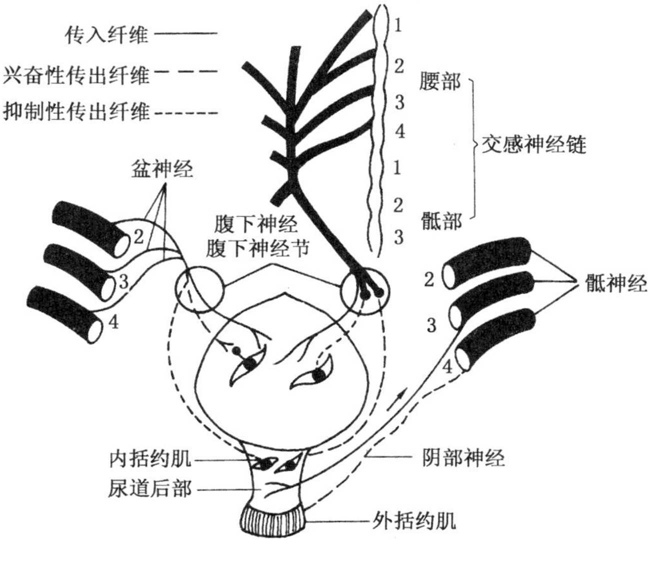

图8－12　膀胱和尿道的神经支配

二、排尿反射

正常情况下，膀胱逼尿肌处于持续的轻度收缩状态，使膀胱内压经常保持在

0.98kPa以下。当膀胱内尿量增加到400～500ml时，膀胱内压才会明显升高。

排尿是一种反射活动。当膀胱内压超过0.98kPa时，膀胱壁牵张感受器受牵拉兴奋，冲动沿盆神经传入，到达脊髓骶段的初级排尿中枢。同时，冲动也向脑干和大脑排尿反射高级中枢传导，从而产生尿意（micturition desire）。如果条件许可，冲动便沿着盆神经传出，引起膀胱逼尿肌收缩，内括约肌松弛，尿液便会进入尿道。此时尿液可以刺激尿道的感受器，冲动沿盆神经再次传到脊髓排尿初级中枢，进一步加强其活动，并反射性抑制阴部神经的活动，使外括约肌松弛，于是尿液就在膀胱内压下排出。这种由尿液刺激尿道感受器进一步反射性加强排尿中枢活动的过程是一种正反馈，它能促使排尿反射活动反复加强，直至尿液排完为止。在排尿时，腹肌和膈肌的强力收缩，可以使腹内压增高，有协助排尿活动的作用。

大脑皮层排尿反射高级中枢对脊髓初级中枢有易化或抑制性的影响，控制着排尿反射活动。婴幼儿因大脑皮层发育尚未完善，对排尿初级中枢的控制能力较弱，故排尿次数多，且常有遗尿现象。

膀胱中尿液充盈过多而不能排出者称为尿潴留。尿潴留多半是由于腰骶部脊髓损伤使排尿反射初级中枢活动发生了障碍所致。尿道受阻也能造成尿潴留。当脊髓受损，初级中枢与大脑皮层失去功能联系时，排尿则失去了意识控制，可出现尿失禁。

第九章 内 分 泌

内分泌系统由内分泌腺和内分泌细胞组成。人体内的内分泌腺包括：垂体、甲状腺、甲状旁腺、肾上腺、胰岛、性腺和松果体等；内分泌细胞广泛分布于全身组织器官中，如消化道黏膜、心、肾、肺、皮肤、胎盘等组织。内分泌腺或散在的内分泌细胞能分泌各种高效能的生物活性物质，经组织液或血液运输而发挥调节作用，这种化学物质称为激素（hormone）。

内分泌系统以分泌各种激素的形式，通过体液途径，与神经系统紧密联系、相互配合，共同调节机体各系统的功能，维持机体内环境的相对稳定。

本章主要阐述各内分泌腺所分泌激素的功能及其分泌的调节。

第一节 概 述

一、激素的分类

激素按化学结构可分为含氮激素（nitrogenous hormone）、类固醇激素（steroid hormone）和脂肪酸的衍生物（fatty acid derivative）三大类（表9-1）。

（一）含氮激素

1. 肽类和蛋白质激素 主要有下丘脑调节性多肽、神经垂体激素、腺垂体激素、胰岛素、甲状旁腺激素、降钙素以及消化道激素等。

2. 胺类激素 包括肾上腺素、去甲肾上腺素和甲状腺激素。

（二）类固醇（甾体）激素

类固醇激素是由肾上腺皮质和性腺分泌的激素，如皮质醇、醛固酮、雌激素、孕激素以及雄激素等。在肾脏产生的1，25-二羟维生素 D_3 是固醇激素，其作用特征和机制等都与类固醇激素相似。

（三）脂肪酸衍生物

脂肪酸衍生物主要指廿烷酸类（eicosanoid），包括前列腺素族、血栓烷类和白细胞三烯类等。

表9－1　体内主要激素及其化学性质

主要来源	激素	英文缩写	化学性质
下丘脑	促甲状腺激素释放激素	TRH	三肽
	促性腺激素释放激素	GnRH	十肽
	生长激素释放抑制激素（生长抑素）	GHRIH	十四肽
	生长激素释放激素	GHRH	四十四肽
	促肾上腺皮质激素释放激素	CRH	四十一肽
	促黑（素细胞）激素释放因子	MRF	肽
	促黑（素细胞）激素释放抑制因子	MIF	肽
	催乳素释放因子	PRF	肽
	催乳素释放抑制因子	PIF	多巴胺
	血管升压素（抗利尿激素）	VP（ADH）	九肽
	催产素	OXT	九肽
腺垂体	促肾上腺皮质激素	ACTH	三十九肽
	促甲状腺激素	TSH	糖蛋白
	促卵泡激素	FSH	糖蛋白
	黄体生成素	LH	糖蛋白
	促黑（素细胞）激素	MSH	十八肽
	催乳素	PRL	蛋白质
	生长激素	GH	蛋白质
甲状腺	甲状腺素（四碘甲腺原氨酸）	T_4	胺类
	三碘甲腺原氨酸	T_3	胺类
甲状腺C细胞	降钙素	CT	三十二肽
甲状旁腺	甲状旁腺激素	PTH	蛋白质
胰岛	胰岛素		蛋白质
	胰高血糖素		蛋白质（二十九肽）
肾上腺：皮质	糖皮质激素（如皮质醇）		类固醇
	盐皮质激素（如醛固酮）		类固醇
髓质	肾上腺素	E	胺类
	去甲肾上腺素	NE	胺类
睾丸间质细胞	睾酮	T	类固醇
支持细胞	抑制素（卵巢也可产生）		糖蛋白
卵巢、胎盘	雌二醇	E_2	类固醇
	雌三醇	E_3	类固醇
	黄体酮	P	类固醇
	人绒毛膜促性腺激素	hCG	糖蛋白

续表

主要来源	激素	英文缩写	化学性质
消化道、脑	促胃液素		十七肽
	胆囊收缩素——促胰酶素	CCK－PZ	三十三肽
	促胰液素		二十七肽
心房	心房钠尿肽	ANP	二十一肽
松果体	褪黑素	MT	胺类
胸腺	胸腺激素		肽类
各种组织	前列腺素	PG	脂肪酸衍生物
	血栓烷类	TX	脂肪酸衍生物
	白细胞三烯类	LT	脂肪酸衍生物
肾	1，25－二羟维生素 D_3	1，25－$(OH)_2$－D_3	固醇类

二、激素作用的机制

激素作为信息物质，到达靶细胞后，产生生物效应。随着分子生物学研究技术的进展，关于激素作用机制的研究也取得迅速发展。

（一）含氮激素的作用机制——第二信使学说

第二信使学说把激素称为第一信使，作用于靶细胞膜上的相应受体后，激活膜内的腺苷酸环化酶，在细胞内产生 cAMP。而 cAMP 作为第二信使，激活蛋白激酶 A（PKA），催化细胞内各种底物的磷酸化反应，引起细胞各种生物效应，如腺细胞分泌、肌细胞收缩、细胞膜通透性改变，以及细胞内各种酶促反应等（图 9－1）。

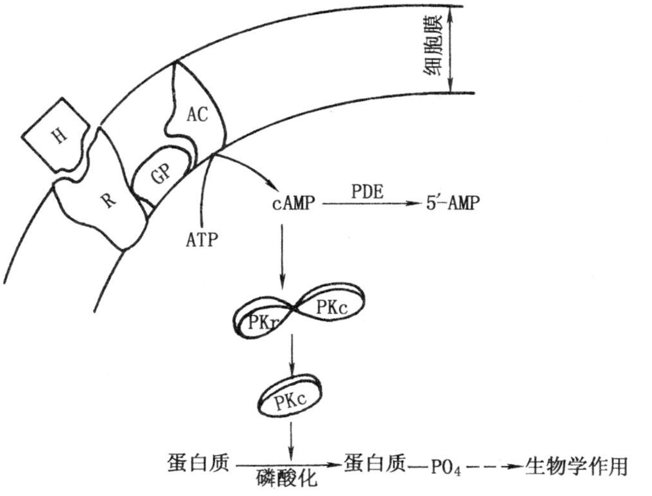

H：激素 R：受体 GP：G 蛋白 AC：腺苷酸环化酶 PDE：磷酸二酯酶
PKr：蛋白激酶调节亚单位 PKc：蛋白激酶催化亚单位

图 9－1 含氮激素作用机制示意图

第二信使除了 cAMP 外，cGMP、三磷酸肌醇、二酰甘油及 Ca^{2+} 等均可作为第二信使。而在所激活的细胞内起关键作用的蛋白激酶，除了蛋白激酶 A（PKA），还有蛋白激酶 C（PKC）及蛋白激酶 G（PKG）等。在细胞膜还发现一种在膜受体与膜效应器酶（如腺苷酸环化酶与磷脂酶 C）之间起偶联作用的调节蛋白，通过鸟苷酸结合蛋白（G 蛋白）偶联膜受体介导跨膜信息传递过程。

1. G 蛋白的作用 鸟苷酸结合蛋白，简称 G 蛋白，由 α、β 和 γ 三个亚单位组成。当激素与受体结合时，活化的受体便与 G 蛋白的 α 亚单位结合，并促使其与 β、γ 亚单位脱离，进而对效应器酶（如腺苷酸环化酶）起激活或抑制作用。

2. 三磷酸肌醇和二酰甘油的信息传递系统 有些含氮激素的作用并不以 cAMP 为第二信使传递激素信息，如胰岛素、催产素、催乳素、某些下丘脑调节肽和生长因子等。这些激素作用于膜受体后，引起细胞膜磷脂酰肌醇转变为三磷酸肌醇（IP_3）和二酰甘油（DG），并导致胞浆中 Ca^{2+} 浓度升高。Ca^{2+} 与细胞内的钙调蛋白（CaM）结合，可激活蛋白激酶 C，促进蛋白质或酶的磷酸化。DG 的作用是能在 Ca^{2+} 的存在下激活蛋白激酶 C，PKC 与 PKA 一样，可使多种蛋白质或酶发生磷酸化，进而调节细胞的功能活动（图 9－2，以上机制参见第二章第一节）。

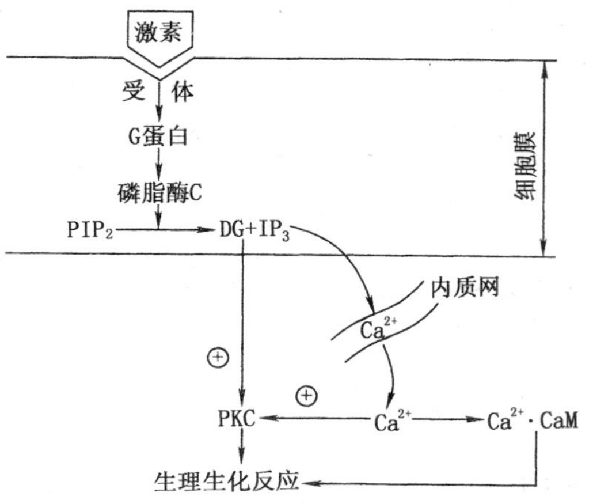

PIP_2：磷脂酰二磷酸肌醇 DG：二酰甘油 IP_3：三磷酸肌醇 PKC：蛋白激酶 C CaM：钙调蛋白

图 9－2 磷脂酰肌醇信息传递系统示意图

（二）类固醇激素的作用机制——基因调节学说

类固醇激素的分子小，为脂溶性，可透过细胞膜进入细胞。进入细胞之后，激素先与胞浆受体结合，形成激素－受体复合物。受体蛋白发生构型变化，激素－受体复合物因而获得进入核内的能力，并由胞浆转移至核内，与核受体结合，发挥调控 DNA 的转录过程、生成新的 mRNA、诱导蛋白质合成、引起相应的生物效应的作用。另有些激素（如雌激素、孕激素与雄激素）进入细胞后，可直接穿越核膜，与相应的核受体结合，调节基因表达（图 9－3）。甲状腺激素虽属含氮激素，但其作用机制却与类固醇激素相似，它进入细胞内，直接与核受体结合，调节转录过程。

廿烷酸类多作为局部激素或细胞内信使，通过膜受体或细胞内受体发挥作用。

综上所述，含氮激素的作用是通过第二信使传递机制，类固醇激素则是通过调控基因表达而发挥作用的。含氮激素也可以通过 cAMP 调节转录过程。有些肽类和蛋白质激素通过表面受体介导进入细胞，并转位于核内调节基因表达；相反，有些类固醇激素也可作用于细胞膜上，引起一些非基因效应。

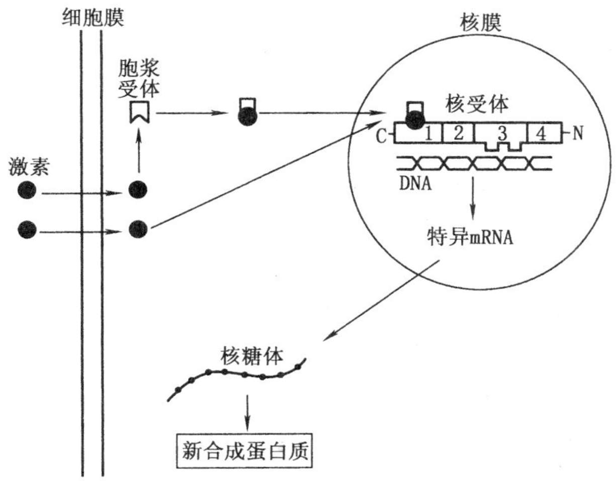

1. 激素结合结构域 2. 核定位信号结构域

3. DNA 结合结构域 4. 转录激活结构域

图 9－3 类固醇激素作用机制示意图

三、激素作用的方式及一般特征

（一）激素的作用方式

一般说来，激素主要经血液或组织液运输到远隔的细胞组织发挥调节作用。接受激素信息而发挥作用的细胞、组织和器官，分别称为靶细胞（target cell）、靶组织（target tissue）或靶器官（target organ）。目前认为，激素的作用方式包括以下几种：

1. 远距分泌 大多数激素经血液运输到远距离靶细胞、靶组织，如肾上腺素、生长激素等。

2. 旁分泌 有些激素经组织液扩散到邻近部位的靶细胞，如胃肠激素。

3. 自分泌 有些激素在局部扩散又返回作用于该内分泌细胞而发挥反馈作用，如生长激素释放激素。

4. 神经分泌 神经细胞合成的神经激素通过轴浆运输到末梢释放，经血流运输再作用于靶细胞，如下丘脑分泌多种调节性肽。

5. 腔分泌 激素直接释放到体内管腔发挥作用，如胃肠激素。

（二）激素作用的一般特征

1. 激素的信息传递作用 激素将其携带的“生物信息”传递给相应的靶细胞，调节其固有的生理生化反应，起着信息传递的作用。但一般激素不能使细胞产生新的功能或反应。

2. 激素作用的相对特异性 激素释放入血液，被运送到全身各个部位，只选择性地作用于某些器官、组织和细胞，此种特性称为激素作用的特异性。激素作用的特异性与靶细胞上存在能与该激素特异性结合的受体有关。

3. 激素的高效能生物放大作用 激素在血中的浓度很低，一般在 nmol/L，甚至在 pmol/L 数量级。利用放射免疫测定法，可以测到纳克（ng，10^{-9}），甚至皮克（pg，10^{-12}）一级。激素含量甚微，但作用显著。激素与受体结合后，细胞内发生一系列酶促反应，效应逐级放大，形成一个高效生物放大系统。

4. 激素间的相互作用 多种激素共同参与某一生理活动的调节时，不同激素之间往往存在着协同作用或拮抗作用，这对维持其功能活动的相对稳定甚为重要。例如，生长激素、肾上腺素、糖皮质激素及胰高血糖素，均能升高血糖；相反，胰岛素则能降低血糖，与上述激素的升糖效应有拮抗作用。有些激素本身并不能直接对某些组织细胞产生生物效应，然而它的存在可使另一种激素的作用明显增强，即对另一种激素的效应起支持作用，这种现象称为允许作用（permissive action）。

第二节　下丘脑与垂体

一、下丘脑与垂体的功能联系

下丘脑位于丘脑的下方，第三脑室的两侧，是间脑的一小部分。下丘脑与垂体联系十分密切。下丘脑的一些神经元既具有内分泌细胞的作用，分泌神经激素，又保持着典型的神经细胞的功能。它们可将从大脑或中枢神经系统其他部位传来的神经信息转变为激素的信息，起着换能神经元的作用，从而以下丘脑为枢纽，把神经调节和体液调节联系起来。所以，下丘脑与垂体一起组成下丘脑－垂体功能单位（图 9－4）。

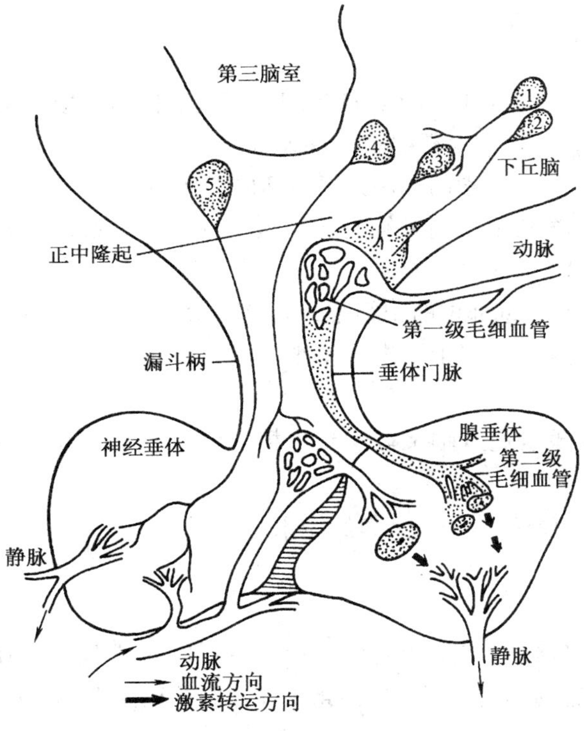

1：单胺能神经元　2、3、4、5：下丘脑各类肽能神经元

图 9－4　下丘脑－垂体功能单位模式图

（一）下丘脑－腺垂体系统

垂体分为腺垂体和神经垂体两部分。下丘脑和腺垂体之间是通过特殊的门脉系统联系起来的。腺垂体的血液供应非常丰富，来自颈内动脉的小分支在进入正中隆起后分成第一级毛细血管网，然后汇集成静脉，沿垂体柄下行，进入腺垂体，再分成第二级毛细血管网。由下丘

脑正中隆起开始的这种血管分布，可以把正中隆起处的某些具有生物活性的化学物质通过血液途径运送至腺垂体，称为垂体门脉系统。

下丘脑基底部促垂体区的一些核团，存在着各种神经内分泌细胞，能合成分泌多肽类物质，其主要作用是调节腺垂体的活动，称为下丘脑调节肽（HRP）。这些下丘脑调节肽，先由轴突结节漏斗束运送到垂体柄－正中隆起的神经末梢处，由此释放，进入第一级毛细血管网，通过垂体门脉系统，运送到腺垂体后，再从毛细血管网释放到组织间液，调节腺垂体内各种腺细胞激素的释放。下丘脑调节肽有9种，其中有4种对腺垂体催乳素和促黑激素的分泌起促进或抑制作用的激素，因其化学结构尚未确定，称为因子。它们的化学性质和主要作用如表9－2。

表9－2 下丘脑调节肽的化学性质与主要作用

种　类	英文缩写	化学性质	主要作用
促甲状腺激素释放激素	TRH	三肽	促进TSH和PRL释放
促性腺激素释放激素	GnRH	十肽	促进LH与FSH释放（以LH为主）
生长激素释放抑制激素（生长抑素）	GHRIH	十四肽	抑制GH释放，对LH、FSH、TSH、PRL及ACTH的分泌也有抑制作用
生长激素释放激素	GHRH	四十四肽	促进GH释放
促肾上腺皮质激素释放激素	CRH	四十一肽	促进ACTH释放
促黑（素细胞）激素释放因子	MRF	肽	促进MSH释放
促黑（素细胞）激素释放抑制因子	MIF	肽	抑制MSH释放
催乳素释放因子	PRF	肽	促进PRL释放
催乳素释放抑制因子	PIF	多巴胺	抑制PRL释放

（二）下丘脑－神经垂体系统

神经垂体是神经组织，不含腺细胞，不能合成激素，只能储存和释放激素。神经垂体释放两种激素：血管升压素（抗利尿激素）和缩宫素（催产素），两者均为9肽，分子结构相似，已能人工合成。这两种激素合成的部位是下丘脑的视上核和室旁核的神经元。由于下丘脑与神经垂体的关系密切，构成一个功能单位，故又称下丘脑－神经垂体系统。

二、腺垂体激素

人腺垂体占垂体重量的75%，主要由腺细胞构成。

腺垂体包括远侧部、中间部和结节部，远侧部是腺垂体的主要部分。远侧部的细胞分为两大类：一类为有内分泌功能的颗粒型细胞，已确定的有5种细胞，即生长激素细胞、催乳素细胞、促甲状腺激素细胞、促肾上腺皮质激素细胞和促性腺激素细胞；另一类为无内分泌功能的无颗粒型细胞，主要是滤泡星形细胞和未分化的细胞。

在腺垂体分泌的激素中，促甲状腺激素（TSH）、促肾上腺皮质激素（ACTH）、促卵泡激素（FSH）与黄体生成素（LH）均有各自的靶腺，形成三个调节轴：①下丘脑-垂体-甲状腺轴；②下丘脑-垂体-肾上腺皮质轴；③下丘脑-垂体-性腺轴。腺垂体细胞分泌的这四种激素称为促激素。这里主要介绍另三种激素：生长激素（GH）、催乳素（PRL）与促黑（素细胞）激素（MSH），它们直接作用于靶组织或靶细胞，分别调节物质代谢和个体生长，影响乳腺发育与泌乳，以及体内黑色素的代谢等。

（一）生长激素

生长激素（growth hormone，GH）含有191个氨基酸，分子量为22000，化学结构与催乳素近似，故生长激素有弱的催乳素作用，催乳素有弱的生长激素作用。

在静息状态，成年男子血清中GH浓度为1～5μg/L，女子略高于男子，达10μg/L。GH在血中的半衰期为20～25分钟。GH分泌呈脉冲式节律，每1～4小时出现一次脉冲峰。人在睡眠时，GH的分泌明显增加，约在入睡后60分钟左右，血中GH浓度达高峰，以后又逐渐减少。50岁以后，睡眠时的GH峰逐渐消失。

1. 生长激素的作用 GH的生理作用是促进物质代谢与生长发育，对机体各个器官和各组织均有影响，对骨骼、肌肉及内脏器官的作用尤为显著，因此GH也称为躯体刺激素（somatotropin）。

（1）促进生长作用 机体生长受多种因素影响，而GH是起关键作用的调节因素。幼年动物摘除垂体后，生长立即停止，如给摘除垂体的动物及时补充GH，仍可正常生长。人在幼年时缺乏生长激素，将出现生长停滞，但智力正常，称为侏儒症；幼年时如生长激素过多，则表现为长骨生长过度的巨人症。成年时生长激素分泌过度，可刺激肢端部的短骨和颌面部的扁骨增生，出现手足粗大、鼻大唇厚、下颌突出和内脏器官增大等症状，称为肢端肥大症。

GH的促进生长作用是由于它能促进骨、软骨、肌肉以及其他组织细胞分裂增殖，蛋白质合成增加。GH能诱导靶细胞产生促生长作用的肽类物质，称为生长激素介质（somatomedin，SM），又称为胰岛素样生长因子（IGF）。目前已分离出两种生长激素介质，即IGF-Ⅰ和IGF-Ⅱ，二者分子组成的氨基酸有70%是相同的。GH的促生长作用主要是通过IGF-Ⅰ介导的。

（2）促进代谢作用 GH促进蛋白质合成，增强钠、钾、钙、磷、硫等重要元素的摄取与利用，抑制糖的消耗，加速脂肪分解，使机体的能量来源由糖代谢向脂肪代谢转移，有利于生长发育和组织修复。①蛋白质代谢：GH促进氨基酸进入细胞，加强DNA合成，刺激RNA形成，加速蛋白质合成，因而尿氮减少，呈正氮平衡。②脂肪代谢：GH促进脂肪分解，组织脂肪量减少，特别是肢体中脂肪量减少。脂肪进入肝脏，增强氧化，提供能量。③糖代谢：GH有使血糖趋于升高的作用，即升糖作用，这是由于生长激素能抑制外周组织对葡萄糖的利用，减少葡萄糖的消耗。GH分泌过多的患者，由于血糖过高，可出现糖尿。

2. 生长激素分泌的调节

（1）下丘脑对GH分泌的调节 腺垂体GH的分泌受下丘脑GHRH与GHRIH的双

重调控。GHRH 促进 GH 分泌，而 GHRIH 则抑制其分泌。产生 GHRH 的神经元主要分布在下丘脑弓状核及腹内侧核。产生 GHRIH 的神经元位于下丘脑室周区前部。将大鼠的垂体柄切断，消除下丘脑 GHRH 和 GHRIH 对垂体 GH 分泌的调节作用，或腺垂体离体培养时，GH 的分泌迅速降低，说明在整体条件下 GHRH 对 GH 分泌的促进作用占主要地位。GHRH 是 GH 分泌的经常性调节者，而 GHRIH 则是在应激刺激 GH 分泌过多时，才显著地发挥对 GH 分泌的抑制作用。GHRH 与 GHRIH 相互配合，共同调节腺垂体 GH 的分泌（图 9－5）。

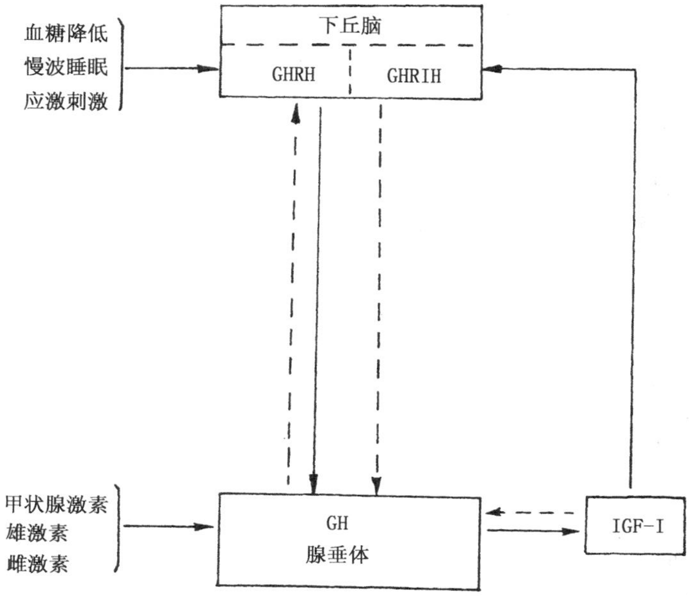

→表示促进或刺激　…→表示抑制

图 9－5　生长激素分泌调节示意图

（2）反馈调节　GH 和其他垂体激素一样，可对下丘脑和腺垂体产生负反馈调节作用。将 GH 颗粒埋植于大鼠正中隆起，导致下丘脑 GHRH 释放减少，垂体 GH 含量降低。反之，摘除大鼠垂体后，血中 GH 含量降低，而下丘脑 GHRH 含量却增加。给大鼠侧脑室注射 GHRH，可使下丘脑 GHRH 含量减少，并引起 GH 分泌减少和抑制 GH 的脉冲释放。

（3）影响 GH 分泌的其他因素　①睡眠：人在觉醒状态下，GH 分泌较少，进入慢波睡眠后，GH 分泌明显增加，转入异相睡眠后，GH 分泌又减少。②代谢因素：血中糖、氨基酸与脂肪酸均能影响 GH 的分泌，其中以低血糖对 GH 分泌的刺激作用最强。③运动、应激刺激、甲状腺激素、雌激素与睾酮均能促进 GH 分泌。在青春期，血中雌激素或睾酮浓度增高，可明显地增加 GH 分泌，这是在青春期 GH 分泌较多的一个重要因素。

（二）催乳素

催乳素（prolactin，PRL）是含199个氨基酸并有3个二硫键的蛋白质，分子量为22000。在血中还存在着较大分子量的PRL。成人血浆中PRL浓度 <20μg/L。它的化学结构与生长激素近似，故二者作用有交叉。PRL主要作用如下：

1. 催乳素的作用

（1）对乳腺的作用　PRL引起并维持泌乳，故名催乳素。在女性青春期乳腺的发育中，雌激素、孕激素、生长激素、皮质醇、胰岛素、甲状腺激素及PRL起着重要作用。到妊娠期，PRL、雌激素与孕激素分泌增多，使乳腺组织进一步发育，具备了泌乳能力但并不泌乳。由于妊娠期血液中雌激素与孕激素浓度非常高，抑制了PRL对乳腺的催乳作用。分娩后，血中的雌激素和孕激素浓度大大降低，PRL才能发挥其催乳（始动）和维持泌乳的作用。

（2）对性腺的作用　在哺乳类动物，PRL对卵巢的黄体功能有一定的作用，如啮齿类，PRL与LH配合，促进黄体形成并维持孕激素的分泌。PRL对人类的卵巢功能也有一定的影响，随着卵泡（follicle）的发育成熟，卵泡内的PRL含量逐渐增加，并在次级卵泡发育成为排卵前卵泡的过程中，在颗粒细胞上出现PRL受体，它是在FSH的刺激下形成的。PRL与其受体结合，可刺激LH受体生成，LH与其受体结合后，促进排卵、黄体生成及孕激素与雌激素的分泌。

在男性PRL能促进前列腺及精囊的生长，增强LH对间质细胞的作用，使睾酮合成增加。

（3）其他作用　PRL还具有调节免疫和参与机体应激反应的功能。

2. 催乳素分泌的调节　腺垂体PRL的分泌受下丘脑PRF与PIF的双重控制，前者促进PRL分泌，而后者则抑制其分泌，平时以PIF的抑制作用为主。TRH对PRL分泌也有促进作用。

在妊娠期PRL分泌显著增加，可能与雌激素刺激腺垂体催乳素细胞的分泌活动有关。授乳时，婴儿吸吮乳头能反射性引起PRL大量分泌。

（三）促黑（素细胞）激素

促黑激素（melanophore stimulating hormone，MSH）是在低等脊椎动物（鱼类、爬行类和两栖类）的垂体中间部产生的一种肽类激素。人类垂体中间部退化，只留有痕迹，产生MSH的细胞分散于腺垂体远侧部中。MSH有α-MSH（14肽）、β-MSH（18肽）和γ-MSH（12肽）。

促黑激素主要作用于黑素细胞，生成黑色素。体内黑素细胞分布于皮肤、毛发、眼球、虹膜及视网膜色素层等。皮肤黑素细胞位于表皮与真皮之间，其胞浆内有特殊的黑色素小体，内含酪氨酸酶，可催化酪氨酸转变为黑色素。MSH的作用是促进黑色素的合成，使皮肤与毛发的颜色加深。

促黑激素分泌主要受下丘脑MIF和MRF的调控，前者抑制其分泌，后者则促进其分泌，平时以 MIF 的抑制作用占优势。MSH 也可通过反馈调节腺垂体 MSH 的分泌。

（四）促甲状腺激素

促甲状腺激素（TSH）是腺垂体分泌的调节甲状腺功能的主要激素。

TSH 的作用是促进甲状腺激素的合成与释放。给予 TSH 最早出现的效应是甲状腺球蛋白水解与 T_4、T_3的释放，随后增强碘的摄取和甲状腺激素的合成。TSH 的长期效应是刺激甲状腺腺细胞增生，腺体增大，这是由于 TSH 刺激腺泡上皮细胞核酸与蛋白质合成增强的结果。切除垂体之后，血中 TSH 迅速消失，甲状腺也发生萎缩，甲状腺激素分泌明显减少。

下丘脑 TRH 神经元接受神经系统其他部位传来的信息，把环境因素与 TRH 神经元活动联系起来，然后 TRH 神经元通过释放 TRH 调控腺垂体 TSH 的释放。

（五）促肾上腺皮质激素

促肾上腺皮质激素（ACTH）是腺垂体分泌的含 39 个氨基酸的多肽，目前已能人工合成。在垂体，ACTH 是由阿黑皮素原（POMC）经酶分解而来，同时产生 β - MSH。因此，ACTH 也具有促进黑素细胞产生黑色素的作用。

ACTH 不但刺激糖皮质激素的分泌，也刺激束状带与网状带细胞生长发育。

ACTH 分泌受下丘脑 CRH 的控制与糖皮质激素的反馈调节（参见本章第五节）。

（六）促性腺激素

促性腺激素是腺垂体促性腺激素细胞分泌的蛋白质类激素，包括促卵泡激素（FSH）和黄体生成素（LH）。

FSH 能促进睾酮合成，促进生精作用的始动；促进卵泡的生长发育，在促进颗粒细胞增生和间质细胞分化为内膜细胞的同时，还可促进颗粒细胞内的芳香化酶的活化，从而促进在内膜细胞合成的雄激素进入颗粒细胞后转化为雌激素，此外还有促进自身受体和 LH 受体生成的作用。

LH 促进间质细胞分泌睾酮，维持生精效应；在 FSH 的协同下，促进卵泡最后成熟，促进排卵，对黄体生成、维持及卵巢激素的分泌有重要的调节作用。

FSH、LH 的分泌受下丘脑分泌的 GnRH 的调控，同时，性腺分泌的性激素又对下丘脑、腺垂体产生反馈调节，从而维持正常的生殖功能。

三、神经垂体激素

神经垂体主要由下丘脑神经分泌细胞的轴突组成，并不含腺体细胞，不能合成激素。神经垂体激素在下丘脑视上核、室旁核神经元产生，经下丘脑 - 垂体束而贮存于神经垂体。神经垂体激素为血管升压素（抗利尿激素）与缩宫素（催产素）。机体需要时，两种激素由神经垂体释放进入血液循环。

血管升压素（VP）与缩宫素（OT），在下丘脑的视上核与室旁核均可产生，但前者主要在视上核产生，后者主要在室旁核合成。它们的化学结构均为九肽，缩宫素与血管升压素只是第3位与第8位氨基酸残基有所不同。人血管升压素的第8位氨基酸为精氨酸，故又称为精氨酸血管升压素（arginine vasopressin，AVP）。

（一）血管升压素

在正常饮水情况下，血浆中血管升压素的浓度很低（1.0~1.5ng/L），几乎没有收缩血管而致血压升高的作用。在脱水或失血情况下，由于血管升压素释放较多，对维持血压有一定作用。血管升压素的主要生理作用是促进肾远曲小管和集合管对水的重吸收，即具有抗利尿作用。关于血管升压素的作用与分泌的调节，已于第八章详加论述。

（二）缩宫素

1. 缩宫素的作用 缩宫素具有促进乳汁排出和刺激子宫收缩的作用。

（1）*对乳腺的作用* 哺乳期乳腺不断分泌乳汁，贮存于腺泡中。婴儿吸吮乳头除引起缩宫素分泌外，还能使腺泡周围具有收缩性的肌上皮细胞收缩，腺泡压力增高，使乳汁从腺泡经输乳管由乳头射出，称为射乳反射。这是一种典型的神经内分泌反射。缩宫素除引起射乳反射外，还有维持哺乳期乳腺继续泌乳，使乳腺不致萎缩的作用。

（2）*对子宫的作用* 缩宫素促进子宫肌收缩，但此种作用与子宫的功能状态有关。缩宫素对非孕子宫的作用较弱，而对妊娠子宫的作用比较强。雌激素能增加子宫对缩宫素的敏感性，而孕激素则相反。缩宫素可使 Ca^{2+} 向子宫平滑肌细胞内大量转移，提高肌细胞内的 Ca^{2+} 浓度，可能通过钙调蛋白的作用并在蛋白激酶的参与下，诱发子宫平滑肌细胞收缩。缩宫素虽然能刺激子宫收缩，但它并不是分娩时发动子宫收缩的决定因素。

2. 缩宫素分泌的调节 主要受神经反射性调节。乳头含有丰富的感觉神经末梢，吸吮乳头的感觉信息沿传入神经传至下丘脑，使分泌缩宫素的神经元发生兴奋，神经冲动经下丘脑-垂体束传送到神经垂体，使贮存的缩宫素释放入血，缩宫素使乳腺中的肌上皮细胞收缩，引起射乳反射，乳汁排出。在射乳反射的基础上，很容易建立条件反射，如母亲见到婴儿或听到其哭叫声，甚至抚摸婴儿，均可引起射乳反射。

在射乳反射中，催乳素与缩宫素均升高，而GnRH则释放减少。催乳素分泌增多，促进了乳汁分泌，对下一次射乳有利。而GnRH释放量的减少，引起腺垂体促性腺激素分泌减少，因此造成哺乳期月经暂停。GnRH释放的减少可能是吸吮乳头刺激引起下丘脑DA神经元活动增强，DA可抑制GnRH的释放，也有可能与下丘脑的脑啡肽或β-内啡肽有关，因为它们既可促进PRL分泌，又可抑制GnRH的释放。

在分娩过程中，胎儿刺激子宫颈和阴道受压迫、牵引，也可通过反射引起缩宫素的释放。此外，情绪反应如惊恐、焦虑等可抑制缩宫素释放。

第三节 甲状腺

甲状腺是人体内最大的内分泌腺，平均重量约为20～25g。甲状腺内含有许多大小不等的圆形或椭圆形腺泡。腺泡是由单层的上皮细胞围成，腺泡腔内充满胶质。胶质是腺泡上皮细胞的分泌物，主要成分为含有甲状腺激素的甲状腺球蛋白。腺泡上皮细胞是甲状腺激素合成与释放的部位，而腺泡腔的胶质是激素的贮存库。腺泡上皮细胞的形态特征及胶质的量随甲状腺功能状态的不同而发生相应的变化。腺泡上皮细胞通常为立方形，当甲状腺受到刺激而功能活跃时，细胞变高，呈柱状，胶质减少；反之，细胞变低，呈扁平状，而胶质增多。

在甲状腺腺泡之间和腺泡上皮细胞之间有滤泡旁细胞，又称C细胞，分泌降钙素。

一、甲状腺激素的合成与代谢

甲状腺激素主要有甲状腺素，又称四碘甲腺原氨酸（thyroxin，3，5，3′，5′-tetraiodothyronine，T_4）和三碘甲腺原氨酸（3，5，3′-triiodothyronine，T_3）两种，它们都是酪氨酸的碘化物。甲状腺激素主要是T_4，约占总量的90%以上，T_3的分泌量较少，但T_3的活性比T_4约大5倍。另外，甲状腺也可合成极少量的逆-T_3（3′，3′，5′-T_3或称reverse T_3，r-T_3），它不具有甲状腺激素的生物活性。

碘是合成甲状腺激素不可缺少的重要原料。人每天从食物中摄取碘100～200μg，约有1/3进入甲状腺，甲状腺含碘量为8000μg左右，占全身总碘量的90%。各种原因引起的碘缺乏，都会导致甲状腺激素合成减少。

（一）甲状腺激素的合成

1. 甲状腺腺泡聚碘 由肠吸收的碘，以I^-的形式存在于血液中，浓度约为250μg/L，而甲状腺内I^-浓度比血液高20～25倍，加上甲状腺上皮细胞膜静息电位为-50mV，因此I^-从血液转运入甲状腺上皮细胞内，必须逆着电-化学梯度而进行主动转运。实验研究表明，I^-的跨膜转运常伴有Na^+同时进入细胞内，应用哇巴因抑制ATP酶的活性，随着Na^+进入甲状腺腺泡上皮受到抑制，则聚碘作用也发生障碍。据此推测，I^-的转运是继发性主动转运过程。有些离子，如过氯酸盐的ClO_4^-和硫氰酸盐的SCN^-能与I^-竞争转运，因此它们能抑制甲状腺的聚碘作用，垂体的促甲状腺激素能促进甲状腺的聚碘过程。

2. I^-的活化 摄入腺泡上皮的I^-在过氧化酶的催化下发生活化，活化的部位是在腺泡上皮细胞顶端质膜微绒毛与腺泡腔交界处。活化过程的本质尚未确定，可能由I^-变成I_2，或碘与过氧化酶形成某种复合物。I^-活化后才能取代酪氨酸残基上的氢原子。

3. 酪氨酸碘化与甲状腺激素的合成 腺泡上皮细胞可生成一种由四个肽链组成的大分子糖蛋白，即甲状腺球蛋白（thyroglobulin，TG），碘化过程就是发生在TG的酪氨酸残基上。甲状腺球蛋白的酪氨酸残基上的氢原子被碘原子取代或碘化，首先合成一碘酪氨酸残基（MIT）和二碘酪氨酸残基（DIT），然后两个分子的 DIT 偶联生成四碘甲腺原氨酸（T_4），或一个分子的 MIT 与一个分子的 DIT 发生偶联生成三碘甲腺原氨酸（T_3）（图 9－6），此外还能合成极少量的 r－T_3。

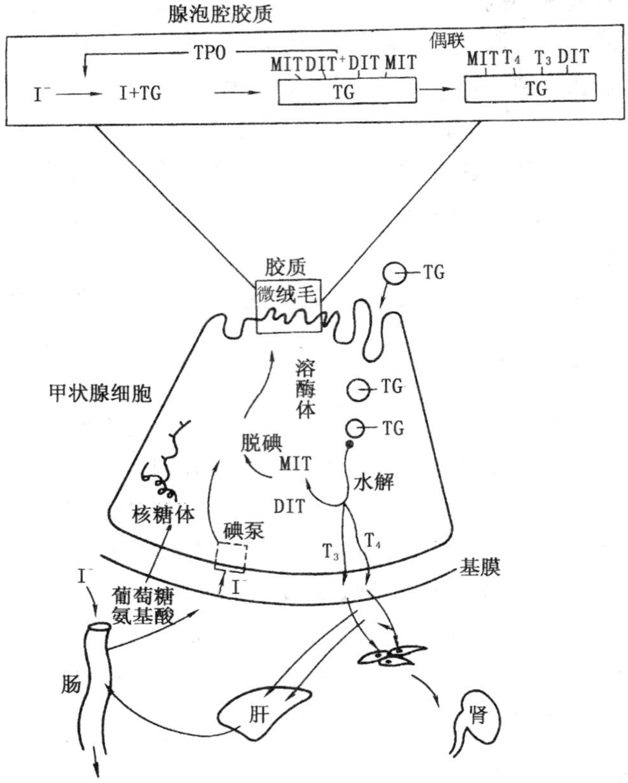

TPO：甲状腺过氧化酶　TC：甲状腺球蛋白

图 9－6　甲状腺激素合成及代谢示意图

上述酪氨酸的碘化和碘化酪氨酸的偶联作用都是在甲状腺球蛋白的结构上进行的，所以甲状腺球蛋白分子上既含有酪氨酸、MIT 及 DIT，也含有 T_4和 T_3。在一个甲状腺球蛋白分子上 T_4 与 T_3 之比为 20∶1，这种比值常受碘含量的影响，当甲状腺内碘化活动增强时，DIT 含量增加，T_4含量也相应增加，在缺碘时，MIT 增多，则 T_3含量明显增加。

甲状腺过氧化酶（thyroperoxidase，TPO）是由腺泡上皮细胞生成的一种含铁卟啉的蛋白质，其作用是促进碘的活化、酪氨酸碘化，以及碘化酪氨酸的偶联。TPO 在甲状腺泡上皮细胞顶缘的微绒毛处分布最多，所以甲状腺激素的合成过程主要发生在腺泡上皮细胞顶缘的微绒毛部位。TPO 的活性受 TSH 的调控，大鼠摘除垂体 48 小时后，TPO 的活性消失，注射 TSH 后此酶活性再现。硫氧嘧啶与硫脲类药物可抑制 TPO 活性，从而抑制甲状腺激素的合成，可用于治疗甲状腺功能亢进。

（二）甲状腺激素的贮存、释放、运输与降解

1. 贮存　在甲状腺球蛋白上形成的甲状腺激素在腺泡腔内以胶质的形式贮存。甲状腺激素的贮存有两个特点：一是贮存于细胞外（腺泡腔内）；二是贮存量很大，可供机体利用长达 50～120 天之久，在激素贮存量居首位。

2. 释放　当甲状腺受到 TSH 刺激后，腺泡细胞顶端即活跃起来，伸出伪足，使含有 T_3、T_4及其他碘化酪氨酸残基的甲状腺球蛋白胶质小滴，通过胞饮，进入腺细胞内（图 9－6）。吞入的甲状腺球蛋白随即与溶酶体融合而形成吞噬体，并在溶酶体蛋白水解酶的作用下，将 T_3、T_4及 MIT 和 DIT 水解下来。甲状腺球蛋白分子较大，一般不易进入血液循环，而 MIT 和 DIT 分子虽然较小，但很快受脱碘酶作用而脱碘。脱下的碘大部分贮存在甲状腺内，供重新利用合成激素，另一小部分从腺泡上皮细胞释出，进入血液。T_4和 T_3对腺泡上皮细胞内的脱碘酶不敏感，故可迅速进入血液。此外，尚有微量的 r－T_3、MIT 和 DIT 可以从甲状腺释放进入血中。已脱掉 T_4、T_3、MIT 和 DIT 的甲状腺球蛋白，则被溶酶体中的蛋白水解酶所水解。正常人血清 T_4浓度为 51～142nmol/L，T_3浓度为 1.2～3.4nmol/L。

3. 运输　T_4和 T_3释放入血之后，绝大部分与血浆蛋白结合，极少部分呈游离状态。与甲状腺激素结合的血浆蛋白主要为甲状腺素结合球蛋白（thyroxine－binding globulin，TBG），占总结合量的 60%；与前白蛋白结合占 30%；白蛋白也能结合甲状腺激素，但其亲和力不如 TBG 强，结合激素的量较少，只占总结合量的 10%。与蛋白结合的激素和游离的激素可相互转变，维持动态平衡，只有游离的激素才能进入细胞内，并与细胞中受体结合，发挥生理作用。

4. 降解　血浆 T_4半衰期为 7 天，T_3半衰期为 1.5 天。20% 的 T_4与 T_3在肝降解，形成葡萄糖醛酸或硫酸盐的代谢产物，经胆汁排入小肠，在小肠内重吸收极少，绝大部分由小肠液进一步分解，随粪便排出。约 80% 的 T_4在外周组织脱碘酶（5′－脱碘酶或 5－脱碘酶）的作用下，变为 T_3（占 45%）与 r－T_3（占 55%）。T_4脱碘变成 T_3是 T_3的主要来源，血液中的 $T_3$75% 来自 T_4，其余来自甲状腺；r－T_3仅有极少量由甲状腺分泌，绝大部分是在组织由 T_4脱碘而来。由于 T_3的作用比 T_4大 5 倍，所以脱碘酶的活性影响 T_4在组织内发挥作用，如 T_4浓度减少，脱碘酶可使 T_4 转化为 T_3增加，而使 r－T_3减少。T_3或 r－T_3可再经脱碘变成二碘、一碘以及不含碘的甲状腺氨酸。肾亦能降解少量的 T_4与 T_3，产物随尿排出体外。

二、甲状腺激素的生理作用

T_4与 T_3都具有生理作用。由于 T_4在外周组织中可转变为 T_3，而且 T_3的活性较大，曾有人认为可能 T_4是 T_3的激素原，T_4转变为 T_3后才有作用。目前认为，T_4不仅可作为 T_3的激素原，而且其本身也具有激素作用，约占全部甲状腺激素作用的 35% 左右。临床观察到部分甲状腺功能低下患者血清中 T_3浓度正常，而 T_4浓度却明显减少。体外实验发现，T_4刺激大鼠的红细胞生成作用比 T_3强。另外，在细胞核内存在亲和力不同的 T_3

受体和 T_4受体，T_3与核受体的亲和力比 T_4高 10 倍左右。这些资料显示，T_4本身也具有激素作用。

甲状腺激素的主要作用是促进物质与能量代谢，促进生长和发育过程。甲状腺激素除了与核受体结合，影响转录过程外，在核糖体、线粒体以及细胞膜上也发现了它的结合位点，对转录后的过程、线粒体的生物氧化作用以及膜的转运功能均有影响。所以，甲状腺激素的作用机制十分复杂。

（一）对新陈代谢的影响

1. 对能量代谢的影响 甲状腺激素可使绝大多数组织的耗氧率和产热量增加，尤其以心、肝、骨骼肌和肾等组织最为显著。实验表明，1mg 甲状腺激素可使机体增加产热量约 4200kJ，提高基础代谢率 28%。给动物注射甲状腺激素后，需要经过一段较长的潜伏期才能出现产热效应，T_4为 24～48 小时，而 T_3为 18～36 小时，T_3的产热作用比 T_4强 3～5 倍，但持续时间较短。

实验研究表明，动物注射甲状腺激素后，心、肝和骨骼肌出现产热效应时，在这些组织中的 $Na^+ - K^+$ ATP 酶活性明显升高，如用哇巴因抑制此酶活性，则甲状腺激素的产热效应可完全被消除。另外，甲状腺功能低下的大鼠，血中甲状腺激素的含量降低，其肾组织细胞膜 $Na^+ - K^+$ ATP 酶活性也减弱，若给予 T_4，则此酶的活性可恢复甚至增加。由此看来，甲状腺激素的产热作用与 $Na^+ - K^+$ ATP 酶的关系十分密切。此外，甲状腺激素也能促进脂肪酸氧化，产生大量热能。

2. 对物质代谢的影响

（1）蛋白质代谢 T_4或 T_3作用于核受体，激活 DNA 转录过程，促进 mRNA 形成，加速蛋白质及各种酶的生成。肌肉、肝与肾的蛋白质合成明显增加，尿氮减少，表现为正氮平衡。

（2）糖代谢 甲状腺激素促进小肠黏膜对糖的吸收，增强糖原分解，抑制糖原合成，并加强肾上腺素、胰高血糖素、皮质醇和生长激素的升血糖作用，因此甲状腺激素有升高血糖的趋势；但是，由于 T_4与 T_3还可加强外周组织对糖的利用，也有降低血糖的作用。

（3）脂肪代谢 甲状腺激素促进脂肪酸氧化，增强儿茶酚胺与胰高血糖素对脂肪的分解作用。T_4与 T_3既促进胆固醇的合成，又可通过肝加速胆固醇的降解，但分解的速度超过合成速度，所以，甲状腺功能亢进的患者血中胆固醇含量低于正常。

（二）对生长与发育的影响

甲状腺激素具有促进组织分化、生长与发育成熟的作用。甲状腺激素是维持正常生长与发育不可缺少的激素，特别是对骨和脑的发育尤为重要。甲状腺激素刺激骨化中心发育、软骨骨化，促进长骨和牙齿的生长。由于胚胎时期缺碘或幼年时甲状腺激素不足，可导致婴幼儿智力发育障碍，且身材矮小，称为呆小症。值得提出的是，在胚胎期胎儿骨的生长并不必需甲状腺激素，所以患先天性甲状腺发育不全的胎儿，出生时身高可以基本正常，但脑的发育已经受到不同程度的影响，在出生后数周至 3～4 个月后就会表现出明显的智力迟钝和长骨生长停滞。所以，在缺碘地区，预防呆小症的发生，应在妊娠期注意补充碘，治疗呆小症必须抓紧时机，应在出生后 3 个月以前补给甲状腺激素，过迟则难以奏效。

（三）对器官系统的影响

1. 对神经系统的影响　甲状腺激素不但影响中枢神经系统的发育，对已分化成熟的神经系统还有提高兴奋性的作用。

甲状腺激素除了影响中枢神经系统活动外，也能兴奋交感神经系统，其作用机制还不十分清楚。

2. 对心血管系统的影响　甲状腺激素对心血管系统的活动有明显的影响。T_4与T_3可使心率增快，心缩力增强，心输出量与心作功增加。离体培养的心肌细胞实验表明，T_3能增加心肌细胞膜上 β 受体的数量，增强肾上腺素刺激心肌细胞内 cAMP 的生成。甲状腺激素促进肌质网释放 Ca^{2+}，从而激活与心肌收缩有关的蛋白质，增强收缩力。

三、甲状腺功能的调节

甲状腺功能主要受下丘脑与垂体的调节。下丘脑、垂体和甲状腺三者紧密联系，组成下丘脑－垂体－甲状腺轴。此外，甲状腺还可接受自主神经的调节，并可进行一定程度的自身调节。

（一）下丘脑－垂体－甲状腺轴的调节

1. 下丘脑－腺垂体系统的调节

（1）腺垂体促甲状腺激素（TSH）的调节　TSH 是调节甲状腺功能的主要激素，其作用为促进甲状腺激素的合成和释放。具体作用有：①加强碘泵活动，促进甲状腺细胞合成甲状腺激素的每个环节，如聚碘、酪氨酸碘化和偶联，促进 T_3、T_4的释放等；②刺激甲状腺细胞内核酸和蛋白质合成，使腺细胞增生、腺体增大。

（2）下丘脑对腺垂体 TSH 分泌的调节　下丘脑某些神经元如弓状核、室旁核生成三肽激素 TRH，通过下丘脑－垂体门脉系统运送到腺垂体，促进腺垂体合成和分泌 TSH。下丘脑还可通过分泌生长抑素抑制 TSH 的分泌。

下丘脑 TRH 神经元接受神经系统其他部位的控制，所以环境因素可通过中枢神经系统作用于 TRH 神经元，调节其功能。另外，情绪反应也可影响 TRH 及 TSH 的分泌。

2. 反馈调节　血中游离 T_4与T_3浓度的升降，对腺垂体 TSH 的分泌起着经常性反馈调节作用。当血中 T_4与T_3浓度增高时，抑制 TSH 分泌（图 9－7）。实验表明，甲状腺激素抑制 TSH 分泌的作用，是由于甲状腺激素刺激腺垂体促甲状腺激素细胞产生一种抑制性蛋白，它使 TSH 的合成与释放减少，并降低腺垂体对 TRH 的反应性。由于这种抑制作用需要通过抑制性蛋白的合成，所以需要几小时后方能出现效果，而且可被放线菌 D 与放线菌酮所阻滞。T_4与T_3比较，T_3对腺垂体 TSH 分泌的抑制作用比 T_4更强。关

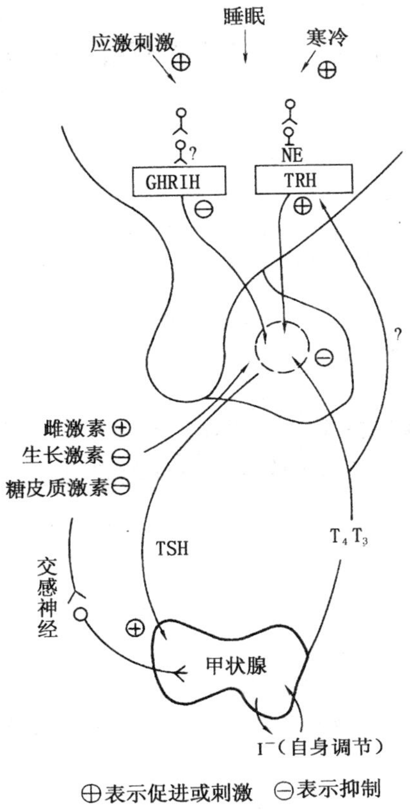

图 9-7 甲状腺激素分泌调节示意图

于甲状腺激素对下丘脑是否有反馈调节作用，实验结果很不一致，尚难定论。

有些激素也可影响腺垂体分泌 TSH，如雌激素可增强腺垂体对 TRH 的反应，从而使 TSH 分泌增加，而生长激素与糖皮质激素则对 TSH 的分泌有抑制作用。

（二）甲状腺的自身调节

甲状腺具有适应碘的供应变化而调节自身对碘的摄取与合成甲状腺激素的能力。在缺乏 TSH 或血液 TSH 浓度不变的情况下，这种调节仍能发生，称为甲状腺的自身调节。它是一个有限度的缓慢的调节系统。血碘浓度增加时，最初甲状腺激素的合成有所增加，但碘量超过一定限度后，甲状腺激素的合成在维持一段高水平之后，随即明显下降。当血碘浓度超过 1mmol/L 时，甲状腺摄碘能力开始下降，若血碘浓度达到 10mmol/L 时，甲状腺聚碘作用完全消失。这种过量的碘所产生的抗甲状腺聚碘作用，称为 Wolff - Chaikoff 效应。过量的碘抑制碘转运的机制，尚不十分清楚。如果在持续加大碘量的情况下，则抑制摄碘作用就会消失，激素的合成再次增加，出现对高碘的适应。相反，当血碘含量不足时，甲状腺可增强摄碘作用，并加强甲状腺激素的合成。

（三）神经调节

采用荧光组化与电镜检查证明，甲状腺腺泡不仅受交感神经肾上腺素能纤维支配，也受副交感神经胆碱能纤维支配，并且在甲状腺细胞的膜上存在 α、β 受体和 M 受体。实验表明，肾上腺素能纤维兴奋可促进甲状腺激素的合成与释放，而胆碱能纤维兴奋则抑制甲状腺激素的分泌。

第四节 甲状旁腺与甲状腺 C 细胞

甲状旁腺分泌的甲状旁腺激素（PTH）与甲状腺 C 细胞分泌的降钙素（CT），以及 1，25 - 二羟维生素 D_3 共同调节钙磷代谢，控制血浆中钙和磷的水平。

一、甲状旁腺激素

PTH 是由甲状旁腺主细胞合成和分泌的含有 84 个氨基酸的直链肽，分子量为 9000。

正常人血浆 PTH 浓度为 10～15ng/L，呈现日节律波动，清晨 6 时最高，以后逐渐降低，到下午 4 时达最低，以后又逐渐升高。PTH 血浆半衰期为 20～30 分钟，主要在肝肾灭活。

（一）甲状旁腺激素的生理作用

PTH 的作用是升高血钙、降低血磷，调节血钙及血磷稳态。PTH 的靶器官主要是肾和骨。

1. 对骨的作用 人体骨组织是钙的最大储存库，PTH 可以动员骨钙入血，使血钙升高。

（1）快速效应 在 PTH 作用数分钟后发生。PTH 能迅速提高骨细胞膜对 Ca^{2+} 的通透性，使骨液中的 Ca^{2+} 进入细胞内，进而使骨细胞膜上的钙泵活动增强，将 Ca^{2+} 转运到细胞外液中，引起血钙升高。

（2）延缓效应 在 PTH 作用 12～14 小时后出现，通常在几天或几周后方达高峰，这一时相是通过刺激破骨细胞使其活动增强而实现的。破骨细胞向周围骨组织伸出绒毛样突起，释放蛋白水解酶与乳酸，使骨组织溶解，钙、磷大量入血。

2. 对肾的作用 PTH 促进肾远端小管对钙的重吸收，使尿钙减少，血钙升高；抑制近端小管对磷的重吸收，促进尿磷排出，血磷降低。此外，PTH 还可激活肾 1α－羟化酶，促进 $25-OH-D_3$ 转变为有活性的 $1,25-(OH)_2-D_3$，进而促进小肠对钙磷的吸收。

（二）甲状旁腺激素分泌的调节

1. 血钙水平对 PTH 分泌的调节 PTH 的分泌主要受血钙浓度的调节。血钙浓度轻微下降，甲状旁腺分泌 PTH 就迅速增加，这是由于血钙降低直接刺激甲状旁腺细胞释放 PTH，在 PTH 作用下，促使骨钙释放，并促进肾小管重吸收钙，使血钙浓度迅速回升。相反，血钙浓度升高时，PTH 分泌减少。长时间的高血钙，可使甲状旁腺发生萎缩，而长时间的低血钙，则可使甲状旁腺增生。

甲状旁腺主细胞对低血钙极为敏感。血钙浓度下降，在 1 分钟内即可引起 PTH 分泌增加。

2. 其他影响因素 血磷升高可使血钙降低，从而刺激 PTH 的分泌，血镁浓度降至较低时，可使 PTH 分泌减少。儿茶酚胺与主细胞膜上的 β 受体结合，通过 cAMP 介导，可促进 PTH 分泌。PGF_2 促进 PTH 分泌，而 $PGF_{2\alpha}$ 则使 PTH 分泌减少。

二、降钙素

降钙素（CT）是由甲状腺腺泡旁细胞（C 细胞）分泌的肽类激素，由 32 个氨基酸组成，分子量为3400。正常人血清中降钙素浓度为10～20ng/L，血浆半衰期小于1小时，主要在肾降解后排出。

（一）降钙素的生理作用

降钙素的主要作用是降低血钙和血磷，其主要靶器官是骨，对肾也有一定的作用。

1. 对骨的作用 CT抑制破骨细胞活动，减弱溶骨过程，使骨组织释放钙盐减少；同时，CT还可以增强成骨细胞活动，钙、磷沉积增加，使血钙与血磷下降。

2. 对肾的作用 CT能抑制肾小管对钙、磷、钠及氯的重吸收，使这些离子从尿中排出增多。

（二）降钙素分泌的调节

CT的分泌主要受血钙浓度的调节。当血钙浓度升高时，CT的分泌亦随之增加。CT与PTH对血钙的作用相反，共同调节血钙浓度的相对稳定。与PTH相比CT对血钙的调节作用启动较快，在1小时内即可达到高峰，而PTH分泌高峰的出现则需几个小时。由于CT的作用快速而短暂，它对高钙饮食引起的血钙升高回复到正常水平起重要作用。

此外，胃肠激素如促胃液素、促胰液素及胰高血糖素均有促进CT分泌的作用，其中以促胃液素的作用为最强。

三、1，25－$(OH)_2$－D_3

维生素D_3（VD_3）是胆固醇的衍生物，其活性形式有25－羟维生素D_3（25－OH－D_3），1，25－二羟维生素D_3［1，25－$(OH)_2$－D_3］及24，25－二羟维生素D_3［24，25－$(OH)_2$－D_3］。其中以1，25－$(OH)_2$－D_3为主要的活性形式，它又称为1，25－二羟胆钙化醇，通过作用于小肠、骨和肾来调节钙、磷代谢。

体内的VD_3主要由皮肤中7－脱氢胆固醇经日光中紫外线照射转化而来，也可由动物性食物中获取。VD_3无生物活性，它首先需在肝脏经25－羟化酶作用转化为25－OH－D_3，这是VD_3在血液循环中存在的主要形式，它在肾1α－羟化酶的催化下进一步变成1，25－$(OH)_2$－D_3。1，25－$(OH)_2$－D_3的活性比25－OH－D_3高500～1000倍。

血中各种形式的VD_3都是与VD结合蛋白结合后进行运输的。血浆中25－OH－D_3的浓度为40～90nmol/L，而1，25－$(OH)_2$－D_3的含量为100pmol/L。

（一）1，25－$(OH)_2$－D_3的生理作用

1. 对小肠的作用 1，25－$(OH)_2$－D_3进入小肠黏膜细胞内，与细胞核特异性受体结合，促进转录过程，生成一种与钙有很强亲和力的钙结合蛋白（CaBP），直接参与上皮细胞吸收钙的转运过程。同时，1，25－$(OH)_2$－D_3也可促进小肠黏膜细胞对磷的吸收，所以它既能增加血钙，也能增加血磷。

2. 对骨的作用 1，25－$(OH)_2$－D_3一方面能刺激成骨细胞的活动，促进骨钙沉积和骨的形成；另一方面又能提高破骨细胞的活动，动员骨钙入血，使血钙升高。1，

25－$(OH)_2$－D_3能增强 PTH 对骨的作用，在缺乏 1，25－$(OH)_2$－D_3时，PTH 的作用明显减弱。

骨质中还存在一种由 49 个氨基酸组成的多肽，它能与钙结合，称为骨钙素，骨钙素对调节与维持骨钙起着重要作用。骨钙素的分泌受 1，25－$(OH)_2$－D_3的调节。

3. 对肾的作用 促进肾小管对钙、磷的重吸收，尿钙、磷排出量减少。

（二）1,25－$(OH)_2$－D_3生成的调节

1. 血钙和血磷水平 低血钙和低血磷可促进 1，25－$(OH)_2$－D_3的生成，而高血钙和高血磷则使其生成减少。

2. PTH 与肾羟化酶 PTH 能增强肾 1α－羟化酶的活性，使 1，25－$(OH)_2$－D_3生成增多。

3. 其他影响因素 催乳素与生长激素能促进 1，25－$(OH)_2$－D_3的生成，而糖皮质激素可抑制其生成。

第五节 肾上腺

肾上腺包括中央部的髓质和周围部的皮质两个部分，二者在发生、结构和功能上均不相同，实际上是两种内分泌腺。

一、肾上腺皮质

肾上腺皮质由外向内分为三层。最外层为球状带，分泌盐皮质激素，主要是醛固酮；中间层为束状带，分泌糖皮质激素，主要是皮质醇；最内层为网状带，主要分泌性激素，如脱氢表雄酮和雌二醇，也能分泌少量的糖皮质激素。

胆固醇是合成肾上腺皮质激素的原料，主要来自血液。胆固醇在皮质细胞的线粒体内膜或内质网中所含有的裂解酶与羟化酶等酶系的作用下，先变成孕烯醇酮，然后再进一步转变为各种皮质激素。由于肾上腺皮质各层细胞存在的酶系不同，所以合成的皮质激素亦不相同。

（一）糖皮质激素

皮质醇进入血液后，75%～80%与血中皮质类固醇结合球蛋白（CBG，或称皮质激素运载蛋白）结合，15%与血浆白蛋白结合，5%～10%是游离的。结合型与游离型皮质醇可以相互转化，维持动态平衡。游离的皮质醇能进入靶细胞发挥其作用。

成人清晨血清皮质醇浓度为 110～520nmol/L。皮质醇血浆的半衰期为 60～90 分钟，95%皮质醇的代谢产物在肝中被降解，与葡萄糖醛酸或硫酸结合，随尿排出体外。四氢皮质醇是皮质醇的主要代谢产物，占尿排出量的 45%～50%。

1. 糖皮质激素的生理学作用 人体血浆中糖皮质激素主要为皮质醇，其次为皮质酮，皮质酮的含量仅为皮质醇的 1/20～1/10。

（1）对物质代谢的影响　糖皮质激素对糖、蛋白质和脂肪代谢均有作用。

糖代谢：糖皮质激素是调节机体糖代谢的重要激素之一，它能增强肝脏内糖异生及糖原合成过程中所需酶的活性，利用肌肉等组织动员出的氨基酸，加速糖异生。此外，糖皮质激素又有抗胰岛素作用，降低肌肉与脂肪等组织细胞对胰岛素的反应性，减少外周组织对葡萄糖的利用，促使血糖升高。如果糖皮质激素分泌过多（或服用此类激素药物过多），可使血糖升高，甚至出现糖尿；相反，肾上腺皮质功能低下患者（如阿狄森病），则可出现低血糖。

蛋白质代谢：糖皮质激素促进肝外组织，特别是肌肉组织蛋白质分解，加速氨基酸转移至肝，生成肝糖原。糖皮质激素分泌过多时，将出现肌肉消瘦、骨质疏松、皮肤变薄、淋巴组织萎缩等。

脂肪代谢：糖皮质激素促进脂肪分解，增强脂肪酸在肝内的氧化过程，有利于糖异生作用。肾上腺皮质功能亢进时，糖皮质激素对身体不同部位的脂肪作用不同，四肢脂肪组织分解增强，而腹、面、肩及背的脂肪合成有所增加，以致呈现出面圆、背厚、躯干部发胖而四肢消瘦的特殊体形（向心性肥胖）。

水盐代谢：皮质醇可促进肾远曲小管和集合管重吸收 Na^+ 和排出 K^+，有较弱的贮钠排钾的作用。另外，皮质醇还可降低肾小球入球血管阻力，增加肾小球血浆流量而使肾小球滤过率增加，有利于水的排出。皮质醇对水负荷时水的快速排出有一定作用，肾上腺皮质功能不全患者，排水能力明显降低，严重时可出现“水中毒”，如补充适量的糖皮质激素即可得到缓解。

（2）在应激反应中的作用　当机体受到各种有害刺激，如缺氧、创伤、手术、饥饿、疼痛、寒冷以及精神紧张和焦虑不安等，可发生一种非特异性的全身反应，称为应激反应。此时，血中 ACTH 浓度立即增加，糖皮质激素也相应增多，以增强机体对有害刺激的耐受力。一般将能引起 ACTH 与糖皮质激素分泌增加的各种刺激，称为应激刺激，而产生的反应称为应激（stress）。在这一反应中，除垂体－肾上腺皮质系统参加外，交感－肾上腺髓质系统也参加，血中儿茶酚胺含量也相应增加。在应激反应中，除了 ACTH、糖皮质激素与儿茶酚胺的分泌增加外，β－内啡肽、生长激素、催乳素、胰高血糖素、抗利尿激素、醛固酮等均增加，说明应激反应是以 ACTH 和糖皮质激素分泌增加为主，多种激素参与的使机体抵抗力增强的非特异性反应。

（3）对血细胞的影响　糖皮质激素可使血中红细胞、血小板和中性粒细胞的数量增加，而使淋巴细胞和嗜酸粒细胞减少。红细胞和血小板的增加是由于骨髓造血功能增强；中性粒细胞的增加可能是由于附着在小血管壁边缘的中性粒细胞进入血液循环增多所致。糖皮质激素可抑制胸腺与淋巴组织的细胞分裂，减弱淋巴细胞的 DNA 合成过程，从而使淋巴细胞生成减少。此外，糖皮质激素还能促进淋巴细胞与嗜酸性粒细胞的破坏。

（4）对循环系统的影响　糖皮质激素能增强血管平滑肌对儿茶酚胺的敏感性（允许作用），有利于提高血管的张力和维持血压。此外，糖皮质激素还可降低毛细血管壁的通透性，减少血浆的滤出，有利于维持血容量。离体实验表明，糖皮质激素可增强心肌的收缩力，但在整体条件下对心脏的作用并不明显。

（5）其他作用　糖皮质激素能促进胎儿肺表面活性物质的合成、增强骨骼肌的收缩力、提高胃腺细胞对迷走神经与促胃液素的反应性、增加胃酸及胃蛋白酶原的分泌、抑制骨的形成而促进其分解等作用。在临床上可使用大剂量的糖皮质激素及其类似物用于抗炎、抗过敏、抗中毒和抗休克等的治疗。

2. 糖皮质激素分泌的调节　下丘脑、腺垂体和肾上腺皮质三者组成一个协调统一的功能活动轴，维持着血中皮质激素浓度的相对稳定和在不同状态下的适应性变化。

（1）下丘脑－腺垂体系统的调节　腺垂体分泌的ACTH是调节糖皮质激素合成和释放的最重要的生理因素，同时还刺激束状带和网状带的生长发育。分泌糖皮质激素的束状带及网状带处于ACTH的经常性控制之下，无论是糖皮质激素的基础分泌，还是应激状态下的分泌，都受ACTH的调控。切除动物的腺垂体后，束状带与网状带萎缩，糖皮质激素的分泌显著减少，如及时补充ACTH，可使已发生萎缩的束状带与网状带基本恢复，糖皮质激素的分泌回升。

下丘脑分泌的促肾上腺皮质激素释放激素（CRH），经垂体门脉系统到达腺垂体，刺激ACTH的分泌。此外，引起应激反应的各种有害刺激，通过外周神经传入信号到下丘脑，引起CRH分泌，从而增强腺垂体ACTH和肾上腺皮质激素的分泌。

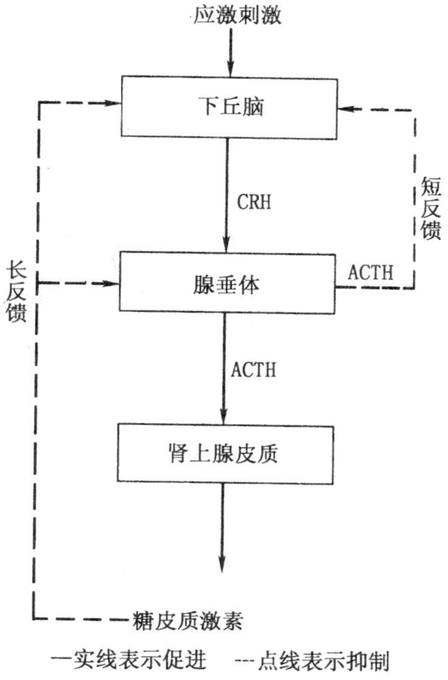

图9－8　糖皮质激素分泌调节示意图

（2）反馈调节　当血中糖皮质激素浓度升高时，可使腺垂体释放ACTH减少，ACTH的合成也受到抑制，同时，腺垂体对CRH的反应性减弱。糖皮质激素的负反馈调节主要作用于垂体，也可作用于下丘脑，这种反馈称为长反馈。ACTH还可反馈抑制CRH神经元，称为短反馈。至于是否存在CRH对CRH神经元的超短反馈，尚不能肯定（图9－8）。由于这些负反馈形式的调节，使机体在一般生活条件下能保持ACTH和糖皮质激素分泌水平的相对稳定。临床上如果长期大量使用糖皮质激素后，肾上腺皮质功能可能减退，甚至萎缩，就是这个道理。

（二）盐皮质激素

盐皮质激素以醛固酮为代表，主要参与调节机体水盐代谢。它促进肾远曲小管及集合管重吸收钠、水和排出钾，即保钠、保水和排钾作用。另外，盐皮质激素与糖皮质激素一样，能增强血管平滑肌对儿茶酚胺的敏感性，其作用比糖皮质激素更强。关于醛固酮对肾脏的作用及其机制可参阅第八章。

二、肾上腺髓质

肾上腺髓质嗜铬细胞分泌肾上腺素（E）和去甲肾上腺素（NE），它们属于儿茶酚胺类激素。

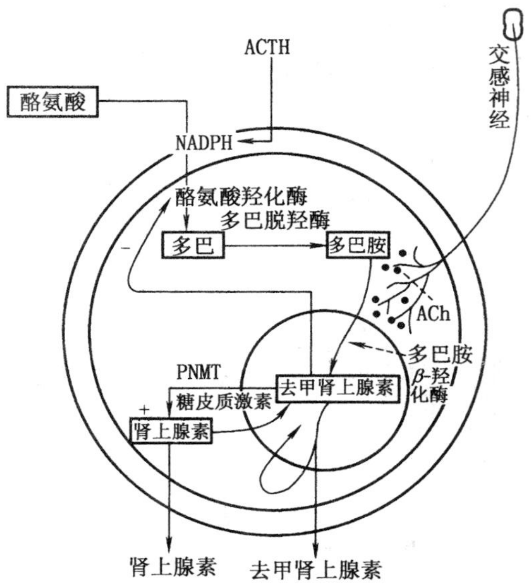

PNMT：苯乙醇胺氮位甲基移位酶

图9－9　肾上腺髓质激素生物合成示意图

肾上腺髓质激素的合成与交感神经节后纤维合成去甲肾上腺素的过程基本一致，不同的是嗜铬细胞胞浆中存在大量苯乙醇胺氮位甲基移位酶（PNMT），可使去甲肾上腺素甲基化而生成肾上腺素（图9－9）。

髓质中肾上腺素与去甲肾上腺素的比例大约为4∶1。血液中的去甲肾上腺素，除由髓质分泌外，主要来自肾上腺素能神经纤维末梢，而血中的肾上腺素则主要来自肾上腺髓质。在体内的肾上腺素和去甲肾上腺素通过单胺氧化酶（MAO）及儿茶酚－O－位甲基转换酶（COMT）的作用灭活。

（一）肾上腺髓质激素的生理作用

肾上腺髓质与交感神经系统组成交感－肾上腺髓质系统，髓质激素的作用与交感神经的活动紧密联系。当机体遭遇特殊紧急情况时，如畏惧、焦虑、剧痛、失血、脱水、乏氧、暴冷暴热以及剧烈运动等，交感－肾上腺髓质系统将立即被调动起来，肾上腺素与去甲肾上腺素的分泌大大增加。它们作用于中枢神经系统，提高其兴奋性，使机体处于警觉状态，反应灵敏；呼吸加强加快，肺通气量增加；心跳加快，心缩力增强，心输出量增加，血压升高，血液循环加快，内脏血管收缩，骨骼肌血管舒张，同时血流量增多，全身血液重新分配，以保证重要器官的血液供应；肝糖原分解增强，血糖升高，脂肪分解加速，血中游离脂肪酸增多，葡萄糖与脂肪酸氧化过程增强。上述一切变化都是在紧急情况下，通过交感－肾上腺髓质系统发生的适应性反应，故称之为应急反应。实际上，引起应急反应的各种刺激，也引起应激反应。应急反应与应激反应相辅相成，共同提高机体的适应能力。

（二）肾上腺髓质激素分泌的调节

1. 交感神经　肾上腺髓质受交感神经胆碱能节前纤维支配，交感神经兴奋时，节前纤维末梢释放乙酰胆碱，作用于髓质嗜铬细胞上的N型受体，引起肾上腺素与去甲肾上腺素的释放。若交感神经兴奋时间较长，则合成儿茶酚胺所需要的酪氨酸羟化酶、多巴胺β－羟化酶以及PNMT的活性均增加，故可促进儿茶酚胺的合成。

2. ACTH 与糖皮质激素 动物摘除垂体后，肾上腺髓质酪氨酸羟化酶、多巴胺β-羟化酶与PNMT的活性降低，而补充ACTH则使这三种酶的活性恢复；如给予糖皮质激素，可使多巴胺β-羟化酶与PNMT活性恢复，而对酪氨酸羟化酶则未见明显影响，提示ACTH促进髓质合成儿茶酚胺的作用主要通过糖皮质激素，但也有直接作用。肾上腺皮质的血液经髓质后才流回循环，这一解剖特点有利于糖皮质激素直接进入髓质，调节儿茶酚胺的合成。

3. 自身反馈调节 去甲肾上腺素或多巴胺在细胞内的量增加到一定程度时，可抑制酪氨酸羟化酶。同样，肾上腺素也能负反馈抑制PNMT活性，使肾上腺素合成减少。

第六节 胰岛

人与哺乳动物的胰岛细胞依其形态和染色特点，可分为A细胞、B细胞、D细胞及PP细胞。A细胞约占胰岛细胞的20%，分泌胰高血糖素；B细胞的数量最多，约占胰岛细胞的75%，分泌胰岛素；D细胞占胰岛细胞的5%左右，分泌生长抑素；PP细胞的数量很少，分泌胰多肽。

一、胰岛素

胰岛素是由51个氨基酸组成的小分子蛋白质，分子量为6000。胰岛素分子由21个氨基酸的A链与30个氨基酸的B链组成，两链之间具有两个二硫键。正常人空腹状态下血清胰岛素浓度为35～145pmol/L，胰岛素在血中的半衰期只有5～6分钟，主要在肝、肾、肌肉组织灭活。

（一）胰岛素的生理作用

胰岛素是促进合成代谢、调节血糖浓度的主要激素。

1. 对糖代谢的调节 胰岛素促进全身组织细胞对葡萄糖的摄取和利用，加速葡萄糖合成为糖原，贮存于肝和肌肉中，并抑制糖异生，促进葡萄糖转变为脂肪酸，贮存于脂肪组织，因而降低血糖。

2. 对脂肪代谢的调节 胰岛素促进肝脏合成脂肪酸，并转运至脂肪细胞贮存。胰岛素促进葡萄糖进入脂肪细胞，合成脂肪酸及甘油三酯，贮存于脂肪细胞中。同时，胰岛素还能抑制脂肪酶的活性，减少脂肪的分解。

3. 对蛋白质代谢的调节 胰岛素促进蛋白质的合成并抑制其分解。胰岛素可促进氨基酸进入细胞；加快细胞核内的复制和转录过程，增加DNA和RNA的生成；加速核糖体翻译过程，促进蛋白质合成。所以，胰岛素对机体的生长也有促进作用，但胰岛素单独作用时，对生长的促进作用并不很强，只有与生长激素共同作用时，才能发挥明显的效应。

4. 胰岛素的作用机制 胰岛素对代谢的调节主要通过与各种组织细胞上的胰岛素受体相结合而发挥效应。目前，关于胰岛素作用机制的研究主要集中在胰岛素受体和受体后信息传递机制上，现加以简述。

（1）胰岛素受体　体内几乎所有的细胞膜上都有胰岛素受体。但各类细胞上的受体数差异很大，如每个红细胞上约有 40 个受体，而在肝和脂肪组织，每个细胞约有 20 万个以上的受体。

胰岛素受体是一种跨膜糖蛋白，由两个 α 亚单位和两个 β 亚单位构成。α 亚单位由 719 个氨基酸残基组成，完全裸露在细胞膜外，是受体结合胰岛素的主要部位。α 与 α 亚单位、α 与 β 亚单位之间靠二硫键结合。β 亚单位由 620 个氨基酸残基组成，分为三个结构域：N 端 196 个氨基酸残基伸出膜外；中间是含有 23 个氨基酸残基的跨膜结构域；C 端伸向膜内侧，为蛋白激酶结构域，具有酪氨酸蛋白激酶活性（图 9－10）。胰岛素与受体结合可激活酪氨酸蛋白激酶，并使其磷酸化，这对跨膜信息传递、调节细胞的功能起着十分重要的作用。

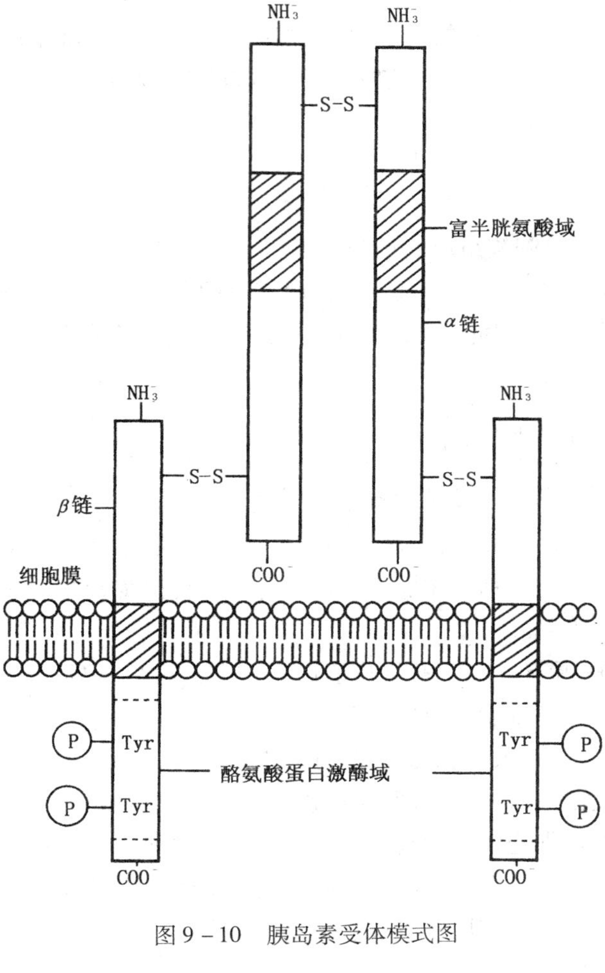

图 9－10　胰岛素受体模式图

（2）受体后信息传递机制　胰岛素受体后的信息传递机制相当复杂，目前尚不十分清楚。近年研究发现，在对胰岛素敏感的组织细胞胞浆内存在两种胰岛素受体底物：

IRS－Ⅰ和IRS－Ⅱ，它们是传递胰岛素各种生物作用的信号蛋白。当胰岛素受体与胰岛素结合后，激活β亚单位上的酪氨酸蛋白激酶，并使酪氨酸残基磷酸化，从而导致β亚单位活化，并与近膜区的IRS－1结合，引起后者多个酪氨酸残基磷酸化，进而IRS－Ⅰ能与细胞内某些靶蛋白结合，并使之激活，如激活多种蛋白激酶以及与糖、脂肪和蛋白质代谢有关的酶系，调节细胞的代谢与生长。

（二）胰岛素分泌的调节

1. 血糖的作用 血糖浓度是调节胰岛素分泌的最重要因素，当血糖浓度升高时，胰岛素分泌明显增加，从而促进血糖降低。当血糖浓度下降至正常水平时，胰岛素分泌也迅速回到基础水平。在持续高血糖刺激下，胰岛素的分泌可分为3个阶段：血糖升高5分钟内，胰岛素的分泌可增加10倍，主要来源于B细胞内贮存的激素释放，因此持续时间不长；血糖升高15分钟后，出现胰岛素分泌的第2次增多，在2～3小时达高峰，并持续较长的时间，这主要是激活了B细胞的胰岛素合成酶系，促进合成与释放；倘若高血糖持续1周左右，胰岛素的分泌可进一步增加，这与长时间的高血糖刺激B细胞增殖有关。

2. 氨基酸和脂肪酸的作用 许多氨基酸都有刺激胰岛素分泌的作用，以精氨酸和赖氨酸的作用最强。氨基酸与血糖对胰岛素分泌的刺激有协同作用，当血糖与氨基酸同时升高，胰岛素分泌量加倍。脂肪酸也能刺激胰岛素分泌，但作用较弱。

3. 激素的作用 影响胰岛素分泌的激素主要有：①胃肠激素中以抑胃肽（GIP）和胰高血糖样多肽（GLP－Ⅰ）的促胰岛素分泌作用最为明显。②生长激素、皮质醇、甲状腺激素以及胰高血糖素等可通过升高血糖浓度而间接刺激胰岛素分泌，因此长期大剂量应用这些激素，有可能使B细胞衰竭而导致糖尿病。③胰岛D细胞分泌的生长抑素可通过旁分泌作用，抑制胰岛素的分泌，而胰高血糖素也可直接刺激B细胞分泌胰岛素。

4. 神经调节 胰岛受迷走神经与交感神经支配。刺激迷走神经，通过乙酰胆碱作用于M受体，直接促进胰岛素的分泌；迷走神经还可通过刺激胃肠激素的释放，间接促进胰岛素的分泌。交感神经兴奋时，则通过去甲肾上腺素作用于α受体，抑制胰岛素的分泌。

二、胰高血糖素

人胰高血糖素是由29个氨基酸组成的直链多肽，分子量3485。胰高血糖素在血清中浓度为50～100ng/L，半衰期为5～10分钟，主要在肝脏失活，肾脏也有降解作用。

（一）胰高血糖素的生理作用

胰高血糖素是一种促进分解代谢的激素。胰高血糖素具有很强的促进糖原分解和糖异生的作用，使血糖明显升高。胰高血糖素通过cAMP－PK系统，激活肝细胞的磷酸化酶，加速糖原分解。糖异生增强是因为激素加快氨基酸进入肝细胞，并激活与糖异生过程有关的酶系。胰高血糖素还激活脂肪酶，促进脂肪分解，同时又可加强脂肪酸氧化，使酮体生成增多。

另外，胰高血糖素可促进胰岛素和胰岛生长抑素的分泌。药理剂量的胰高血糖素可使心肌细胞内 cAMP 增加，能增强心肌的收缩力。

（二）胰高血糖素分泌的调节

血糖浓度是影响胰高血糖素分泌的重要因素。血糖降低时，胰高血糖素分泌增加，血糖升高时，胰高血糖素分泌减少。氨基酸的作用与葡萄糖相反，能促进胰高血糖素的分泌。蛋白餐或静脉注入各种氨基酸均可使胰高血糖素分泌增多。血中氨基酸增多，对防止低血糖有一定的生理意义。

第十章　神经系统

神经系统是机体内起主导作用的功能调节系统，能够整合机体各部分功能，维持内环境稳态。神经系统主要由神经细胞和神经胶质细胞构成。神经细胞又称为神经元，是神经系统的基本结构与功能单位，具有接受刺激、传递和整合信息等功能；神经胶质细胞填充于神经元之间，主要对神经元起支持、营养和保护作用。神经系统分为外周和中枢两部分。前者主要负责传递信息，而后者的功能则主要是处理信息，整合感觉、调制随意运动与自主神经活动，并实现觉醒与睡眠、学习与记忆以及思维、意识、语言等高级功能活动。

第一节　神经元和突触

一、神经元与神经纤维

神经元（neuron）大都可分为细胞体与突起两部分。细胞体是神经元功能活动的中心，其主要功能是合成物质、接受信息与整合信息。突起又分树突（dendrite）和轴突（axon）两种。树突较短，数量较多，主要功能是接受其他神经元传来的信息，传向细胞体。轴突较长，一个神经元一般只有一个轴突，轴突离开细胞体若干距离后获得髓鞘成为神经纤维（nerve fiber）。根据神经胶质细胞是否形成髓鞘将神经纤维分为有髓纤维（myelinated fiber）与无髓纤维（unmyelinated fiber）两大类。神经纤维的主要功能是将冲动由细胞体传向轴突末梢，其次还能运输轴浆。

（一）神经纤维的分类

生理学中常采用两种分类法：一是根据电生理学特征将神经纤维分为A、B、C三类，这种方法多适用于传出神经纤维；二是根据神经纤维的直径与来源的不同，将其分为Ⅰ、Ⅱ、Ⅲ、Ⅳ四类，这种方法多适用于传入神经纤维。两种分类方法及其对应关系见表10－1。

表 10－1 神经纤维的分类

按电生理学特性分类	传导速度（m/s）	直径（μm）	来源	按来源及其直径分类
A_{α}	70～120	13～22	肌梭、腱器官传入纤维 梭外肌传出纤维	Ⅰ
A_{β}	30～70	8～13	皮肤的触、压觉传入纤维	Ⅱ
A_{γ}	15～30	4～8	梭内肌传出纤维	
A_{δ}	12～30	1～4	皮肤痛温觉传入纤维	Ⅲ
B	3～15	1～3	自主神经节前纤维	
SC	0.7～2.3	0.3～1.3	自主神经节后纤维	
drC	0.6～2.0	0.4～1.2	脊髓后根痛觉传入纤维	Ⅳ

（二）神经纤维兴奋传导的特征

1. 生理完整性 正常的神经传导不仅要求神经纤维保持结构完整，而且从功能上也要保持正常。如果神经纤维被切断或局部受麻醉药的作用，丧失了结构的完整性或正常生理功能，局部电流将不能通过断口或麻醉区，而发生传导阻滞。

2. 绝缘性 一条神经干包含着许多条神经纤维，各条纤维上传导的冲动基本上互不干扰，这种彼此隔绝的特性，称为绝缘性，这可保证神经调节的精确性。

3. 双向传导 在实验条件下，刺激神经纤维的任何一点引发动作电位时，可沿神经纤维同时向两端传导，称为双向传导。

4. 相对不疲劳性 有人用5～100Hz的有效电刺激神经，连续9～12小时，神经纤维仍然保持其传导兴奋的能力。相对突触传递而言，神经纤维的兴奋传导不易产生疲劳。

（三）神经纤维的传导速度

神经纤维的传导速度可因纤维的粗细、髓鞘的厚薄和温度而异。一般来说，神经纤维越粗，其传导速度也越快；有髓纤维的传导速度较无髓纤维快。温度在一定范围内升高可使传导速度加快，温度降低则传导速度减慢，当温度降至0℃以下时，神经传导发生阻滞，这是临床上低温麻醉的机制。

（四）神经纤维的轴浆运输

物质在轴浆内的运输，称为轴浆运输（axoplasmic transport）。轴浆运输有顺向与逆向两种。顺向轴浆运输是指由细胞体向轴突末梢的转运，它是实现递质释放、神经内分泌、受体与离子通道等结构和功能物质代谢更新的生理基础，也是运输内源性神经营养物质的通道。逆向轴浆运输是指自末梢向胞体的转运，这种反向的轴浆流动可能起着反馈控制胞体合成蛋白质的作用，也可能与递质的回收有关。逆向运输还能转运末梢摄取的外源性物质，是外源性亲神经物质的通道。有人认为，破伤风毒素、狂犬病毒由外周侵犯中枢，可能就是逆向轴浆运输的结果。轴浆运输以顺向转运为主，且可分为快速与慢速两类。快速轴浆运输是指具有膜的细胞器，如线粒体、递质囊泡和分泌颗粒等囊泡结构的运输，其转运速度可达300～400mm/d。慢速轴浆运输是指轴浆内可溶性成分随着微管、微丝等细胞骨架结构不断向前延伸而发生的移动，其速度仅为1～12mm/d。

（五）神经的营养性作用

神经除能快速调控所支配组织的功能活动外，其末梢还经常释放一些营养性因子，持续地调整所支配组织的内在代谢活动，持久性地影响其结构、生化与生理过程，这种作用与神经冲动无关，称为神经的营养性作用（trophic action）。该作用在正常情况下不易被察觉到，但在神经被切断、变性时就明显表现出来。如周围神经损伤的患者，肌肉发生明显萎缩就是因为肌肉失去了神经营养性作用的结果。神经元能生成营养性因子来维持其所支配组织的正常代谢与功能；反过来，神经纤维所支配的组织也能持续产生神经营养性因子（neurotrophin，NT）作用于神经元，维持其生长、发育与功能的完整性。目前已陆续发现并分离出多种神经营养性因子，主要分为神经生长因子家族、其他神经营养因子与神经营养活性物质三大类。其中，神经生长因子是最早发现、较为重要的神经营养性因子。

二、突触传递

现代神经生理学的一个根本问题，是神经元之间或神经元与效应器之间的信息传递。神经元之间在结构上缺乏原生质的直接沟通，却存在密切的功能联系。神经元之间或神经元与效应器细胞之间传递信息的结构部位，称为突触（synapes）。神经元与效应器细胞之间的突触也称为接头（junction），如神经－骨骼肌接头。

信息在突触传递的基本方式有化学性突触传递与电突触传递。此外，与经典的化学性突触传递相比，还有一种信息的传递不在典型突触结构中进行，称之为非突触性化学传递。在这三种方式中，以化学性突触传递方式最普遍、最重要。

（一）突触的结构及分类

1. 化学性突触 经典的化学性突触由突触前膜（presynaptic membrane）、突触后膜（postsynaptic membrane）和突触间隙（synaptic cleft）三部分组成（图10－1）。突触前神经元的突起末梢分出许多小支，每个小支的末梢膨大呈球状，形成突触小体；它贴附在另一个神经元的表面，构成突触。突触小体的末梢膜，称为突触前膜；与之相对的胞体膜或突起膜，称为突触后膜；突触前膜与突触后膜均较一般

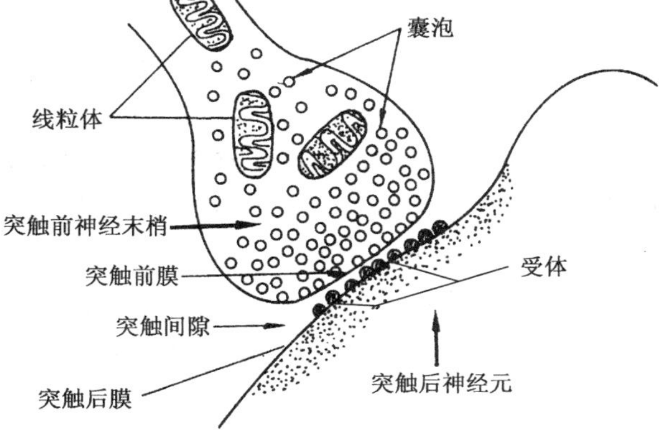

图10－1 化学突触结构示意图

神经元细胞膜稍厚，两膜之间的缝隙为突触间隙。在突触小体的轴浆内，含有大量的线粒体与囊泡（突触小泡，synaptic vesicle）。一种突触可含一种或几种形态的囊泡，其内含有高浓度的神经递质。在突触后膜上，有丰富的特异性受体或化学门控式通道。

突触可根据其接触部位与功能特点进行分类。按接触部位分，常见的有轴突－胞体、轴突－树突与轴突－轴突三种类型的突触。按突触对后神经元功能活动的影响，可分为兴奋性突触与抑制性突触两种。

2. 电突触 电突触（electrical synapse）的结构基础为缝隙连接，相邻的两个神经元膜之间距离特别近，仅有约2～3nm，连接处神经元膜不增厚，其邻近轴浆内无突触囊泡存在。两侧膜上有沟通两细胞胞质的水相通道，允许带电离子通过通道而传递电信息，所以称为电突触。电突触传递的特点是，兴奋传递快，几乎不存在潜伏期，为双向性传递。电突触使相邻的许多神经元产生同步化活动。

3. 非突触性化学传递 某些神经元之间的信息传递，不在前述的典型突触结构进行。该传递的前神经元轴突末梢有许多分支，分支上布满了呈念珠状的曲张体（varicosity），内含装有递质的囊泡。递质释放后，通过周围细胞外液弥散地作用于邻近或远隔部位的靶细胞，从而发挥生理效应。这种无特定突触结构的化学信息传递，称为非突触性化学传递（non－synaptic chemical transmission）。在中枢神经内，单胺类神经纤维都能进行非突触性化学传递。在外周神经中，以去甲肾上腺素为递质的自主神经－平滑肌接头传递也是通过这种方式进行的。

（二）突触传递的过程

1. 突触传递的基本过程 化学性突触（chemical synapse）传递要经历复杂的突触前和突触后过程。主要包括如下几个步骤：①突触前神经元兴奋、动作电位抵达神经末梢，引起突触前膜去极化；②去极化使前膜结构中电压门控式 Ca^{2+} 通道开放，产生 Ca^{2+} 内流；③突触小泡前移，与前膜接触、融合；④小泡内递质以胞裂外排方式释放入突触间隙；⑤从间隙扩散到达突触后膜的递质，作用于后膜的特异性受体或化学门控式通道；⑥突触后膜离子通道开放或关闭，引起跨膜离子活动；⑦突触后膜电位发生变化，引起突触后神经元兴奋性的改变。从以上全过程来看，化学性突触传递是一个电－化学－电的过程，即突触前神经元的生物电活动，通过诱发突触前神经末梢化学递质的释放，最终导致突触后神经元的电活动变化。

2. 突触后神经元的电活动变化 突触传递包括兴奋性与抑制性突触传递，其突触后神经元的电活动变化分别为兴奋性突触后电位与抑制性突触后电位。

（1）*兴奋性突触后电位* 兴奋性突触兴奋时，突触前膜释放的某种兴奋性递质，作用于突触后膜上的特异受体，提高了后膜对 Na^+ 和 K^+ 的通透性，特别是对 Na^+ 通透的化学门控离子通道开放，引起 Na^+ 内流，使突触后膜发生局部去极化。这种在递质作用下发生在突触后膜的局部去极化，能使该突触后神经元的兴奋性提高，故称为兴奋性突触后电位（excitatory postsynaptic potential，EPSP）（图10－2）。EPSP是局部兴奋，它的大小取决于突触前膜释放的递质量。当突触前神经元活动增强或参与活动的突触数目增多时，递质释放量也多，由递质作用所形成的 EPSP 就可总和起来，使电位幅度增大，若增大到阈电位水平时，便可引起突触后神经元兴奋。如果未能达阈电位水平，虽不能产生兴奋，但由于该局部兴奋电位能提高突触后神经元的兴奋性，使之容易发生兴奋，这种现象称为易化。

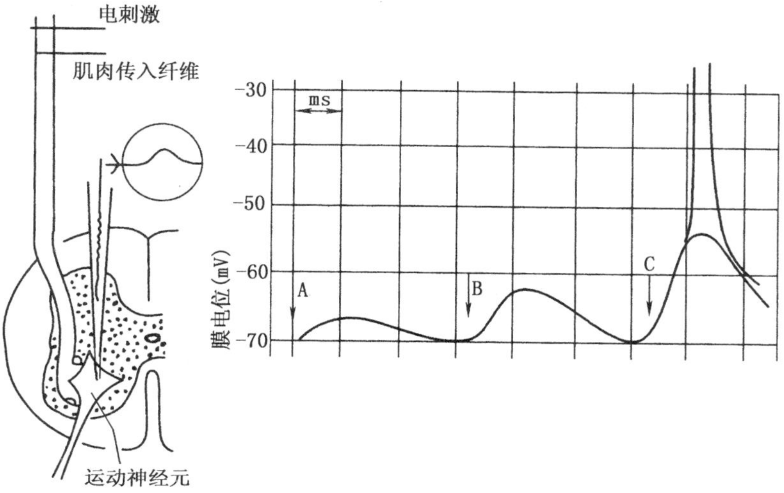

A、B、C表示刺激强度逐步增大

图 10－2　兴奋性突触后电位

（2）抑制性突触后电位　在抑制性突触中，突触前神经末梢兴奋，突触前膜释放的递质是抑制性递质，与突触后膜受体结合后，可提高后膜对 Cl^- 和 K^+ 的通透性，尤其是对 Cl^- 通透的化学门控离子通道开放；由于 Cl^- 的内流与 K^+ 的外流，突触后膜发生局部超极化。这种在递质作用下而出现在突触后膜的超极化，能降低突触后神经元的兴奋性，故称之为抑制性突触后电位（inhibitory postsynaptic potential，IPSP）（图 10－3）。IPSP 与 EPSP 的电位变化，在时程上相似，但极性相反；故可降低突触后神经元的兴奋性，从而发挥其抑制效应。

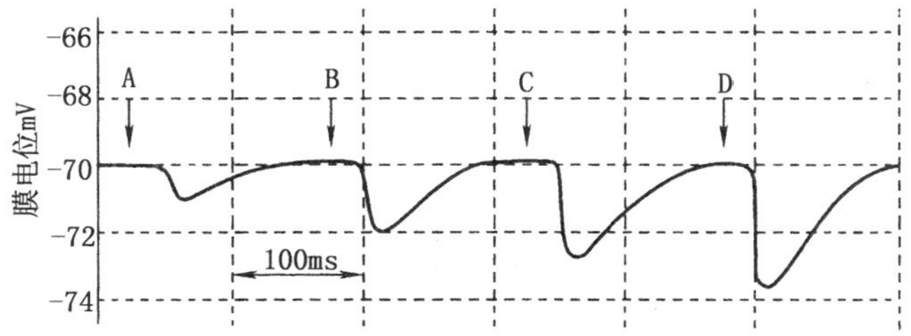

记录方法与图10-2相同，刺激的是拮抗肌传入神经

图 10－3　抑制性突触后电位

（三）神经递质和受体

1. 神经递质 神经递质（neurotransmitter）是指由突触前膜释放的、具有在神经元之间或神经元与效应细胞之间传递信息作用的特殊化学物质。与神经递质不同，由神经元产生的另一类化学物质，其本身并不直接触发所支配细胞的效应，不起直接传递信息的作用，而是调节信息传递的效率，增强或削弱递质的效应。这类化学物质被称为神经调质（neuromodulator），并将调质所发挥的作用称为调制作用（modulation）。

长期以来，一直认为一个神经元内只存在一种递质，其全部神经末梢均释放一种递质，这一原则称为戴尔原则（Dale Principle）。近年来，发现有递质共存现象，即两种或两种以上的递质或调质可共存于同一神经元。递质共存的意义在于协调某些生理过程。

神经递质可根据其存在部位的不同，分为外周与中枢神经递质。

（1）外周神经递质 主要有乙酰胆碱、去甲肾上腺素和肽类递质三类。①乙酰胆碱（Ach）：在自主神经系统中，全部交感和副交感神经的节前纤维、副交感神经的节后纤维以及交感神经的小部分节后纤维（如支配汗腺及骨骼肌的舒血管纤维）都释放ACh；躯体运动神经末梢释放的递质也是ACh。凡释放ACh作为递质的神经纤维，称为胆碱能纤维（cholinergic fiber）。②去甲肾上腺素（NE）：除上述交感胆碱能纤维外，大部分交感神经节后纤维释放的递质均为NE。凡能释放NE作为递质的神经纤维，称为肾上腺素能纤维（adrenergic fiber）。③ 肽类递质：自主神经的节后纤维除胆碱能与肾上腺素能纤维外，还有肽能纤维（peptidergic fiber），其释放的递质为肽类化合物。肽能神经纤维广泛地分布于外周神经组织、胃肠道、心血管、呼吸道、泌尿道和其他器官。

（2）中枢神经递质 在中枢神经系统内参与突触传递的化学递质，称为中枢神经递质。中枢神经递质比较复杂，大致可归纳为以下五类：①乙酰胆碱：胆碱能神经元在中枢神经系统中分布极为广泛。它们主要分布在脊髓前角运动神经元、脑干网状结构上行激动系统、丘脑后腹核内的特异感觉投射系统、纹状体以及边缘系统的梨状区、杏仁核、海马等脑区。②单胺类：包括多巴胺（DA）、去甲肾上腺素和5-羟色胺（5-HT），它们分别组成不同的递质系统。多巴胺递质系统的神经元主要分布在黑质-纹状体、中脑边缘系统以及结节-漏斗部分。去甲肾上腺素递质系统比较集中，绝大多数NE能神经元分布在低位脑干，尤其是中脑网状结构、脑桥的蓝斑以及延髓网状结构的腹外侧部分。5-HT递质系统也比较集中，其神经元胞体主要位于低位脑干的中缝核群内。③氨基酸类：包括谷氨酸、门冬氨酸、甘氨酸、γ-氨基丁酸（GABA），前两者为兴奋性氨基酸，后两者为抑制性氨基酸。谷氨酸在脑和脊髓中含量都很高，它对所有中枢神经元都表现明显的兴奋作用，因此有人认为它是神经系统中最基本的一类传递信息的神经递质；谷氨酸还具有神经毒或兴奋毒作用。甘氨酸为低位中枢如脊髓、脑干的抑制性递质，它可能对感觉和运动反射进行抑制性调控。GABA主要分布在大脑皮层浅层、小脑皮层浦肯野细胞层、黑质、纹状体与脊髓，它对中枢神经元具有普遍的抑制作用。④肽类：目前，已肯定为中枢肽类递质的主要有P物质和脑啡肽、强啡肽等，它们与感觉兴奋的传递、镇痛以及心血管活动调节等生理过程有关。⑤一氧化氮：一氧化氮在神经系统中也起递质作用，NO 作为一种神经元的信息传递物与其他递质不同，是一种气体分子。NO 具有多种功能，特别是在神经系统中的功能，具有重要的生理、病理意义。

2. 神经递质的受体　神经递质必须选择性地作用于突触后膜或效应器细胞膜上的受体，才能发挥作用。一些与递质相类似的物质也可以与受体结合。能与受体发生特异性结合并产生相应生理效应的化学物质称为受体激动剂。若只发生特异结合，而不产生递质生理效应的化学物质则称为受体阻滞剂。

（1）胆碱能受体　能与 ACh 结合的受体称为胆碱能受体（cholinergic receptor）。胆碱能受体分为两大类，即毒蕈碱（muscarine）受体（M 受体）和烟碱（nicotin）受体（N 受体），它们除与 ACh 结合外，还可分别被毒蕈碱与烟碱所激动。

M 受体广泛地分布于绝大多数副交感节后纤维支配的效应器（少数肽能纤维支配的效应器除外），以及部分交感节后纤维支配的汗腺、骨骼肌的血管壁上。现已证明 M 受体包括 $M_1 \sim M_5$ 五种亚型。ACh 与 M 受体结合后，可产生一系列自主神经节后胆碱能纤维兴奋的效应，包括心脏活动的抑制、支气管与胃肠道平滑肌的收缩、膀胱逼尿肌和瞳孔括约肌的收缩、消化腺与汗腺的分泌，以及骨骼肌血管的舒张等，这种效应称为毒蕈碱样作用（M 样作用）（表 10－2）。阿托品是 M 受体的阻滞剂。

N 受体又分为 N_1受体与 N_2受体两种亚型，这两种受体实际上是一种 N 型 ACh 门控通道。为了区别上述两种离子通道或受体，现将 N_1受体称为神经元型 N 受体（neuron－type nicotinic receptor），它分布于自主神经节的突触后膜上，ACh 与之结合可引起节后神经元兴奋；而将 N_2受体称之为肌肉型 N 受体（muscle－type nicotinic receptor），其分布在神经－肌接头的终板膜上，ACh 与之结合可使骨骼肌兴奋。ACh 与这两种受体结合所产生的效应称为烟碱样作用（N 样作用）（表 10－2）。六烃季铵主要阻滞神经元型 N 受体的功能，十烃季铵主要阻滞肌肉型 N 受体的功能，而筒箭毒碱能同时阻滞这两种受体的功能。

（2）肾上腺素能受体　肾上腺素能受体（adrenergic receptor）是机体内能与儿茶酚胺类物质（包括肾上腺素、去甲肾上腺素、异丙肾上腺素等）相结合的受体，可分为 α 型与 β 型两类。α 受体又可分为 α_1 和 α_2受体两个亚型，β 受体则能分为 β_1、β_2 和 β_3受体三个亚型。存在于不同部位不同类型的肾上腺素能受体，它们产生的生物效应不同（表 10－2）。

α_1受体一般分布于肾上腺素能神经所支配的效应器细胞膜上。儿茶酚胺与 α_1 受体结合后产生的平滑肌效应主要是兴奋性的，包括血管收缩、子宫收缩和虹膜辐射状肌收缩等；但也有抑制性的效应，如使小肠平滑肌舒张。近年来，发现心肌细胞膜也存在 α_1受体，它可介导儿茶酚胺的缓慢正性变力作用。α_2受体主要分布于肾上腺素能纤维末梢的突触前膜（见后述）。哌唑嗪（prazosin）为选择性 α_1 受体阻滞剂，它可阻滞 α_1 受体的兴奋效应，产生降压作用，也可用于慢性心功能不全的治疗；育亨宾（yohimbine）能选择性阻滞 α_2受体；而酚妥拉明（phentolamine）可阻滞 α_1 与 α_2 两种受体的作用。

β_1受体主要分布于心脏组织中，其作用是兴奋性的。在生理情况下，心脏的β_1受体作用占优势，以至掩盖了心脏α_1受体的作用；只有在β_1受体功能抑制时，α_1受体对心脏功能活动的调节才显示重要地位。β_2受体主要分布在平滑肌，其效应是抑制性的，包括支气管、胃肠道、子宫以及血管（冠状动脉、骨骼肌血管等）等平滑肌的舒张。β受体阻滞剂已广泛应用于临床，阿替洛尔（atenolol）为选择性β_1受体阻滞剂，临床上可用于治疗高血压、缺血性心脏病及快速性心律失常等。普萘洛尔（propranolol）是临床上常用的非选择性β受体阻滞剂，它对β_1和β_2两种受体均有阻滞作用。心动过速或心绞痛等心脏病患者应用普萘洛尔可降低心肌代谢与活动，达到治疗目的；但对伴有呼吸系统疾病的患者，应用后可引发支气管痉挛，应避免使用。

应该明确的是，α受体和β受体不仅对交感递质起反应，也可对血液中存在的儿茶酚胺类物质起反应；但它们对不同类型受体的结合能力有所不同。去甲肾上腺素对α受体作用强，对β受体作用弱；肾上腺素对α与β受体作用都强；异丙肾上腺素主要对β受体有强烈作用。

（3）突触前受体　受体不仅存在于突触后膜，也存在于突触前膜，分布在突触前膜上的受体称突触前受体（presynaptic receptor）。它的主要作用是调节突触前神经末梢递质的释放量。例如，肾上腺素能纤维末梢的突触前膜上存在α_2受体和β_2受体。突触前α_2受体被激活后，能反馈性地抑制神经末梢释放NE递质；而当β_2受体激活时，则引起NE递质释放的增多。通过这两种反馈，调节NE的释放，以维持递质释放的动态平衡。

突触前受体可能发生功能障碍，也可能被某些药物作用而产生治疗效果，因此它与不少疾病的发生以及治疗有关。例如，高血压的发病可由于肾上腺素能神经末梢上α_2受体的功能低下，使α_2受体对NE释放的负反馈作用减弱，NE释放过多所致。故临床上使用α_2受体激动剂可乐定，可使肾上腺素能神经末梢释放的NE减少，从而达到治疗高血压的目的。

（4）中枢内递质的受体　中枢神经递质很多，其相应的受体也十分多。除胆碱能受体及肾上腺素能受体外，还有多巴胺受体、5-羟色胺受体、兴奋性氨基酸受体、抑制性氨基酸受体和阿片受体等。这些受体还可进一步分成多种亚型，各种受体也有其相应的阻滞剂。中枢内受体系统的分布与效应十分复杂，许多问题尚待深入研究。

表10-2　自主神经系统胆碱能和肾上腺素能受体的分布及其功能

效应器	胆碱能系统		肾上腺素能系统	
	受体	效应	受体	效应
自主神经节	N_1	节前-节后兴奋传递		
眼				
虹膜环行肌	M	收缩（缩瞳）		
虹膜辐射状肌			α_1	收缩（扩瞳）
睫状体肌	M	收缩（视近物）	β_2	舒张（视远物）

续表

效应器	胆碱能系统		肾上腺素能系统	
	受体	效应	受体	效应
心脏				
窦房结	M	心率减慢	β_1	心率加快
房室传导系统	M	传导减慢	β_1	传导加快
心肌	M	收缩力减弱	β_1	收缩力增加
血管				
冠状血管	M	舒张	α_1	收缩
			β_2	舒张（为主）
皮肤黏膜血管	M	舒张	α_1	收缩
骨骼肌血管	M	舒张[1]	α_1	收缩
			β_2	舒张（为主）
脑血管	M	舒张	α_1	收缩
腹腔内脏血管			α_1	收缩（为主）
			β_2	舒张
唾液腺血管	M	舒张	α_1	收缩
支气管				
平滑肌	M	收缩	β_2	舒张
腺体	M	促进分泌	α_1	抑制分泌
			β_2	促进分泌
胃肠				
胃平滑肌	M	收缩	β_2	舒张
小肠平滑肌	M	收缩	α_2	舒张[2]
			β_2	舒张
括约肌	M	舒张	α_1	收缩
腺体	M	促进分泌	α_2	抑制分泌
胆囊和胆道	M	收缩	β_2	舒张
膀胱				
逼尿肌	M	收缩	β_2	舒张
膀胱三角区和括约肌	M	舒张	α_1	收缩
输尿管平滑肌	M	收缩（?）	α_1	收缩
子宫平滑肌	M	可变[3]	α_1	收缩（有孕）
			β_2	舒张（无孕）
皮肤				
汗腺	M	促进温热性发汗[1]	α_1	促进精神性发汗
竖毛肌			α_1	收缩
唾液腺	M	分泌大量稀薄唾液	α_1	分泌少量黏稠唾液

注：[1]为交感节后胆碱能纤维支配

[2]可能是胆碱能纤维的突触前受体调制乙酰胆碱的释放所致

[3]因月经周期、循环血中雌孕激素水平、妊娠以及其他因素而发生变动

第二节　反射中枢活动的一般规律

反射中枢是指中枢神经系统内调节某一特定生理功能的神经元群。它们分布在中枢神经系统的不同部位，大体上可分为脊髓水平、皮层下结构水平与大脑皮层水平。一般来说，反射越原始，反射中枢在中枢神经内的位置就越低；反射越高级，则在中枢神经内向上延伸的位置就越高。一个最简单的反射只通过一个突触，如膝反射，这种反射称为单突触反射（monosynaptic reflex），其反射时最短；但大多数反射，则经过两个以上的突触，称多突触反射（polysynaptic reflex），其反射时较长，反射也较复杂。

一、中枢神经元的联系方式

中枢神经系统由数以千亿计、种类繁多的神经元所组成，它们之间通过突触接触，构成非常复杂而多样的联系方式，归纳起来有辐散式、聚合式、链锁式与环式四种最基本的方式。一个神经元的轴突可以通过其分支分别与许多神经元建立突触联系，称为辐散式（divergence）联系。它能使一个神经元的兴奋引发其他许多神经元同时兴奋或抑制，从而扩大了神经元活动的影响范围。辐散式联系在感觉传导途径上多见。许多神经元的轴突末梢共同与同一个神经元的胞体和树突建立突触联系，称为聚合式（convergence）联系。它使许多神经元的作用集中到同一神经元，从而发生总和或整合作用。聚合式联系在运动传出途径中多见。中间神经元之间的联系方式更是多种多样，有的形成链锁式（chain circuit），即神经元一个接一个依次连接；有的则呈环式（recurrent circuit），即多个神经元依次连接后又返回连接到原先的神经元。兴奋通过链锁式联系，可以在空间上加强或扩大作用范围。兴奋通过环式联系可引起正反馈或负反馈，相应产生后发放或使兴奋及时终止。

二、反射中枢内兴奋传递的特征

兴奋在中枢内传递时，必须通过突触。兴奋通过突触的传递要比神经纤维上的兴奋传导复杂得多，具有显著的特征。

（一）单向传递

冲动通过突触传递只能朝一个方向进行，即从突触前神经元传向突触后神经元，不能逆向传递。通常情况下，突触后膜不能释放递质，起突触传递作用的神经递质只能由突触前膜释放来影响突触后膜。所以反射活动进行时，只能由传入神经元传向传出神经元。

（二）中枢延搁

兴奋通过中枢部分时，传递比较缓慢、历时较长的现象，称为中枢延搁（central delay）。中枢延搁主要消耗在突触传递上，包括突触前膜递质的释放、递质的弥散以及递质对突触后膜的作用等多个环节，因而耗费的时间较长。据测定，兴奋通过一个突触所需要的时间约为0.3～0.5ms。在反射中枢内，通过的突触数目愈多，反射时间愈长。

（三）总和

在反射活动中，由单根纤维传入的一次冲动到达中枢一般仅能引起突触后膜的局部兴奋，不能产生传出效应。如果在同一纤维上有多个神经冲动相继传入，或者许多传入纤维的神经冲动同时传至同一神经元，则每个冲动各自引起的局部兴奋就能叠加起来，便可诱发突触后神经元爆发扩布性兴奋，产生传出效应。这种现象，称为兴奋的总和，前者称为时间总和，后者称为空间总和。若上述传入纤维是抑制性的，也会发生抑制的总和。

（四）兴奋节律的改变

在反射活动中，传出神经元的兴奋节律与传入神经元发放冲动的频率不同。这是由于传出神经元的兴奋节律既受传入神经元冲动频率的影响，也与本身的功能状态相关，还与中间神经元的功能以及联系方式对它的影响有关。因此，作为最后公路的传出神经元的兴奋节律，最终取决于各种因素总和后的突触后电位水平。

（五）后发放

在反射活动中，当传入刺激停止后，传出冲动仍可延续一段时间，这种现象称为后发放（after－discharge）。引起后发放的原因是多方面的，中间神经元的环状联系是其主要原因之一。此外，在效应器发生反应时，效应器本身的感受器（如骨骼肌的肌梭）受到刺激，也可产生冲动传入中枢，使传出冲动的发放延长。

（六）对内环境变化的敏感性和易疲劳性

突触部位很容易受内环境变化的影响。缺氧、酸中毒等均可改变突触部位的兴奋性与传递功能。此外，突触部位也是反射弧中最易发生疲劳的环节。突触疲劳的发生可能与突触处递质的耗竭等原因有关。疲劳的出现，是防止中枢过度兴奋的一种保护性抑制。

三、中枢抑制

在任何反射活动中，神经中枢内既有兴奋过程，也有抑制过程，此抑制过程称为中枢抑制（central inhibition）。中枢抑制也表现在突触传递的过程中，所以也称为突触抑制。突触抑制可发生在突触后膜或突触前膜，分别称为突触后抑制与突触前抑制；前者又称之为超极化抑制，后者则称为去极化抑制。

（一）突触后抑制

突触后抑制（postsynaptic inhibition）是由于突触后膜的兴奋性降低，接受信息的能力减弱所造成的传递抑制。这种抑制效应是通过兴奋性神经元唤起抑制性中间神经元的活动，释放抑制性递质，使突触后膜超极化，产生 IPSP 而引起的。突触后抑制又分为两种类型。

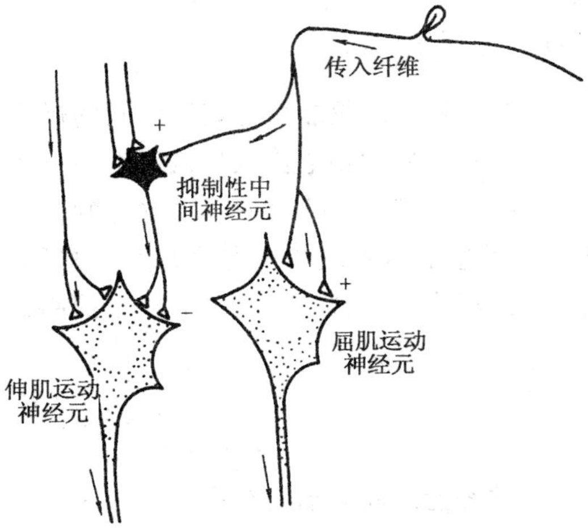

图 10－4 传入侧支性抑制模式图

1. 传入侧支性抑制 传入神经兴奋某一中枢神经元的同时，经侧支兴奋另一抑制性中间神经元，转而抑制另一中枢神经元的活动，这种现象称为传入侧支性抑制（afferent collateral inhibition），又称交互抑制（reciprocal inhibition）。例如，引起屈反射的传入神经进入脊髓后，一方面直接兴奋屈肌运动神经元，另外经侧支兴奋抑制性中间神经元，再通过突触后抑制作用抑制伸肌运动神经元（图 10－4）。这种抑制形式不仅在脊髓有，脑内也有，其意义在于使互相拮抗的两个中枢的活动协调起来。

2. 回返性抑制 一个中枢神经元的兴奋活动，可通过兴奋另一抑制性中间神经元而返回抑制原先发动兴奋的神经元及同一中枢的其他神经元，称为回返性抑制（recurrent inhibition）。例如，脊髓前角运动神经元与闰绍细胞（抑制性中间神经元）之间的功能联系，就是回返性抑制的典型。脊髓前角 α 运动神经元的轴突通常发出返回侧支，与闰绍细胞形成兴奋性突触，而闰绍细胞的轴突反过来与该运动神经元的胞体构成抑制性突触（图 10－5）。当前角运动神经元兴奋时，释放 ACh 递质激活闰绍细胞，后者释放抑制性递质甘氨酸，引起 α 运动神经元的突触后抑制，这是一种负反馈抑制。其意义在于防止神经元过度、过久的兴奋，并促使同一中枢内许多神经元的活动步调一致。

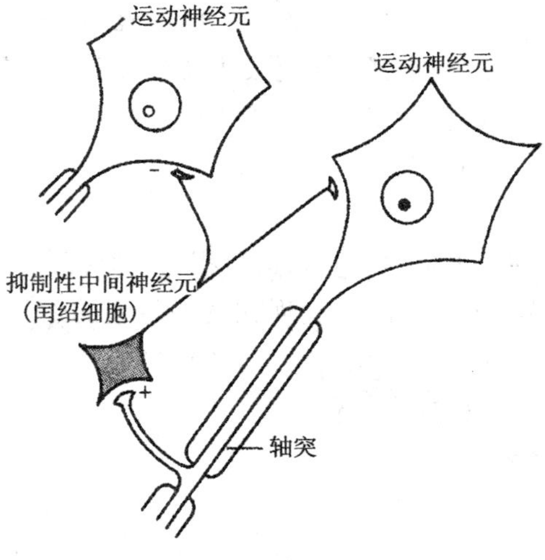

图 10－5 回返性抑制模式图

（二）突触前抑制

突触前抑制（presynaptic inhibition）的结构基础是具有轴突－轴突式突触与轴突－胞体式突触的联合存在。图 10－6 表示突触前抑制的发生过程。在轴突 B 分别与运动神经元的胞体 C、轴突 A（中间神经元）构成轴突－胞体式兴奋突触以及轴突－轴突式突触。当轴突 B 单独兴奋时，可在神经元 C 上产生 EPSP，触发该神经元的兴奋。如果先兴奋轴突 A，随后再兴奋轴突 B，则神经元 C 上产生的 EPSP 明显减小，使之不能产生兴奋而呈现抑制效应。其发生机制可能是轴突 A 末梢释放的兴奋性递质，使轴突 B 发生部分去极，膜电位减小；当轴突 B 发生兴奋时，由于此处的膜电位小，形成动作电位的幅度也小，所以轴突 B 末梢释放的兴奋性递质量减少，导致神经元 C 形成的 EPSP 显著降低，处于阈电位水平以下，使之不能爆发动作电位而表现为抑制效应。由于这种抑制是通过中间神经元的活动，使突触前膜发生去极化所造成的传递抑制，故称为突触前抑制。又因为这种抑制发生时，后膜产生的不是超极化，而是去极化，形成的不是 IPSP，只是减小了的 EPSP，所以也称之为去极化抑制。

突触前抑制在中枢神经系统内广泛存在，尤其多见于感觉传入系统的各级转换站。此外，从大脑皮层、脑干与小脑等处发出的下行冲动的影响，也可对感觉传导束发生突触前抑制。其生理意义是控制从外周传入中枢的感觉信息，在调节感觉传入活动中起重要作用。

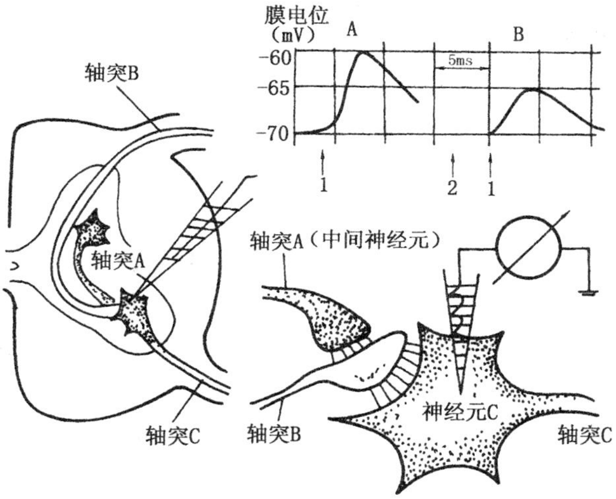

右上图中的 A 和 B 分别代表轴突 A 无冲动和有冲动传来时，在神经元 C 上膜电位的改变；1 和 2 分别代表轴突 B 和轴突 A 冲动到达的时刻

图 10－6 突触前抑制产生示意图

第三节　神经系统的感觉功能

感觉是脑的一种功能。感受器将体内、外环境中的各种变化信息转换为电位变化，并以神经冲动形式经各自的神经通路传向各级中枢。在中枢内逐级向上传递，并对传入信息不断地进行分析、整合，有的信息引起各种反射活动，有的信息则产生感觉或意识。

一、丘脑及其感觉投射系统

丘脑是一个由大量神经元组成的神经核团集群。除嗅觉以外的各种感觉传导通路都要在此更换神经元，然后向大脑皮层投射。因此，它是最重要的感觉接替站，同时也能对感觉传入信息进行粗糙的分析与综合。丘脑与大脑皮层之间的联系所构成的丘脑－皮层投射，决定大脑皮质的觉醒状态与感觉功能。由丘脑投射到大脑皮层的感觉投射系统，根据其途径与功能的不同可分为特异投射系统（specific projection system）和非特异投射系统（non－specific projection system）两种（图 10－7）。

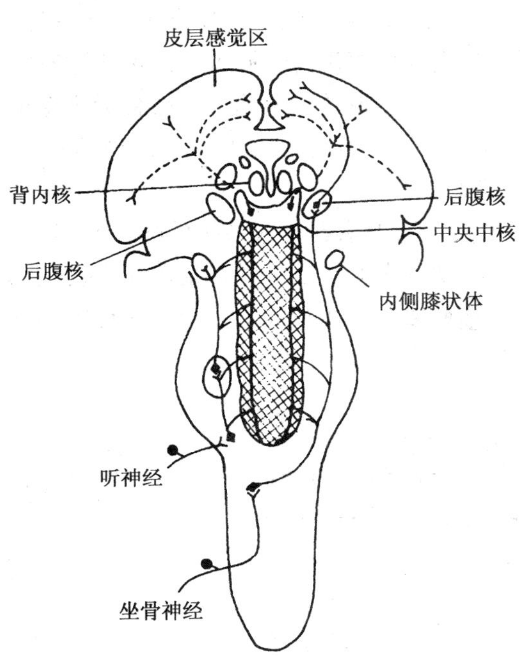

网线区代表脑干网状结构，实线代表特异投射系统，虚线代表非特异投射系统

图 10－7　感觉投射系统示意图

（一）特异投射系统

特异投射系统是指从丘脑感觉接替核发出的纤维投射到大脑皮层特定区域，具有点对点投射关系的感觉投射系统。丘脑的联络核在结构上大部分也与大脑皮层有特定的投射关系，投射到皮层的特定区域，所以也归属于这一系统。除特殊感觉（视、听）的传导较为复杂外，经典的感觉传导通路是由三级神经元的接替完成的，第三级神经元就在丘脑感觉接替核内。所以，一般经典感觉传导通路就是通过丘脑的特异投射系统而后作用于大脑皮层的，每一种感觉的投射系统都有其专一的上行途径。特异投射系统的上行纤维主要终止于大脑皮层的第四层细胞，其功能是引起各种特定感觉，并激发大脑皮层发出传出神经冲动。

（二）非特异投射系统

非特异投射系统是指由丘脑的髓板内核群弥散地投射到大脑皮层广泛区域的非专一

性感觉投射系统。上述经典感觉传导通路中第二级神经元的轴突在经过脑干时，发出侧支与脑干网状结构的神经元发生突触联系，在网状结构内反复换元，各种来源的兴奋互相会聚，形成共同的通路抵达丘脑髓板内核群，然后弥散地投射到大脑皮层广泛区域。因此，这一感觉投射系统失去了专一的特异性感觉传导功能，是各种不同感觉共同上行的通路。该投射系统的上行纤维进入皮层后分布在各层细胞，虽不能激发大脑皮层产生特定感觉，但可维持和改变大脑皮层的兴奋状态，对保持机体醒觉起重要作用。在脑干网状结构内存在的这种具有上行唤醒作用的功能系统，称为网状结构上行激动系统（ascending reticular activating system，ARAS）。目前认为，ARAS 主要是通过丘脑非特异投射系统来发挥作用的。丘脑非特异投射系统可视为 ARAS 的丘脑部分，因此在功能上这两者是一个不可分割的统一系统。由于这一系统是一个多突触接替的上行系统，所以容易受药物的影响而产生传导阻滞。如巴比妥类催眠药的作用，可能就是阻滞 ARAS 的传导，从而使大脑皮层进入抑制状态。

二、大脑皮层的感觉分析功能

各种感觉传入冲动最后到达大脑皮层，通过精细的分析、综合而产生相应的感觉。因此，大脑皮层是产生感觉的最高级中枢。皮层的不同区域在感觉功能上具有不同的分工，称为大脑皮层的功能定位。不同性质的感觉投射到大脑皮层的不同区域。

（一）体表感觉

大脑皮层中央后回为第一感觉区（somatic sensory area Ⅰ）。该皮层感觉区产生的感觉定位明确，性质清晰。其感觉投射有如下规律：①投射纤维左右交叉，但头面部感觉的投射是双侧性的。②投射区域的空间安排是倒置的，即下肢代表区在顶部，上肢代表区在中间部，头面部代表区在底部，但头面部代表区内部的排列是正立的（图 10－8）。③投射区的大小与体表感觉的灵敏度有关，感觉灵敏度高的拇指、食指、口唇的代表区大，而感觉灵敏度低的背部代表区小。在人和高等动物的脑，还存在着第二感觉区（somatic sensory area Ⅱ）。它位于中央前回与脑岛之间，其面积较小，体表感觉在此区的投射是双侧性的，空间安排呈正立位。其感觉定位不明确，性质不清晰。在人脑切除该区后，并不产生显著的感觉障碍。

（二）肌肉本体感觉

本体感觉是指肌肉、关节等的运动觉与位置觉。目前认为，中央前回既是运动区，也是肌肉本体感觉投射区。

（三）内脏感觉

内脏感觉投射的范围较弥散，它位于第一感觉区、第二感觉区、运动辅助区和边缘系统等皮层部位。

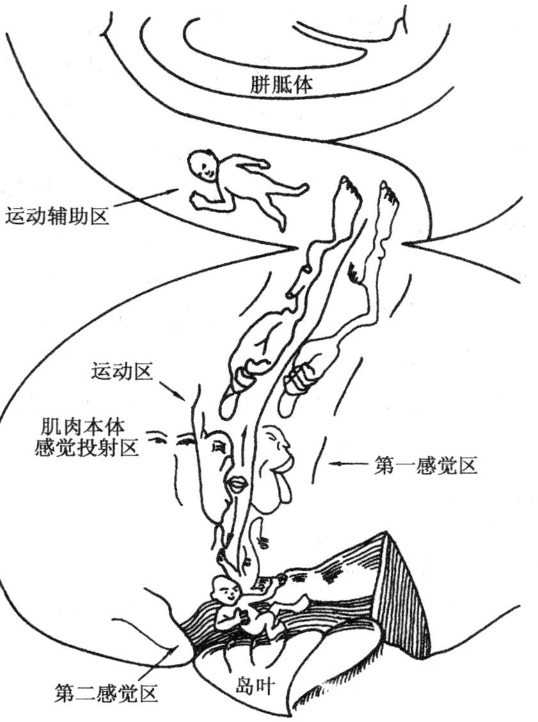

图 10－8　大脑皮层体表感觉与躯体运动功能代表区示意图

（四）特殊感觉

1. 视觉　枕叶皮层的距状裂上、下缘是视觉的主要投射区。左眼颞侧和右眼鼻侧视网膜的传入纤维投射到左侧枕叶皮层；右眼颞侧和左眼鼻侧视网膜的传入纤维投射到右侧枕叶皮层。此外，视网膜的上半部与下半部分别投射到距状裂的上缘与下缘，视网膜中央的黄斑区与周边区则分别投射到距状裂的后部与前部。

2. 听觉　听觉皮层投射区位于颞横回与颞上回。听觉投射是双侧性的，即一侧皮层代表区接受来自双侧耳蜗感受器的传入投射，故一侧代表区受损不会引起全聋。

3. 嗅觉与味觉　嗅觉的皮层投射区位于边缘皮层的前底部区域，包括梨状区皮层的前部、杏仁核的一部分。味觉投射区在中央后回头面部感觉投射区的下侧和脑岛后部皮层。

三、痛觉

疼痛（pain）是最常见的临床症状。它是伤害性或潜在伤害性刺激（noxious stimulus）引起的不愉快的主观体验，常伴有自主神经活动、运动反射与情绪反应，是一种复杂的生理心理现象。疼痛可作为机体受损害时的一种报警系统，对机体起保护作用。但疼痛特别是慢性疼痛或剧痛，往往使患者深受折磨，导致机体功能失调，甚至发生休克。所以，研究疼痛产生的规律及其机制，对临床诊断与解除疼痛具有重要意义。

（一）伤害性感受器

伤害性感受器（nociceptor）是背根神经节和三叉神经节中感受和传递伤害性信息的初级感觉神经元的外周末梢部分。形态学上是无特化的游离神经末梢，广泛地分布于皮肤、肌肉、关节和内脏器官。一般认为伤害性感受器并无特殊的适宜刺激，任何形式的刺激只要达到一定强度而具有伤害机体的性质，都可作用于伤害性感受器而引起疼痛。近年来认为伤害性感受器实际上是一种化学感受器，在外伤、炎症、缺血、缺氧等伤害性刺激的作用下，损伤组织局部释放或合成一些致痛的化学物质，主要包括 H^+、K^+、5－羟色胺、组胺、缓激肽、P 物质、前列腺素等，它们乃是伤害性感受器的激活剂。后者被激活，产生痛觉传入冲动，进入中枢引起痛觉。

（二）皮肤痛觉

伤害性刺激作用于皮肤时，可先后出现快痛（fast pain）与慢痛（slow pain）两种性质的痛觉。快痛是一种尖锐的刺痛，其产生与消失迅速，感觉清楚，定位明确，常引起时相性快速的防卫反射；快痛一般属生理性疼痛。慢痛是一种定位不太明确、持续时间较长、强烈而难以忍受的烧灼痛，通常伴有情绪反应及心血管与呼吸等方面的反应，吗啡止痛效果明显；慢痛一般属病理性疼痛。

上述两种痛觉的传导途径不同。快痛由较粗的、传导速度较快的 A_δ 纤维传导，其兴奋阈较低；慢痛由无髓鞘、传导速度较慢的 C 纤维传导，其兴奋阈较高。一般来说，痛觉初级传入纤维经背根进入脊髓后，冲动主要沿两条途径上传：A_δ 纤维进入脊髓后上行，主要抵达丘脑的感觉接替核，投射到大脑皮层第一体表感觉区，引起定位明确的快痛；C 纤维进入脊髓后，在脊髓内弥散上行，到达丘脑髓板内核群，换元后投射到大脑皮层第二体表感觉区和边缘系统（limbic system），引起定位不明确的慢痛。

（三）内脏痛与牵涉痛

内脏痛是伤害性刺激作用于内脏器官引起的疼痛。与皮肤痛相比，内脏痛有两个明显的特征：①性质缓慢、持续，定位不精确，常伴有明显的自主神经活动变化，情绪反应强烈，有时更甚于疾病的本身；②能引起皮肤痛的刺激如切割、烧灼等一般不引起内脏痛，而机械性牵拉、缺血、痉挛、炎症与化学刺激作用于内脏，则能产生疼痛。

某些内脏疾病往往可引起体表一定部位发生疼痛或痛觉过敏，这种现象称为牵涉痛（referred pain）。每一内脏有特定牵涉痛区，如心肌缺血时，可出现左臂内侧和心前区疼痛；胆囊炎、胆结石时，可出现右肩胛部疼痛；阑尾炎初期，常感上腹部或脐区疼痛。目前认为，牵涉痛并非内脏痛所特有的现象，深部躯体痛、牙痛也可发生牵涉痛。

第四节　神经系统对躯体运动的调节

一、脊髓对躯体运动的调节

脊髓是调节躯体运动的最基本反射中枢。通过脊髓能完成一些比较简单的躯体运动反射，包括牵张反射、屈反射和交叉伸肌反射等。脊髓反射的基本反射弧虽是简单的，但在整体内受高位中枢调节。

（一）肌牵张反射

有神经支配的骨骼肌，在受到外力牵拉而被伸长时，能产生反射效应，引起受牵拉的同一肌肉收缩，称为骨骼肌的牵张反射（stretch reflex）。由于牵拉的形式与肌肉收缩的反射效应不同，牵张反射又可分为腱反射（tendon reflex）与肌紧张（muscle tonus）两种类型。

1. 腱反射　是指快速牵拉肌腱时发生的牵张反射，表现为被牵拉肌肉迅速而明显地缩短。例如，快速叩击股四头肌腱，可使股四头肌受到牵拉而发生一次快速收缩，称膝反射。叩击不同肌腱，可分别引起不同的肌腱反射。腱反射的传入纤维直径较粗，传导速度较快；反射的潜伏期很短，其中枢延搁时间只相当于一个突触的传递时间，故认为腱反射是单突触反射。临床上常通过检查腱反射来了解神经系统的功能状态。如果腱反射减弱或消失，常提示反射弧的传入、传出通道或者脊髓反射中枢受损；而腱反射亢进，则说明控制脊髓的高级中枢作用减弱，提示高位中枢的病变。

2. 肌紧张　是指缓慢持续牵拉肌腱所引起的牵张反射，表现为受牵拉肌肉发生紧张性收缩，致使肌肉经常处于轻度的收缩状态。肌紧张反射弧的中枢为多突触接替，属于多突触反射。该反射的传出引起肌肉收缩的力量不大，只是阻止肌肉被拉长，因此不表现明显的动作。这可能是同一肌肉内的不同肌纤维轮换收缩的结果，所以肌紧张能持久维持而不易疲劳。肌紧张是维持躯体姿势最基本的反射活动，是姿势反射的基础，尤其在于维持站立姿势。因为直立时，由于重力的影响，支持体重的关节趋向于被重力弯曲，弯曲的关节势必使伸肌肌腱受到牵拉，从而产生牵张反射使伸肌的肌紧张增强，以对抗关节的屈曲来维持站立姿势。

（二）屈反射与交叉伸肌反射

肢体皮肤受到伤害刺激时，常引起受刺激侧肢体的屈肌收缩，肢体屈曲，称为屈反射（flexor reflex）。如火烫、针刺皮肤时，该侧肢体立即缩回，其目的在于避开有害刺激，对机体有保护意义。当刺激加大达一定强度时，可在同侧肢体发生屈反射的基础上，出现对侧肢体伸直的反射活动，称为交叉伸肌反射（crossed extensor reflex）。该反射是一种姿势反射，当一侧肢体屈曲造成身体平衡失调时，对侧肢体伸直以支持体重，从而维持身体的姿势平衡。

二、脑干对肌紧张的调节

脑干是脊髓以上水平对运动的控制中枢，它能完成一系列反射，通过调节肌紧张以保持一定的姿势，并参与躯体运动的协调。脑干对肌紧张的调节，主要是通过脑干网状结构易化区和抑制区的活动而实现的（图 10－9）。

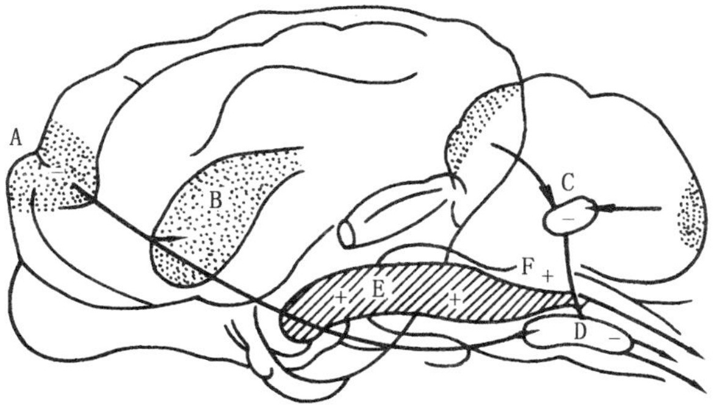

A：运动皮层　B：基底神经节　C：小脑　D：网状结构抑制区
E：网状结构易化区　F：前庭神经核
图 10－9　猫脑干网状结构下行易化和抑制系统示意图

（一）脑干网状结构易化区

脑干网状结构中加强肌紧张和肌肉运动的区域，称为易化区（facilitatory area）。易化区较大，包括延髓网状结构的背外侧部分、脑桥被盖、中脑的中央灰质与被盖等脑干中央区域。此外，下丘脑和丘脑中线核群等部位也具有对肌紧张和肌肉运动的易化作用，因此也包括在易化区之中。易化区的作用主要是通过网状脊髓束下行兴奋性纤维的活动来完成的。易化肌紧张的中枢部位除网状易化区外，还有脑干外神经结构，如前庭核、小脑前叶两侧部等部位，它们共同组成易化系统。脑干外神经结构的易化功能是通过网状结构易化区的活动来完成的。网状结构易化区一般具有持续的自发放电活动。

（二）脑干网状结构抑制区

脑干网状结构中抑制肌紧张和肌肉运动的区域，称为抑制区（inhibitor area）。该区较小，位于延髓网状结构的腹内侧部分。其作用主要是通过网状脊髓束下行抑制性纤维的活动而实现的。抑制肌紧张的中枢部位除网状结构抑制区外，尚有大脑皮层运动区、纹状体与小脑前叶蚓部等脑干外神经结构，它们构成抑制系统。这些脑干外神经结构不仅可通过网状结构抑制区的活动抑制肌紧张，而且能控制网状结构易化区的活动，使其受到抑制。一般说来，网状结构抑制区本身无自发活动，它在接受上述各高位中枢传入的始动作用时，才能发挥下行抑制作用。

正常情况下，肌紧张易化区的活动较抑制区略强，两者在一定水平上保持相对平衡，以维持正常的肌紧张。如果在动物中脑上、下丘之间横断脑干，会立即出现全身肌紧张，特别是伸肌肌紧张过度亢进，表现为四肢伸直、头尾昂起、脊柱挺硬的角弓反张现象，称为去大脑僵直（decerebrate rigidity）。其发生原因是由于切断了大脑皮层运动区和纹状体等神经结构与脑干网状结构抑制区的功能联系，削弱了抑制区的活动，而易化肌紧张的活动占有显著优势，使伸肌肌紧张加强，以致造成僵直现象。

三、小脑对躯体运动的调节

小脑对于维持身体平衡、调节肌紧张、协调与形成随意运动均有重要作用。按小脑的传入、传出纤维联系可将其分为前庭小脑、脊髓小脑与皮层小脑三个功能部分。

（一）维持身体平衡

维持身体平衡是前庭小脑（vestibulocerebellum）的主要功能。前庭小脑主要由绒球小结叶构成，由于绒球小结叶直接与前庭神经核发生连接，因此其平衡功能与前庭器官和前庭核的活动有密切关系。绒球小结叶的病变或损伤，可导致躯体平衡功能的障碍，但其随意运动的协调功能一般不受影响。

（二）调节肌紧张与协调随意运动

小脑调节肌紧张与协调随意运动的功能，主要由脊髓小脑（spinocerebellum）完成。脊髓小脑由小脑前叶和后叶的中间带组成，其中小脑前叶的功能是调节肌紧张，小脑后叶中间带的功能主要是协调随意运动，但也有调节肌紧张的作用。

1. 调节肌紧张 小脑前叶对肌紧张具有抑制和易化的双重调节作用。小脑前叶蚓部有抑制肌紧张的功能，而前叶两侧部则有易化肌紧张的功能。在生物进化过程中，前叶对肌紧张的抑制作用逐渐减弱，而易化肌紧张的作用逐渐占优势。此外，小脑后叶中间带也有易化肌紧张的功能，它对双侧肌紧张均有加强作用。

2. 协调随意运动 协调随意运动是小脑后叶中间带的重要功能。由于后叶中间带还接受脑桥纤维的投射，并与大脑皮层运动区有环路联系，因此在执行大脑皮层发动的随意运动方面起重要协调作用。当小脑后叶中间带受到损伤时，可出现随意运动协调障碍，称为小脑性共济失调（cerebellar ataxia），表现为随意运动的力量、方向及限度等将发生很大的紊乱，动作摇摆不定，指物不准，不能进行快速的交替运动，患者还可出现动作性或意向性震颤（intention tremor）。由此说明，这部分小脑在肌肉的运动进行过程中起协调作用。

（三）参与随意运动设计

参与随意运动设计是皮层小脑（cerebrocerebellum）的功能。皮层小脑是指后叶的外侧部，它与大脑皮层之间存在着联合活动；在该活动过程中，皮层小脑参与运动计划的形成和运动程序的编制。

四、基底神经节对躯体运动的调节

大脑基底神经节（basal ganglia）主要包括尾核、壳核和苍白球。其中尾核与壳核进化较新，称新纹状体；而苍白球则是较古老的部分，称旧纹状体。此外，丘脑底核、中脑的黑质与红核以及被盖网状结构等有关神经结构在功能上与纹状体密切相关，故也归属于基底神经节系统。基底神经节各个核之间以及它们与大脑皮层相关结构之间存在着广泛的纤维联系，这些纤维联系构成的环路是基底神经节控制运动的重要结构基础。基底神经节的功能相当复杂，其主要作用是调节运动，它与随意运动的产生和稳定、肌紧张的控制以及本体感觉传入冲动的处理等均有密切关系。在人类，基底神经节损伤可引起一系列运动功能障碍，其临床表现主要分两大类：一类是运动过少而肌肉紧张亢进的综合征，如震颤麻痹（paralysis agitans）等；另一类是运动过多而肌紧张低下的综合征，如舞蹈病（chorea）等。

五、大脑皮层对躯体运动的调节

（一）大脑皮层的运动区

高等动物，特别是人类的躯体运动受大脑皮层的控制。大脑皮层控制躯体运动的部位，称为皮层运动区。主要位于中央前回的运动区，称之为主要运动区。主要运动区具有下列功能特征：①交叉支配，即一侧皮层主要支配对侧躯体的运动，但头面部肌肉的运动是双侧支配；②精细的功能定位，其定位安排呈倒置分布，但头面部内部的排列仍为正立位；③功能代表区的大小与运动精细、复杂程度有关，即运动越精细、复杂，皮层相应运动区面积越大，如大拇指所占皮层面积几乎是大腿所占皮层面积的 10 倍（图 10－8）。主要运动区与运动的执行以及运动所产生的肌力大小有关。此外，大脑皮层内还有辅助运动区与第二运动区。前者位于大脑皮层的内侧面，一般为双侧性支配，刺激该区可引起肢体运动与发声；后者位于中央前回与岛叶之间，其运动反应也是双侧的。

（二）锥体系与锥体外系

大脑皮层对躯体运动的调节是通过锥体系与锥体外系两大传出功能系统的协调活动完成的。

1. 锥体系及其功能 锥体系（pyramidal system）一般是指由皮层发出、经内囊和延髓锥体下行到达脊髓前角的传导系，即皮层脊髓束（锥体束）。而由皮层发出、经内囊抵达脑神经运动神经元的皮层脑干束，虽不通过锥体，但在功能上与皮层脊髓束相同，所以也包括在锥体系的概念之中。

锥体束的皮层起源比较广泛，大部分纤维来自中央前回，还有部分纤维来自中央后回及其他区域。由中央前回第 5 层大锥体细胞发出的轴突是锥体束内传导速度最快的粗大纤维，其余的锥体束纤维为传导速度慢的细纤维，主要由中央前回第 3 至 6 层的小锥体细胞发出。通常将锥体束发自皮层的神经元称为上运动神经元（upper motor neuron），而将脊髓前角的运动神经元称为下运动神经元（lower motor neuron）。传统上认为，锥体束由上、下两个运动神经元组成。目前已知，人体有 80%～90% 的锥体束纤维与脊髓下运动神经元之间有一个以上的中间神经元接替，只有 10%～20% 的锥体束纤维与下运动神经元构成单突触联系。电生理研究表明，这种单突触直接联系和肌肉的精细运动有关，运动愈精细的肌肉，大脑皮层对其直接支配的单突触联系也愈多，如人类的上肢多于下肢，肢体远端多于近端。

一般认为，锥体系的功能是执行皮层运动区的指令，发动随意运动。但目前的研究表明，锥体束对随意运动的发动作用不如以前所认为的那样重要，其主要功能是控制肢体肌肉的精细运动。锥体束中的下行纤维还可与脊髓中间神经元构成突触联系，改变脊髓拮抗肌运动神经元之间的对抗平衡，使肢体运动具有合适的强度，以保持运动的协调性。此外，据现有资料报道，锥体束还有加强肌紧张的作用。

2. 锥体外系及其功能 锥体外系（extrapyramidal system）是指锥体系以外的调节躯体运动的下传系统。它可分为皮层起源的锥体外系与旁锥体外系。皮层起源的锥体外系是指由大脑皮层下行，并通过皮层下核团接替转而控制脊髓运动神经元的传导系统。其皮层起源比较广泛，除运动皮层外，还包括第二运动区、辅助运动区及其他皮层。因此，锥体外系与锥体系的皮层起源有许多是重叠的。旁锥体外系是指由锥体束侧支进入皮层下核团转而控制脊髓运动神经元的传导系统。

锥体外系对脊髓运动神经元的控制是双侧性的，其主要功能是调节肌紧张，维持身体姿势和协调肌群的运动。锥体系与锥体外系对于肌紧张有相互拮抗的作用，前者倾向于使肌紧张增强，后者则使肌紧张减弱，二者保持相对平衡。实际上，大脑皮层的运动功能都是通过锥体系与锥体外系的协同活动实现的，在锥体外系保持肢体稳定、适宜的肌张力和姿势协调的情况下，锥体系执行精细的运动。

第五节 神经系统对内脏活动的调节

人体的内脏活动主要受自主神经系统的调节。自主神经系统一般分为交感神经（sympathetic nerve）和副交感神经（parasympathetic nerve）两部分。近年来的研究表明，分布于消化道管壁神经丛内的神经元，具有独立的自主反射功能，构成一种相对独立的肠神经系统（enteric nervous system），成为自主神经系统的第三大支系，从而将自主神经系统分为交感、副交感与肠神经系统三个组成部分。下面仅介绍交感与副交感神经系统。

一、自主神经系统的功能特点

自主神经系统的功能在于调节心肌、平滑肌和腺体（消化腺、汗腺、部分内分泌腺）的活动。其功能特点如下：

（一）双重支配

体内除汗腺、肾上腺髓质、皮肤和骨骼肌血管平滑肌仅受交感神经支配外，一般组织器官都接受交感和副交感神经的双重支配，而且二者对内脏活动的调节作用往往是相互拮抗的（表 10－2）。但支配唾液腺的交感和副交感神经例外，它们对唾液分泌均有促进作用，但前者分泌的唾液黏稠，后者分泌的唾液稀薄。

（二）紧张性作用

平时自主神经经常向效应器发放低频率神经冲动，以维持效应器轻度的活动状态，称之为紧张性作用。交感和副交感神经均有紧张性，它们对内脏功能活动的调节都是在紧张性活动的基础上进行的。例如，切断支配心脏的交感神经，交感紧张性消失，兴奋心脏的传出活动减少，致使心率减慢；相反，若切断支配心脏的迷走神经，心率则加快。

（三）效应器所处功能状态的影响

自主神经的外周性作用与效应器本身的功能状态有关。例如，刺激交感神经可引致动物无孕子宫运动的抑制，而对有孕子宫却可加强其运动。又如小肠，副交感神经兴奋一般是加强其运动，但如果肠肌原来处于收缩状态，则刺激副交感神经可使之舒张。

（四）对整体生理功能调节的意义

交感神经系统的活动比较广泛，常以整个系统来参加反应。当机体遇到各种紧急情况如剧烈运动、失血、紧张、窒息、寒冷时，交感神经系统的活动明显增强，同时肾上腺髓质分泌也增加，表现为一系列的交感－肾上腺髓质系统活动亢进的现象。例如心率增快，心缩力增强，动脉血压升高；骨骼肌血管舒张，皮肤与腹腔内脏血管收缩，使血液重新分配；此外还可出现瞳孔扩大、支气管扩张、胃肠道活动抑制、肝糖原分解加速、血糖浓度升高等反应。其主要作用是动员体内许多器官的潜在能力，以提高机体对环境急变的适应能力。

相比之下，副交感神经系统活动的范围比较局限，往往在安静时活动较强。它的活动常伴有胰岛素的分泌，故称之为迷走－胰岛素系统。其主要生理意义是保护机体、休整恢复、促进消化、积聚能量以及加强排泄和生殖等方面的功能。

二、自主神经系统各级中枢的功能

（一）脊髓对内脏活动的调节

脊髓是交感神经和部分副交感神经的发源地，它是内脏反射的最低级中枢。在脊髓高位横断的患者，可暂时丧失一切反射活动的能力，进入无反应状态，称之为脊休克（spinal shock）。脊休克过去以后，除脊髓的躯体反射功能可逐渐恢复外，部分内脏反射活动也随之恢复，如血管张力反射、出汗反射、排尿反射、排便反射等，说明脊髓本身能完成一些简单的内脏反射。但这类反射很不完善，不能适应正常生理功能的需要。如上述患者的基本排尿、排便反射虽能进行，但往往不能排空，更不能有意识地控制。由此可见，在整体内，脊髓的自主性神经功能是在上位脑高级中枢调节下完成的。

（二）低位脑干对内脏活动的调节

低位脑干是很多内脏活动的基本中枢部位。特别是延髓网状结构中存在许多与心血管、呼吸和消化系统等内脏活动有关的神经元，其下行纤维支配脊髓，调节脊髓的自主神经功能。此外，延髓内还存在整合心血管活动的关键部位。因此，许多基本生命现象的反射性调节和自主性神经的紧张性活动多在延髓内进行。一旦延髓受损，可立即致死，故延髓有“生命中枢”之称。脑桥也存在管理心血管、呼吸、消化功能的一些中枢，还有角膜反射中枢。中脑是防御性心血管反应和瞳孔对光反射的主要中枢部位。

（三）下丘脑对内脏活动的调节

下丘脑是皮层下最高级的内脏活动调节中枢。同时，它把内脏活动与其他生理活动联系起来，进行整合，从而调节着体温、营养摄取、水平衡、内分泌、情绪反应、生物节律等生理过程。有关体温、垂体内分泌的调节已在有关章节论及，下面仅讨论对摄食、水平衡、情绪行为反应与生物节律等方面的调节。

1. 调节摄食行为 下丘脑调节着机体的食欲状态。实验结果表明，下丘脑外侧区存在摄食中枢（feeding center），而腹内侧核存在饱中枢（satiety center）。前者发动摄食活动，后者则决定停止摄食活动。摄食中枢和饱中枢的神经元活动存在交互抑制的关系，而且这些神经元对血糖浓度变化比较敏感，血糖水平的高低可调节摄食中枢与饱中枢的活动。如血糖水平增高，摄食中枢抑制，饱中枢活动增强。

2. 调节水平衡 正常情况下，机体对水的摄入与排出保持着动态平衡。下丘脑控制摄水的区域位于外侧区，靠近摄食中枢后方，称之为饮水中枢或渴中枢。下丘脑控制排水的功能，是通过血管升压素的分泌和释放来调节的，这在第八章已详细论及。目前认为，下丘脑存在的渗透压感受器，既调节血管升压素的分泌，以控制肾脏排水；同时又控制渴感和饮水行为，以调节水的摄入。

3. 调节情绪变化和行为 情绪是一种心理活动，它常伴随着自主神经、躯体运动和内分泌功能方面的变化，称之为情绪生理反应。下丘脑与情绪反应密切相关。正常情况下，下丘脑的情绪活动受大脑皮层的抑制而不易表现出来，一旦抑制被解除后便可表现出来。实验发现，在下丘脑近中线两旁的腹内侧区存在防御反应区（defence zone），电刺激清醒动物的防御反应区可出现防御性行为。在人类，下丘脑的疾病也往往伴随着不正常的情绪反应。由此说明下丘脑参与调节情绪行为活动。

4. 控制生物节律 机体的各种生命活动常按一定时间顺序发生变化，这种变化的节律称为生物节律（biorhythm）。生命活动的节律性尤以昼夜节律最为突出，例如体温和促肾上腺皮质激素分泌等在一天内均有一个波动周期。下丘脑视交叉上核可能是机体昼夜节律活动的重要中枢和控制中心。它可通过视网膜－视交叉上核束与视觉感受装置发生联系，感受外界环境昼夜光照信号的变化，使机体的昼夜节律与外环境的昼夜节律同步起来。

（四）大脑皮层对内脏活动的调节

1. 新皮层 用电刺激动物新皮层的运动区及其周围区域，除能引起躯体运动外，还可出现内脏活动的变化，如血管舒缩、汗腺分泌、呼吸运动、消化道活动等的变化。

表明新皮层与内脏活动密切相关，而且区域分布与躯体运动代表区的分布有一致的地方。新皮层是自主性功能的高级中枢与高级整合部位。

2. 边缘系统　边缘系统包括边缘叶以及与其密切相关的皮层和皮层下结构。边缘系统是调节内脏活动的高级中枢，它对内脏活动有广泛的影响，故有“内脏脑”之称。刺激边缘系统的不同部位，可引起复杂的内脏活动反应，例如，呼吸抑制或兴奋、瞳孔扩大或缩小、心率加快或减慢、血压上升或下降、胃蠕动加强或减弱等。边缘系统对机体的本能性行为与情绪反应也有明显的影响。

第六节　脑的高级功能

一、大脑皮层的生物电活动

大脑皮层神经元的电活动有两种形式，即自发脑电活动（spontaneous electric activity of the brain）和皮层诱发电位（evoked cortical potential）。前者是指大脑皮层的神经元，在无特定外加刺激作用的情况下，能产生持续的节律性电位变化；后者是指刺激特定感受器或感觉传入系统时，在大脑皮层相应区域引出的电位变化。

如果在头皮上安置引导电极，通过脑电图仪可记录到的自发脑电活动的图形，称为脑电图（electroencephalogram，EEG）。将引导电极直接放置于皮层表面能记录到同样的自发脑电活动，称为皮层电图。

（一）正常脑电图波形

人类的脑电图很不规则，根据其频率和振幅的不同，可分为α、β、θ、δ四种基本波形（图 10－10）。①α 波：频率为 8～13Hz，振幅为 20～100μV。正常人在清醒、闭目、安静时出现，在枕叶较显著。α 波波幅常出现自小而大，自大而小的周期性变化，形成所谓的α节律的梭形波群。当受试者睁开眼睛或接受其他刺激时，α 波立即消失，出现快波。这一现象称为α 波阻滞。如果受试者再安静闭目，α 波又重新出现。因此认为，α 波是大脑皮层在安静状态时电活动的主要表现。②β 波：频率为 14～30Hz，振幅为 5～20μV。在睁眼视物、思考问题或接受其他刺激时出现，在额叶区与顶叶区较显著。一般认为，β 波是新皮层处于紧张状态时的主要脑电活动表现。③θ 波：频率为 4～7Hz，振幅为 20～

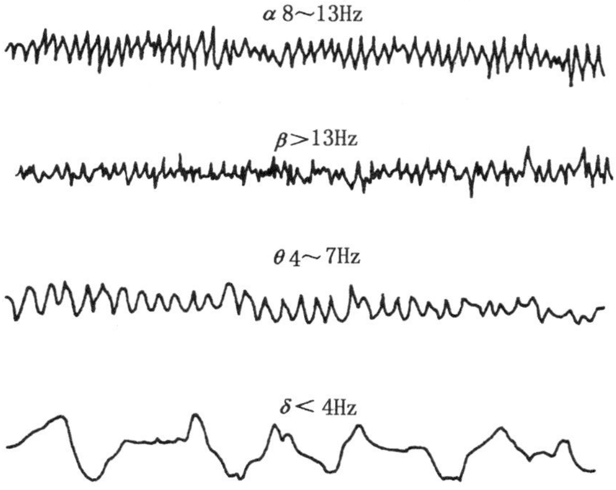

图 10－10　四种基本脑电图波形

150μV。该波在枕叶和顶叶较明显，在成人困倦时出现。幼儿时期，脑电频率较成人慢，常见θ波；到10岁开始出现α波。④δ波：频率为0.5～3Hz，振幅为20～200μV。正常成人在清醒时几乎没有δ波，只有在睡眠时才出现。此外，在深度麻醉、智力发育不成熟的人，也可出现δ波。在婴儿时期，脑电频率较幼儿更慢，常可见到δ波。一般认为δ波或θ波可能是大脑皮层处于抑制状态时脑电活动的主要表现。

（二）皮层诱发电位

皮层诱发电位由主反应和后发放两部分构成。主反应一般为先正后负的电位变化，在主反应之后常有一系列正相的周期性电位变化，即为后发放。诱发电位是在自发脑电的背景上产生的，其波形夹杂在自发脑电波之中，很难分辨。因此，目前采用电脑信号平均技术，使诱发电位的记录纯化清晰，用这种方法显示出的皮层诱发电位称为平均诱发电位。它为研究人类的感觉功能、行为和心理活动及诊断神经系统的某些疾病提供了一种无创伤定位性的电生理学检查方法。

二、觉醒和睡眠

觉醒与睡眠是两个必要的生理过程。觉醒时机体能以适当的行动来应答环境的各种变化，从事各种活动。睡眠可保护脑细胞的功能，促进精神和体力的恢复。成年人一般每天需睡眠7～9小时，儿童需要睡眠的时间较成年人长，而老年人比成年人需要的睡眠时间短。

（一）觉醒状态的维持

觉醒状态主要靠脑干网状结构上行激活系统的活动来维持。前脑也与觉醒状态有关，它不需要脑干的存在就能产生觉醒。觉醒状态包括脑电觉醒与行为觉醒两种状态。脑电觉醒指脑电波形由睡眠时的同步化慢波变为觉醒时的去同步化快波，而行为上不一定出现觉醒状态。行为觉醒指觉醒时的各种行为表现。

（二）睡眠的时相

人类睡眠有两种时相，它们的生理功能表现与脑电图的变化特点各不相同。

1. 慢波睡眠 是人们熟知的睡眠状态，其脑电图呈现同步化慢波的时相，称为慢波睡眠（slow wave sleep，SWS）或同步化睡眠（synchronized sleep）。主要表现为感觉功能减退，骨骼肌反射运动和肌紧张减弱；并伴有自主神经功能的改变，如血压下降、心率减慢、瞳孔缩小、体温下降、呼吸减慢、胃液分泌增多等交感活动水平降低，而副交感活动相对增强的现象。此外，进入此期后生长激素的分泌明显增多，因此，慢波睡眠对促进生长、体力恢复有重要意义。

2. 快波睡眠 脑电波呈现去同步快波时相，称为快波睡眠（fast wave sleep，FWS）或去同步睡眠（desynchronized sleep）。在此期间，脑电图表现属于觉醒状态，但各种感觉功能进一步减退，以致唤醒阈提高；骨骼肌反射活动和肌紧张也进一步减弱，表明从行为上来看快波睡眠比慢波睡眠更深，显然与脑电变化时相不一致，故又称快波睡眠为异相睡眠（paradoxical sleep，PS）。另外，在此期间还可出现快速的眼球转动，所以又称为快速眼动睡眠（rapid eye movement sleep，REM）。快速眼动常伴有部分躯体抽动、心率加快、血压上升、呼吸加快而不规则等生理活动的改变，这被认为是某些疾病在夜间发作的部分原因。快波睡眠期间脑组织的蛋白质合成率最高，因此认为，快波睡眠对促进记忆活动、脑力恢复有重要意义。

慢波睡眠与快波睡眠是两个相互转化的时相。成年人睡眠时，先进入慢波睡眠，持续约 80～120 分钟转入快波睡眠，约 20～30 分钟后，再转入慢波睡眠。在整个睡眠过程中，如此反复转化约 4～5 次。在正常情况下，慢波睡眠与快波睡眠均可直接转入觉醒，但觉醒状态不能直接进入快波睡眠，而只能转入慢波睡眠。在快波睡眠期间如果将其唤醒，他往往讲述正在做梦，所以做梦是快波睡眠的特征之一。

三、条件反射活动的基本规律

（一）条件反射的建立

给狗喂食时引起唾液分泌，这是非条件反射。食物为非条件刺激。当狗听到铃声时没有唾液分泌，因铃声与食物无关，故称铃声为无关刺激。若在铃声之后给予食物，这样结合多次后，每当狗听到铃声就会分泌唾液，此时铃声已变成了进食的信号，由无关刺激变为了条件刺激。由条件刺激（铃声）引起的反射（唾液分泌），称为条件反射，这就是经典的条件反射。它是在非条件反射的基础上，无关刺激与非条件刺激在时间上的结合形成的。这个过程称为强化（reinforcement）。这种经典的条件反射包含着条件刺激与非条件刺激之间形成的联系过程，一种刺激成为预示另一种刺激即将出现的信号，是一种学习的过程。

有些条件反射比较复杂，动物必须通过自己完成一定的动作或操作，才能得到强化，称为操作式条件反射（operant conditioning reflex），如训练动物走迷宫、表演各种动作等。这类条件反射是一种很复杂的行为，更能代表动物日常生活的习得性行为。

（二）条件反射的泛化、分化和消退

当一种条件反射建立后，若给予和条件刺激相近似的刺激，也可获得条件刺激效果，引起同样条件反射，这种现象称为条件反射的泛化。它是由于条件刺激引起大脑皮层兴奋向周围扩散所致。如果这种近似刺激得不到非条件刺激的强化，该近似刺激就不再引起条件反射，这种现象称为条件反射的分化。而条件反射的消退是指在条件反射建立以后，如果仅使用条件刺激，而得不到非条件刺激的强化，条件反射的效应就会逐渐减弱，直至最后完全消退。条件反射的分化和消退都是大脑皮层发生抑制过程的表现。前者是分化抑制，后者为消退抑制，两者都是条件反射性抑制。

（三）两种信号系统

条件反射是大脑皮层活动的具体表现，引起条件反射的刺激是信号刺激。巴甫洛夫

将一切信号区分为两大类：一类称为第一信号，是具体信号，如食物的性状、灯光与铃声等都是以本身的理化性质来发挥刺激作用的；对第一信号建立条件反射的大脑皮层功能系统，称为第一信号系统（first signal system）。另一类称为第二信号，是抽象信号，即语言、文字，它是以其所代表的含义来发挥刺激作用的；对第二信号产生条件反射的大脑皮层功能系统，称为第二信号系统（second signal system）。人类同时具有这两类系统，而动物仅有第一信号系统，这是人类与动物的主要区别。人类由于有第二信号系统活动，就能借助于语言与文字对一切事物进行抽象概括，表达思维活动，形成推理，总结经验，从而扩大人类的认识能力。

四、大脑皮层的语言中枢和一侧优势

（一）大脑皮层的语言中枢

人类大脑皮层的一定区域受到损伤时，可引起特有的各种语言功能障碍。由此可见，大脑皮层有语言中枢。临床发现，损伤位于中央前回底部前方的 Broca 三角区处的语言运动区（说话中枢）时，会引起运动失语症（motor aphasia）。患者能看懂文字，听懂别人说的话，但自己却不会说话。如损伤颞上回后部的语言听觉区（听话中枢），会产生感觉失语症（sensory aphasia）。这类患者能讲话、书写、看懂文字，也能听见别人的发音，但听不懂说话的含义。若角回部位的语言视觉区（阅读中枢）受损，会导致失读症（alexia）。患者的视觉正常，其他的语言功能也健全，但无法看懂文字的含义。损伤额中回后部的语言视觉区（书写中枢），会出现失写症（agraphia）。患者能听懂别人说话、看懂文字、会说话，手也能活动，但丧失了写字与绘画的能力。

大脑皮层语言功能虽具有一定的区域性，但各区的活动紧密相关，语言功能的完整有赖于广大皮层区域的共同活动。因此，当语言中枢受损时，常出现几种失语症，严重时可出现上述四种语言功能同时障碍。例如，角回损伤时，除导致失读症外，还可伴有失写症。

（二）大脑皮层功能的一侧优势

两侧大脑的功能并不是均等的，总是以一侧占优势。习惯用右手的人，如右侧大脑皮层损伤不出现上述失语症，而左侧大脑半球受到损伤则产生此病。这说明语言活动功能在左侧大脑半球占优势，因此一般称左侧半球为优势半球（dominant cerebral hemisphere）。这种一侧优势（laterality cerebral dominance）的现象仅在人类中具有。在主要使用左手的人中，则左右两侧的皮层有关区域都可能成为语言活动中枢。

左侧半球除了有优势半球之称外，还称作主要半球，而右侧半球则为次要半球，这并不意味着右侧半球不重要，只是功能上的分工不同，右侧半球在非语词性的认知功能上占优势，如对空间的辨认、深度知觉、情感活动等。然而，这种优势也是相对的，而不是绝对的，因为左侧半球也有一定的非语词性认识功能，右侧半球也有一定的简单语词活动功能。

第十一章 视觉、听觉与前庭感觉

第一节 视 觉

视觉（vision）的产生是由眼、视神经、视觉中枢共同活动完成的。眼是视觉的外周感受器官，具有折光成像和感光换能两种作用。人眼的适宜刺激是可见光，即波长为370～740nm的电磁波。

一、眼的基本结构

眼由眼球和附属器组成。眼球由眼球壁和眼内容物所组成。眼内与视觉功能直接有关的结构是折光系统和感光系统。

（一）眼球壁

眼球壁由外膜、中膜、内膜组成。

外膜又称纤维膜，比较坚韧。外膜前1/6突出，称角膜，角膜无色透明，有折光作用。外膜后5/6称巩膜，巩膜乳白色不透明，有保护眼内容物和维持眼球形状的作用。

中膜又称色素膜，血管丰富并含有黑色素，呈棕黑色，细分为虹膜、睫状体和脉络膜。虹膜是中膜最靠前的部分，外缘与睫状体相连，中央有圆形的瞳孔。睫状体位于巩膜内面，呈环带状，从虹膜根部延伸至脉络膜边缘。横切面呈三角形，睫状体内有平滑肌称睫状肌，起于角膜与巩膜交界处，呈放射状排列，受副交感神经支配，调节晶状体的曲度。脉络膜是中膜后2/3部分，富有血管和色素，具有营养作用。

内膜即视网膜，为眼的感光系统。分为虹膜部、睫状体部、视部三部分，只有视部有感光能力。视网膜中含有对可见光高度敏感的视杆细胞（rod）和视锥细胞（cone），能将外界光线所包含的视觉信息转变为神经信号。在眼球后极视网膜中央部有一特殊的黄斑区，直径约1～3mm，其中心最薄，称中心凹，为视觉最敏锐之处。

（二）折光系统

折光系统（refractive system）由角膜、房水、晶状体和玻璃体组成。光线通过折光系统时发生折射，最后成像在视网膜上。

角膜呈透明状，无血管，有丰富的游离神经末梢，厚约1mm。光线入眼最主要的折射发生在空气与角膜接触的界面上，约占总折光力的80%。

房水由睫状体脉络膜丛分泌，充满在眼房内，有维持眼内压、营养、排泄代谢产物、折光等作用。成人眼内压正常值为2.27～3.20kPa（17～24mmHg）。

晶状体位于虹膜与玻璃体之间，是一圆形双凸面的弹性透明体，由囊膜、皮质和核三部分构成。年轻人晶状体富于弹性，能在睫状肌的调节下改变其曲度。

玻璃体是无色透明的胶状物体，无血管，充填在晶状体和视网膜之间，约占眼球内腔的4/5，对视网膜起支撑作用。

二、视像形成与眼的调节

（一）视像的形成

外界物体发出的光线入眼，通过眼折光系统时发生折射，最后于视网膜上形成一清晰的物像，这就是眼的折光机能，其折射程度由折射界面曲率半径和各种介质的折射率所决定。曲率半径越小，折射越强；折射界面的折射率相差越大，折射越强。光线进入眼内折射途径比较复杂，为便于说明视像的形成，一般用简化眼（reduced eye）的模型（图11－1）来解释（简化眼的光学参数和眼折光系统的总光学参数相等）。简化眼的眼球由一个前后径为20mm的单球面折光体构成，外界光线只在由空气进入前方球面时折射一次，折射率为1.33；节点位于视网膜前15mm，球面曲率半径5mm。这个模型与一个正常而处于安静状态的人眼一样，恰好能使来自6m以外的平行光线聚集在视网膜上，形成一个较物体小而倒置的实像，物像的大小可按下式求出：

$$\frac{AB（物体的大小）}{Bn（物体至节点的距离）}=\frac{ab（物像的大小）}{bn（节点至视网膜的距离）}$$

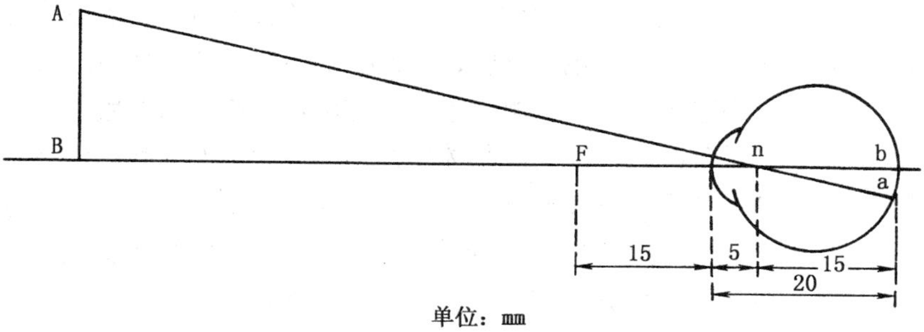

n为节点，AnB和anb是两个相似三角形。如果物距为已知，就可由物体大小算出物像大小，也可算出此相似三角形对顶角（即视角）的大小

图11－1　简化眼及其成像情况

（二）眼折光功能的调节

正常人眼在安静时，能使6m以外的物体发出的平行光线成像在视网膜上，6m以内物体的辐散光线，成像在安静眼的视网膜之后。但实际上正常眼看近物时也十分清楚，是由于眼在看近物时已进行了调节，使进入眼内辐散光线经过较强的折射，聚焦在

视网膜上。眼的调节主要靠晶状体曲率半径的改变，同时伴有瞳孔缩小和双眼视轴会聚，以上三者称视近调节的三重反应。

1. 晶状体调节 视近物时，动眼神经副交感纤维活动加强，使睫状肌收缩，睫状体前移，于是睫状小带松弛，晶状体依靠其自身弹性变厚变凸，折光力增大，使射入眼内的辐散光线经过较强的折射成像在视网膜上。

人眼的调节能力，即眼能看清近物的能力是有一定限度的，并随年龄的增长逐渐减弱。眼的最大调节能力可用眼能看清物体的最近距离来表示，这个距离称为近点（near point of vision）。近点的远近决定于晶状体的弹性，近点越近，说明晶状体的弹性越好。例如8岁左右的儿童近点平均为8.6cm左右，20岁左右的成人约为10.4cm，而60岁左右增大到83.3cm左右。随着年龄的增长，晶状体的弹性逐渐减弱，调节能力降低，近点远移，这种现象称为老视（presbyopia），即老花眼。所以，老人视近物时，要戴上适度的凸透镜，增加眼的折光能力，才能看清近物。

2. 瞳孔调节 视近物时，动眼神经副交感纤维活动加强，使瞳孔括约肌收缩，瞳孔缩小，以减少进入眼内的光线量，并使光线通过晶状体中心进入眼内，以减少球面像差和色差。

3. 视轴会聚 视近物时，动眼神经躯体运动纤维活动加强，使眼内直肌收缩，两眼球同时向鼻侧会聚，使物像落在两侧视网膜的对称点上，产生清晰的视觉。

（三）眼折光功能异常

正常眼无需进行调节就可以看清远处的物体，经过调节也可看清楚近点以外的物体，此为正视眼（emmetropia）。若眼的折光功能异常或眼球的形态异常，使平行光线不能在静息眼的视网膜上清晰成像，称为非正视眼（ametropia）。它包括近视、远视和散光。

1. 近视 近视（myopia）的形成原因有两种。一种是折光系统的折光能力过强。由于晶状体折光力过大，远物光线聚焦在视网膜前，使物像模糊不清。另一种是眼球前后径过长造成的（轴性近视）。眼轴过长也可使远物光线聚焦在视网膜前，造成视物不清。但近视眼看近物时，眼无需进行调节或只进行较小程度的调节，就可在视网膜上成像，因此近视眼的近点比正常眼还要近。近视眼的矫正方法是配戴合适的凹透镜，使远处物体的平行光线到眼之前先行发散，然后再通过眼的折光而成像于视网膜上（图11-2）。

2. 远视 远视（hyperopia）多因眼球前后径过短或折光系统的折光能力过弱所致。眼轴过短，远处物体光线通过折光系统聚焦在视网膜之后，形成一个模糊的物像。远视眼在看远物时就需要进行晶状体的调节，使平行光线聚焦在位置靠前的视网膜上。所以远视眼的特点是在看远物时即需动用眼的调节能力，因而看近物时晶状体的凸出差不多已达到它的最大限度，故近点距离较正常人为大，视近物能力下降，且易产生视力疲劳。远视的矫正方法是配戴合适的凸透镜（图11-2）。

3. 散光 散光（astigmatism）常发生于角膜表面。正常眼的折光系统的各折光面都

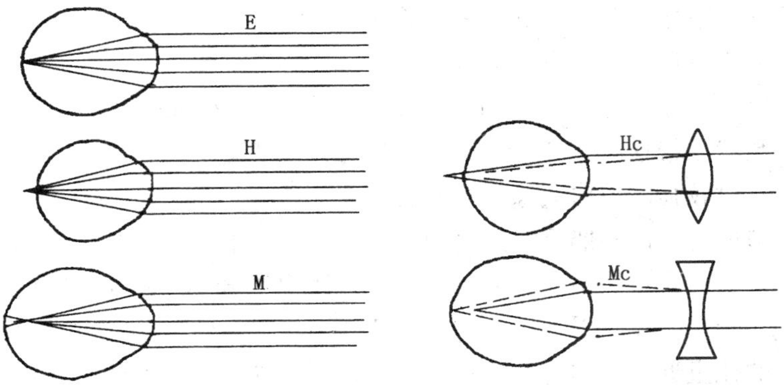

E：正视眼　M：近视眼　H：远视眼

右侧两个图中的虚线表示用适当的矫正透镜后的情况

图 11－2　正视眼、近视眼和远视眼模式图

是正球面，即在球表面任何一点其曲率半径都是相等的。如果因为某些原因，折光面在某一角度的方位上曲率半径变小，而和它垂直的方位上曲率半径变大，则到达角膜不同方位的光线在眼内不能同时聚焦，造成物像变形和视物不清。这种情况属于规则散光，可用适当的柱面镜矫正，在曲率半径过大的方向上增加折光力。

三、瞳孔和瞳孔对光反射

瞳孔指虹膜中间的开孔，它在亮光处缩小，在暗光处散大。人眼的瞳孔直径可变动于1.5～8.0mm之间，以控制进入眼内的光线量。虹膜内的平滑肌有两种：环绕瞳孔排列的平滑肌称瞳孔括约肌，副交感神经兴奋可使其收缩，瞳孔缩小；由瞳孔向周围放射排列的平滑肌称瞳孔散大肌，交感神经兴奋可使其收缩，瞳孔散大。

强光照射眼睛时瞳孔会反射性地缩小，当照射的光线突然减弱时，瞳孔又会反射性地扩大，这种随照射视网膜的光线强弱而出现的瞳孔改变，称为瞳孔对光反射（pupillary light reflex）。

瞳孔对光反射有下列特点：①双侧性效应：光照一只眼的视网膜，同侧及对侧的瞳孔均缩小；②潜伏期较长：大约0.5s；③有适应现象：适度的强光照射视网膜时，初期瞳孔缩小明显，持续照射几分钟后，瞳孔缩小的程度就不明显了。

四、视网膜的感光功能

（一）视网膜的结构特点

视网膜是由色素上皮细胞层、感光细胞层、双极细胞层和神经节细胞层构成的神经性结构，厚度只有0.1～0.5mm。

视网膜的最外层是色素上皮细胞层，其胞体和突起内都含有黑色素颗粒和维生素A，对同它相邻的感光细胞起保护和营养作用。

感光细胞层位于色素上皮细胞层内侧，由视杆细胞和视锥细胞组成，它们都含有特殊的感光色素，是真正的光感受器细胞。视杆细胞和视锥细胞在形态上的区别主要在外段。视杆细胞外段呈长杆状，主要分布在视网膜周边部分；视锥细胞外段呈短圆锥状，主要分布在视网膜的中央部分。它们外形不同，所含感光色素也不同。两种感光细胞都通过终足和双极细胞发生突触联系，双极细胞再与神经节细胞联系。神经节细胞的轴突在视网膜的里面形成一层神经纤维，这些纤维汇集在视神经乳头处，然后穿出巩膜形成视神经。该处没有感光细胞，因此无感光能力，在视野上表现出一个缺损区，称生理盲点（blind spot）。

（二）视网膜的两种感光换能系统

在人和大多数脊椎动物的视网膜中存在着两种感光换能系统，即视杆系统和视锥系统。

视杆系统由视杆细胞和与它们相联系的双极细胞及神经节细胞等成分组成。它们对光的敏感度较高，能感受弱光，但视物无色觉而只能区别明暗，且视物时只能有较粗略的轮廓，精确性差，又称晚光系统（scotopic vision）。

视锥系统由视锥细胞和与它们有关的传递细胞等成分组成。它们对光的敏感性较差，只能感受强光，但视物时可以辨别颜色，且对物体表面的细节和轮廓境界都能看得很清楚，分辨力高，又称昼光系统（photopic vision）。

1. 视杆细胞的感光机理 视杆细胞外段所含的感光色素称视紫红质（rhodopsin）。它在暗处呈紫红色，但在受到光线照射时迅速褪色变黄以至完全变白。视紫红质是一种结合蛋白质，由视蛋白和视黄醛所组成，视黄醛由维生素 A 转变而来。人的晚光觉与视杆细胞中所含视紫红质的光化学反应有直接的关系。视紫红质在光照射时迅速分解为视蛋白和全反视黄醛，在此反应中视黄醛发生了分子构象的改变，即它在视紫红质分子中原来呈 11 - 顺型变为全反型。11 - 顺型是一种较为卷曲的分子构型，感光后变成一种较直的分子构型。视黄醛分子构象的这种改变，将导致视蛋白分子构象也发生改变，经过较复杂的信息传递系统的活动，诱发视杆细胞出现感受器电位。视紫红质对光极为敏感，据估计，一个光量子的能量就能使一个视紫红质分子开始分解。

在亮处分解的视紫红质，在暗处又可重新合成，视紫红质再合成的第一步，是全反视黄醛变为 11 - 顺型视黄醛，然后是变构后的视黄醛再与视蛋白结合。人在暗处视物时，实际是既有视紫红质的分解，又有它的合成，这是人在暗处能够视物的基础。光线愈暗，合成过程愈超过分解过程，视网膜中处于合成状态的视紫红质数量也就愈多，这也使视网膜对弱光的敏感性愈高；相反，人在亮处时，视紫红质分解增强，合成甚弱，使视网膜中有较多的视紫红质处于分解状态，视杆细胞几乎失去了“感受”光刺激的能力。在视紫红质分解和再合成的过程中，有一部分视黄醛被消耗，这需由食物进入血液循环的维生素 A 来补充。长期维生素 A 摄入不足，会影响人在暗处的视力，将患夜盲症（nyctalopia）。

2. 视锥细胞和颜色视觉 人的眼睛能够感受波长为 370 ~ 740nm 的光波刺激，波长只要有 3 ~ 5nm 的增减，就可被视觉系统分辨为不同的颜色，这种分辨颜色的能力即为色觉（color sensation）。人眼能分辨的颜色不下 150 种。颜色视觉是视锥细胞的功能，近来有人（Marks 等）在人视网膜中找到了分别对 570nm（红）、535nm（绿）和 445nm（蓝）的单色光吸收能力最强的三类视锥细胞，即红敏、绿敏和蓝敏细胞。

关于辨色机理，人们根据色光混合原理提出了三原色觉学说。此学说认为：三种视锥细胞各含有不同的视色素，分别对蓝、绿、红光刺激最敏感，反应最强，对其他光刺激反应很弱。三种视锥细胞产生的色觉冲动由神经通路传到视觉中枢不同部位形成相应的色觉。不同比例混合的各色光线，分别引起三种视色素不同比例分解，产生冲动传至视觉中枢，可辨别出各种不同的颜色。

有些人缺乏辨别某些颜色的能力，称为色盲（color blindness）。可能是由于缺乏相应的特殊视锥细胞所致。全色盲极为少见，红色盲和红绿色盲较为多见。有些人只是辨别某种颜色的能力较弱，称为色弱（color weakness），色弱非缺乏某种视锥细胞，而是因某种视锥细胞的反应能力较正常人弱。

五、视力与视野

（一）视力

视力又称视敏度（visual acuity），是指眼睛分辨最小两点间距离的能力，亦即对物体形态的精细辨别能力。临床上常使用 E 字视力表和标准环视力表检查视力。

（二）视野

单眼固定地注视前方一点不动，这时该眼所能看到的空间范围称为视野（visual field）。它能反映视网膜普遍的感光机能状况，所以又称周边视力。视野实际上是黄斑中心凹以外的视力，这部分视力虽看不清物体，但对日常活动、探查周围环境有重要作用。

六、暗适应和明适应

人从光亮处进入黑暗的环境，最初任何东西都看不清楚，经过一段时间，视觉敏感度才逐渐增高，看清暗处的物体，这一过程称暗适应（dark adaptation）。相反，从暗处初来到亮处时，最初感到一片耀眼的光亮，不能看清物体，只有稍待片刻才能恢复视觉，这一过程称明适应（light adaptation）。

暗适应是人眼对光的敏感性在暗处逐渐提高的过程，与视网膜感光细胞的感光色素在光暗处再合成增强有关。

明适应出现较快，通常数秒钟内即可完成。耀眼的光感主要是由于在暗处蓄积起来的合成状态的视紫红质在进入亮光处迅速分解的缘故。

第二节　听　觉

听觉（audition）是由外耳、中耳、内耳的耳蜗、听神经以及听觉中枢活动共同完成的。外耳起集音作用，中耳起传音作用，内耳有感音功能，最后将传到内耳的振动能量转变为神经冲动，经听神经传入大脑皮层听觉中枢，产生听觉。

耳的适宜刺激是空气振动的疏密波，人耳能听到的声波振动频率范围在 16 ~ 20000Hz 之间，强度范围在 0.0002 ~ 1000 dyn/cm^2（1 dyn = 10^{-5}N）之间。不同频率的声波都有一个刚好能引起听觉的最小声音强度，称为听阈。人耳的听觉在 1000 ~ 3000Hz 时，听阈最低，听觉最灵敏。

一、外耳的功能

外耳包括耳郭、外耳道。耳郭的形状利于声波能量的聚集，辨别声音的来源，即起集音作用。外耳道是外耳门至鼓膜之间的管道，长约 2.5cm，耳甲腔与外耳道的共振作用，能增强作用于鼓膜的声压。

二、中耳的功能

中耳包括鼓膜、听小骨、鼓室和咽鼓管等主要结构。中耳的主要功能是起传音作用。

（一）鼓膜和听骨链及其功能

鼓膜为半透明灰白色的卵圆形薄膜，面积约 50 ~ 90mm^2，厚度约 0.1mm，形状如同一个浅漏斗，其内侧连锤骨柄。当声音振动传至鼓膜时，可引起鼓膜振动。鼓室中有三个听小骨，即锤骨、砧骨和镫骨。三个听小骨互相连接成一个听骨链。锤骨柄附着于鼓膜，锤骨的另一端借助韧带与砧骨紧密相连接，砧骨末端与镫骨相接，镫骨底板与卵圆窗膜相贴。在功能上，三个听小骨以其特殊连接方式形成一个弯形杠杆，可高效率地将声音引起的鼓膜振动传向内耳的耳蜗。

声波通过鼓膜、听骨链作用于卵圆窗时，产生了明显的增压效应。产生增压效应的原因是鼓膜与镫骨底板的面积差和听骨链的杠杆作用。据测量，鼓膜振动时实际发生振动的面积约 55mm^2，而卵圆窗膜面积只有 3.2mm^2，如果听骨链传递时总压力不变，则作用于卵圆窗膜上的压强将增大 17 倍（55/3.2）。另外，听骨链中，锤骨柄为长臂，砧骨长突为短臂，长臂和短臂之比约 1.3∶1，由此增加的压力为原来的 1.3 倍。这样算来，声波通过中耳传递总的增压效应为 22 倍（17 × 1.3）。通过中耳的增压作用，补偿了声波从空气进入内耳淋巴液因声阻抗不同所衰减的部分能量。

（二）声音的传导途径

正常声音传导途径有两条：气传导和骨传导。

1. 气传导 即声波经外耳道振动鼓膜，再经听骨链和卵圆窗进入耳蜗，这一声音传导途径称为气传导（air conduction）。

2. 骨传导 声波可以直接引起颅骨振动，再引起位于颞骨骨质内的耳蜗内淋巴的振动而产生听觉，这一传导途径称为骨传导（bone conduction）。正常人气传导较骨传导灵敏。

三、内耳（耳蜗）的功能

内耳的听觉功能可概括为对声音的感受和对声音信息的初步分析。

（一）耳蜗的结构特点

耳蜗主要由一条骨质管道围绕一个骨轴盘旋 $2\frac{1}{2}\sim2\frac{3}{4}$ 周所构成。耳蜗骨管内有两层膜，一为横行的基底膜，二为斜行的前庭膜，它们把耳蜗分为三个腔，即前庭阶、鼓阶、蜗管。前庭阶和鼓阶内充满外淋巴，它们通过蜗顶的蜗孔相交通。蜗管为一条充满内淋巴的盲管，与外淋巴不相通。位于基底膜上的螺旋器（又称柯蒂器，organ of Corti）由毛细胞和支持细胞组成，螺旋器内毛细胞是声音感受细胞。

（二）耳蜗的感音换能作用

当声波振动由听骨链到达卵圆窗时，卵圆窗的振动可经前庭阶的外淋巴传到蜗顶再传到鼓阶，而后再经圆窗到达中耳。在这个过程中，由于卵圆窗的振动方式是内移和外移，可使前庭膜和基底膜产生上下方向的振动。有人用直接观察的方法详细记录了基底膜振动的情况，指出基底膜的振动是以行波（travelling wave）的方式进行的，即内淋巴的振动首先在靠近卵圆窗处引起基底膜振动，然后此振动再以行波的形式沿基底膜向蜗顶部方向传播。这样使得基底膜上的螺旋器的毛细胞受刺激而兴奋，冲动经耳蜗神经（听神经支）传向听觉中枢。在链霉素中毒时，毛细胞发生退化，兴奋性消失。

耳蜗对声音频率和强度具有初步分析功能。实验证明，不同频率的声音引起的行波都是从基底膜的底部即靠近卵圆窗膜处开始，但频率不同时，行波传播的远近和最大行波振幅的出现部位有所不同，振动频率愈低，行波传播愈远。靠近卵圆窗的基底膜对高频声音发生反应，而随着向蜗顶接近，基底膜的幅度变宽，则对低频声音发生反应。因此不难理解，耳蜗底部受损时主要影响高频听力，蜗顶受损主要影响低频听力。

第三节　前庭感觉

前庭器官（vestibular apparatus）由内耳迷路的椭圆囊、球囊和三个半规管组成，是感受人体在空间的位置以及运动情况的感觉器官，在调节肌紧张和维持身体平衡中起重要作用。当人体处于静止状态时，通过前庭器官可感知头部在空间的位置；当人体做直线或旋转运动时，通过前庭器官可感知身体运动的状态，这些感觉统称为前庭感觉（vestibular sensation）。

一、前庭器官的结构特点

椭圆囊、球囊位于前庭中，是膜迷路的相对膨大部分。其侧壁上各有一个隆起，称为囊斑，其中有感受性毛细胞。毛细胞顶端有许多纤细的毛，按一定形式排列，其中有一条最长的位于顶端的一侧边缘处，称动毛。其余的毛较短，占据了细胞顶部的大部分区域，称静毛。游离的纤毛则穿插在一种耳石膜之中，耳石膜是胶质板，内有许多碳酸钙的小颗粒和蛋白质，密度大于囊内的内淋巴。

内耳有上、外和后三个半规管，形状大致相同，但各处于一个水平面，彼此相互垂直。管内充满内淋巴，开口于前庭。每个半规管有一个相对膨大的壶腹，壶腹内有壶腹嵴，在壶腹嵴内有一排感受性毛细胞，毛细胞顶部的纤毛包埋在一个帽状胶质中，前庭神经末梢分布在嵴的底部。由于椭圆囊、球囊和半规管壶腹中的感受性毛细胞与第八对脑神经的前庭支神经纤维相接触，所以，当毛细胞的纤毛倒向一侧时，位于毛细胞基底部的神经纤维就会出现不同频率的持续放电。

二、前庭器官的功能

（一）椭圆囊和球囊的功能

椭圆囊和球囊均有一个囊斑，囊斑的适宜刺激为头部位置的改变和直线变速运动。因此，椭圆囊和球囊的功能是感知头部及身体静态时的位置和直线变速运动的状况。

（二）半规管的功能

半规管的适宜刺激是人体的旋转变速运动。半规管壶腹嵴毛细胞的结构同囊斑中的相似。当人体做变速转动时，内淋巴的惯性作用冲击半规管壁，致使壶腹嵴变形，与运动方向相反的壶腹嵴内毛细胞受到刺激。当壶腹嵴毛细胞的静纤毛朝动纤毛一侧弯曲时，产生兴奋；而静纤毛背离动纤毛弯曲时，则产生抑制。例如：当直立位置人体向左做水平方向旋转时，左侧水平半规管中的内淋巴将压向壶腹的方向，使该侧毛细胞兴奋，传入冲动增多。与此同时，旋转使右侧水平半规管中的内淋巴压力作用方向正好离开壶腹，于是该侧毛细胞抑制，传入冲动减少。因此可以认为，人脑正是根据来自两侧水平半规管传入信号的不同来判定是否开始旋转和旋转方向的。同样，内耳迷路中其他两对半规管，则接受和它们所处平面方向一致的旋转变速运动的刺激，并产生相应的旋转运动感觉。

（三）眼震颤

身体旋转引起的眼球不自主的节律性运动称为眼震颤（nystagmus）。生理情况下，水平半规管受刺激时，引起水平方向的眼震颤，上、后半规管受刺激时，引起垂直方向的眼震颤。

眼震颤包括眼球运动的慢动相与快动相两种成分。当旋转开始时，如果是向右旋转，两眼球并不随头向右旋转，而要保持注视正前方原来的目标，因此，缓慢地向左移动，这一过程称为慢动相；当眼球向左偏移达到最大限度不能再向左偏移时，立即迅速回跳到原来的位置，这一过程称为快动相。同时眼球又注视正前方的新目标，但是头与身体仍继续向右旋转，眼球又重复向左偏移并再次回到原位，完成第二次眼震颤运动。眼震颤慢动相的方向与旋转方向相反，而快动相的方向与旋转方向一致。由于快动相容易被察觉，临床上用它来代表眼震颤方向。

身体旋转刺激水平半规管引起的眼球运动（眼震颤），其生理意义是在运动中的一段时间内能使眼内物像暂时不动，借以看清物体，辨别自己在空间的位移方向。临床上常用眼震颤来检查前庭功能，眼震颤时间过短或过长，说明前庭功能或有减弱或过于敏感。方法是让受试者坐在转椅上，头向前倾 30°以每两秒转 1 周的速度旋转 10 周，然后突然停止，这时一个正常人眼震颤应持续 15 ~40 秒。

前庭功能过敏或前庭器官受到过强或过长的刺激时，会出现恶心、呕吐、眩晕和皮肤苍白等现象。例如晕船反应就是由于身体上下颠簸及左右摇摆，使上下半规管感受到过度的刺激所引起的。